Osteoporotic Fracture and Systemic Skeletal Disorders

Mechanism, Assessment, and Treatment

骨质疏松性骨折与骨病

原　著　[日] Hideaki E. Takahashi

[美] David B. Burr

[日] Noriaki Yamamoto

主　译　林　华　徐又佳

副主译　曾玉红　朱秀芬　司海朋

中国科学技术出版社

·北京·

图书在版编目（CIP）数据

骨质疏松性骨折与骨病 /（日）高桥荣明 (Hideaki E. Takahashi),（美）大卫·B. 伯尔 (David B. Burr),（日）山本智章 (Noriaki Yamamoto) 原著；林华，徐又佳主译 . — 北京 : 中国科学技术出版社，2024.3

书名原文：Osteoporotic Fracture and Systemic Skeletal Disorders: Mechanism, Assessment, and Treatment

ISBN 978-7-5236-0453-3

Ⅰ.①骨… Ⅱ.①高… ②大… ③山… ④林… ⑤徐… Ⅲ.①骨质疏松—骨折—诊疗②骨疾病—诊疗 Ⅳ.①R68

中国国家版本馆 CIP 数据核字 (2024) 第 040511 号

著作权合同登记号 : 01-2023-5969

策划编辑	丁亚红　孙　超
责任编辑	丁亚红
文字编辑	方金林
装帧设计	佳木水轩
责任印制	李晓霖

出　　版	中国科学技术出版社
发　　行	中国科学技术出版社有限公司发行部
地　　址	北京市海淀区中关村南大街 16 号
邮　　编	100081
发行电话	010-62173865
传　　真	010-62179148
网　　址	http://www.cspbooks.com.cn

开　　本	889mm×1194mm　1/16
字　　数	554 千字
印　　张	23
版　　次	2024 年 3 月第 1 版
印　　次	2024 年 3 月第 1 次印刷
印　　刷	北京盛通印刷股份有限公司
书　　号	ISBN 978-7-5236-0453-3/R·3178
定　　价	358.00 元

译者名单

主　译　林　华　徐又佳

副主译　曾玉红　朱秀芬　司海朋

译　者　（以姓氏笔画为序）

马　超	徐州市中心医院	陈柏龄	中山大学附属第一医院
王银河	南京大学医学院附属鼓楼医院	陈剑明	宁波市第六人民医院
毛　莉	淮安市第一人民医院	林　华	南京大学医学院附属鼓楼医院
邓雄伟	江苏省江阴市人民医院	郝跃峰	苏州市立医院
司海朋	山东大学齐鲁医院	施鸿飞	南京大学医学院附属鼓楼医院
吕金悍	宁夏回族自治区人民医院	洪　盾	浙江省台州医院
朱亦堃	山西医科大学附属第二医院	袁即山	江苏省镇江市第一人民医院
朱秀芬	南京大学医学院附属鼓楼医院	徐　勇	西南医科大学附属医院
刘宏建	郑州大学第一附属医院	徐又佳	苏州大学医学院附属第二医院
孙　强	南京市第一医院	徐三中	浙江大学医学院附属第一医院
芮云峰	东南大学附属中大医院	高爱国	江苏省无锡市人民医院
宋纯理	北京大学第三医院	涂　萍	南昌市第三医院
陈　勇	江苏省昆山市中医院	曾玉红	西安市红会医院
陈　涛	云南省中医院	谢　垒	绍兴市第二医院
陈允震	山东大学齐鲁医院	熊健斌	柳州市人民医院

内容提要

本书引进自 Springer 出版社，由国际骨科专家 Hideaki E. Takahashi、David B. Burr、Noriaki Yamamoto 联袂编写。著者针对骨质疏松、骨质疏松性骨折及全身骨骼疾病，从骨骼生长发育和病变修复的基本机制、基本理论开始，展示了不同情况下骨骼及其代谢的组织形态学测量、影像学评估、生化检测和临床评价等多种方法的选择和应用，详细分析了骨骼微损伤和骨折的发生原因及发展过程，强调在骨折治疗时，一定要注重骨质疏松症的治疗，同时不能忽略对跌倒的干预，尤其是针对肌少症的治疗。此外，书中还介绍了骨质疏松性髋部骨折和骨质疏松性椎体骨折的围术期干预、手术治疗及其术后管理的内容。全书共八篇 38 章，内容全面、系统，可供骨质疏松相关性骨病的临床医生及研究人员阅读参考。

中文版序

骨质疏松症在绝经后女性和老年男性人群中已成为常见疾病。骨质疏松症引起的脆性骨折严重影响患者的健康和生活质量。如何有效防治骨质疏松及其骨折，在当今老龄化日益严重的社会显得尤其重要。

南京大学医学院附属鼓楼医院骨科林华教授是著名的骨科专家，也是中华医学会骨质疏松和骨矿盐疾病分会第三届至第五届副主任委员。他早在 30 年前就开展了骨质疏松症和骨关节病的诊疗及临床研究工作，并创立了南京市代谢性骨病防治研究中心，对骨质疏松症及其骨折的医疗、科研、教育和科普宣传等做出了卓有成效的工作，在学术上有很高的造诣。我欣喜地阅读了由林华教授领衔、国内多位资深专家共同翻译的这部《骨质疏松性骨折与骨病》，该书主要针对骨质疏松、骨质疏松性骨折及全身骨骼疾病，详细讲解了骨骼生长发育、病变和修复的基本机制与基本理论，以及骨质疏松和骨质疏松性骨折的临床处理要点。相信该中文译本一定会成为骨代谢和骨科领域专家、医生和研究人员极有价值的参考书。

热烈祝贺本书出版发行！

上海交通大学附属上海第六人民医院　章振林

原 书 序

过去，甚至直到最近，骨质疏松症和脆性骨折依然是医学亚专业中的"灰姑娘"。相比之下，心血管疾病、癌症、神经和内分泌疾病引起了更多的关注和优先考虑，尽管它们的患病率和管理成本并不比骨质疏松症和脆性骨折更高。也许是因为脆性骨折的发病率与年龄的关系较为紧密，很容易将骨质疏松症视为衰老的"自然"后果（根本不是疾病），因此并未引起更多的医疗关注。

这种观念正在改变，这是必然的。世界人口增长迅速，但是出生率却处于历史最低水平。在这种情况下，人口老龄化引发了两个与之相关的后果：一是脆性骨折，特别是髋部骨折（在所有国家，尤其是在新兴经济体）的发病率正在以惊人的速度上升，而且目前的创伤系统根本无法应对；二是老年人口与为他们提供生活支持的年轻劳动人口的比例正在发生巨大变化，从前几个世纪的约 5% 转变为 21 世纪的 50% 以上，给社会结构带来了严重压力。我们对人口的年龄结构无能为力，因此唯一的解决方案是维持老年人的活动能力、功能和独立性，从而缓解这种依赖比率。良好的肌肉骨骼功能对维持患者的独立自主至关重要。对未发生的脆性骨折应尽量预防，对已发生的脆性骨折应给予高质量的急性护理和康复治疗。

综上所述，当前世界范围内需要一个良好的科学和临床证据，以认识到更好地预防及治疗脆性骨折给患者和整个社会能够带来的潜在益处。本书解决了这一需求。本书的一个关键方面是着重介绍骨骼结构维护、骨质疏松症和其他代谢骨疾病功能障碍的基本机制，骨骼为什么会出现骨折倾向，骨折如何愈合，以及为什么有时无法愈合。当谈到我们如何有效干预骨质疏松症和脆性骨折时，内容主要包括如何测量骨骼健康和结构、如何解决骨质疏松症的各种药理学策略、如何解决肌少症以降低损伤性跌倒的风险。所有这些将可以降低未来骨折的风险。

本书最后一部分体现出深厚的骨科背景，涵盖了对突发脆性骨折合适的管理方法，特别是髋部和脊柱骨折疾病负担的主要根源。不过，这种方法不是单纯的骨科手术学，而是在考虑老年骨折患者体能状态及其骨骼质量的前提下，不同科室团队协作、共同治疗、共同管理。结合前面关于骨质疏松治疗和预防跌倒的章节，本书涵盖了骨折后治疗的各个方面。

著者希望通过推进以科学为基础的方法应对脆性骨折的全球挑战，希望本书所呈现的内容能丰富我们现有的知识，为迎接这一挑战做好充分准备。

David Marsh
Fragility Fracture Network
Zurich, Switzerland
University College London
London, UK

译者前言

　　骨质疏松是老龄化社会最常见的骨骼健康问题，它是以骨量减少、骨组织微细结构破坏、骨质量下降、骨脆性增加、骨折风险上升为特征的全身性骨骼疾病。随着全球老龄化程度的不断上升，尤其是中国老年人口的迅速增加，骨质疏松及其骨折的危害日趋严重。2018年，中国首次人群骨质疏松流行病学调查发现，中国骨质疏松人群存在着患病率高、知晓率低、诊断率低和治疗率低的"一高三低"现象，并且临床诊疗不规范，骨质疏松及其骨折这一老龄化社会十分严重的骨骼健康问题尚未引起社会的关注。

　　本书由全球著名的骨骼基础研究学者和不同学科的临床专家共同编著，针对骨质疏松性骨折及全身骨骼疾病，基于骨骼生长发育到病变修复的基本机制和基本理论，提示了不同情况下骨骼及其代谢的组织形态学测量、影像学评估、生化检测和临床评价等多种方法的选择和应用。书中还详细分析了骨骼微损伤和骨折的发生原因及发展过程，强调这些骨骼系统的变化可以是原发的，也可以是继发的；可以是由衰老或炎症导致的，也可以是由疾病或药物等其他因素诱发而导致的。骨质疏松性骨折是机体在全身骨骼发生骨质疏松病变的基础上，因低能量外力或日常生活中不经意跌倒而发生的骨折，属于脆性骨折，这种骨折也是病理性骨折，极易再发或多发。与普通的创伤性骨折诊断和治疗不同，骨质疏松性骨折在针对骨折诊疗的同时，必须兼顾对骨质疏松的评估和治疗，从而在保证骨折愈合的前提下，预防术后的内置物松动、假体移位和避免再次骨折。值得一提的是，在骨质疏松及其骨折治疗时，不能忽略跌倒的干预，尤其是肌少症的治疗，因为跌倒是骨质疏松性骨折发生的独立危险因素。本书还概括地讲述了骨质疏松性髋部骨折和骨质疏松性椎体骨折的围术期干预、手术治疗和术后管理。

　　我们很荣幸地邀请到我国骨科学、骨质疏松及内分泌学等不同学科的多位知名专家，一同参加本书的编译工作。感谢各位译者在保证原著的科学理论和专业表述的同时，结合自己丰富的临床经验，规范、精准地将原著编译为中文，为中国广大医务工作者和社会工作者提供了最新、最全和专业性最强的骨质疏松性骨折与骨病的诊疗指导。

　　最后，特别致谢中国著名的骨质疏松和代谢性骨病专家、上海交通大学附属上海第六人民医院章振林教授给予本书编译工作的指导和帮助；特别致谢中国著名的骨质疏松及核医学专家、江苏省人民医院包丽华教授为本书做出的特殊贡献。

南京大学医学院附属鼓楼医院　　林　华

原书前言

　　本书为在老年卫生系统及社会医疗护理领域工作的学生及实习生提供了关于正常骨组织、骨质疏松性骨折及全身性骨骼疾病的基础知识与现行知识。全书概览中简要介绍了每一篇的内容。读者可以从任何章节开始阅读，如先阅读骨质疏松症药物治疗，然后回到关于重建和（或）塑建基础科学的章节。这样可以加深您现有的知识，有利于您从一个忙于日常实践的从业者或初级工作人员的水平提高到一个知道这些概念是如何发展的年轻研究人员的水平。

　　您思考过骨重建和骨塑建这两个关键词的含义吗？即使在骨和矿物质研究界，一些研究人员也会将"重建"与"塑建"两个极度相似的词混淆使用，然而它们的含义是完全不同的。重建有一个非常具体的定义：它是一个连续的过程，其中激活 – 吸收 – 形成发生在单个部位。最近，提出了另一个步骤，激活 – 吸收 – 逆转 / 吸收 – 形成，这将在正文的几章中进行讨论。重建不同于塑建（仅在单个部位发生激活和吸收或形成），也不同于"腔隙重塑"，该过程不涉及破骨细胞或成骨细胞。准确使用术语很重要，因为它塑造了我们对内容的理解。此外，本书的目标之一是在适当的背景下构建肌肉骨骼塑建和重建的框架，以便专业人员能够在跨学科之间进行清晰和准确的沟通。

　　骨质疏松症也被称为基于基本多细胞单元（BMU）的重建，是一种骨吸收和重塑形成失衡的疾病。20 世纪 60 年代初，底特律亨利福特医院的 Harold M. Frost 开始了对骨转换动力学的研究，他建立了一种以四环素为时间标记定量骨变化的组织学方法，一位在他领导下接受培训的主编（Hideaki E. Takahashi）见证了骨组织形态计量学的兴起。

　　自 1965 年以来，几乎每年夏季在爱达荷州太阳谷举办的国际硬组织研讨会（现在称为 ORS 肌肉骨骼生物学研讨会）均会开发基于 BMU 的骨生物学的概念。犹他州的 Webster SS Jee 是研讨会的创始人和组织者。该研讨会是骨组织形态计量学和骨生物学的一个智囊团，在这里欢迎年轻的研究人员参与讨论。一位主编（Noriaki Yamamoto）在 Jee 的实验室担任研究员一职。Jee 博士是组织者，直到 2003 年。2004—2017 年国际研讨会的后续组织者是本书的主编（David B. Burr）之一。

　　20 世纪 90 年代末，Frost 提出力学调控概念后，研讨会上开始讨论机械力如何调节生长、塑建和重建。这些讨论有助于发展基于机械力传导的概念，即机械信号如何转化为细胞反应。随后的研讨会重点讨论了本书中涵盖的许多主题：骨折愈合、代谢性骨病（除骨质疏松症外）、骨骼生理学的调节及生物力学在骨骼发育和疾病中的作用。近年来，该研讨会的主题范围越发广泛，已开始关注骨骼健康和疾病的重要问题，而不仅仅是骨骼的问题［与软骨（关节炎）、肌肉（肌少症）和肌腱 / 韧带（愈合）相关的问题］，并且通过适当的动物模型对其进行研究。这是一种将肌肉骨骼组织作为一个各组织之间相互协调的综合系统的更全面的方法。因此，尽管本书主要关注骨骼，但应在这种肌肉骨骼整体框架的背景下阅读和理解章节。

Hideaki E. Takahashi Niigata, Japan

David B. Burr Indianapolis, IN

Noriaki Yamamoto Niigata, Japan

全书概览

本书分为八篇 38 章，主要介绍骨质疏松性骨折评估及治疗的基础研究知识、临床研究知识，还介绍一些与之相关的新观点。本书内容均由本领域一线科研人员和经验丰富的临床医生完成。

第一篇　骨骼生理学及修复的基本机制

要了解骨质疏松症的病理生理学、预防及治疗相关知识，需要从器官、组织、细胞和分子水平的骨骼生物学入手。在"骨重建过程中的细胞和分子生物学"一章中，Donahue 等阐述了骨重建及其细胞和分子相关基础内容，提出骨组织细胞和分子信号受力学环境高度调控的研究观点；在"骨组织及其重塑的力学调控"一章中，Robling 阐述了骨重建过程相关机制，提出无论是否属于临床意义的"骨质疏松症"，骨骼的骨质量都受到衰老因素影响；在"衰老对骨骼脆性的影响"一章中，Burr 阐述了衰老过程中骨骼发生变化的相关内容，提出衰老导致骨质量下降和骨折风险增加的相关机制。

第二篇　骨重建和骨塑建形态计量学评估方法

该篇从组织水平上描述了骨组织更新过程中骨形成与骨吸收之间的关系。在"骨重建和骨塑建过程中矿物沉积的组织形态计量学评估"一章中，Ma 阐述了骨组织形态计量学的相关内容。在"骨微塑建与骨塑建在骨小梁、密质骨和骨膜中的骨形成作用"一章中，Takahashi 等阐述了一种骨骼微观层面的塑建，即骨微塑建。在"骨重建过程中骨吸收向骨形成逆转的机制"一章中，Delaisse 等阐述了冠层细胞和逆转细胞在骨重建中的作用。在"骨丢失中逆转 – 吸收期的意义"一章中，Andersen 等阐述了密质骨重建中逆转骨吸收阶段的相关内容。在"骨重建与骨塑建：骨质疏松症的治疗目标"一章中，Langdahl 阐述了骨质疏松症治疗中发生骨重建和骨塑建的相关内容。在"预测骨质疏松性骨折风险的三维微结构测量"一章中，Nango 等阐述了怎样利用三维微观结构测量辅助预测骨质疏松性骨折风险。

第三篇　放射、生化及临床评估方法

骨质疏松症目前主要通过一些标准成像方法和骨形成、骨吸收标志物的生化测量来诊断评估。在"骨质疏松症的临床诊断工具：椎体骨折评估和骨密度测量"一章中，Ito 阐述了 DXA 和半定量方法在评估胸椎侧位片中的应用。在"使用 QCT、HR-pQCT 和 MRI 评估骨质疏松症"一章中，Chiba 等阐述了高分辨率外周定量计算机断层扫描（HR-pQCT）的临床应用。在"骨转换标志物"一章中，Ichimura 阐述了骨形成和骨吸收相关骨转换标志物的临床应用。

第四篇　骨微损伤和骨折

骨组织内微损伤形成、局部孔隙变大、孔隙出现未及时修复是骨质疏松性骨折发生的部分病理生理学基础。在"微损伤在骨力学和骨质疏松性骨折中的作用"一章中，Allen 阐述了微损伤发生、扩大和修复的基础理论，还阐述了微损伤在促进或预防骨折发生中的作用。在"局部骨质疏松及其在头下型髋部骨折中的作用"一章中，Poole 等阐述了髋部骨骼局部变化与衰老、骨质疏松的关系，并介绍了采用计算机断层扫描和组织形态计量学测量方法，识别这些变化及评估其力学意义的先进方法；在某些情况下，已经发生、可能发生、正在发生的骨质疏松性骨折可能会出现愈合不良。在"骨折愈合与骨不连"一章中，Mori 讨论了骨不连发生的原因，并提出了相应的处理措施。在"非典型股骨骨折中的骨重建障碍：发病机制综述和病例报道（骨折部位的组织形态计量学分析）"一章中，Takahashi 等阐述了与非典型股骨骨折发病机制相关的组织形态计量学证据，这些骨折通常与使用双膦酸盐治疗骨质疏松症有关。

第五篇　代谢性和全身性骨骼疾病

骨骼疾病可由全身性疾病导致，常用的 DXA 检查和血清骨代谢标志物均无法全面揭示骨骼病变的发病机制。在临床实践中，用于骨组织形态测量的骨活检是研究骨骼病变病因、发病机制和治疗方法的一种有价值且完善的方法。在这一篇，主要阐述了密质骨和松质骨的结构和动力学特征。在"维生素 D 缺乏导致骨矿化障碍的骨组织形态计量学分析"一章中，Yamamoto 等阐述了维生素 D 缺乏改变骨重建的相关内容；在"糖尿病与骨骼"一章中，Yamada 等阐述了糖尿病改变骨重建的相关内容；在"慢性肾脏疾病患者的骨骼病变：重视四环素标记的骨组织形态测定"一章中，Kazama 阐述了慢性肾脏疾病（CKD）改变骨重建的相关内容；在"多种代谢性疾病的骨组织形态测定"一章中，Yamamoto 等阐述了其他多种疾病（丙型肝炎相关性骨硬化、IgG$_4$ 相关疾病和 Ehlers–Danlos 综合征）改变骨重建的相关内容。这些内容为病因不明的骨骼病变提供了诊断思路，提示临床诊疗中遇到不明原因骨折或钙代谢异常，临床医生应考虑选择骨活检以确定病因。

第六篇　抗骨质疏松药的作用

目前临床上有许多抗骨质疏松药可供选择。根据药物作用机制可分为两种，一种抑制骨重建，从而减缓骨丢失；另一种促进骨形成，通过增加骨量以降低骨折的风险。每一种药物都有不同的作用特征、效力、适应证和潜在的不良反应，可适用于不同的骨质疏松症人群。在"抗骨质疏松药的作用：形态学评估和不良反应"（双膦酸盐）、"地舒单抗治疗女性绝经后骨质疏松症：骨折结局、骨密度和形态学评估"（地舒单抗）、"选择性雌激素受体调节药"这些章中，Kimmel、Wagman、Burr 和 Phipps 阐述了抑制骨重建和减少骨丢失的药物。在"特立帕肽""特立帕肽每周一次治疗对去卵巢食蟹猴腰椎骨小梁微损伤累积和密质骨结构的影响""罗莫单抗治疗骨质疏松症：与机械应力相关的骨塑建的药理刺激"这几章中，Marin、Ma、Mashiba 及 Sugiyama 等重点阐述了骨合成代谢药物通过调节骨形成和骨吸收平衡来增加骨量。在"艾地骨化醇生物学效应的形态计量学评估"一章中，Hasegawa 等叙述了维生素 D（艾地骨化醇）相关的骨微塑建作用。在临床中，抗骨质疏松药有时会联合使用；在"单一或联合药物治疗骨质疏松症的临床疗效：A-TOP 研究小组"一章中，Mori 阐述了临床实践中单药治疗或药物联合治疗的效果评价。在"骨质疏松症的治疗现状及展望"一章中，Compston 阐述了所有抗骨质疏松症治疗方案及其适应证。

第七篇　骨质疏松症治疗的其他方面

肌无力或肌少症可能会通过降低身体稳定性增加跌倒风险，也是骨质疏松性骨折尤其是髋部骨折的危险因素之一。全身振动训练可提高肌肉质量和力量，可改善神经肌肉功能。在"全身振动训练用于预防肌少症和骨质疏松症"一章中，Rittweger 认为在老年医学和康复医学中，全身振动训练是一种有效的治疗方式。药物的成本效益对任何疾病的长期治疗都十分重要，在"骨质疏松症治疗的成本效益"一章中，Moriwaki 对骨质疏松症的治疗进行了成本效益分析。

第八篇　骨质疏松性骨折的手术治疗

手术治疗是骨质疏松性骨折和脊柱变形的重要治疗方法之一，但医生应先明确手术指征及手术方案。为了术后功能水平、日常生活质量更好恢复，术前应明确手术预期目标。髋部和脊柱是骨质疏松性骨折的好发部位，骨折后往往容易出现并发症。在"髋部骨折术前和围术期处理"一章中，Shigemoto 等阐述了髋部骨折术前和围术期管理的相关内容。在"股骨颈骨折的手术治疗"一章中，Imai 等阐述了股骨颈骨折手术治疗的相关内容。在"股骨转子间骨折的手术治疗"一章中，Watanabe 阐述了日本股骨转子间骨折的手术治疗现状。在"骨质疏松症患者髋部骨折的手术治疗"一章中，Hannon 和 Jacobs 阐述了美国髋部骨折的手术治疗现状。在"骨质疏松性脊柱的手术治疗：骨质疏松性椎体塌陷的手术管理"一章中，Yamazaki 讨论了骨质疏松性脊椎手术治疗的相关内容。在"股骨近端骨折的术后康复和死亡率"一章中，Kimura 阐述并强调了日本地区髋部骨折术后康复的重要性。关于髋部骨折的术后管理，因各地区卫生及社会医疗护理体系不同会存在很大差异，在"基于英国老年医疗护理体系概述髋部骨折治疗"一章中，Dixon 等阐述了英国髋部骨折治疗现状的相关内容。

综上所述，这些篇章整体描述了骨质疏松症的病因和发病机制，并就年龄和骨质疏松相关骨骼病变的治疗和康复提供了相应建议。

编　者

目　录

第六篇　抗骨质疏松药的作用

第七篇　骨质疏松症治疗的其他方面

第八篇　骨质疏松性骨折的手术治疗

第一篇　骨骼生理学及修复的基本机制

Basic Mechanisms of Skeletal Physiology and Repair

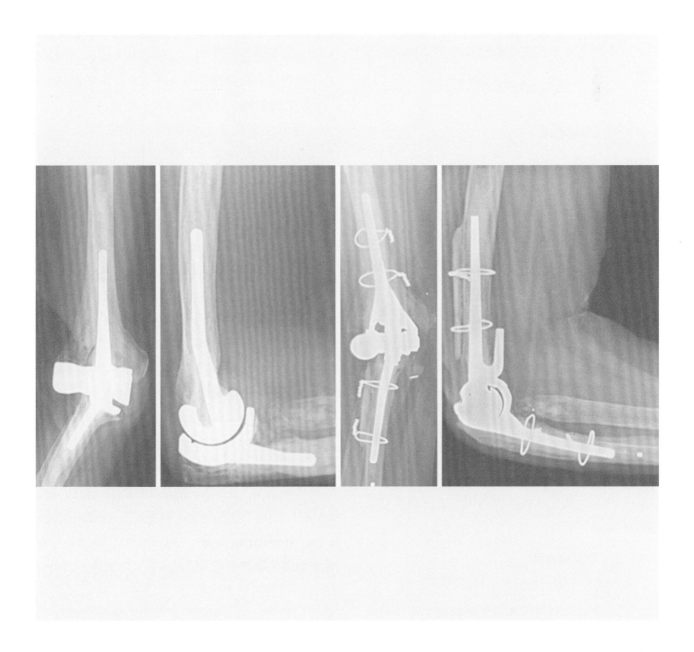

第1章 骨重建过程中的细胞和分子生物学
Cellular and Molecular Biology in Bone Remodeling

Rachel C. DeNapoli   Evan G. Buettmann   Henry J. Donahue   著

曾玉红   林   华   译

关键词

成骨细胞，破骨细胞，骨细胞，松质骨，密质骨，哈弗系统，基本多细胞单元，外周陷窝，骨重建

一、临床理论

（一）概述

骨是一种活性复合体，含有细胞、胶原及羟基磷灰石 $[Ca_{10}(PO_4)_6(OH)_2]$。为了维持骨结构的完整性并保证矿化稳态，骨在整个生命周期中一直处于不断重建的状态[1]。骨重建是由成骨细胞的骨形成与破骨细胞的骨吸收协同完成的过程，其发生在各种类型的骨中（密质骨和松质骨）。在正常生理条件下，骨形成与骨吸收过程相近，骨量维持不变。然而，在不同的运动水平或是病理条件下，由于总体骨重建的不平衡，骨量发生变化。骨量减少导致骨骼脆性增加，继而患者的骨折风险增加。骨量减少仅仅是骨折风险增加的部分原因，还有其他一些因素参与，如骨结构与材料质量[2]。尽管如此，在患有骨重建紊乱疾病（如骨质疏松）和其他病理疾病的患者中，也发现有骨骼脆性的增加[3, 4]。

（二）骨重建紊乱

骨质疏松症是一种以骨量低、骨强度下降、骨组织退化及骨结构受损为特征的疾病。骨质疏松症发病率很高，影响 50 岁以上人群中约 1/2 的女性和 1/5 的男性[5]。世界卫生组织（World Health Organization，WHO）对骨质疏松症的临床定义是：髋部或腰椎的骨密度（bone mineral density，BMD）小于或等于年轻健康参考人群（30 岁）平均 BMD（称为 T 值）的 2.5 个标准差[6]。骨量减少是一种骨密度低于平均水平的疾病（T 值在 -2.5～-1），但没有骨质疏松症那么严重[7]。导致骨量减少的原因有雌激素缺乏（常见于绝经后女性）、使用糖皮质激素、废用和糖尿病/肥胖[6]。缓解骨质疏松症症状的治疗方法包括改变生活方式，如戒烟、限酒和增加体力活动。维生素 D 和钙补充剂也可改善骨骼健康，但可能会影响其他器官系统，出现不良反应，如心血管系统的钙化[8]。治疗骨质疏松症最有效的药物是抗骨吸收药，如双膦酸盐和地舒单抗，可以将骨吸收降至最低[8-10]。

二、骨细胞及其功能（图 1-1）

破骨细胞是一种多核细胞，来源于造血系的单核细胞，具有吸收骨组织的功能。单核细胞系细胞分化为成熟的破骨细胞依赖于 NF-κB 配体的受体激活剂（receptor activator of NF-κB ligand，RANKL）和巨噬细胞集落刺激因子（macrophage colony-stimulating factor，M-CSF）[11]。M-CSF 与破骨细胞前体细胞和成熟破骨细胞上的受体（c-Fms）结合，刺激其增殖和存活[11]。然而，由骨细胞和成骨细胞表达的 RANKL 是主要的破骨细胞分化

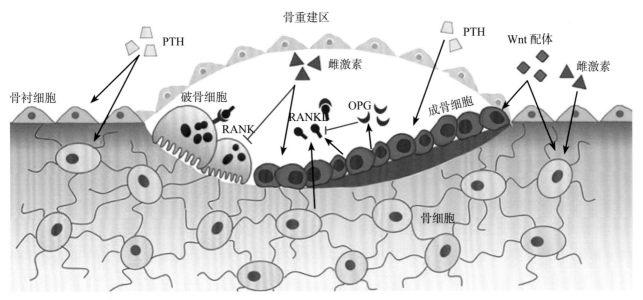

▲ 图 1-1　调控骨重建的细胞和分子概述

骨重建区是一个特殊的环境，在该环境中破骨细胞吸收衰老或受损的骨组织，而成骨细胞形成新的骨基质。骨重建受到严格的调控，通过局部骨细胞因子（如 RANKL、OPG 和 Wnt 配体）或通过雌激素和 PTH 的内分泌信号驱动。具体来说，雌激素作用于成骨细胞和骨细胞，促进骨形成，并且可抑制破骨细胞的骨吸收。PTH 对骨骼有多种影响，它作用于成骨细胞、骨细胞和骨衬细胞，直接促进骨形成或使成骨细胞和骨细胞释放 RANKL。RANKL 与破骨细胞上的 RANK 受体结合，促进破骨细胞生成。然而，成骨细胞和骨细胞会释放一种诱饵受体 OPG，通过抑制 RANKL-RANK 的结合来严格调控破骨细胞生成。Wnt 配体是 β-catenin 经典信号通路的一部分，通过作用于成骨细胞和骨细胞促进成骨细胞生成并间接控制破骨细胞生成，在骨重建中发挥着重要作用。RANKL. NF-κB 配体的受体激活剂；OPG. 骨保护素；PTH. 甲状旁腺激素

因子[11]。RANKL 与破骨细胞上的受体 RANK 结合，诱导促进骨吸收的转录因子和酶生成。骨保护素（osteoprotegerin，OPG）是 RANKL 的内源性拮抗物，作为诱饵受体抑制 RANKL 与 RANK 结合[8, 12]。OPG 由成骨细胞系细胞分泌，可严格调控破骨细胞的生成[12, 13]。由于破骨细胞具有可移动的细胞骨架、黏附分子和褶皱缘，其能够吸收骨组织[8, 14]。破骨细胞的这些特性使其主要通过 αvβ3 整合素附着在骨上，并在破骨细胞褶皱缘和骨表面之间建立一个封闭的微环境。在褶皱缘上，活性碳酸酐酶将 CO_2 和 H_2O 转化为碳酸氢盐（HCO_3^-）和质子（H^+），再被分泌到吸收区，形成一个酸性环境。这种酸性环境可以激活破骨细胞特定的基质金属蛋白酶，包括酒石酸酸性磷酸酶（tartrate resistant acid phosphatase，TRAP）和组织蛋白酶 K，这几种酶可分解细胞外基质并吸收骨基质[8, 15, 16]。组织蛋白酶 K 可清除含有微裂隙

和形成孔状陷窝的劣质骨[8]。TRAP 在骨吸收过程中由成熟的破骨细胞高表达，对骨骼发育至关重要[14, 17]。另一种由成熟破骨细胞产生并高表达的酶是 Src 激酶[8]。Src 激酶可通过多种通路调节破骨细胞的活性，如形成对骨吸收至关重要的褶皱缘，但不会改变破骨细胞的数量。如果没有 Src 激酶的存在，就会增加成骨细胞的骨形成，但不影响破骨细胞的数量。

成骨细胞来源于间充质干细胞，主要负责骨组织中细胞外基质的合成。这一过程通常被称为骨形成，对骨骼的正常发育和骨量维持至关重要。在成人骨骼中，成骨细胞被招募至骨基质缺损的骨区域进行再生或重建[8, 18]。为了在骨吸收部位合成新骨，成骨细胞分泌骨基质蛋白［如 1 型胶原蛋白（collagen type 1，Col1）］和非胶原蛋白［如骨钙素（osteocalcin，OCN）和骨调素（osteopontin，OPN）］。通过成骨细胞产生的碱性磷酸酶（alkaline phosphatase，ALP ）[8, 19]使合成的细胞外基质（称为类骨质）发生矿化作用，形成羟基磷灰石[18-20]。成骨细胞的分化由2个转录因子控制，即Runt相关转录因子2（Runt-related transcription factor 2，RUNX2）和Osterix（Osx）。RUNX2是一个重要的骨特异性转录因子，能诱导成骨细胞分化标记基因的上调并诱导成骨[8, 21]。Osx位于RUNX2的下游，是成骨细胞成熟和骨矿化的必要条件[18, 21, 22]。成骨细胞的形成和分化也由不同的经典信号通路介导，如转化生长因子–β（transforming growth factor-beta，TGF-β）通路、骨形态发生蛋白（bone morphogenetic proteins，BMP）通路、成骨细胞生长因子（fibroblast growth factors，FGF）通路和Wnt/β-catenin通路[23]。此外，成骨细胞对机械刺激产生的机械负荷也很敏感[8, 18, 20]。

骨细胞是骨中最多的细胞类型，占骨所有细胞的90%～95%[24]。骨细胞被嵌入矿化的骨基质中，是终末分化的、有丝分裂后的成骨细胞。骨细胞有两个主要组成部分：①位于被称为陷窝的骨腔中的中央细胞体（人类为15～20μm）；②从细胞体上延伸出来的小树突（每个细胞50～100个）[25]，这些树突穿过被称为小管的微小通道（50～300nm）[26]。陷窝和小管的庞大网络构成了骨的陷窝–小管系统，是骨细胞、血管通道和骨表面之间的生化运输系统，也是一个力学放大系统。通过这些广泛的网络，骨细胞可以经过缝隙连接将小分子运送到相邻骨细胞。由于这些特点，骨细胞被认为是骨骼中调节骨量的重要机械敏感和内分泌调控的细胞。与成骨细胞相比，骨细胞表达更高水平的关键的骨基质和磷酸盐调节分子，包括骨钙素、牙本质基质蛋白1（dentin-matrix protein 1，DMP1）、磷酸盐调节中性内肽酶（phosphate-regulating neutral endopeptidase，PHEX）、细胞外基质、磷酸盐蛋白（phosphoglycoproteine，MEPE）和成纤维细胞生长因子23（fibroblast growth factor 23，FGF23）[27]。骨细胞还表达直接抑制成骨细胞形成的分子，如Dickkopf相关蛋白1（dickkopf-related protein 1，Dkk1）和硬骨抑素，也能够表达RANKL及其诱饵受体OPG来调控破骨细胞形成。骨细胞可以在宿主的整个生命期存活（平均半衰期为25年）[28]，也可因各种环境刺激而发生凋亡（即程序性细胞死亡），如骨微损伤（线性微裂缝）、雌激素缺乏、去负荷或糖皮质激素应用[29]。Cardoso等首次表明，在疲劳负荷（导致微裂缝）后，在骨微损伤区域的骨细胞发生凋亡，是靶向内密质骨重建所必需的[30]。随后的体外和体内研究表明，骨疲劳损伤所致微裂缝（≤300μm）附近的凋亡骨细胞不分泌任何信号，因此这种反应对受损骨区域具有一定的靶向性。这种类似的效应在卵巢切除的动物骨组织中也很明显，骨细胞凋亡在干骺端后部的密质骨中被上调4～7倍，导致骨内膜吸收的激活[33]。雌激素信号是持续减少有丝分裂原激活的蛋白激酶（mitogen-activated protein kinases，MAPK）激活的必要条件，它可以中和骨细胞中的活性氧（reactive oxygen species，ROS），从而防止细胞凋亡[29]。

（一）骨类型和哈弗系统

在结构上，骨由松质骨和密质骨两种不同的类型组成。松质骨位于长骨的末端（骨骺/干骺端）或扁平骨，如骨盆、锁骨和颅骨，由有序排列的骨小梁组成。人类的骨小梁以棒状或板状结构为主，厚度为150～300μm，相互间隔0.5～1.5mm[34, 35]。松质骨具有较大的表面积与体积比（孔隙度为0.5～0.95），因此松质骨重建在体内具有重要的代谢功能。松质骨的重建从骨小梁的表面开始，通常需要200天左右才能完成[36]。相比之下，密质骨更加紧实，构成了所有骨骼的外层，也被称为皮质骨。密质骨的结构和低转换率使其在体内起主要的承重功能。人类的密质骨是最先形成的，并由被称为骨单位的离散单元组成，骨单位构成了骨的哈弗系统。骨单位呈圆柱形，包括位于中心（哈弗管）的血管和神经，并由被称为骨板的同心圆排列的致密骨层环绕包裹。

骨细胞和陷窝 – 小管系统穿行在这些骨板之间。骨单位的直径一般为 200μm，长度为 3mm[37]。松质骨和骨单位的重建是在多种类型细胞的相互协调下发生的，这些参与骨重建的细胞，被称为基本多细胞单元（basic multicellular unit，BMU）[38, 39]。

（二）基于基本多细胞单元的重建

衰老的密质骨骨单位或骨小梁被替换为新的骨单位或骨小梁，是在一组被称为 BMU 的骨组织细胞协调下而发生的，它形成了一种骨组织结构特征，被称为"骨重建单位"（bone remodeling unit，BRU）[40]。此过程发生在一个特殊的环境中，这个环境被冠状细胞所包围，并分布有血管和神经，称为"骨重建区"（bone remodeling compartment，BRC）[41]（图 1-1）。总体上骨重建经历了几个不连续的阶段，按其发生的顺序命名为激活 – 吸收 / 逆转 – 形成（activation-resorption/reversal-formation，A-R-F）。在激活期，成骨细胞和骨细胞感应到激素（PTH）或力学重建信号（RANKL、微损伤）的刺激，向破骨细胞前体细胞发出信号，以促进破骨细胞的形成和吸收活动[42-44]。激活期速度很快，持续 1～3 天。破骨细胞形成，开始吸收期，破骨细胞在密质骨中形成椭圆形"切割锥"，或在松质骨中形成 Howship 陷窝[45]。破骨细胞开始沿着骨单位或骨小梁的解剖轴吸收骨，速度为每天 20～40μm，持续约 3 周[46]，遗留脱钙和不完全吸收的骨基质。破骨细胞完成骨吸收后，开始逆转期，骨形成启动。尽管对负责启动骨形成的细胞类型仍有争议[1, 47-49]，但一般认为这种特殊的细胞为骨表面做准备，并可能分泌耦合因子以促进成骨细胞的形成和激活。在以 BMU 为基础的骨重建的最后阶段，即形成期，成骨细胞向完成骨吸收的区域分泌新的未矿化骨基质（称为类骨质）并沉积。在来源于成骨细胞的金属酶（如碱性磷酸酶）的作用下类骨质随后被矿化[50, 51]。之后成骨细胞被嵌入矿物质中形成骨细胞，经历凋亡或进入静息状态，形成覆盖在新骨表面的骨衬细胞，

以进行下一次骨重建[52, 53]。

（三）外周陷窝重建

人类的陷窝 – 小管系统非常庞大，构成了近 215m² 的骨面积[2]，是一个巨大的可取用矿物质和生物活性分子的储蓄库。骨细胞溶骨，现在较新的术语被称为外周陷窝（perilacunar）重建（也称为外周陷窝转换，以区别于 BMU 中需要破骨细胞和成骨细胞参与的骨重建），被认为是直接由骨细胞进行的一种特殊的骨转换形式。通常情况下，外周陷窝重建与对骨骼有快速需求的情况有关，如哺乳期、钙缺乏和太空飞行。事实上，实验表明在任何时候都有 15%～20% 的骨细胞与新的骨形成表面相关，并能产生与破骨细胞用于骨吸收相同的酶，包括基质金属蛋白酶（matrix metalloproteases，MMP）、质子泵、碳酸酐酶和组织蛋白酶 K[24, 54, 55]。最新研究发现，外周陷窝重建是通过骨细胞中的 TGF-β 和 PTH 受体信号、下游转录调节因子 Yes 相关蛋白（Yes-associated protein，YAP）和 PDZ 结合域转录共激活因子（TAZ）来调控的[54, 56, 57]。更重要的是，这些研究提示外周陷窝重建直接影响局部骨基质质量，并由此直接影响抗骨折的能力。

三、骨重建中的重要分子

（一）局部因子（旁分泌和自分泌）

RANKL 及其受体 RANK 和骨保护素：RANKL 在局部骨微环境中由成骨系细胞（成骨细胞和骨细胞）表达，并向破骨细胞前体细胞上的受体 RANK 发出信号，调控其融合、生存和分化，使其成为成熟的破骨细胞[58]。骨细胞在 PTH、骨损伤和废用刺激下高度表达 RANKL[59]。人发生 RANKL 基因（TNFSF11）突变会表现出骨质疏松症或因矿化过度而导致脆骨症[60]。另外，OPG 是 RANKL 的诱饵受体，由成骨系细胞表达，通过竞争性抑制 RANKL-RANK 的结合来阻止破骨细胞的生成[61]。OPG 可在骨负荷、雌激素和 TGF-β 作

用下上调[62]。因此，RANKL/OPG 通路在由各种局部或全身因子调控的骨吸收中起着关键的协调作用。

Wnt/β-catenin 信号和硬骨抑素：Wnt/β-catenin 信号已成为调控骨重建的主要通路。在典型的 Wnt 信号通路中，Wnt 配体（脊椎动物中有 19 种不同的蛋白）与 Frizzled 受体及共同激活剂 LRP4/5/6 结合，引起 β-catenin 的稳定、核转运，与细胞核内的 TCF/LEF 结合。这种稳定促进了基因的转录激活，并增加了骨细胞 / 成骨细胞的增殖、功能和骨形成，同时通过减少 RANKL/OPG 信号的传递而减少了骨吸收[63, 64]。因此，调控 Wnt/β-catenin 已成为一个通过增加骨形成而下调骨吸收来改善骨量和骨质的关键靶点。调控 Wnt/β-catenin 信号的一个主要方法是利用与 LRP5/6 结合的 Wnt/β-catenin 拮抗物来抑制硬骨抑素（SOST 基因的产物）。硬骨抑素主要由骨细胞产生，受机械刺激的调控，如果发生基因突变会导致高骨量疾病，如骨硬化症或 van Buchem 病[65-68]。

细胞间信息传递的缝隙连接：缝隙连接是跨膜蛋白通道，允许小分子（如 ATP、钙、前列腺素和 microRNA）在骨细胞间通过[69]。骨骼中最主要的缝隙连接蛋白是 Connexin 43（Cx43），由 GJA1 基因编码，并由成骨系细胞，特别是骨细胞高度表达。它位于成骨细胞和其他骨细胞的连接处，是骨细胞通过机械刺激调控成骨细胞所必需的[70]。人类 GJA1 基因的突变会导致眼、齿、指发育不良，并与高转换的骨量减少和密质骨内孔隙度增加有关[71-73]。这可能是因为 Cx43 是正常成骨系细胞分化、发育和功能所必需的。Cx43 被证明在骨骼内环境稳定和骨骼适应机械负荷过程中起重要作用。例如，成骨系细胞（成骨细胞和骨细胞）中 Cx43 的缺失会减少去负荷诱导的骨流失[74, 75]。有趣的是，同样的 Cx43 条件性敲除会导致骨骼在负荷时产生更多的骨形成[76, 77]。这些研究和最新的综述表明，由于 Cx43 对骨细胞凋亡和特定因子（如 PGE$_2$、硬骨抑素和 RANKL/OPG）

的调控，对正常骨重建至关重要[74, 78-81]。

（二）全身因子（内分泌）

甲状旁腺激素（parathyroid hormone，PTH）是维持骨骼稳态的重要激素。它由甲状旁腺分泌，在调控血钙和磷酸盐的平衡方面起着关键作用[82]。PTH 通过与其受体结合而发挥作用，该受体位于所有成骨细胞系的细胞（即骨衬细胞、成骨细胞和骨细胞）上[83]。PTH 受体的激活可将骨衬细胞转化为活跃的成骨细胞，减少成骨细胞的凋亡，并作为 RUNX2 的上游调节器促进成骨细胞的分化来增加骨形成[43, 84]。此外，骨细胞 PTH 受体的激活增加了 RANKL 介导的破骨细胞的生成，降低了硬骨抑素的表达[85, 86]。不过，PTH 对骨的效应有时间依赖性，持续高水平的 PTH 刺激骨吸收，而间歇性给药则促进骨形成[18]。特立帕肽是一种重组的活性 PTH，是治疗骨质疏松症最经典和最常用的骨合成代谢药物[87]。

雌激素（17β- 雌二醇）是另一种对骨骼（特别是女性）很重要的激素。17β- 雌二醇是最常见的雌激素形式，通过与雌激素受体 α 和（或）β（ERα 和 ERβ）结合，对骨组织细胞产生直接影响。这些受体位于成骨细胞、破骨细胞和骨细胞上[88]。ERα 和 ERβ 的激活直接促进骨细胞和成骨细胞的作用，抑制其凋亡，并抑制破骨细胞的激活和功能[88-90]。所有这些雌激素的功能都是为了防止骨丢失和维持骨骼矿化。然而，绝经后女性的卵巢雌二醇水平下降，从而导致 BMD 水平下降[89, 91]。男性也会经历雌激素水平随年龄增长而下降的情况，但与女性下降程度不同[89]。血清雌二醇水平的下降可以预测男性和女性骨折的风险和骨质疏松症的进展[89, 91]。

其他激素包括但不限于降钙素、FGF23 和胰岛素，对骨重建也很重要。降钙素由甲状腺细胞分泌，与破骨细胞结合以抑制骨吸收[92]。FGF23 由成熟的骨细胞产生，参与肾脏对血磷水平的调节，维持矿物质平衡[93-95]。胰岛素是能量和骨代谢中的一种重要激素[96]。成骨细胞释放的骨钙素向胰岛B细胞发出信号，促使其释放胰岛素并进入骨组织中[97]。胰岛素直接作用于骨组织细胞，减少成骨细胞产生的OPG，从而增加RANKL的浓度以激活破骨细胞[97]。

骨重建的生化标志物和检测方法：为明确骨转换状态，临床常用血清生化标志物和骨活检来进行评估。髂嵴是常见的活检部位，可以同时观察密质骨和骨小梁矿化及细胞的组织学特征[98, 99]。髂嵴活检通常是在全身使用骨螯合剂（如四环素）后进行的，可以通过组织学分析评估骨转换率[98-100]。评估骨转换的无创检测方法包括定量检测空腹血清中的生化标志物。常见的血清骨形成标志物包括骨钙素和Ⅰ型前胶原N端前肽（procollagen type Ⅰ N-terminal propeptide，P1NP），骨吸收标志物包括C端肽（C-terminal telopeptide，CTX）、N端肽（N-terminal telopeptide，NTX）和TRAP5b[98, 101]。其他血清生化标志物包括PTH、胰岛素样生长因子-Ⅰ（insulin-like growth factor Ⅰ，IGF-Ⅰ）（一种骨代谢激素）和维生素D[96, 101]。

致谢

本项工作得到 Translational Research Institute for Space Health 的支持，通过 NASA 合作协议 NNX16-A069A、National Institutes of Health（NIAMS）的 R01 AR068132、NASA 的 80NSSC18K1473，以及 Alice T. 和 William H.Goodwin，Jr.Research Endowment 获得资助。

参考文献

[1] Raggatt LJ, Partridge NC. Cellular and molecular mechanisms of bone remodeling. J Biol Chem. 2010;285(33):25103–8.

[2] Fonseca H, et al. Bone quality: the determinants of bone strength and fragility. Sports Med. 2014;44(1):37–53.

[3] Unnanuntana A, et al. The assessment of fracture risk. J Bone Joint Surg Am. 2010;92(3):743–53.

[4] Cauley JA. Public health impact of osteoporosis. J Gerontol A Biol Sci Med Sci. 2013;68(10):1243–51.

[5] Russell RG, Espina B, Hulley P. Bone biology and the pathogenesis of osteoporosis. Curr Opin Rheumatol. 2006;18(Suppl 1):S3–10.

[6] Cosman F, et al. Clinician's guide to prevention and treatment of osteoporosis. Osteoporos Int. 2014;25(10):2359–81.

[7] Karaguzel G, Holick MF. Diagnosis and treatment of osteopenia. Rev Endocr Metab Disord. 2010;11(4):237–51.

[8] Rachner TD, Khosla S, Hofbauer LC. Osteoporosis: now and the future. Lancet (London, England). 2011;377(9773):1276–87.

[9] Baron R, Ferrari S, Russell RG. Denosumab and bisphosphonates: different mechanisms of action and effects. Bone. 2011;48(4):677–92.

[10] Ominsky MS, et al. Inhibition of sclerostin by monoclonal antibody enhances bone healing and improves bone density and strength of nonfractured bones. J Bone Miner Res. 2011;26(5):1012–21.

[11] Feng X, Teitelbaum SL. Osteoclasts: new insights. Bone Res. 2013;1(1):11–26.

[12] Baud'huin M, et al. Osteoprotegerin: multiple partners for multiple functions. Cytokine Growth Factor Rev. 2013;24(5):401–9.

[13] Fu YX, et al. Osteoprotegerin influences the bone resorption activity of osteoclasts. Int J Mol Med. 2013;31(6):1411–7.

[14] Boyle WJ, Simonet WS, Lacey DL. Osteoclast differentiation and activation. Nature. 2003;423(6937):337–42.

[15] Henriksen K, et al. Osteoclast activity and subtypes as a function of physiology and pathology-- implications for future treatments of osteoporosis. Endocr Rev. 2011;32(1):31–63.

[16] Teitelbaum SL. Bone resorption by osteoclasts. Science. 2000;289(5484):1504–8.

[17] Blumer MJF, et al. Role of tartrate-resistant acid phosphatase (TRAP) in long bone development. Mech Dev. 2012;129(5):162–76.

[18] Rutkovskiy A, StenslØkken K-O, Vaage IJ. Osteoblast differentiation at a glance. Med Sci Monit Basic Res. 2016;22:95–106.

[19] Long F. Building strong bones: molecular regulation of the osteoblast lineage. Nat Rev Mol Cell Biol. 2011;13(1):27–38.

[20] Neve A, Corrado A, Cantatore FP. Osteoblast physiology in normal and pathological conditions. Cell Tissue Res. 2011;343(2):289–302.

[21] Vimalraj S, et al. Runx2: structure, function, and phosphorylation in osteoblast differentiation. Int J Biol Macromol. 2015;78:202–8.

[22] Zhang C. Transcriptional regulation of bone formation by the osteoblast-specific transcription factor Osx. J Orthop Surg Res. 2010;5:37.

[23] Huang W, et al. Signaling and transcriptional regulation in osteoblast commitment and differentiation. Front Biosci. 2007;12:3068–92.

[24] Bonewald LF. The amazing osteocyte. J Bone Miner Res. 2011;26(2):229–38.

[25] Beno T, et al. Estimation of bone permeability using accurate microstructural measurements. J Biomech. 2006;39(13):2378–87.

[26] Han Y, et al. Mechanotransduction and strain amplification in osteocyte cell processes. Proc Natl Acad Sci U S A. 2004;101(47):16689–94.

[27] Bellido T. Osteocyte-driven bone remodeling. Calcif Tissue Int. 2014;94(1):25–34.

[28] Dallas SL, Prideaux M, Bonewald LF. The osteocyte: an endocrine cell … and more. Endocr Rev. 2013;34(5):658–90.

[29] Jilka RL, Noble B, Weinstein RS. Osteocyte apoptosis. Bone. 2013;54(2):264–71.

[30] Cardoso L, et al. Osteocyte apoptosis controls activation of intracortical resorption in response to bone fatigue. J Bone Miner Res. 2009;24(4):597–605.

[31] McCutcheon S, et al. Apoptotic osteocytes induce RANKL production in bystanders via purinergic signaling and activation of pannexin channels. J Bone Miner Res. 2020;35(5):966–77.

[32] Kennedy OD, et al. Osteocyte apoptosis is required for production of osteoclastogenic signals following bone fatigue in vivo. Bone.

2014;64:132–7.

[33] Emerton KB, et al. Osteocyte apoptosis and control of bone resorption following ovariectomy in mice. Bone. 2010;46(3):577–83.

[34] Croucher PI, Garrahan NJ, Compston JE. Assessment of cancellous bone structure: comparison of strut analysis, trabecular bone pattern factor, and marrow space star volume. J Bone Miner Res. 1996;11(7):955–61.

[35] Hildebrand T, et al. Direct three-dimensional morphometric analysis of human cancellous bone: microstructural data from spine, femur, iliac crest, and calcaneus. J Bone Miner Res. 1999;14(7):1167–74.

[36] Eriksen EF. Cellular mechanisms of bone remodeling. Rev Endocr Metab Disord. 2010;11(4):219–27.

[37] Britz HM, et al. The relation of femoral osteon geometry to age, sex, height and weight. Bone. 2009;45(1):77–83.

[38] Frost HM. Treatment of osteoporoses by manipulation of coherent bone cell populations. Clin Orthop Relat Res. 1979;143:227–44.

[39] Frost HM. Bone "mass" and the "mechanostat": a proposal. Anat Rec. 1987;219(1):1–9.

[40] Frost HM. Bone remodelling dynamics. Thomas; 1963.

[41] Hauge EM, et al. Cancellous bone remodeling occurs in specialized compartments lined by cells expressing osteoblastic markers. J Bone Miner Res. 2001;16(9):1575–82.

[42] Powell WF, et al. Targeted ablation of the PTH/PTHrP receptor in osteocytes impairs bone structure and homeostatic calcemic responses. J Endocrinol. 2011;209(1):21–32.

[43] Kim SW, et al. Intermittent parathyroid hormone administration converts quiescent lining cells to active osteoblasts. J Bone Miner Res. 2012;27(10):2075–84.

[44] Kennedy OD, et al. Activation of resorption in fatigue-loaded bone involves both apoptosis and active pro-osteoclastogenic signaling by distinct osteocyte populations. Bone. 2012;50(5):1115–22.

[45] Patterson-Kane JC, Firth EC. Chapter 13 – Tendon, ligament, bone, and cartilage: anatomy, physiology, and adaptations to exercise and training. In: Hodgson DR, McKeever KH, McGowan CM, editors. The athletic horse. 2nd ed. W.B. Saunders; 2014. p. 202–42.

[46] Hadjidakis DJ, Androulakis II. Bone remodeling. Ann N Y Acad Sci. 2006;1092:385–96.

[47] Pettit AR, et al. Osteal macrophages: a new twist on coupling during bone dynamics. Bone. 2008;43(6):976–82.

[48] Raisz LG. Physiology and pathophysiology of bone remodeling. Clin Chem. 1999;45(8 Pt 2):1353–8.

[49] Delaisse JM. The reversal phase of the bone-remodeling cycle: cellular prerequisites for coupling resorption and formation. Bonekey Rep. 2014;3:561.

[50] Blair HC, et al. Osteoblast differentiation and bone matrix formation in vivo and in vitro. Tissue Eng Part B Rev. 2017;23(3):268–80.

[51] Golub EE, Boesze-Battaglia K. The role of alkaline phosphatase in mineralization. Curr Opin Orthop. 2007;18(5):444–8.

[52] Maes C, Kobayashi T, Kronenberg HM. A novel transgenic mouse model to study the osteoblast lineage in vivo. Ann N Y Acad Sci. 2007;1116:149–64.

[53] Clarke B. Normal bone anatomy and physiology. Clin J Am Soc Nephrol. 2008;3(Suppl 3):S131–9.

[54] Qing H, et al. Demonstration of osteocytic perilacunar/canalicular remodeling in mice during lactation. J Bone Miner Res. 2012;27(5):1018–29.

[55] Yee CS, et al. Investigating osteocytic perilacunar/canalicular remodeling. Curr Osteoporos Rep. 2019;17(4):157–68.

[56] Dole NS, et al. Osteocyte-intrinsic TGF-β signaling regulates bone quality through perilacunar/ canalicular remodeling. Cell Rep. 2017;21(9):2585–96.

[57] Kegelman CD, et al. YAP and TAZ mediate osteocyte perilacunar/ canalicular remodeling. J Bone Miner Res. 2019.

[58] Kong YY, et al. OPGL is a key regulator of osteoclastogenesis, lymphocyte development and lymph-node organogenesis. Nature. 1999;397(6717):315–23.

[59] Boyce BF, Xing L. Functions of RANKL/RANK/OPG in bone modeling and remodeling. Arch Biochem Biophys. 2008;473(2):139–46.

[60] Sobacchi C, et al. Osteopetrosis: genetics, treatment and new insights into osteoclast function. Nat Rev Endocrinol. 2013;9(9):522–36.

[61] Lacey DL, et al. Osteoprotegerin ligand is a cytokine that regulates osteoclast differentiation and activation. Cell. 1998;93(2):165–76.

[62] Theoleyre S, et al. The molecular triad OPG/RANK/RANKL: involvement in the orchestration of pathophysiological bone remodeling. Cytokine Growth Factor Rev. 2004;15(6):457–75.

[63] Duan P, Bonewald LF. The role of the wnt/β-catenin signaling pathway in formation and maintenance of bone and teeth. Int J Biochem Cell Biol. 2016;77(Pt A):23–9.

[64] Kobayashi Y, Maeda K, Takahashi N. Roles of Wnt signaling in bone formation and resorption. Jpn Dental Sci Rev. 2008;44(1):76–82.

[65] Robling AG, et al. Mechanical stimulation of bone in vivo reduces osteocyte expression of Sost/sclerostin. J Biol Chem. 2008;283(9): 5866–75.

[66] Balemans W, et al. Increased bone density in sclerosteosis is due to the deficiency of a novel secreted protein (SOST). Hum Mol Genet. 2001;10(5):537–43.

[67] Brunkow ME, et al. Bone dysplasia sclerosteosis results from loss of the SOST gene product, a novel cystine knot-containing protein. Am J Hum Genet. 2001;68(3):577–89.

[68] Lin C, et al. Sclerostin mediates bone response to mechanical unloading through antagonizing Wnt/beta-catenin signaling. J Bone Miner Res. 2009;24(10):1651–61.

[69] Donahue HJ, Qu RW, Genetos DC. Joint diseases: from connexins to gap junctions. Nat Rev Rheumatol. 2017;14:42.

[70] Taylor AF, et al. Mechanically stimulated osteocytes regulate osteoblastic activity via gap junctions. Am J Physiol Cell Physiol. 2007;292(1):C545–52.

[71] Flenniken AM, et al. A Gja1 missense mutation in a mouse model of oculodentodigital dysplasia. Development. 2005;132(19):4375–86.

[72] Lloyd SA, et al. Shifting paradigms on the role of connexin43 in the skeletal response to mechanical load. J Bone Miner Res. 2014;29(2):275–86.

[73] Lloyd SA, et al. Evidence for the role of connexin 43–mediated intercellular communication in the process of intracortical bone resorption via osteocytic osteolysis. BMC Musculoskelet Disord. 2014;15(1):122.

[74] Lloyd SA, et al. Connexin 43 deficiency attenuates loss of trabecular bone and prevents suppression of cortical bone formation during unloading. J Bone Miner Res. 2012;27(11):2359–72.

[75] Lloyd SA, et al. Connexin 43 deficiency desensitizes bone to the effects of mechanical unloading through modulation of both arms of bone remodeling. Bone. 2013;57(1):76–83.

[76] Bivi N, et al. Absence of Cx43 selectively from osteocytes enhances responsiveness to mechanical force in mice. J Orthop Res. 2013; 31(7):1075–81.

[77] Zhang Y, et al. Enhanced osteoclastic resorption and responsiveness to mechanical load in gap junction deficient bone. PLoS One. 2011;6(8):e23516.

[78] Xu H, et al. Connexin 43 channels are essential for normal bone structure and osteocyte viability. J Bone Miner Res. 2015;30(3):436–48.

[79] Ma L, et al. Connexin 43 hemichannels protect bone loss during estrogen deficiency. Bone Res. 2019;7:11.

[80] Klein-Nulend J, et al. Pulsating fluid flow increases nitric oxide (NO) synthesis by osteocytes but not periosteal fibroblasts--correlation with prostaglandin upregulation. Biochem Biophys Res Commun. 1995;217(2):640–8.

[81] Genetos DC, et al. Oscillating fluid flow activation of gap junction hemichannels induces atp release from MLO-Y4 osteocytes. J Cell Physiol. 2007;212(1):207–14.

[82] Gensure RC, Gardella TJ, Jüppner H. Parathyroid hormone and parathyroid hormone-related peptide, and their receptors. Biochem Biophys Res Commun. 2005;328(3):666–78.

[83] Wein MN, Kronenberg HM. Regulation of bone remodeling by parathyroid hormone. Cold Spring Harb Perspect Med. 2018;8(8):a031237.

[84] Jilka RL. Molecular and cellular mechanisms of the anabolic effect of intermittent PTH. Bone. 2007;40(6):1434–46.

[85] Xiong J, et al. Osteocyte-derived RANKL is a critical mediator of the increased bone resorption caused by dietary calcium deficiency. Bone. 2014;66:146–54.

[86] Spatz JM, et al. The Wnt inhibitor sclerostin is up-regulated by mechanical unloading in osteocytes in vitro. J Biol Chem. 2015; 290(27):16744–58.

[87] Eastell R, Walsh JS. Anabolic treatment for osteoporosis: teriparatide. Clin Cases Miner Bone Metab. 2017;14(2):173–8.

[88] Khalid AB, Krum SA. Estrogen receptors alpha and beta in bone. Bone. 2016;87:130–5.

[89] Cauley JA. Estrogen and bone health in men and women. Steroids. 2015;99(Pt A):11–5.

[90] Khosla S, Oursler MJ, Monroe DG. Estrogen and the skeleton. Trends Endocrinol Metab. 2012;23(11):576–81.

[91] Carson JA, Manolagas SC. Effects of sex steroids on bones and muscles: similarities, parallels, and putative interactions in health and disease. Bone. 2015;80:67–78.

[92] Keller J, et al. Calcitonin controls bone formation by inhibiting the release of sphingosine 1–phosphate from osteoclasts. Nat Commun. 2014;5:5215.

[93] Liu S, Quarles LD. How fibroblast growth factor 23 works. J Am Soc Nephrol. 2007;18(6):1637–47.

[94] Sapir-Koren R, Livshits G. Osteocyte control of bone remodeling: is sclerostin a key molecular coordinator of the balanced bone resorption-formation cycles? Osteoporos Int. 2014;25(12):2685–700.

[95] Clinkenbeard EL, et al. Increased FGF23 protects against detrimental cardio-renal consequences during elevated blood phosphate in CKD. JCI Insight. 2019;4(4).

[96] Curtis E, et al. Determinants of muscle and bone aging. J Cell Physiol. 2015;230(11):2618–25.

[97] Clemens TL, Karsenty G. The osteoblast: an insulin target cell controlling glucose homeostasis. J Bone Miner Res. 2011;26(4):677–80.

[98] Cohen A, et al. Abdominal fat is associated with lower bone formation and inferior bone quality in healthy premenopausal women: a transiliac bone biopsy study. J Clin Endocrinol Metab. 2013;98(6):2562–72.

[99] Priemel M, et al. Bone mineralization defects and vitamin D deficiency: histomorphometric analysis of iliac crest bone biopsies and circulating 25–hydroxyvitamin D in 675 patients. J Bone Miner Res. 2010;25(2):305–12.

[100] Hernandez JD, et al. Technical approach to iliac crest biopsy. Clin J Am Soc Nephrol. 2008;3(Suppl 3):S164–9.

[101] Chavassieux P, et al. Are biochemical markers of bone turnover representative of bone histomorphometry in 370 postmenopausal women? J Clin Endocrinol Metab. 2015;100(12):4662–8.

第2章　骨组织及其重塑的力学调控
Bone Tissue and Its Mechanical Regulation of Remodeling

Alexander G. Robling　著

宋纯理　林 华　译

关键词

力学转导，骨骼，骨细胞，运动，恢复，应变

力学环境对所有生物的生长发育起着至关重要的作用。自然界中，植物和真菌表现出一种被称为向地性的特性，这是一种对（远离）重力所做出的生长反应的现象[1]。在脊椎动物中，骨骼的力学环境对单个骨元素的大小、形状和力学能力方面有决定性影响，这些骨元素是骨质疏松性骨折的重要因素。脊椎动物骨骼的力学刺激来自运动或身体活动期间的肌力和地面反作用力（如冲击力）。了解骨细胞中的力学转导机制是治疗骨骼疾病和损伤的重要因素，尤其是将重新活动或运动作为治疗的一部分。骨折或其他骨损伤疾病患者康复的根本目的是刺激新骨形成，以恢复全部功能并降低未来残疾的可能性。力学负荷经研究证实可刺激骨量增加并提高功能能力。

一、哪些细胞可以感受力学负荷

骨细胞被认为是骨骼中主要的力学感知细胞类型。它们的密度和普遍的细胞-细胞连接使它们成为感受应力的理想细胞类型。骨细胞是骨骼中最丰富的细胞，也是全身最丰富的细胞之一。它们的数量比成骨细胞和破骨细胞多20倍，几乎与大脑中的神经元一样多[2]。骨细胞具有从细胞体延伸出来长长的细胞树突，并与周围细胞的树突相接触。骨细胞之间的交流主要通过缝隙连接[3]，但不排除存在其他直接的细胞间交流机制。缝隙连接是跨越相邻细胞膜的小通道，允许非常小的分子和离子（<500Da）从一个细胞进入另一个细胞。由力学负荷（如运动）引起的骨应变由骨细胞网络感受，这会触发骨表面成骨细胞和破骨细胞的自分泌和旁分泌信号的释放。除了与表面细胞交流外，骨细胞还形成一个功能网络，促进信息（最有可能以钙动力学的形式）相互传递。钙可以通过缝隙连接从一个骨细胞传递到其相邻细胞，或者钙信号可以通过将钙从骨细胞释放到细胞外进行传递，从而刺激其相邻细胞的去极化和通道活动。几年前有研究证明了这种通信网络的重要性，即经过基因编辑后在骨细胞群中表达"自杀"基因的小鼠对力学废用没有反应[4]。这些实验表明，骨细胞是应力感知过程中的关键细胞。其他实验表明，骨细胞是最早对力学刺激做出反应的细胞之一。Inaoka 等[5]报道尾椎骨细胞在接受力学负荷30min后上调早期反应基因 c-fos。Lara-Castillo 等[6]使用 Wnt/β-catenin 小鼠表明，在开始力学负荷1h后，仅在骨细胞中观察到了 β-catenin 信号转导，而在成骨细胞或其他表面细胞中没有观察到。研究观察到 Wnt 信号扩散到其他骨细胞，并最终扩散到骨表面上的细胞，表明了骨细胞群存在错综复杂的通信网络。

二、力学负荷的哪些物理组成会影响反应性

在康复过程中，重要的是要最大限度地进行促进愈合、成骨或功能恢复的各项活动。因此，影响骨骼中力学信号的一些特定因素与力学转导改善骨骼特性和降低骨折风险的方式密切相关。有几个因素与力学负荷的反应性相关，包括信号的动态特性、力学信号的饱和与恢复、组织的寿命、可能改变力学转导有效性的治疗剂的使用。

（一）骨骼的力学输入：调整信号以获得最大接收

骨细胞只有在感受到特定力学刺激时才会对力学信息做出反应。目前尚不清楚这种选择性反应是由先天性遗传编码决定的，还是由细胞后天性分化或成熟时接受力学刺激的类型决定的。最早针对力学信号特定组成部分进行的一项研究侧重于研究连续与间歇负荷的影响。在生长和成熟的兔胫骨连续负荷数周至 1 年以上时，静态负荷未能引起成骨反应；然而，动态负荷提供了有效的成骨刺激[7, 8]。静态负荷未能增强骨形成的结论已在其他几种动物负荷模型中得到证实，包括鸟的尺骨、大鼠的胫骨和尺骨。这些模型获得了一致的结果，表明与静态负荷相反，动态负荷对骨形成是一个有力的刺激。

如果认为静态和动态负荷频率位于同一频谱的正反两端，则会出现一个明显的问题：必须以什么频率施加负荷才能使细胞对动态负荷信号而不是静态负荷信号做出反应？ Turner 等[9]通过每天对 6 组大鼠的胫骨进行 36 个周期的负荷来研究这个问题，这些胫骨仅在施加负荷的频率上有所不同。以 0.05Hz（每 20 秒 1 个周期）、0.1Hz 或 0.2Hz 的频率负荷的大鼠未能表现出骨形成速率的相对增加。频率超过 0.2Hz（0.5Hz、1.0Hz 和 2.0Hz）的负荷组较对照组表现出明显更强的骨形成作用。因此，细胞不是仅对完全静态的负荷不做出反应，足够低频率的动态信号同样会被细胞识别为静态负荷。

一旦超过引发成骨反应所需的最小频率，骨形成就会以剂量依赖性方式增加。然而，随着频率的进一步增加，响应能力最终会下降吗？如果是这样，可能存在一个"最有效点"，即存在一个能够最大程度引发骨响应的特定频率，当频率低于或高于该点时，成骨作用将会减少。为了研究频谱的上限，Warden 等[10]测试了涉及 1～30Hz 的负荷频率。他们发现，10Hz 的力学负荷会产生最佳的成骨效应，当频率超过 10Hz 时，骨量增加会有所下降。很难想象在康复或治疗应用中，如何自行应用 10Hz 的高量级应力刺激（如在运动方案中）。不过，随着设备开发的进展，有可能将最佳频率的力学负荷应用在康复过程中以有效刺激成骨。此外，这个问题可以通过频率和峰值应力之间的潜在权衡来解决，其中较高的频率可能只需要较低的应力就能促进成骨效应。Rubin 和 McLeod[11]报道称，骨形成（向内生长到多孔涂层的植入物中）与 1～20Hz 范围内施加的应力发生频率成正比。该实验还表明，较高频率的信号似乎能够在曾经被认为不足以刺激骨形成（大约 150με）的应力强度下产生成骨反应。尽管一些报道表明，这种方法可预防与卧床休息相关的骨丢失[12]并改善残疾儿童的骨骼健康[13]，但在老年人和骨质疏松症患者的骨骼获益方面，干预试验的结果好坏参半[14]。低强度、高频振动仍然是骨机械生物学研究的一个活跃领域，几家设备制造商已经推出了振动平台，以在患者中产生这些信号。

负荷施加速率是力学刺激的另一个重要组成部分。与低冲击负荷相比，高冲击负荷（应力增加非常快）通常更能有效地产生成骨反应。O'Connor 等[15]是首批描述骨形成与应力变化速率之间具有显著相关性的学者。后来，Turner 等[16]表明，当峰值应力强度和频率保持不变时，成骨反应与应力变化速率成正比。应力变化速率作为负荷曲线的重要组成部分的原理已在其他动物模型[17]和人类运动研究[18]中得到证实。例如，规律

的步行对骨骼特性几乎没有影响[19]，这可以归因于下肢的低冲击力（应变）。然而，包括中度至高冲击力（2~3倍体重）和（或）多向冲击活动（如跳跃、踏步和蹦跳）的负重运动可维持或改善绝经前女性的股骨近端和腰椎BMD[20]，并在较小程度上维持或改善绝经后女性和老年男性的股骨近端和腰椎BMD[21, 22]。

（二）骨细胞脱敏和再敏化：最大化力学输入

很明显，当力学信号符合某些特定条件时，骨骼才会对力学刺激做出反应，同时，骨细胞也会在短期内对相关的力学信号做出相应反应。然而，它们对力学刺激的敏感性在刺激启动后迅速减弱。因此，在负荷反应结束时产生的成骨效应弱于反应开始时产生的效应。这种现象被描述为"收益递减"；也就是说，随着负荷阶段的持续时间不间断地增加，成骨反应趋于饱和（图2-1A至C）。一旦细胞受到的力学负荷刺激达到饱和，它们就需要一个无负荷的恢复期来恢复力学敏感性。将力学刺激施加到尚未恢复力学敏感性的饱和细胞上，将无法引发成骨反应或次优反应（图2-1D至F）。力学感知饱和的原理已经在几种不同的体外动物模型中得到证实。这些实验强调了关于骨力学敏感性的两个关键点：①骨细胞对力学负荷的反馈在较短时间内就会达到饱和状态；②将负荷时间延长到几分钟以上不会产生任何额外的成骨作用。在力学感知饱和现象中隐含的是一个恢复期的存在。饱和的细胞确实会再次变得有反应，正如观察表明的那样，每天接受一次力学负荷刺激的大鼠胫骨能够在负荷第2天时像前一天一样产生强大的成骨效应[26]。因此，必须有一个生物学过程参与力学感知饱和，以阻止细胞进一步对力学刺激做出反应，并参与力学感知恢复，恢复对细胞的敏感性。目前，骨细胞中参与这些过程的细胞和分子机制尚不清楚。

力学感知饱和/恢复现象的一个显著特征是它发生在不同的时间尺度上，从几秒钟到几周不

等。此外，通过在力学刺激之间设置恢复期（无论是单个周期、整个负荷阶段还是长达1周的负荷阶段）并测量成骨反应的强弱，可以很容易地定义这些现象的存在和时间限制。Srinivasan等使用两种不同的动物模型得出的结果为这个概念提供了支持[27]。他们每天对火鸡尺骨（通过经密质骨针模型）和小鼠胫骨（通过悬臂胫骨弯曲模型）施加100个负荷周期。将每个物种随机分为数量相同的两组，给予其中一组100个负荷周期，并且在周期之间没有休息期，而另一组则在周期之间给予10s的"无负荷"休息期，共施用100个周期。与未接受力学负荷的火鸡尺骨相比，接受负荷的尺骨骨形成增加了约2倍，而间断负荷方案使骨形成增加了约13倍。在另一项实验[28]中，每天对成熟大鼠的胫骨施以36个周期的负荷，每周5天，持续2周。连续负荷组大鼠每天接受的36个负荷周期之间没有恢复期（恢复期为0s），间断负荷组大鼠每天接受的36个负荷周期之间有3.5~14s的恢复期。结果发现，负荷周期之间恢复期为0s、3.5s或7s的大鼠都表现出统计学上等效的成骨反应，但在每个负荷周期之间给予14s休息期的大鼠比其余组多形成67%的骨骼（图2-2A）。因此，增强成骨所需的最短恢复期似乎在7~14s。实际上，全速奔跑的人类受试者的足着地频率约为1.7Hz，行走频率约为0.6Hz。这意味着跑步时足着地之间的"休息"时间不到1s，步行时间约为2s。即使步行是一项高冲击力的活动，它也不会产生足够的恢复期来最大化骨形成的力学输入。这提示我们，在设计负荷运动以期提高骨量时，必须考虑到"收益递减"和设置恢复期。

力学负荷诱导骨形成效应的恢复期有时也会长达数小时。在一项研究中，对大鼠胫骨施以每天4次独立的横向负荷，持续3天（M-W-F），每个负荷周期包括90次相同频率、相同强度的负荷（2Hz，54N）。各组之间的唯一区别是每天4次负荷之间恢复的时间，分别为0h、0.5h、1h、2h、

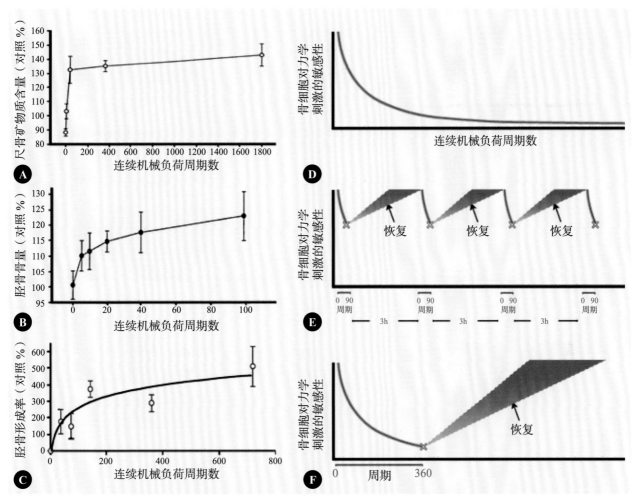

▲ 图 2-1　A 至 C. 在启动力学刺激后，骨量和形成率相对较快地饱和，如经密质骨固定的火鸡尺骨（A）[23]、跳跃大鼠模型（B）[24] 和我们实验室使用的大鼠胫骨 4 点弯曲模型（C）所证实 [25]。连续的负荷周期用 x 轴表示，对负荷的反应（在不同的端点）用 y 轴表示。请注意，图右侧发生的周期不如左侧那样可有效产生成骨反应（基于每个周期）。D 至 F. 力学刺激后机械敏感性恢复的理想化说明。D. 当骨细胞群处于完全灵敏度（y 轴）时启动负荷。随着负荷回合的继续，细胞的敏感性下降并基本上关闭。进一步增加负荷对成骨没有任何作用，因为细胞已脱敏。E. 如果负荷周期在开始后不久（红色 ×）停止，在细胞完全脱敏之前，细胞只需很短的时间即可恢复（由黄色 / 红色恢复投影表示）。在这种情况下，当细胞恢复完全灵敏度时，很快就会发生另一轮负荷。F. 负荷发生的时间足够长，使细胞完全脱敏，这需要更长的恢复期才能恢复完全灵敏度。E 和 F. 显示相同数量的机械刺激，但图 E 在细胞处于更高平均灵敏度时应用更多周期。A 至 C 在上面列出的参考文献之后重新绘制

4h、8h，在 2 周后评估各组骨形成反应。恢复时间 8h 组的骨形成比恢复时间 0h 或 0.5h 组内大鼠高 100%，结果证明了较长的恢复期可以更有效地恢复骨骼的力学敏感性。为了确定这种与恢复时间相关的成骨改善是否会长期存在，以及如果允许骨组织有足够的时间完全适应，这两种方案是否会产生相似的骨量和强度，后续进行了长达 16 周的长期实验，并对无恢复时间组和恢复时间 3h 组的差异进行探索比较。结果发现，在接受负荷

16 周后，DXA 测量显示，与无恢复时间组大鼠相比，恢复时间 3h 组大鼠尺骨的骨矿物质含量和区域骨密度显著增加 [29, 30]。尺骨的力学测试表明，在轴向压缩测试时，恢复时间 3h 组大鼠的骨骼比无恢复时间组的骨骼表现出超过 30% 的极限力和 45% 的断裂能（图 2-2B）。长期结果证实了从短期实验中得出的结论，强调了恢复时间在恢复力学敏感性方面的重要性。此外，即使在长时间的负荷之后，恢复时间的差异也能导致骨形成、骨

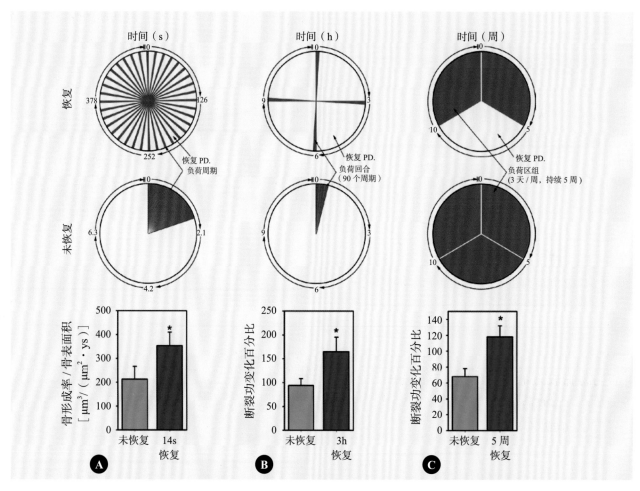

▲ 图 2-2　多个时间尺度上的恢复期可恢复骨组织细胞中对力学负荷的敏感性

力学刺激由红色楔形表示，恢复周期由白色楔形表示。A 至 C 列表示三个独立力学负荷实验的实验设计（饼图）和结果（条形图），旨在揭示允许骨细胞从单个力学负荷周期（按秒恢复）、负荷回合（按小时恢复）和负荷区组（按周恢复）中恢复的效果。A. 大鼠胫骨每天施用 36 个负荷周期，持续 2 周。一些大鼠被给予 36 个连续周期（下部饼图），而其他大鼠在每天 36 个周期（上部饼图）之间给予 14s 的恢复。与连续周期组相比，恢复组的相对骨形成率显著更高，尽管两组都接受了相同的力学刺激。B. 大鼠尺骨每天进行 4 个负荷回合（每个回合 90 个负荷周期），每周 3 天，持续 16 周。一些大鼠连续地给予所有 4 个回合（下部饼图），而其他大鼠则在每个回合之间间隔 3h（上部饼图）。与连续回合组相比，恢复组表现出显著更高的尺骨断裂功（骨折所需全部能量输入的量度），尽管两组都接受了相同的机械输入。C. 将大鼠尺暴露于 2 个（上部饼图）或 3 个（下部饼图）5 周的负荷区组中。在实验过程中，给予仅暴露于 2 个负荷区组的组 5 周的恢复期。恢复组表现出显著更高的尺骨断裂功，尽管接受的力学刺激少于 15 周连续负荷组

强度、骨质量和密度的显著差异，这突出了理解控制骨组织细胞致敏 / 脱敏机制的治疗潜力。

　　进一步的实验旨在扩大恢复期效应的时间范围，揭示了更长的恢复时间对骨形成的影响。一项实验周期为 15 周的研究将接受负荷的时间分为 3 个时间区间，分别为第 1～5 周、第 6～10 周和第 11～15 周[31]。恢复组在第 1～5 周时接受负荷，在第 6～10 周时进行恢复，在第 11～15 周时重新

接受负荷；无恢复组在 3 个时间区间都接受负荷。在所有接受负荷的期间，均对尺骨进行每天 1 次（约 5min）的负荷刺激，每周 3 天。尽管受到较少的力学刺激，但恢复组尺骨更加坚固，其断裂所需的能量较无恢复组高 73%（图 2-2C）。设置恢复期的另一个好处是，在实验的最后阶段尺骨干骺端表现出更有利的几何变化。对力学负荷的脱敏似乎是力学刺激不可避免的后果，并且发生在

骨骼中的多个时间尺度上。

三、衰老改变力学信号效率

在力学转导的实际应用中，一个重要的考虑因素是年龄。大多数有骨质疏松性骨折风险的患者是老年人；因此，了解衰老对力学信号的影响非常重要。大多数实验负荷模型使用生长期或年轻的成年动物，这些动物不会受到衰老骨骼中存在的一些适应性损伤的影响。然而，一些研究已经证实了年龄对力学转导效率的影响。许多动物负荷模型支持了以下的观察结果，即应用于衰老动物的等效负荷刺激比应用于生长期或年轻的成年动物时的成骨作用明显更低 [32-34]。衰老骨骼的力学转导缺乏有几个原因，包括细胞衰老和激素环境的变化。

与寿命较短的破骨细胞（寿命为 1～25 天）和成骨细胞（寿命为 1～200 天）不同，骨细胞可以存活 50 年或更长时间，这取决于它们在体内的位置 [35]。骨细胞凋亡随着年龄的增长而增加，因此在衰老的动物和人类中，单位体积的活骨细胞比年轻个体少。此外，在衰老骨骼中仍然存活的骨细胞会经历正常衰老时其他细胞所经历的相关过程，最显著的是氧化应激、自噬（细胞破坏）、核和线粒体包膜泄漏（细胞凋亡）。所有这些因素都可能导致在衰老骨骼中观察到的力学敏感性丧失。

衰老骨骼中力学敏感性丧失的另一个主要因素是激素的变化。绝经是女性发生骨质疏松性骨折的最重要的危险因素，几十年来，雌激素丢失引起的骨组织细胞生物学变化一直是研究的热点课题。许多年前，Frost [36] 提出雌激素是"力学调控系统"的主要调节剂，这是骨组织细胞固有的应力变化反馈机制，可调节骨组织的大小、形状和转换（图 2-3）。根据力学调控系统，当峰值应力低于某个阈值时，骨吸收会被激活以恢复超过阈值的峰值应力。绝经后女性可以接受与绝经前女性相同类型的身体活动（即相同的峰值应力），

但由于某种原因，骨丢失被激活了。Frost 提出雌激素以某种方式保持较低的应力阈值，而雌激素的丢失提高了应力阈值。在这种新的应力阈值环境中，峰值应力高于正常阈值的活动将刺激骨丢失，而在富含雌激素的环境中，相同的应力将促进骨量的维持或甚至小幅增加。雌激素控制力学调控系统的实验证据来自缺少雌激素受体 ERα 的负荷实验小鼠 [38]，它们对其他成骨负荷没有反应。相反，每天向骨质减少（去卵巢）小鼠注射雌激素可提高对低振幅机械振动的反应 [39]。

四、力学信号转导的细胞介质

骨细胞是参与力学感知的主要细胞类型，即感知物理刺激并将其转化为一系列生化信号。该领域还未清楚地了解骨细胞中力学转导所涉及的所有事件，但已经阐明了几个关键途径。从临床上讲，重要的是要了解力学转导所涉及的通路，因为有骨质疏松症风险的患者，或那些已经骨折并处于愈合阶段的患者，通常会有其他需要使用药物治疗的健康问题。如果这些药物也靶向力学信号转导中的关键转导通路，则骨骼健康可能会受到损害。例如，骨力学信号转导的关键介质是前列腺素 E_2 的释放和内分泌/旁分泌信号（图 2-4）。在胫骨近端配备微灌注和收集装置的人类受试者在高冲击力运动中向细胞外环境释放了大量 PGE_2 [40]。在力学负荷前接受非甾体抗炎药(non-steroidal anti-inflammatory drug，NSAID)给药的大鼠中，骨形成反应显著降低 [41]。从机制上讲，反应不良的原因是 NSAID 抑制 PGE_2 合成通路中的一种关键酶（环加氧酶）。力学负荷前的 NSAID 治疗会耗尽骨组织内 PGE_2 的细胞储存，并且在随后的力学刺激下，缺乏可释放的 PGE_2 用于力学信号转导。因此，患者服用高剂量 NSAID 可能会影响运动的反应。解决这一问题的干预研究结果好坏参半。在一项运动研究中，运动前服用布洛芬（400mg）的女性的股骨头和股骨干骨量增加低于服用安慰剂的女性 [42]。然而，其他研究发现，

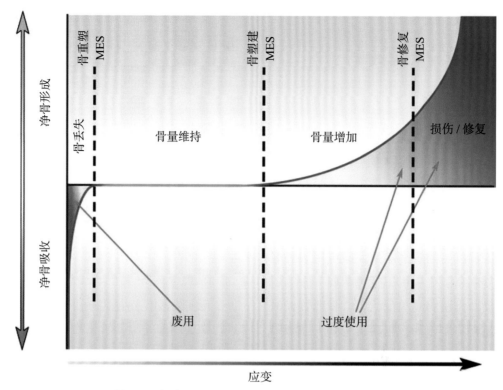

▲ 图 2-3　力学调控系统的示意图，改编自 Frost 的原始设计

力学调控系统预测导致净骨丢失、净骨形成和骨修复的不同阈值。这三个阈值定义了 4 个"窗口"，其间将发生特定的自适应过程。如果力学刺激非常低，低于下限阈值，则将激活再吸收以去除不需要的骨骼，并且会发生骨丢失。如果刺激高于此阈值，但不高于阈值上限，则骨量将保持不变。日常应力增加将会使系统置于"过度使用"窗口，其间增加骨量。超出骨量增加窗口的过度应变是病理性的，并导致编织骨的产生、微损伤和最终骨折［改编自 Robling AG, Fuchs RK, Burr DB (2013) "Mechanical Adaptation of Bone," in Basic and Applied Bone Biology; Eds: DB Burr and MR Allen. Elsevier Press[37]. ］

NSAID 治疗在运动反应性方面没有差异[43]。

　　一氧化氮（一种小分子自由基气体）是骨细胞力学转导中的另一个关键信号分子。一氧化氮是由 L- 精氨酸通过一氧化氮合酶（nitric oxide synthase，NOS）酶产生的。在大鼠力学负荷之前使用 NOS 小分子抑制药显著限制了力学转导的效率[44]。目前市场上没有 FDA 批准的 NOS 抑制药，但有几种正在进行偏头痛、帕金森病和三阴性乳腺癌等的临床试验。目前，关于这些抑制药是否会影响骨稳态，特别是骨骼对运动的反应的信息很少，但如果这些药物在临床上可用，就有必要了解它们对运动增加骨量的影响。

　　钙通道在骨细胞力学转导中起着重要作用，正如许多细胞培养和活体动物实验所揭示的那样，其中不同的亚基被抑制或敲低。L 型[45] 和 T 型[46]

通道均在负荷诱导的骨形成中发挥作用，对这些通道的抑制限制了骨组织细胞对力学变化的反应能力。临床上有许多钙通道调节药（如维拉帕米、硝苯地平、加巴喷丁）用于治疗各种骨骼外疾病，包括高血压、心绞痛、神经性疼痛和癫痫发作。与 NOS 抑制药类似，缺乏关于通道阻滞药对人类受试者运动诱导的骨骼效应的影响的研究，但是服用这些药物的患者可能会丧失力学敏感性。

结论

　　骨组织的力学调控是一种调节骨骼大小、结构和强度，以满足日常使用需求的强有力机制。更深入地了解骨组织细胞中力学信号的复杂性，将有助于利用这些固有机制（如力学能分布、饱和和恢复、生化信号级联）来改善骨骼特性、降

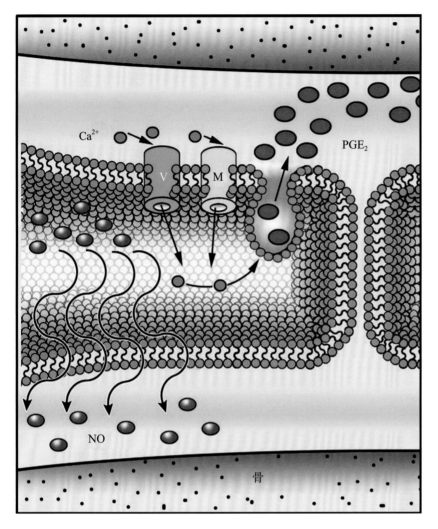

◀ 图 2-4 力学信号转导中的早期生化事件是通过膜结合通道（V= 电压敏感通道；M= 力学敏感通道），以及 NO 和 PGE$_2$ 从细胞中的释放增加细胞内的 Ca^{2+} 浓度。这些机制中的许多机制都是由药物（用于骨骼健康以外的疾病）靶向的，这些药物已被批准使用或正在临床试验中，因此，重要的是要了解这些药物对骨骼的作用，特别是运动引起的骨量增加

NO. 一氧化氮；PGE$_2$. 前列腺素 E$_2$

低骨折风险和促进损伤后骨骼修复。随着骨组织细胞（尤其是骨细胞）分子生物学的进展，增强运动成骨作用的线索可能会出现。每年，越来越多的针对更广泛的细胞产物的化合物获得临床使用批准，也许一小部分（或者有一些已经可用的）可以重新用于协同运动作用，以最大限度地提高骨骼健康。只有在对骨细胞力学转导有了更全面的了解之后，这些见解才有可能实现。

参考文献

[1] Vandenbrink JP, Kiss JZ. Plant responses to gravity. Semin Cell Dev Biol. 2019;92:122–5.

[2] Buenzli PR, Sims NA. Quantifying the osteocyte network in the human skeleton. Bone. 2015;75:144–50.

[3] Palumbo C, Ferretti M, Marotti G. Osteocyte dendrogenesis in static and dynamic bone formation: an ultrastructural study. Anat Rec A Discov Mol Cell Evol Biol. 2004;278(1):474–80.

[4] Tatsumi S, Ishii K, Amizuka N, Li M, Kobayashi T, Kohno K, Ito M, Takeshita S, Ikeda K. Targeted ablation of osteocytes induces osteoporosis with defective mechanotransduction. Cell Metab. 2007;5(6):464–75.

[5] Inaoka T, Lean JM, Bessho T, Chow JW, Mackay A, Kokubo T, Chambers TJ. Sequential analysis of gene expression after an osteogenic stimulus: c-fos expression is induced in osteocytes. Biochem Biophys Res Commun. 1995;217(1):264–70.

[6] Lara-Castillo N, Kim-Weroha NA, Kamel MA, Javaheri B, Ellies DL, Krumlauf RE, Thiagarajan G, Johnson ML. In vivo mechanical loading rapidly activates beta-catenin signaling in osteocytes through a prostaglandin mediated mechanism. Bone. 2015;76:58–66.

[7] Hert J, Liskova M, Landrgot B. Influence of the long-term, continuous bending on the bone. An experimental study on the tibia of the rabbit. Folia Morphol (Praha). 1969;17(4):389–99.

[8] Liskova M, Hert J. Reaction of bone to mechanical stimuli. 2.Periosteal and endosteal reaction of tibial diaphysis in rabbit to intermittent loading. Folia Morphol (Praha). 1971;19(3):301–17.

[9] Turner CH, Forwood MR, Otter MW. Mechanotransduction in bone: do bone cells act as sensors of fluid flow? FASEB J. 1994;8(11):875–8.

[10] Warden SJ, Turner CH. Mechanotransduction in the cortical bone is most efficient at loading frequencies of 5–10 Hz. Bone. 2004;34(2):261–70.

[11] Rubin CT, McLeod KJ. Promotion of bony ingrowth by frequency-specific, low-amplitude mechanical strain. Clin Orthop Relat Res. 1994;298:165–74.

[12] Blottner D, Salanova M, Puttmann B, Schiffl G, Felsenberg D, Buehring B, Rittweger J. Human skeletal muscle structure and function preserved by vibration muscle exercise following 55 days of bed rest. Eur J Appl Physiol. 2006;97(3):261–71.

[13] Ward K, Alsop C, Caulton J, Rubin C, Adams J, Mughal Z. Low magnitude mechanical loading is osteogenic in children with disabling conditions. J Bone Miner Res. 2004;19(3):360–9.

[14] Oliveira LC, Oliveira RG, Pires-Oliveira DA. Effects of whole body vibration on bone mineral density in postmenopausal women: a systematic review and meta-analysis. Osteoporos Int. 2016;27(10):2913–33.

[15] O'Connor JA, Lanyon LE, MacFie H. The influence of strain rate on adaptive bone remodelling. J Biomech. 1982;15(10):767–81.

[16] Turner CH, Owan I, Takano Y. Mechanotransduction in bone: role of strain rate. Am J Phys. 1995;269(3 Pt 1):E438–42.

[17] Mosley JR, Lanyon LE. Strain rate as a controlling influence on adaptive modeling in response to dynamic loading of the ulna in growing male rats. Bone. 1998;23(4):313–8.

[18] Nikander R, Kannus P, Rantalainen T, Uusi-Rasi K, Heinonen A, Sievanen H. Cross-sectional geometry of weight-bearing tibia in female athletes subjected to different exercise loadings. Osteoporos Int. 2010;21(10):1687–94.

[19] Ma D, Wu L, He Z. Effects of walking on the preservation of bone mineral density in perimenopausal and postmenopausal women: a systematic review and meta-analysis. Menopause. 2013;20(11):1216–26.

[20] Zhao R, Zhao M, Zhang L. Efficiency of jumping exercise in improving bone mineral density among premenopausal women: a meta-analysis. Sports Med. 2014;44(10):1393–402.

[21] Marques EA, Mota J, Carvalho J. Exercise effects on bone mineral density in older adults: a meta-analysis of randomized controlled trials. Age (Dordr). 2012;34(6):1493–515.

[22] Martyn-St James M, Carroll S. A meta-analysis of impact exercise on postmenopausal bone loss: the case for mixed loading exercise programmes. Br J Sports Med. 2009;43(12):898–908.

[23] Rubin CT, Lanyon LE. Regulation of bone formation by applied dynamic loads. J Bone Joint Surg Am. 1984;66(3):397–402.

[24] Umemura Y, Ishiko T, Yamauchi T, Kurono M, Mashiko S. Five jumps per day increase bone mass and breaking force in rats. J Bone Miner Res. 1997;12(9):1480–5.

[25] Turner CH. Three rules for bone adaptation to mechanical stimuli. Bone. 1998;23(5):399–407.

[26] Forwood MR, Turner CH. The response of rat tibiae to incremental bouts of mechanical loading: a quantum concept for bone formation. Bone. 1994;15(6):603–9.

[27] Srinivasan S, Weimer DA, Agans SC, Bain SD, Gross TS. Low-magnitude mechanical loading becomes osteogenic when rest is inserted between each load cycle. J Bone Miner Res. 2002;17(9):1613–20.

[28] Robling AG, Burr DB, Turner CH. Recovery periods restore mechanosensitivity to dynamically loaded bone. J Exp Biol. 2001;204(Pt 19):3389–99.

[29] Robling AG, Hinant FM, Burr DB, Turner CH. Improved bone structure and strength after long-term mechanical loading is greatest if loading is separated into short bouts. J Bone Miner Res. 2002;17(8):1545–54.

[30] Robling AG, Hinant FM, Burr DB, Turner CH. Shorter, more frequent mechanical loading sessions enhance bone mass. Med Sci Sports Exerc. 2002;34(2):196–202.

[31] Saxon LK, Robling AG, Alam I, Turner CH. Mechanosensitivity of the rat skeleton decreases after a long period of loading, but is improved with time off. Bone. 2005;36(3):454–64.

[32] Rubin CT, Bain SD, McLeod KJ. Suppression of the osteogenic response in the aging skeleton. Calcif Tissue Int. 1992;50(4):306–13.

[33] Srinivasan S, Ausk BJ, Prasad J, Threet D, Bain SD, Richardson TS, Gross TS. Rescuing loading induced bone formation at senescence. PLoS Comput Biol. 2010;6(9):e1000924.

[34] Turner CH, Takano Y, Owan I. Aging changes mechanical loading thresholds for bone formation in rats. J Bone Miner Res. 1995; 10(10):1544–9.

[35] Manolagas SC, Parfitt AM. What old means to bone. Trends Endocrinol Metab. 2010;21(6):369–74.

[36] Frost HM. Bone "mass" and the "mechanostat": a proposal. Anat Rec. 1987;219(1):1–9.

[37] Robling AG, Fuchs RK, Burr DB. Mechanical adaptation of bone. In: Burr DB, Allen MR, editors. Basic and applied bone biology. New York: Elsevier; 2013.p. 175–204.

[38] Lee K, Jessop H, Suswillo R, Zaman G, Lanyon L. Endocrinology: bone adaptation requires oestrogen receptor-alpha. Nature. 2003;424(6947):389.

[39] Moura MLA, Fugimoto M, Kawachi APM, de Oliveira ML, Lazaretti-Castro M, Reginato RD. Estrogen therapy associated with mechanical vibration improves bone microarchitecture and density in osteopenic female mice. J Anat. 2018;233(6):715–23.

[40] Thorsen K, Kristoffersson AO, Lerner UH, Lorentzon RP. In situ microdialysis in bone tissue. Stimulation of prostaglandin E2 release by weight-bearing mechanical loading. J Clin Invest. 1996;98(11):2446–9.

[41] Li J, Burr DB, Turner CH. Suppression of prostaglandin synthesis with NS-398 has different effects on endocortical and periosteal bone formation induced by mechanical loading. Calcif Tissue Int. 2002;70(4):320–9.

[42] Kohrt WM, Barry DW, Van Pelt RE, Jankowski CM, Wolfe P, Schwartz RS. Timing of ibuprofen use and bone mineral density adaptations to exercise training. J Bone Miner Res. 2010;25(6):1415–22.

[43] Sherk VD, Carpenter RD, Giles ED, Higgins JA, Oljira RM, Johnson GC, Mills S, Maclean PS. Ibuprofen before exercise does not prevent cortical bone adaptations to training. Med Sci Sports Exerc. 2017;49(5):888–95.

[44] Turner CH, Takano Y, Owan I, Murrell GA. Nitric oxide inhibitor L-NAME suppresses mechanically induced bone formation in rats. Am J Phys. 1996;270(4 Pt 1):E634–9.

[45] Li J, Duncan RL, Burr DB, Turner CH. L-type calcium channels mediate mechanically induced bone formation in vivo. J Bone Miner Res. 2002;17(10):1795–800.

[46] Brown GN, Leong PL, Guo XE. T-Type voltage-sensitive calcium channels mediate mechanically-induced intracellular calcium oscillations in osteocytes by regulating endoplasmic reticulum calcium dynamics. Bone. 2016;88:56–63.

第3章 衰老对骨骼脆性的影响

Effects of Aging on Skeletal Fragility

David B.Burr 著

陈允震 林 华 译

关键词

衰老，力学特性，骨密度，骨质量，微损伤

概述

年龄增长是导致慢性疾病的重要原因之一，而这些慢性疾病大多是肌肉骨骼疾病。50%的女性在50岁时会被诊断出骨量减少或骨质疏松，几乎100%的女性在80岁时会有骨量减少或骨质疏松。全世界每年骨质疏松性骨折的发病率超过心脏病发作、脑卒中和乳腺癌发病率的总和。在50岁以上的人群中，10%的人在有生之年会经历骨质疏松性骨折。

当然其中一个原因是，随着年龄的增长，骨骼的强度和刚度会逐渐下降，而且这种情况在我们达到骨量峰值后不久就开始了，具体来说，在25—26岁就开始了。密质骨的强度在35岁以后每10年下降2%~5%[1, 2]，这种下降影响很大，因为我们的大部分骨量都存在于密质骨中（尽管松质骨受到了更多的关注），相较于松质骨，密质骨对骨骼的力学特性影响更大。在绝经年龄较小的女性中，椎体楔形骨折较粉碎型骨折更常见，这证明了年龄增长在密质骨丢失中的重要性[3]。60岁后，髋部股骨颈上缘密质骨每10年变薄约6%[4]，并在上缘密质骨中产生巨大的孔隙[5, 6]，这会导致股骨颈局部弯曲，进而可能会导致跌倒发生髋部骨折。骨小梁的丢失速度更快，每10年可达

到8%~10%[7-9]，但对力学强度的影响较小，至少在股骨颈上是这样的。这些丢失比率是根据女性的骨丢失量计算的。总体上，男性密质骨和松质骨的丢失大约是女性的一半[10, 11]。需要重视的是，在50—80岁，骨骼断裂前吸收的能量和拉伸极限应变（衡量骨折前骨骼变形的指标）下降了约40%[12-14]，这与20—30岁达到的峰值骨量相比下降了80%。这种骨折所需的能量降低对髋部是尤为不利的，当跌倒发生时，如果跌倒产生的能量大于骨折所需的能量，髋部骨折的风险会大大提高[15]。

然而，许多骨折发生在骨密度正常的老年人身上。众所周知，衰老导致骨骼脆性增加的方式是特殊的，与骨矿密度（质量）的丢失无关。Hui教授及其同事[16]在很多年前就很清楚地证明了80岁女性尺骨骨折的风险是50岁女性的4~6倍，即使她们的骨密度相同（图3-1）。其他研究表明，这个结论同样适用于其他部位的骨骼[18, 19]。最近，Patton等[20]的研究表明，年龄不仅是股骨近端骨强度的独立预测指标，而且在一定标准的刚度下，老年人的骨骼比年轻人的骨骼要脆弱得多。

造成这一现象的原因很多，包括骨的分布和骨相对于负荷方向的定向，材料特性的变化[21]，与骨组织特性变化或损伤未能修复引起的裂纹形成增加有关的微损伤负担[12, 22-24]，此外，也可能是由骨转换率的差异造成的[25]（图3-2）。骨密度已成为骨折风险预测的替代指标，因为除了骨转

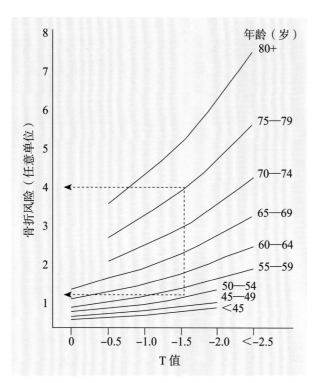

▲ 图 3-1 骨骼脆性由骨密度和与衰老过程相关的因素结合定义

即使骨密度的 T 值相同，年轻人的骨折风险总是低于年龄较大的人群（经 Elsevier 许可转载，引自参考文献 [17]，改编自参考文献 [16, 18]）

换标志物，它是最容易测量的指标。

一、骨量

与年龄相关的骨量变化及其对骨强度的影响在过去 60 年已经被广泛证实（1990 年以来关于该问题的合理全面的总结可见参考文献 [26]）。最近，大型数据库（如 Framingham 研究[27] 和骨质疏松性骨折研究[28]）一致表明股骨颈骨量每年丢失约 1%。

众所周知，骨量与强度和刚度之间存在非线性关系。在松质骨中，刚度与表观密度的立方成正比，而强度与表观密度的平方成正比。这意味着骨量丢失将导致骨骼强度和刚度丢失得更快更多[29]。这种非线性关系在密质骨中更加显著，在密质骨中，刚度与表观密度的 7 次方成正比，与骨组织量的 11 次方[30] 成正比。因此，骨密度的微小变化可对力学特性的变化产生极大的影响。

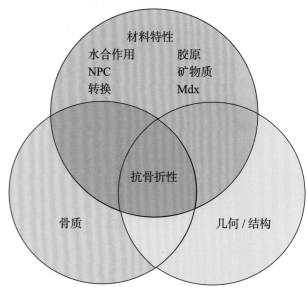

▲ 图 3-2 骨折风险由骨量、骨量的分布（结构和几何形状）、骨组织的特性共同决定

骨组织的特性由胶原 - 矿物质基质的特性和结构，骨微损伤（Mdx）的累积和修复，骨转换率，非胶原蛋白（NPC）的组成、位置和磷酸化，以及组织中 4 个独立隔室中的液体（水合作用）决定（改编自参考文献 [21]，图片由 Arielle Payne 绘制）

二、骨骼几何结构随年龄增长产生的变化

骨骼高度适应其力学环境，并试图通过改变组织分布来补偿骨量的丢失，从而最大限度地提高整体强度和刚度。多项研究（Silva 和 Jepsen[31] 回顾了许多研究）在很大程度上证实了这一点。这种再分布是通过密质骨膜扩张来实现的，这一现象在人的一生中都会发生，甚至在密质骨变薄时也是如此[32, 33]。这种骨膜扩张也发生在椎体中，其速度与长骨相同，为每年 2%～3%[34, 35]，但是关于这种扩张是否同样发生在男性和女性身上还存在一些争议[36, 37]。这种适应既不能完全补偿骨量的丢失，也不能完全保持骨骼的强度和刚度，但它能最大限度地减少骨量丢失对力学特性产生的影响，而这一影响仅仅是根据骨量预测的。与男性相比，女性对骨丢失的补偿效果较差，这主要是因为女性密质骨内表面的骨丢失（每 10 年 13%～15%，视部位而定）比男性（每年 5%～7%）更严重。在男性和女性一生中，骨膜表面增加的

骨量约为每 10 年 2%。由于骨的刚度与其直径的 4 次方线性相关，少量骨膜的附着可以弥补密质骨内表面较多的骨丢失。随着年龄的增长，男女在这方面的差异并不在于骨膜附着的效率，而在于密质骨内表面的骨丢失速率差异很大。这种骨丢失补偿可以优化组织本身的特性，增加小骨的刚度，并调节长骨的刚度[38]。然而，与骨膜附着相关的结构改变一样，组织模量的补偿必须由参与骨重建的细胞介导，这是不完全的，并且有局限性。这种限制在老年人群中可能更为严重，因为在老年人群中，向成骨细胞分化的干细胞较少，而且细胞活性也较低。然而，在骨量、分布和组织水平的材料特性之间存在一种平衡、补偿关系，它们的相互作用导致骨骼脆性随年龄升高而增加。

有趣的是，男性和女性在骨小梁部位的骨丢失方式不同。在男性中，骨丢失发生在个别骨小梁中，导致骨小梁变薄，但整体结构存在。在女性中，水平骨小梁的优先丢失不仅仅破坏了骨小梁之间的连接导致骨丢失，更会导致骨骼脆性增加。水平骨小梁对垂直骨小梁起到支撑作用，减少了因屈曲而产生的应力（在长而薄的结构中，屈曲破坏会增加）。即使在骨丢失的情况下，维持骨小梁之间的连通性，也有助于提高骨的弹性模量和强度，而这与骨量无关[39, 40]。

三、骨骼韧性和能量吸收随年龄增长产生的变化

随着骨骼年龄的增长，骨骼变得不易变形，因此韧性降低（这意味着它在骨折前能吸收的能量减少），这与脆性的增加有关[14, 41]。随着年龄增长，骨骼的能量吸收能力损失[42-44]可能是强度和刚度损失的几倍。骨量的丢失和基质材料特性的改变，构成了骨折前骨骼耗散能量的能力随年龄改变而产生巨大变化的基础。

孔隙度与骨量（BV/TV）成反比，随着年龄的增长，孔隙度会随着骨丢失成正比增加，特别是在一些部位，如股骨颈[45]。这使得骨基质中的

裂缝产生得更快，对骨骼韧性有很大的影响。例如，孔隙度增加 4% 会导致抵抗裂纹扩展的韧性降低 62%。随着年龄的增长，骨基质的特性发生了改变，也加剧了这种情况。当其他与年龄相关的骨基质变化也被考虑在内时，孔隙度增加 4% 与抵抗微裂纹产生的韧性降低 51% 相关，而抵抗微裂纹传播[46]的韧性降低 83%。因此，随着年龄的增长，骨丢失及与年龄相关的骨基质变化共同导致骨骼脆性显著增加。

四、骨骼材料特性在与年龄相关的力学性能降低中的作用

John Currey[47] 支持的一个早期观点是，随年龄增长而降低的骨骼韧性是骨基质过度矿化或至少完全矿化的作用。然而，组织矿化的程度依赖骨重建的速度，这使得确定骨组织单位体积的骨矿化量（即骨组织本身的矿化量）是否随年龄而变化非常困难。普遍的观点是组织矿化随年龄的变化是稳定的[48, 49]。然而，有证据表明，随着年龄的变化，矿物晶体的形成时间可能更长[50]，结晶程度可能更高[51, 52]。较大晶体中的结晶不足对拉伸强度十分重要，并可能会降低其抗裂性能。此外，晶体中的碳酸盐取代可能导致形状的改变[53, 54]。在人类股骨中，矿物结晶度的变化可以解释 48% 的单调力学性能变化和 64% 的疲劳性能变化[55]。在任何一种情况下，晶体的变化都会伴随着断裂前变形的减少（即极限应变降低和脆性增加）和韧性的降低。有研究证明，与健康老年对照组相比，髋部骨折老年女性发生更大、更均匀的矿化，矿物晶体形成时间更长[50]。

随着年龄的增长，骨内胶原质地变硬，髋关节的韧性降低[56]。年龄增长还带来了有机基质普遍退变，包括对胶原连接性、热稳定性和胶原交联的影响。最近，Willett 等[57] 表明，胶原稳定性和网络连通性可以解释断裂功 69% 的变化和骨骼韧性中 42%～74% 的变化，这可能是由于胶原在生长裂缝的尖端和通过韧带桥接的裂缝的能量耗

散中所起的作用[57]。随着年龄的增长，骨组织的网络连通性和胶原稳定性显著下降[58, 59]，骨组织的延展性可预测地降低。

同样，随着年龄的增长，胶原的连接也会发生变化。更成熟的纤维间连接可以稳定胶原网络，并有助于提高骨骼的强度、刚度和韧性[60-62]。然而，胶原网络中也会形成纤维内键并增加骨骼脆性。纤维内这些晚期糖基化终末产物（advanced glycation end products，AGE）是导致糖尿病骨骼脆性的原因（尤其是骨量正常或升高的 2 型糖尿病患者），但它们也会在老化骨骼中自然形成[59, 63]。胶原纤维之间形成的结合将胶原的变形限制在 25% 左右，通过防止变形和给易碎的矿物薄片施加更多的应变来增加脆性。一种 AGE（戊糖苷）已被证明可使骨小梁延展性降低 9%[64]，并与 23% 的骨韧性变化相关[65]。除了降低形变能力（正是这种变形使骨骼能够在不折断的情况下吸收能量），AGE 还改变了胶原与矿物晶体之间的间距[66]。积累的 AGE 还通过与受体 RAGE 结合，对细胞行为产生生物学影响。AGE-RAGE 复合体改变了调节骨重建的多种蛋白质（NF-κB）和细胞因子（白介素类、TGF-α 和 β）。此外，它们还会升高活性氧，已知 ROS 会随着年龄的增长而增加[67]，并会引起炎症，从而导致骨丢失。这种复合体的作用可能与随年龄增长而增加的骨吸收和减少的骨形成有关。

骨骼的一个特征是水合作用，它可以对抗与 AGE 积累相关的脆性增加。随着年龄的增长，骨组织中结合水的数量减少，而游离水的数量随着孔隙度的提高而增加。松散结合水（结合水的三个子室之一）位于胶原和矿物质的交界处，对这两种基质成分之间的负荷转移至关重要。它可以在胶原和矿物质之间滑动[68-70]，耗散能量，减少界面上的应力[71, 72]。结合水含量的增加与更强的骨骼韧性相关[73, 74]。然而，随着年龄的增长，结合水的体积下降，骨骼也随之失去了一些延展性[75-77]。事实上，70% 的年龄相关性骨骼韧性下

降与水分流失有关[78]。

同样，尽管非胶原蛋白在组织基质成分中只占很小的一部分，但从中年开始，非胶原蛋白也会发生变化，这可能也会影响组织特性。到 80 岁时，基质蛋白磷酸化水平可能下降 20%～30%，女性的下降幅度大于男性[79]。骨桥蛋白的低磷酸化可能通过阻止分子展开来限制能量耗散。磷酸化程度较低的骨骼无法像磷酸化程度较高的骨骼那样有效地抵抗裂纹扩展，韧性降低了，裂纹扩展。

五、微损伤

每一种影响骨组织特性的基质成分变化都可能对微裂纹的生成和发展产生深远的影响，并可能是骨损伤随年龄增加的潜在影响因素。特别是骨中微裂纹的产生是由骨基质特性[46]的改变引起的。随着年龄增长，AGE 的自然积累和结合水的流失，增加了骨骼脆性，并为长骨中微裂纹的产生提供了有利条件，但是多项研究并没有发现这种联系[24, 61, 80]。然而，有大量证据表明，男性和女性在 40 岁后股骨头、股骨颈部和密质骨的微裂纹积累呈非线性加速，在 40—80 岁增加了 3～5 倍[75, 81, 82]（图 3-3），女性的上升幅度要大得多[23, 83]。随着年龄增长，微裂纹积累的变化范围似乎也更大，这可能部分解释了与 BMD 无关的骨折风险变化。这种损伤的累积是否也发生在椎骨中还有待商榷[84, 85]，但是有一些证据表明椎间盘的退化可能为微裂纹的生成创造了有利环境[86]。这种损伤负担的显著增加可能是由骨质流失和剩余骨骼的压力增加加剧的。然而，Follet 等[24]发现，54—95 岁男性和女性 L₂ 椎体骨微损伤的增加与年龄相关，与骨量的变化无关。尽管损伤的产生会消耗能量，这对延迟骨折发生有积极作用，但随着时间的推移，未修复损伤的累积会降低骨的剩余强度和刚度。裂缝可以扩展和合并，形成更大的裂缝，最终导致完全的骨折。这就是为什么有些人认为老年人的骨质疏松性骨折实际上是由未

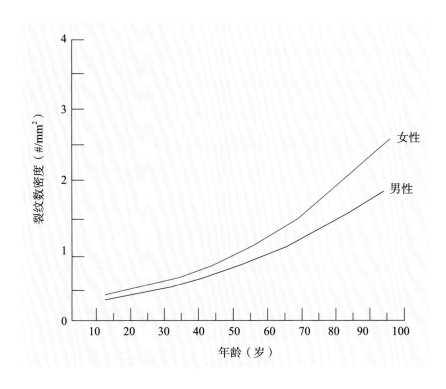

◀ 图 3-3　微损伤累积（线性裂纹密度）随年龄呈非线性增加

尽管估算值各不相同，但这一数值显示了女性和男性损伤负担增加的大致情况。请注意，在女性中，损伤累积的速度比男性更快，从绝经前后的 40—50 岁开始（引自参考文献 [23, 81, 82]，图片由 Arielle Payne 绘制）

修复的损伤累积造成的应力性骨折。

相反，弥漫性微损伤的负担［微小裂纹（<10μm）的累积］随着年龄的增长而下降[87]，这可能是骨骼韧性下降的部分原因[88]。弥漫性微损伤比线性微裂纹能更有效地耗散能量[89]，而且在具有更好的抗疲劳性能的年轻个体中弥漫性微损伤的数量更多[90]。骨骼材料特性随年龄的变化可能导致形成弥漫性微损伤倾向的丧失，使能量难以耗散，从而缩短骨的疲劳寿命[91, 92]。

结论

衰老本身就会引起骨骼的变化，增加其脆性，这与骨丢失的数量或现有 BMD 的 T 值无关。骨丢失通过增加关键部位的孔隙度，使密质骨变薄，并导致骨小梁连通性丧失，从而加剧了骨结构和材料特性的退化。然而，骨丢失本身不足以评估骨折风险。不管骨密度如何，老年人骨折的概率比中年人大得多。在决定是否治疗和用什么治疗时，必须考虑这个事实。同样，骨丢失并不与骨强度或刚度成等比，强度和刚度的损失总是比表面上的骨丢失大得多。

衰老导致的骨组织本身发生的变化多年来一直被忽视。随着年龄的增长，组织的变化不仅会影响强度，还会影响阻止裂缝生长的能力，从而对骨骼吸收能量的能力产生明显影响。特别是有机基质（胶原）和骨组织水合作用的改变导致结构（断裂功）和材料（韧性）水平上的能量吸收能力显著降低。这些变化往往会使骨骼变得更脆，所以当一个人侧身摔倒时，能量吸收能力降低，而且由于缺乏延展性，骨骼无法阻止裂缝的增长，这就增加了骨断裂的可能性。

本章重点在于，所有这些特征都必须在评估和治疗年龄相关的骨质疏松症时加以考虑。我们还没有很好的工具来测量其中的一些特征，尽管 CT 和 MRI 提供的分辨率有了很大的提高，但仍然没有达到 micro-CT 的水平。虽然用于测量骨组织特性的体内方法（如体内 FTIR 或超短回声时间 MRI）正在开发，但还没有达到临床应用的程度。因此，对医生最实用的建议是，在计划治疗方案（或延迟治疗）时，应考虑患者的年龄和骨丢失，并始终要意识到老年患者比年轻患者骨折的风险更高。

参考文献

[1] McCalden RW, McGeough JA, Barker MB, Court-Brown CM. Age-related changes in the tensile properties of cortical bone. The relative changes in porosity, mineralization, and microstructure. J Bone Jt Surg Am. 1993;75:1193–205.

[2] Zioupos P, Currey JD. Changes in the stiffness, strength, and toughness of human cortical bone with age. Bone. 1998;22:57–66.

[3] Rubin CD. Southwestern internal medicine conference: age-related osteoporosis. Am J Med Sci. 1991;301:281–98.

[4] Mayhew P, Thomas CD, Clement JG, Loveridge N, Beck TJ, Bonfield W, Burgoyne CJ, Reeve J. Relations between age, femoral neck cortical stability, and hip fracture risk. Lancet. 2005;366:129–35.

[5] Poole KES, Skingle L, Gee AH, Turmezei TD, Johannesdottir F, Blesic K, Rose C, Vindlacheruvu M, Conell S, Vaculik J, Dungl P, Horak M, Stepan JJ, Reeve J, Treece GM. Focal osteoporosis defects play a key role in hip fracture. Bone. 2017;94:124–34.

[6] Power J, Loveridge N, Kröger H, Parker M, Reeve J. Femoral neck cortical bone in female and male hip fracture cases: differential contrasts in cortical width and sub-periosteal porosity in 112 cases and controls. Bone. 2018;114:81–9.

[7] Mosekilde L, Mosekilde L, Danielson CC. Biomechanical competence of vertebral trabecular bone in relation to ash density and age in normal individuals. Bone. 1987;8:79–85.

[8] Greenspan SL, Maitland LA, Myers ER, Krasnow MB, Kido TH. Femoral bone loss progresses with age: a longitudinal study in women over 65. J Bone Miner Res. 1994;9:1959–65.

[9] McCalden RW, McGeough JA, Court-Brown CM. Age-related changes in the compressive strength of cancellous bone. J Bone Jt Surg. 1997;79A:421–7.

[10] Riggs BL, Melton LJ III, Robb RA, Camp JJ, Atkinson EJ, Peterson JM, Rouleau PA, McCollough CH, Bouxsein ML, Khosla S. Population-based study of age and sex differences in bone volumetric density, size, geometry, and structure at different skeletal sites. J Bone Miner Res. 2004;19:1945–54.

[11] Riggs BL, Melton LJ III, Robb RA, Camp JJ, Atkinson EJ, McDaniel L, Amin S, Rouleau PA, Khosla S. A population based assessment of rates of bone loss at multiple skeletal sites: evidence for substantial trabecular bone loss in young adult women and men. J Bone Miner Res. 2008;23:205–14.

[12] Nalla RK, Kruzic JJ, Kinney JH, Ritchie RO. Effect of aging on the toughness of human cortical bone: evaluation by R-curves. Bone. 2004;35:1240–6.

[13] Koester KJ, Barth HD, Ritchie RO. Effect of aging on the transverse toughness of human cortical bone: Evaluation by R-curves J. Mech Behav Biomed Mat. 2011;4:1504–13.

[14] Zimmerman EA, Schaible E, Bale H, Barth HD, Tang SY, Reichert P, Busse B, Alliston T, Ager JW III, Ritchie RO. Age-related changes in the plasticity and toughness of human cortical bone at multiple length scales. Proc Natl Acad Sci U S A. 2011;108:14416–21.

[15] Hernandez CJ, van der Meulen MCH. Understanding bone strength is not enough. J Bone Miner Res. 2017;32:1157–62.

[16] Hui S, Slemenda CW, Johnston CC Jr. Age and bone mass as predictors of fracture in a prospective study. J Clin Invest. 1988;81:1804–9.

[17] Burr DB. Changes in bone matrix properties aging. Bone. 2019; 120:85–93.

[18] Kanis JA, Johnell O, Oden A, Dawson A, De Laet C, Jonsson B. Ten year probabilities of osteoporotic fractures according to BMD and diagnostic thresholds. Osteoporos Int. 2001;12:989–95.

[19] DeLaet CEDH, van Hout BA, Burger H, Hofman A, Pols HAP. Bone density and risk of hip fracture in men and women: cross-sectional analysis. BMJ. 1997;315:221–5.

[20] Patton DM, Bigelow EMR, Schlecht SH, Kohn DH, Bredbenner TL, Jepsen KJ. The relationship between whole bone stiffness and strength is age and sex dependent. J Biomech. 2019;125–33.

[21] Burr DB, Allen MA. Forward: calcified tissue international and musculoskeletal research special issue. Calcif Tiss Int. 2015;97:199–200.

[22] Burr DB, Forwood MR, Fyhrie DP, Martin RB, Schaffler MB, Turner CH. Bone microdamage and skeletal fragility in osteoporosis and stress fractures. J Bone Miner Res. 1997;12:6–15.

[23] Schaffler MB, Choi K, Milgrom C. Aging and matrix microdamage accumulation in human compact bone. Bone. 1995;17:521–5.

[24] Follet H, Viguet-Carrin S, Burt-Pichat B, Dépalle B, Bala Y, Gineyts E, Munoz F, Arlot M, Boivin G, Chapurlat RD, Delmas PD, Bouxsein ML. Effects of preexisting microdamage, collagen coross-links, degree of mineralization, age, and architecture on compressive mechanical properties of elderly human vertebral trabecular bone. J Orthop Res. 2011;29:481–8.

[25] Meier C, Nguyen TV, Center JR, Seibel MJ, Eisman JA. Bone resorption and osteoporotic fractures in elderly men: the Dubbo osteoporosis epidemiology study. J Bone Miner Res. 2005;20:579–87.

[26] Martin RB, Burr DB. Structure, function and adaptation of compact bone. New York: Raven Press; 1989.

[27] Hannan MT, Felson DT, Anderson JJ. Bone mineral density in elderly man and women: results from the Framingham osteoporosis study. J Bone Miner Res. 1992;7:546–63.

[28] Steiger P, Cummings SR, Black DM, Spencer NE, Genant HL. Age-related decrements in bone mineral density in women over 65. J Bone Miner Res. 1992;7:625–32.

[29] Carter DR, Hayes WC. The compressive behavior of bone as a two-phase porous structure. J Bone Jt Surg. 1977;59A:954–62.

[30] Schaffler MB, Burr DB. Stiffness of compact bone: effects of porosity and density. J Biomech. 1988;21:13–6.

[31] Silva MJ, Jepsen KJ. Age-related changes in whole-bone structure and strength, Chapter 1. In: Silva MJ, editor. Skeletal aging and osteoporosis. Berlin: Springer; 2013. p. 1–30.

[32] Smith RW Jr, Walker RR. Femoral expansion in aging women: implications for osteoporosis and fractures. Science. 1964;145:156–7.

[33] Martin RB, Atkinson PJ. Age and sex-related changes in the structure and strength of the human femoral shaft. J Biomech. 1977;10:223–31.

[34] Mosekilde L, Mosekilde L. Normal vertebral body size and compressive strength: relations to age and to vertebral and iliac trabecular bone compressive strength. Bone. 1986;7:207–12.

[35] Riggs BL, Melton LJ III, Robb RA, Camp JJ, Atkinson EJ, Peterson JM, Rouleau PA, McCollough CH, Bouxsein ML, Khosla S. Population-based study of age and sex differences in bone volumetric density, size, geometry, and structure at different skeletal sites. J Bone Miner Res. 2004;19:1945–54.

[36] Mosekilde L. Normal age-related changes in bone mass, structure, and strength – consequences of the remodeling process. Danish Med Bull. 1993;65–83.

[37] Ruhli FJ, Muntener M, Henneberg M. Age-dependent changes of the normal human spine during adulthood. Am J Hum Biol. 2005;17:460–9.

[38] Jepsen KJ, Centi A, Duarte GF, Galloway K, Goldman H, Hampson N, Lappe JM, Cullen DM, Greeves J, Izard R, Nindl BC, Kraemer WJ, Negus CH, Evans RK. Biological constraints that limit compensation of a common skeletal trait variant lead to inequivalence of tibial function among healthy young adults. J Bone Miner Res. 2011;26:2872–85.

[39] Turner CH. Age, bone mate4rial properties and bone strength. Calcif Tiss Int. 1993;53(Suppl 1):S32–3.

[40] Goldstein SA, Goulet R, McCubbrey D. Measurements and significance

of three-dimensional architecture of the mechanical integrity of trabecular bone. Calcif Tiss Int. 1993;53(Suppl 1):S127–33.

[41] Burr DB, Turner CH. Biomechanical measurements in age-related bone loss. In: Rosen CJ, Glowacki J, Bilezikian JP, editors. The aging skeleton. San Diego: Academic; 1999. p. 301–11.

[42] Currey JD. Physical characteristics affecting the tensile failure properties of compact bone. J Biomech. 1990;22:837–44.

[43] Currey JD, Brear K, Zioupos P. The effects of ageing and changes in mineral content in degrading the toughness of human femora. J Biomech. 1996;29:257–60.

[44] Tang SY, Zeenath U, Vashishth D. Effects of non-enzymatic glycation on cancellous bone fragility. Bone. 2007;40:1144–51.

[45] Jordan GR, LKoveridge N, Bell KL, Power J, Rusion N, Reeve J. Spatial clustering of remodeling osteons in the femoral neck cortex: a cause of weakness in hip fracture? Bone. 2000;26:305–13.

[46] Ural A, Vashishth D. Effects of intracortical porosity on fracture toughness in aging human bone: a µCT-based cohesive finite element study. J Biomech Eng. 2007;129:625–31.

[47] Wainwright SA, Biggs WD, Currey JD, Gosline JM. Mechanical design in organisms. Princeton: Princeton University Press; 1976.

[48] Yeni YN, Brown CU, Norman TL. Influence of bone composition and apparent density on fracture toughness of human femur and tibia. Bone. 1998;22:79–84.

[49] Boivin G, Meunier PJ. The degree of mineralization of bone tissue measured by computerized quantitative contact microradiography. Calcif Tiss Int. 2002;70:503–11.

[50] Milovanovic P, Rakocevic Z, Djonic D, Zivkovic V, Hahn M, Nikolic S, Amling M, Busse B, Djuric M. Nano-structural, compositional and microarchitectural signs of cortical bone fragility at the superolateral femoral neck in elderly hip fracture patients vs. healthy aged controls. Exp Gerontol. 2014;55:19–28.

[51] Paschalis EP, Betts F, DiCarlo E, Mendelsohn R, Boskey AL. FTIR microspectroscopic analysis of human iliac crest biopsies from untreated osteoporotic bone. Calcif Tiss Int. 1997;61:487–92.

[52] Akkus O, Adar F, Schaffler MB. Age-related changes in physico-chemical properties of mineral crystals are related to impaired mechanical function of cortical bone. Bone. 2004;34:443–53.

[53] Demul FFM, Otto C, Greve J, Arends J, Tenbosch JJ. Calculation of the Raman line broadening on carbonation in synthetic hydroxyapatite. J Raman Spectrosc. 1988;19:13–21.

[54] Paschalis EP, DiCarlo E, Betts F, Sherman P, Mendelsohn R, Boskey AL. FTIR microspectroscopic analysis of human osteonal bone. Calcif Tiss Int. 1996;59:480–7.

[55] Yerramshetty J, Akkus O. Changes in cortical bone mineral and microstructure with aging and osteoporosis. In: Silva MJ, editor. Skeletal aging and osteoporosis. Heidelberg: Springer; 2012. p. 105–31.

[56] Fratzl-Zelman N, Roschger P, Gourrier A, Weber M, Misof BM, Loveridge N, Reeve J, Klaushofer K, Fratzl P. Combination of nanoindentation and quantitative backscattered electron imaging revealed altered bone material properties associated with femoral neck fragility. Calcif Tiss Int. 2009;85:335–43.

[57] Willett TL, Depaah DY, Uppuganti S, Granke M, Nyman JS. Bone collagen network integrity and transverse fracture toughness of human cortical bone. Bone. 2019;120:187–93.

[58] Zioupos P, Currey JD, Hamer AJ. The role of collagen in the declining mechanical properties of aging human cortical bone. J Biomed Mater Res. 1999;45:108–16.

[59] Wang X, Shen X, Li S, Agrawal CM. Age-related changes in the collagen network and toughness of bone. Bone. 2002;31:1–7.

[60] Oxlund H, Mosekilde L, Ortoft G. Reduced concentration of collagen reducible cross links in human trabecular bone with respect to age and osteoporosis. Bone. 1996;19:479–84.

[61] Follet H, Farlay D, Bala Y, Viguet-Carrin S, Gineyts E, Burt-Pichat B, Wegrzyn J, Delmas P, Boivin G, Chapurlat R. Determinants of microdamage in elderly human vertebral trabecular bone. PLoS One. 2013;8:e55232.

[62] Depalle B, Duarte AG, Fiedler IAK, Pujo-Manjouet L, Buehler MJ, Berteau J-P. The different distribution of enzymatic collagen cross-links found in adult and children bone result in different mechanical behavior of collagen. Bone. 2018;110:107–14.

[63] Odetti P, Rossi S, Monacelli F, Poggi A, Cirnigliano M, Federici M, Federici A. Advanced glycation end products and bone loss during aging. Ann N Y Acad Sci. 2005;1043:710–7.

[64] Hernandez CJ, Tang SY, Baumbach BM, Hwu PB, Sakkee AN, van der Ham F, De Groot J, Bank RA, Keaveny TM. Trabecular microfracture and the influence of pyridinium and nonenzymatic glycation-mediated collagen cross-links. Bone. 2005;37:825–32.

[65] Karim L, Vashishth D. Heterogeneous glycation of cancellous bone and its association with bone quality and fragility. PLoS One. 2012;7:e35047.

[66] Nikel O, Laurencin D, Bonhomme C, Sroga GE, Besdo S, Lorenz A, Vashishth D. Solid state NMR investigation of intact human bone quality: balancing issues and insight into the structure at the organic mineral interface. J Phys Chem C Nanomater Interfaces. 2012;116:6320–31.

[67] Almeida M, Han L, Martin-Miller M, Plotkin LI, Stewart SA, Roberson PK, Kousteni S, O'Brien CA, Bellido T, Parfitt AM, Weinstein RS, Jilka RL, Manolagas SC. Skeletal involution by age-associated oxidative stress and its acceleration by loss of sex steroids. J Biol Chem. 2007;282:27285–97.

[68] Buehler MJ. Molecular nanomechanics of nascent bone: fibrillary toughening by mineralization. Nanotechnology. 2007;18:295102.

[69] Fritsch A, Hellmich C, Dormieux L. Ductile sliding between mineral crystals followed by rupture of collagen crosslinks: experimentally supported micromechanical explanation of bone strength. J Theor Biol. 2009;260:230–52.

[70] Wang F-C, Zhou Y-P. Slip boundary conditions based on molecular kinetic theory: the critical shear stress and the energy dissipation at the liquid-solid interface. Soft Matter. 2011;7:8628–34.

[71] Stock SR. The mineral-collagen interface in bone. Calcif Tiss Int. 2015;97:262–80.

[72] Samuel J, Park J-S, Almer J, Wang X. Effect of water on nanome-chanics of bone is different between tension and compression. J Mech Behav Biomed Mater. 2016;57:128–38.

[73] Bae WC, Chen PC, Chung CB, Masuda K, D'Lima D, Du J. Quantitative ultrashort echo time (UTE) MRI of human cortical bone: correlation with porosity and biomechanical properties. J Bone Miner Res. 2012;27:848–57.

[74] Manhard MK, Uppuganti S, Granke M, Gochberg DF, Nyman JS, Does MD. MRI-derived bound and pore water concentrations as predictors of fracture resistance. Bone. 2016;87:1–10.

[75] Zioupos P. Accumulation of in-vivo fatigue microdamage and its relation to biomechanical properties in ageing human cortical bone. J Microsc. 2001;201:270–8.

[76] Nyman JS, Ni Q, Nicolella DP, Wang X. Measurements of mobile and bound water by nuclear magnetic resonance correlate with mechanical properties of bone. Bone. 2008;42:193–9.

[77] Granke M, Makowski AJ, Uppuganti S, Does MD, Nyman JS. Identifying novel clinical surrogates to assess human bone fracture toughness. J Bone Miner Res. 2015;30:1290–300.

[78] Wang Z, Vashishth D, Picu RC. Bone toughening through stress-induced non-collagenous denaturation. Biomech Model Mechanobiol. 2018; https://doi.org/10.1007/s10237-018-1016-9.

[79] Sroga GE, Vashishth D. Phosphorylation of extracellular bone matrix proteins and its contribution to bone fragility. J Bone Miner Res. 2018;33:2214–29.

[80] Ural A, Janeiro C, Karim L, Diab T, Vashishth D. Association between non-enzymatic glycation, resorption, and microdamage in human tibial cortices. Osteoporos Int. 2015;26:865–73.

[81] Mori S, Harruff R, Ambrosius W, Burr DB. Trabecular bone volume and microdamage accumulation in the femoral heads of women with and without femoral neck fractures. Bone. 1997;21:521–6.

[82] Fazzalari NL, Forwood MR, Smith K, Manthey BA, Herreen P. Assessment of cancellous bone quality in severe osteoarthrosis: bone mineral density, mechanics, and microdamage. Bone. 1998;22:381–8.

[83] Norman TL, Wang Z. Microdamage of human cortical bone: incidence and morphology in long bones. Bone. 1997;20:375–9.

[84] Wenzel TE, Schaffler MB, Fyhrie DP. In vivo trabecular microcracks in human vertebral bone. Bone. 1996;19:89–95.

[85] Arlot ME, Burt-Pichat B, Roux JP, Vashishth D, Bouxsein ML, Delmas PD. Microarchitecture influences microdamage accumulation in human vertebral trabecular bone. J Bone Miner Res. 2008;23:1613–8.

[86] Hasegawa K, Turner CH, Chen J, Burr DB. Effects of disc lesion on microdamage accumulation in lumbar vertebrae under cyclic compression loading. Clin Orthop Rel Res. 1995;311:190–8.

[87] Diab T, Vashishth D. Morphology, localization and accumulation of in vivo microdamage in human cortical bone. Bone. 2007;40:612–8.

[88] Diab T, Condon KW, Burr DB, Vashishth D. Age-related change in the damage morphology of human cortical bone and its role in bone fragility. Bone. 2006;38:427–31.

[89] Green JO, Wang J, Diab T, Vidakovic B, Guldberg RE. Age-related differences in the morphology of microdamage propagation in trabecular bone. J Biomech. 2011;44:2659–66.

[90] Diab T, Vashishth D. Effects of damage morphology on cortical bone fragility. Bone. 2005;37:96–102.

[91] Nyman JS, Roy A, Acuna RL, Gayle HJ, Reyes MJ, Tyler JH, Dean DD, Wang X. Age-related effects on the concentration of collagen crosslinks in human osteonal and interstitial bone tissue. Bone. 2006;39:1210–7.

[92] Karim L, Tang SY, Sroga GE, Vashishth D. Differences in non-enzymatic glycation and collagen cross-links between human cortical and cancellous bone. Osteoporos Int. 2013;24:2441–7.

第二篇　骨重建和骨塑建形态计量学评估方法

Methods of Assessment: Bone Morphometry of Remodeling and Modeling

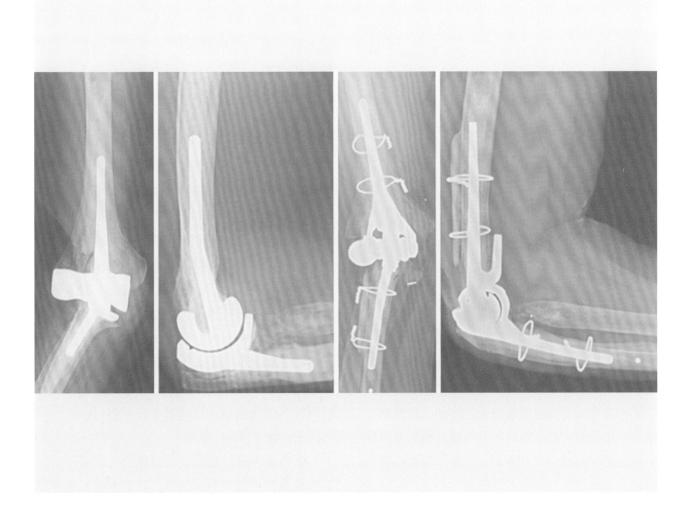

第4章 骨重建和骨塑建过程中矿物沉积的组织形态计量学评估

Histomorphometry of Remodeling and Modeling-Based Mineral Apposition

Yanfei L.Ma 著

施鸿飞 林 华 译

关键词

组织形态计量学，髂嵴活检，骨形成，骨吸收，骨重建

概述

骨组织学和组织形态计量学在代谢性骨病和人类骨病理生理学研究中仍然发挥着重要作用。在骨质疏松症研究中，骨组织形态计量学在量化生物学效应、阐明作用机制和记录药物治疗的潜在不良反应方面发挥着重要作用。本章讨论了当前的组织形态计量技术，包括适宜的患者标记时间表、活检样本收集、标本制备和可能的染色程序。本章回顾了骨组织细胞的组织结构和功能，并确定了用于评估骨形成、骨吸收、骨重建、人髂嵴活检时松质骨和密质骨区域的静态和动态组织形态计量学参数。本章还简要回顾了抗骨质疏松药治疗的组织形态计量学变化。

一、四环素骨标记时间表和活检程序

骨组织形态计量学的一项独特功能是精确量化骨形成活动和矿化率[1-3]。这些评估是通过给患者使用荧光标记后取骨活检来进行的。在活跃的基质矿化期间，抗生素四环素与羟基磷灰石晶体中的钙结合，因此只有新形成的骨才会被四环素标记。当通过紫外荧光显微镜观察时，在矿化界面的前方会观察到一条荧光带。四环素结合是不可逆的，直到标记的骨基质被破骨细胞吸收。然而，荧光的亮度会随着时间的推移而减弱，尤其是暴露在光线下时。

四环素荧光标记通常在活检前3周开始进行。四环素双标有不同的给药方案，目的是在2次标记之间预留一定的时间[4-6]。我们使用3∶12∶3的给药方案来完成2次荧光标记：连续3天给予盐酸四环素处理（250mg，每天4次），然后间隔12天后再给予连续3天的四环素处理。为确认荧光标记的有效性，可在第一次四环素标记后的24h内收集尿液样本进行四环素含量测定。为了确保四环素的充分吸收，应指导患者在四环素标记期间避免摄入乳制品或补充钙剂。骨活检应在最后一次服用四环素后5～7天后进行。对于特定的骨骼部位，在2个疗程的四环素给药期间，当骨形成活动持续存在时，会出现双重标记。如果骨形成活动恰好在四环素给药的2个疗程期间开始或结束，则会观察到单一标记[7]。其他的四环素分子衍生物（如去甲环素或土霉素）也可用于体内荧光标记。由于荧光显微镜下的轻微颜色差异，一些研究人员还会做3次或更多次的标记，以区分不同阶段的药物治疗效果[8]。

髂嵴因为容易显露，是首选的活检部位，对侧髂嵴取样可用于后续比较。在手术前，患者应

停用抗血小板治疗 5～7 天以预防术后出血。患者应按手术中心的标准进行镇静，如静脉注射盐酸哌替啶和地西泮。皮肤、皮下组织、肌肉，以及髂骨内、外侧的骨膜，应使用局部麻醉药（如 0.5% 利多卡因）进行麻醉。

在髂前上棘向后、向下 2cm 的位置做长约 2cm 的切口，显露髂嵴。剥离覆盖在髂嵴上的软组织。使用 Rochester 针或类似的环钻系统（6～8mm）取骨活检。将环钻压在骨面上，顺时针旋转并稳定适度加压，可以感觉到其对骨骼的切割作用。环钻应穿过髂嵴全层。为了获得完整的活检骨块，用力应温和、稳定，尤其是骨质疏松或骨骼脆弱的患者。活检骨块的直径约为 7mm，长度为 10～20mm。应保证骨块完整，没有断裂或压碎，包含两层密质骨和中间的松质骨，以保证用于评估的样本的完整性。活检部位填压止血，伤口用缝线缝合，敷料加压覆盖。患者应向切口侧侧卧至少 20min，并在 24h 内尽可能多向切口侧侧卧。活检标本用 70% 乙醇固定 4～7 天后，进行组织形态计量学评估。

在用甲基丙烯酸甲酯（methyl methacrylate，MMA）包埋之前[9] 或之后[10, 11]，活检骨块样本可使用 μCT 进行 3D 形态计量分析和质量评估。如果在包埋前进行了 μCT 扫描，则应使用含乙醇的纱布和石蜡片包裹样本，以避免脱水。

二、活检标本处理和切片

未脱钙的活检标本按乙醇浓度梯度脱水，每个梯度更换 2 次，后经二甲苯脱脂，在真空下用 MMA 浸润。脱水和浸润过程详见表 4-1。最后使用聚合 MMA 溶液Ⅲ在含有塑料底座的小瓶中完成包埋。将小瓶用瓶盖松松地盖住，置于 33～37℃的水浴中，组织块通常在 5～7 天硬化。

对于需要进行免疫组织化学分析的研究，推荐采用低温 MMA 包埋操作，以最大限度地保留免疫反应活性[12, 13]。脱水和浸润按照表 4-1 的方案进行。MMA 浸润液的化学成分不同，如下所示，

表 4-1　脱水和 MMA 浸润过程	
步　骤	时间（h）
70% 乙醇（真空）	48
95% 乙醇（真空）	24
100% 乙醇（真空）	24
二甲苯（真空）	24
50/50 二甲苯 /MMA（真空）	24
MMA 溶液Ⅰ（冰箱）	24
MMA 溶液Ⅱ（冰箱）	24
MMA 溶液Ⅲ（冰箱）	24

MMA 溶液Ⅰ：MMA 和 15%（v/v）邻苯二甲酸二丁酯
MMA 溶液Ⅱ：MMA 溶液Ⅰ和 1%（v/w）干燥过氧化苯甲酰
MMA 溶液Ⅲ：MMA 溶液Ⅰ和 2.5%（v/w）干燥过氧化苯甲酰
MMA. 甲基丙烯酸甲酯

允许低温聚合，并保存酶活性和抗原决定簇。

- MMA 溶液Ⅰ：MMA 和 35%（v/v）甲基丙烯酸丁酯、5%（v/v）苯甲酸甲酯和 1.2% 聚乙二醇 400。
- MMA 溶液Ⅱ：MMA 溶液Ⅰ和 0.4%（v/w）干燥过氧化苯甲酰。
- MMA 溶液Ⅲ：MMA 溶液Ⅰ和 0.8%（v/w）干燥过氧化苯甲酰。
- Erben 等对制备包埋基质和聚合混合物、控制组织块硬化温度的方案进行了描述[12]。

三、染色

通常将 MMA 包埋的组织块切成 5～10μm 厚的切片，通过染色来观察骨髓细胞、类骨质和矿化基质。不染色的 8～10μm 厚度切片可用于对荧光标记进行定量分析。人骨组织切片常用 Masson-Goldner 染色或甲苯胺蓝染色[14, 15]。使用 McNeal 四色复染剂的 Von Kossa 染色可用于区分矿化骨和未矿化骨[16]。此外，也有使用 Villanueva 染色观察骨细胞和类骨质[17, 18]，使用碱性品红染色进行

微裂纹分析[19-21]的报道。

（一）Masson-Goldner 染色

Masson-Goldner 染色或 Masson 三色染色是一种多色染色法，常用于在骨切片中区分细胞与周围结缔组织。该染色可用于石蜡切片、冰冻切片或 MMA 包埋切片。虽然溶液比例可能略有不同，但不同配方中的大多数都会使胶原和骨骼呈现蓝色或绿色，细胞质呈现浅红色或粉红色，细胞核呈现深棕色或黑色。因此，可以用于识别成骨细胞、破骨细胞、其他细胞和类骨质[15]。

（二）甲苯胺蓝染色

甲苯胺蓝染色可用于观察细胞核和细胞质的细节，首选厚度为 5～7μm 的切片。这种染色还可以很好地区分矿化骨和未矿化骨[22]。通过对酸性 pH 或风干时间的轻微调整，甲苯胺蓝染色可优化测量不同的细胞参数和类骨质。它还经常用于评估非矿化的骨骼组织，如软骨。

（三）黏合线染色

测量骨壁厚或判定骨单位是否存在重建和塑建都需要清楚地识别黏合线。黏合线可以在偏振光显微镜下观察（图 4-1）。Erben 描述了一种在未脱钙切片上观察黏合线的特殊表面染色技术[23]。我们的实验室使用改良甲苯胺蓝染色剂（表 4-2 和图 4-1）。

四、骨小梁的组织形态计量学定量分析

骨组织形态计量学可以提供有关骨结构、骨形成和骨吸收、骨重建的定量信息。静态骨组织形态计量学包括对基质结构和骨组织细胞的测量。动态骨组织形态计量学则包括对骨转换水平和骨形成活力的定量分析。主要测量指标包括面积、周长和宽度。将测量值标准化为骨表面、骨面积或组织的参考值。因此，精确定义采样区域是关键的一步。美国骨与矿物质研究学会（American Society of Bone and Mineral Research）已经对组织

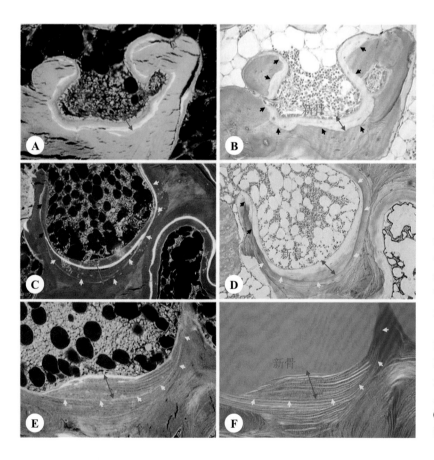

◀ 图 4-1　显微镜下人髂嵴的染色照片显示了绝经后女性每天服用特立帕肽后不同的骨形成模式

A 和 B. 骨重建中的半骨单元。未染色的荧光图像（A）和甲苯胺蓝染色中的透光区域（B）显示骨黏合线。相邻骨中的反向或扇形骨黏合线（黑箭）或相邻骨组织中胶原纤维中断提示这里是之前的骨吸收表面，扇形弯曲线（黑箭）证实了该结论。C 和 D. 混合的骨重建-骨塑建中的半骨单元。未染色的荧光图像（C）和甲苯胺蓝染色中的透光区域（D）显示骨黏合线。可见相邻骨中的短扇形黏合线（黑箭）和长而平滑的黏合线（黄箭）。箭示骨形成开始于骨吸收部位，然后由先前的骨吸收表面向外延伸。黑箭示反向或扇形黏合线，黄箭示光滑的黏合线。E 和 F. 骨塑建中的半骨单元，分别为未染色的荧光图像（E）和偏振光图像（F）。光滑的黏合线和相邻骨组织上平行的胶原纤维没有中断，表明之前没有骨吸收（经许可转载，引自 Ma et al.JBMR 21：855-864，2006.[13]）

形态计量学的测量、命名、数学推导和单位的完整列表进行了标准化[24, 25]。该指南为骨组织形态计量学的终点和临床解释提供了有用的指导[23, 24]。

（一）结构指标

尽管高分辨率的 μCT 可以提供很好的三维骨结构分析，但组织形态计量学可以分析细胞和细胞活性。具体而言，荧光标记的使用和骨重建表面的分析能够量化特定区域的成骨细胞和破骨细胞活性。与 3D μCT 相比，骨组织形态计量学在结构评估中的另一个优势是使用微米级的显微镜分

析，其可以对矿化和未矿化基质（类骨质）进行量化。因此，骨组织形态计量学更灵敏，并可检测药物治疗的短期临床疗效。

表 4-3 列出了由二维倾角校正生成的三维结构参数。它们分别与 2D 骨小梁面积、宽度、数量和间距相关[25]。

（二）骨形成和骨矿化分析

矿物质沉积分为两个不同的阶段，即成骨细胞分泌合成骨基质，然后是骨基质矿化。骨形成的组织形态计量学指标包括成骨细胞表面、类骨质周长和厚度等静态参数，以及基于荧光标记的动态骨形成参数[7, 14, 26-29]。这些测量指标代表了成骨细胞基质合成、矿化的动力学和功能测定。人髂嵴活检区域的矿化表面（MS/BS）定义为单标记周长（sL.Pm）的一半和所有双标记周长（dL.Pm）的总和。矿物沉积速率（mineral apposition rate，MAR）以微米 / 天为单位，它是用标记之间的平均距离除以标记间隔时间（Ir.L.t.），标记间的距离应从标记的中点到另一次标记的中点进行测量[1]。骨矿化受损通常反映为类骨质成熟时间（Omt）增加。类骨质成熟时间计算为类骨质宽度除以每天标记之间的距离，如矿物质沉积率（O.Th/MAR）。调整后的沉积率（Aj.AR）计算为新骨的生成量除以整个类骨质表面（Aj.AR=MAR × M.Pm/O.Pm）。矿化滞后时间（Mit）是根据四环素标记的类骨质表面百分比调整的类骨质成熟时间，计算为类骨质厚度除以 Aj.AR（Mlt=O.Th/Aj.AR）[30]。由于荧光标记在矿化过程中仅结合到活跃的骨形成表面，矿化表面可被视为成骨细胞增殖 / 分化的标志，

表 4-2　黏合线染色程序	
步　骤	**时　间**
1. 丙酮（去塑化）	60min
2. 100% 乙醇	3 次，每次 3min
3. 95% 乙醇	3 次，每次 1min
4. 70% 乙醇	3 次，每次 1min
5. 蒸馏水清洗	
6. 浸泡在 0.1% 甲酸中	1min
7. 去离子水	1min
8. 1% 甲苯胺蓝	2.5min
9. 非蒸馏水	2min
10. 蒸馏水	2min
11. 95% 乙醇	3 次，每次 10s
12. 100% 乙醇	3 次，每次 10s
13. 滑动风干	1min
14. 放入二甲苯中，盖上卡纸	

表 4-3　松质骨组织形态计量学结构参数			
参　数	**缩　写**	**定　义**	**单　位**
骨小梁面积百分比	Tb-BV/TV	矿化骨和非矿化骨面积除以总组织面积	%
骨小梁厚度	Tb.Th	每个骨小梁的平均厚度	μm
骨小梁数量	Tb.N	每单位距离的骨小梁数	No./mm
骨小梁间距	Tb.Sp	每个骨小梁边缘之间的距离	μm

并与成骨细胞表面相关，而矿物质沉积率与成骨细胞活性相关。骨形成率（bone formation rate，BFR）是矿化表面和矿物质沉积率的乘积，再除以骨表面（bone surface，BS）、骨体积（bone volume，BV）或组织体积（tissue volume，TV）。换言之，它是每单位参考值生成矿化骨基质的总速率。基于表面的 BFR（BFR/BS）是评估骨形成率的常用参数，该参数受骨量差异的影响较小。

类骨质是成骨细胞分泌的未矿化基质。因此，即使在骨矿化受损的情况下，骨形成活动的增加也会导致类骨质周长和类骨质面积的适度增加。类骨质测量通常在用 von Kossa/McNeal、甲苯胺蓝、Goldner 三色或 Villanueva 染色的切片上进行。骨矿化受损通常表现为类骨质成熟时间（Omt）增加，但 Omt 与 Mlt 相比，对类骨质积累机制提供的信息较少。骨矿化受损时，如慢性肾脏疾病，不仅延长了矿化滞后时间，而且类骨质宽度和类骨质面积显著增加。类骨质厚度（O.Th）通常是矿化缺陷的一个很好的衡量标准，O.Th 在 12～15μm 时提示矿化缺陷。

（三）骨吸收活性

破骨细胞的骨吸收活性是影响绝经后骨质疏松症骨丢失率的关键。骨吸收的常规组织形态计量学参数为破骨细胞数量、破骨细胞表面和侵蚀表面。侵蚀周长的测量包括破骨细胞骨吸收的前期活跃部位（即无破骨细胞的侵蚀表面）和当前活跃部位（即有破骨细胞的侵蚀表面）。这些参数更多基于形态计量学测定，而不是基于骨吸收活性的动态功能测定。用于测量侵蚀深度的二维组织切片不能提供完整的吸收腔大小。Eriksen 及其他学者深入分析了骨吸收深度的意义，以评估人髂嵴组织切片上的骨吸收活性，从而将骨吸收率与老年人或骨质疏松人群的骨小梁丢失关联在一起[26, 31-35]。

（四）骨重建

骨重建是一个终身过程，其是幼年（原发性）、老年或疲劳损伤的骨被移除并替换为新板层骨的过程，以维持骨的生物力学和代谢生理能力[27, 36-39]。骨重建可以动态去除微损伤骨、替换死亡和完全矿化的骨，使骨微结构能够适应局部应力环境。骨重建异常在衰老和骨质疏松症中发挥重要作用，其可导致骨量减少和骨结构不良。其也是骨愈合/牙愈合和骨折骨痂（骨折修复）重建过程中的必要过程。骨重建按照细胞募集进行细胞激活（A）、破骨细胞骨吸收（R）和成骨细胞骨形成（F）的程序依次协调进行，有时被称为 ARF 系统。骨重建单元或基本多细胞单元是由一组造血细胞和间充质细胞完成一个周期的骨转换，即一个新的结构单元（密质骨单元或骨小梁半骨单元）替换了原来的骨。与骨重建相反，骨塑建是负责发育和维持骨形状的主要过程。在骨塑建过程中，破骨细胞的骨吸收和成骨细胞的骨形成在空间上并不匹配或"耦合"，而是发生在不同的骨表面。一些药物可以刺激成骨细胞骨形成，而无须预先激活骨吸收[8, 13, 40-42]。表 4-4 列出了骨塑建和骨重建的组织学和功能比较。

壁厚（W.Th）指每次成骨激活事件所形成的骨量。偏振光下甲苯胺蓝黏合线染色可以清晰测量壁厚。壁厚测量是指经倾斜校正后反向黏合线和静态骨小梁表面之间的平均距离。壁厚的测量应仅在半骨单元或覆盖骨衬细胞的骨单元上进行，后者是已完成（静态）的骨重建单元。为了评估药物治疗效果，建议测量荧光标记后被骨衬细胞覆盖的骨单位，其壁厚值来自治疗期间。重要的是要排除具有扇形骨表面（未形成骨）的重建单元，以及在骨表面具有活跃骨形成的单位，前者提示前期的吸收活动，而两者都会降低壁厚的测量值。

形成期（formation period，FP）是指在单个位点从黏合线重建新骨结构单元或骨单位到骨表面所需的平均时间。形成期对于计算重建顺序中所有其他临时部分非常关键。吸收期、逆转期和形成期之和为重建期（Rm.P），重建期和静息期（QP）之和为总周期（Tt.P）。激活频率（Ac.F

表 4-4　骨重建和骨塑建的组织学和功能比较		
	骨重建	骨塑建
细胞	骨衬细胞、破骨细胞、成骨细胞	破骨细胞
黏合线	扇形、反向黏合线	光滑、静息黏合线
偏振光显微镜	胶原纤维中断，在骨吸收或破骨细胞活动后形成	整个单位的胶原纤维与相邻骨组织的胶原纤维方向一致
沉积率	慢（0.3~1μm/d）	快（2~10μm/d）
功能	转化、修复	塑形
位置 / 骨表面	空间上与 R-F 次序相关联	与骨吸收形成不同的表面
顺序 / 耦合	A-R-F	A-F，A-R
平衡	在合成代谢影响下无变化、不减少或增加	净增加
发生	在整个生命周期内	主要在生长或骨修复过程中，在成人中无效

A. 激活；R. 吸收；F. 形成

经许可转载，改编自 Jee, W.S.S. Integrated Bone Tissue Physiology: Anatomy and Physiology, in Bone Mechanics Hand Book. In: Cowin SC, editor. Boca Raton, FL: CRC Press; 2001. p. 1–68.[43]

不是指 BMU 在骨表面特定部位的原始生成，而是 BMU 在其活动的任何阶段出现在横截面上的概率[2, 25, 27]。新的 BMU 在某个特定位置上产生的概率并不能通过组织形态计量学来测量，但这被称为起源频率（Or.F）。Martin 等详细描述了 Ac.F［每年 BMU/mm²］与 Or.F［每年 BMU/mm³］之间的数学关系[44]。

由于大多数骨质疏松症治疗药物具有抗骨重建机制，因此在对使用某些药物（如双膦酸盐和抗 RANKL 抗体地舒单抗）治疗的人骨进行组织形态计量学测量时，遇到了技术问题。这些药物可显著减少骨重建，以至于很少或没有检测到荧光标记[9, 45]，因此在分析 MS/BS、MAR 和 BFR/BS 等参数时存在困难。对于存在单标记而没有双标记的样本，建议将 MAR 值插补为 0.3μm/d。而对于没有单标记和双标记的样本，可以考虑三种不同的方法来计算 MAR 值：①指定零（因为根本没有骨形成）；②输入 0.3μm/d 的值；③将其视为缺失值。学者应该意识到，在缺乏双标记的情况下，分配插补值或将 MAR 视为缺失数据，会使组平均值产生偏差，造成对骨形成的低估。因此，当 MAR 使用插补值时，应报道使用插补值的受试者的数据[46]。

五、密质骨组织形态计量学分析

根据体积计算，密质骨是人体骨骼的主要组成部分，其在保护骨骼免于骨折方面发挥着重要作用。髂嵴密质骨组织形态计量学分析可以提供有关全身密质骨的有价值信息。因此，越来越多的研究人员在对髂嵴标本上的密质骨进行量化测量[47]。Parfitt 的研究小组假设肌肉附着等局部应力会影响密质骨的厚度和动力学，试图用线标记髂嵴活检标本的内外侧密质骨[48, 49]。然而，在组织包埋后，以及在大型临床试验中从多个中心获得标本时，通常很难确定哪个是内侧密质骨，哪个是外侧密质骨。因此，我们对这两个密质骨的所有变量取平均值。

平均密质骨厚度（Ct.Th）、密质骨内孔隙度和面积（Po.N 和 Po.Ar）是髂嵴活检中常见的密质骨静态结构参数。为了保持一致并减少测量差异，我们仅测量直径大于 30μm 的孔隙度。密质骨内骨单元可进一步分为成骨骨单元（具有成骨细胞、类骨质或可见标记的骨单元）、骨吸收骨单元（具有破骨细胞或侵蚀表面的骨单元）、静态骨单元（无形成或再吸收活动）[50]。基于荧光标记的密质骨内和骨膜骨形成率的测量遵循与松质骨相同的原则。成人髂嵴的骨膜骨表面几乎找不到破骨细胞，密质骨内表面也很少观察到破骨细胞。因此，唯一有用的密质骨内吸收活性的组织形态计量学指标是密质骨内侵蚀周长（Ec.E.Pm）[40, 41, 51]。对于有密质骨内重建的人类和动物，BFR 可以用不同的方式来计算。在这种情况下，单标记周长和双标记周长（因标记丢失而校正）的计算方法是用总骨周长除以总骨面积 [BFR/B.Ar=（dl/Pm+sL.Pm/2）×MAR/B.Ar×365×100%，报道为 %/ 年]。

六、抗骨质疏松药造成的髂嵴组织形态计量学改变

骨组织形态计量学对于理解抗骨质疏松药的作用机制发挥了关键作用。骨重建终身存在，用于维持骨量。衰老导致的骨丢失通常是由于每个 BMU 中的骨形成和骨吸收平衡被打破。大多数抗骨质疏松药的作用是抑制骨重建。

临床前研究表明，双膦酸盐的作用机制是抑制骨重建[52, 53]。大鼠和非人灵长类动物的骨组织形态计量学研究表明，稍微减少双膦酸盐的用量，破骨细胞表面不会改变，甚至轻度增加[54, 55]，但侵蚀表面显著减少[56]。这些发现表明，双膦酸盐的主要作用是降低破骨细胞的骨吸收活性，而不是影响其数量。双膦酸盐类药物髂嵴活检的组织形态计量学研究显示，利塞膦酸钠、阿仑膦酸钠、唑来膦酸或伊班膦酸钠治疗 3 年后，侵蚀表面、破骨细胞数量和侵蚀深度没有变化或略有减少[9, 35, 57-59]。双膦酸盐可显著降低血液中骨吸收标志物的水平，但在组织形态计量学中骨吸收的指标变化较小，这可能是因为破骨细胞数量和侵蚀表面是静态参数，而不是动态参数。Eriksen 及其同事观察到，利塞膦酸钠治疗 3 年后，髂骨松质

骨的再吸收率显著降低[35]。双膦酸盐骨组织形态计量学研究一致表明，由于骨吸收 - 形成耦合机制，MS/BS、BFR/BS 和 Ac.F 等骨形成指数显著降低。利塞膦酸钠 5mg、阿仑膦酸钠 10mg 或唑来膦酸钠 5mg 治疗 3 年后，矿化表面分别降低 58%、96% 和 90%，活化频率分别降低 47%、92% 和 63%。研究中类骨质的厚度并未增加，说明上述双膦酸盐均不会导致严重的矿化缺陷。

抗 RANKL 抗体地舒单抗是一种有效的抗骨吸收药，其可降低骨质疏松性骨折的风险[60]。地舒单抗可以中和 RANKL，而 RANKL 是破骨细胞形成、激活和存活所必需的一种细胞因子[61]。骨组织形态计量学结果显示，地舒单抗治疗 3 年后，侵蚀表面减少 >80%，并且 >50% 的活检没有发现破骨细胞。地舒单抗显著抑制骨形成活动和骨重建指数，大多数活检显示松质骨中没有荧光标记。与安慰剂对照组相比，地舒单抗的中位骨形成率降低了 97%，激活频率降低了 99%。其他骨形成指标，如 OS/BS、OV/BV、MS/BS、MAR 均受到显著抑制。骨小梁体积，Ct.Th 和 W.Th 没有改变[45]。一项在 10 年地舒单抗治疗患者中进行的组织形态计量学活检随访研究显示，与安慰剂治疗患者相比，地舒单抗治疗患者的骨重建率较低，基质矿化程度增加，矿化的异质性较低[62]。

维生素 D 类似物经常作为预防绝经后骨丢失的一线补充剂，其在动物研究中显示出双相效应。在低剂量或不引起高钙血症的剂量下，维生素 D 及其类似物的骨效应是减少骨吸收，防止骨丢失，骨形成指数会受到轻微抑制或没有变化[63, 64]。高剂量时，维生素 D 类似物则会刺激新的骨小梁形成，但由于高钙血症和高钙尿症，剂量通常没有临床相关性[65, 66]。值得注意的是，在高剂量维生素 D 类似物治疗的大鼠和艾地骨化醇治疗的患者椎体中，有报道发现了局灶性的骨形成或骨微塑建[66-68]。在日本，经批准的维生素 D 类似物艾地骨化醇的组织形态计量学分析显示，它能抑制破骨细胞表面和侵蚀表面，同时显著抑制去卵巢非

人灵长类动物的骨形成指数和激活频率[69]。

与双膦酸盐等其他抗骨重建药物相比，选择性雌激素受体调节药（selective estrogen receptor modulator，SERM）雷洛昔芬对改善椎体 BMD 的作用较小，但雷洛昔芬可以显著降低椎体骨折的风险，其效果几乎与双膦酸盐相当[70, 71]。治疗 2 年后的组织形态计量学结果仅显示 BFR/BS 降低，在 60mg 剂量水平下，N.Oc/BS、ES/BS 或 Ac.F 没有变化[72]。Gallant 等发现，雷洛昔芬可以通过增加基质结合水的含量来提高犬和人类骨骼的抗弯曲强度。增加水合作用可以改变胶原基质和矿物晶体之间的负荷转移，从而在骨骼断裂前允许更大的整体变形[73]。他们的数据表明，雷洛昔芬降低椎体骨折风险的作用可能是通过非细胞依赖性的过程改善了骨质量。

DXA 分析显示，抗骨吸收药物（包括双膦酸盐和地舒单抗）可显著增加患者的 BMD，但骨组织形态计量学分析往往显示体积骨密度（volumetric bone density，vBMD）没有变化。vBMD 是在人髂嵴活检研究中检测的组织密度或 Tb.N、Tb.Th. 和 Tb.Sp 等骨小梁结构参数的指标[35, 45, 57, 59]，只有一项研究例外[9]。因此，二次矿化的延长和平均矿化度的增加可能在一定程度上导致了面积 BMD 的增加，并提高了抗骨吸收药物预防骨折的能力[62, 74]。

临床数据表明，抗骨重建药物是降低骨质疏松骨折风险的有效疗法，但骨重建对于维持终身骨量是必需的。数据表明，随着正常衰老，净骨转换率降低，但每个 BMU 中的持续骨吸收和骨形成减少会导致 BMU 负平衡[75]。另一类可供选择的药物包括人甲状旁腺激素、氨基末端片段三聚甲状旁腺素（PTH 1～34）、其他类似物、全长激素 PTH 1~84，这些均被证明可以刺激矿物质沉积和骨转换。组织形态计量学分析表明，PTH 的作用机制与抗吸收药物的作用机制完全不同[10, 51, 76-82]。

与动物的研究结果类似[56, 83-85]，人体组织活检研究发现，每天使用特立帕肽会增加骨形成指数，但也会增加侵蚀表面和激活频率，这表明特立帕肽可以刺激骨形成，同时也增加骨重建，其结果是加快骨转换，以新骨替代旧骨。Lindsay 及其同事采用四环素标记方法证明，特立帕肽治疗 4 周后，可增加松质骨和密质骨内表面的基质沉积和骨形成表面的延伸率。在骨形成表面上，70% 为骨重建，20%～30% 为骨塑建[8]。每天使用特立帕肽治疗 3 个月[41]和 20 个月[13]后，可以持续刺激基于骨重建的骨形成、基于骨塑建的骨形成、超出骨重建和骨塑建的骨形成（图 4-1）。特立帕肽增加激活频率，诱导不活跃骨表面的骨形成，并进一步刺激骨重建活跃表面的骨形成，以"过度填充"预先存在的吸收陷窝，进而导致类骨质体积、壁厚、骨小梁体积的增加，以及骨小梁微结构的改善[10, 13, 86, 87]。人类髂嵴活检研究还表明，每天使用特立帕肽可增加密质骨和骨膜表面的骨形成活性，增加密质骨内壁厚度和密质骨内厚度[11, 40, 41, 50, 78, 87]。在一项为期 24 个月的配对活检研究中，每天使用特立帕肽治疗后，其骨形成增加的水平与未接受治疗的患者、最初使用了阿仑磷酸钠导致松质骨[86]和密质骨[50]转换降低的患者相当。与未接受治疗或之前接受过阿仑膦酸钠治疗的患者相比，每天接受特立帕肽治疗的患者密质骨内成骨百分比和再吸收骨百分比升高。有趣的是，经过 24 个月的特立帕肽治疗后，先前接受过阿仑膦酸钠治疗的患者密质骨内孔隙度显著高于之前未接受过治疗的患者[50]。

抗硬化蛋白抗体（Scl-ab）罗莫单抗是一种治疗骨质疏松症的新药。人髂嵴研究数据显示，与基线和安慰剂组相比，罗莫单抗治疗 2 个月后松质骨和密质骨表面的 MS/BS 和 BFR/BS 增加，但这些指数在治疗 12 个月后下降，其数值在统计学上显著低于松质骨安慰剂对照组[88]。松质骨的 BV/TV、Tb.Th、W.Th 和 Ct.Th 等指标在治疗 12 个月后均增加。松质骨和密质骨内表面的侵蚀表面、Oc.N 和 Oc.S/BS 等指标在 2 个月和 12 个月时均降低[88]。甲状旁腺激素通过刺激骨重建和骨塑建来增加骨形成，与此不同的是，动物研究表明，Scl-ab

主要通过刺激骨塑建来增强骨形成活动[89, 90]。罗莫单抗的髂嵴组织形态计量学结果与血清骨形成生物标志物 P1NP 的快速增加相匹配，但在 12 个月时显著下降至基线水平以下，而骨吸收生物标志物羧基末端胶原交联（CTX）在 12 个月治疗期间略有下降[91]。因此，罗莫单抗与 PTH 的不同之处在于，它既能促进骨形成，又能轻微抑制骨吸收。

结论

骨组织形态计量学的特点在于其测量动态参数的能力，如矿物质沉积率、骨形成率和激活频率。通过荧光标记、细致的标本收集、组织块制备和染色，组织形态计量学可以在组织学水平上提供有关骨组织细胞活性、骨吸收 – 骨形成耦合、骨质量变化等宝贵的定性和定量数据。与血液生物标志物测量、骨密度扫描和骨成像（X 线）等其他方法一样，骨组织形态计量学是一种重要的研究工具，可用于了解骨重建和骨塑建在衰老过程中、在抗骨质疏松药治疗中如何动态影响骨量变化和骨骼结构。

参考文献

[1] Frost HM. Bone histomorphometry: analysis of trabecular bone dynamics. In: Recker RR, editor. Bone histomorphometry: techniques and interpretation. Boca Raton, FL: CRC Press; 1983. p. 109–32.

[2] Parfitt AM. Stereological basis of bone histomorphometry: theory of quantitative microscopy and reconstruction of the third dimension. In: Recker RR, editor. Bone Histomorphometry: Techniques and Interpretation. Boca Raton, FL: CRC Press; 1983. p. 53–88.

[3] Partiff AM. The physiological and clinical significance of bone histomorphometric data. In: Recker RR, editor. Bone histomorphometry: techniques and interpretation. Boca Raton, FL: CRC Press; 1983. p. 143–224.

[4] Frost HM. Bone histomorphometry: choice of marking agent and labeling schedule. In: Recker RR, editor. Bone histomorphometry: techniques and interpretation. Boca Raton, FL: CRC Press; 1983. p. 37–52.

[5] Frost HM. Bone histomorphometry: correction of labeling 'escape error'. In: Recker RR, editor. Bone histomorphometry: techniques and interpretation. Boca Raton, FL: CRC Press; 1983. p. 133–42.

[6] Parfitt AM, Foldes J, Villanueva AR, Shih MS. Difference in label length between demethylchlortetracycline and oxytetracycline: implications for the interpretation of bone histomorphometric data. Calcif Tissue Int. 1991;48(2):74–7.

[7] Frost HM. Tetracycline-based histological analysis of bone remodeling. Calcif Tissue Res. 1969;3(3):211–37.

[8] Lindsay R, Cosman F, Zhou H, Bostrom MP, Shen VW, Cruz JD, et al. A novel tetracycline labeling schedule for longitudinal evaluation of the short-term effects of anabolic therapy with a single iliac crest bone biopsy: early actions of teriparatide. J Bone Miner Res. 2006;21(3):366–73.

[9] Recker RR, Delmas PD, Halse J, Reid IR, Boonen S, Garcia-Hernandez PA, et al. Effects of intravenous zoledronic acid once yearly on bone remodeling and bone structure. J Bone Miner Res. 2008;23(1):6–16.

[10] Jiang Y, Zhao JJ, Mitlak BH, Wang O, Genant HK, Eriksen EF. Recombinant human parathyroid hormone (1–34) [teriparatide] improves both cortical and cancellous bone structure. J Bone Miner Res. 2003;18(11):1932–41.

[11] Ma YL, Marin F, Stepan J, Ish-Shalom S, Moricke R, Hawkins F, et al. Comparative effects of teriparatide and strontium ranelate in the periosteum of iliac crest biopsies in postmenopausal women with osteoporosis. Bone. 2011;48(5):972–8.

[12] Erben RG. Embedding of bone samples in methylmethacrylate: an improved method suitable for bone histomorphometry, histochemistry, and immunohistochemistry. J Histochem Cytochem. 1997;45(2):307–13.

[13] Ma YL, Zeng Q, Donley DW, Ste-Marie LG, Gallagher JC, Dalsky GP, et al. Teriparatide increases bone formation in modeling and remodeling osteons and enhances IGF-II immunoreactivity in postmenopausal women with osteoporosis. J Bone Miner Res. 2006;21(6): 855–64.

[14] Recker RR, Kimmel DB, Parfitt AM, Davies KM, Keshawarz N, Hinders S. Static and tetracycline-based bone histomorphometric data from 34 normal postmenopausal females. J Bone Miner Res. 1988;3(2):133–44.

[15] Gruber HE. Adaptations of Goldner's Masson trichrome stain for the study of undecalcified plastic embedded bone. Biotech Histochem. 1992;67(1):30–4.

[16] Compston JE, Vedi S, Gianetta E, Watson G, Civalleri D, Scopinaro N. Bone histomorphometry and vitamin D status after biliopancreatic bypass for obesity. Gastroenterology. 1984;87(2):350–6.

[17] Kobayashi S, Takahashi HE, Ito A, Saito N, Nawata M, Horiuchi H, et al. Trabecular minimodeling in human iliac bone. Bone. 2003;32(2):163–9.

[18] Villanueva AR, Longo JA 3rd, Weiner G. Staining and histomorphometry of microcracks in the human femoral head. Biotech Histochem. 1994;69(2):81–8.

[19] Burr DB, Hooser M. Alterations to the en bloc basic fuchsin staining protocol for the demonstration of microdamage produced in vivo. Bone. 1995;17(4):431–3.

[20] Dobnig H, Stepan JJ, Burr DB, Li J, Michalska D, Sipos A, et al. Teriparatide reduces bone microdamage accumulation in postmenopausal women previously treated with alendronate. J Bone Miner Res. 2009;24(12):1998–2006.

[21] Stepan JJ, Burr DB, Pavo I, Sipos A, Michalska D, Li J, et al. Low bone mineral density is associated with bone microdamage accumulation in postmenopausal women with osteoporosis. Bone. 2007;41(3):378–85.

[22] Baron R, Vignery A, Neff L, Silverglate A, Santa MA. Processing of undecalcified bone specimens for bone histomorphometry. In: Recker RR, editor. Bone histomorphometry: techniques and interpretation. Boca Raton, FL: CRC Press; 1983. p. 13–35.

[23] Erben RG. Trabecular and endocortical bone surfaces in the rat: modeling or remodeling? Anat Rec. 1996;246(1):39–46.

[24] Parfitt AM, Drezner MK, Glorieux FH, Kanis JA, Malluche H, Meunier PJ, et al. Bone histomorphometry: standardization of nomenclature, symbols, and units. Report of the ASBMR Histomorphometry

Nomenclature Committee. J Bone Miner Res. 1987;2(6):595–610.

[25] Dempster DW, Compston JE, Drezner MK, Glorieux FH, Kanis JA, Malluche H, et al. Standardized nomenclature, symbols, and units for bone histomorphometry: a 2012 update of the report of the ASBMR Histomorphometry Nomenclature Committee. J Bone Miner Res. 2013;28(1):2–17.

[26] Eriksen EF, Hodgson SF, Eastell R, Cedel SL, O'Fallon WM, Riggs BL. Cancellous bone remodeling in type I (postmenopausal) osteoporosis: quantitative assessment of rates of formation, resorption, and bone loss at tissue and cellular levels. J Bone Miner Res. 1990;5(4):311–9.

[27] Eriksen EF. Normal and pathological remodeling of human trabecular bone: three dimensional reconstruction of the remodeling sequence in normals and in metabolic bone disease. Endocr Rev. 1986;7(4):379–408.

[28] Compston JE. Histomorphometric interpretation of bone biopsies for the evaluation of osteoporosis treatment. Bonekey Rep. 2012;1:47.

[29] Armas LA, Akhter MP, Drincic A, Recker RR. Trabecular bone histomorphometry in humans with Type 1 Diabetes Mellitus. Bone. 2012;50(1):91–6.

[30] Allen MR, Iwata K, Phipps R, Burr DB. Alterations in canine vertebral bone turnover, microdamage accumulation, and biomechanical properties following 1-year treatment with clinical treatment doses of risedronate or alendronate. Bone. 2006;39(4):872–9.

[31] Eriksen EF, Melsen F, Mosekilde L. Reconstruction of the resorptive site in iliac trabecular bone: a kinetic model for bone resorption in 20 normal individuals. Metab Bone Dis Relat Res. 1984;5(5):235–42.

[32] Croucher PI, Garrahan NJ, Mellish RWE, Compston JE. Age-related changes in resorption cavity characteristics in human trabecular bone. Osteoporos Int. 1991;1(4):257–61.

[33] Compston JE, Mellish RW, Croucher P, Newcombe R, Garrahan NJ. Structural mechanisms of trabecular bone loss in man. Bone Miner. 1989;6(3):339–50.

[34] Parfitt AM, Mundy GR, Roodman GD, Hughes DE, Boyce BF. A new model for the regulation of bone resorption, with particular reference to the effects of bisphosphonates. J Bone Miner Res. 1996;11(2):150–9.

[35] Eriksen EF, Melsen F, Sod E, Barton I, Chines A. Effects of long-term risedronate on bone quality and bone turnover in women with postmenopausal osteoporosis. Bone. 2002;31(5):620–5.

[36] Eriksen EF. Cellular mechanisms of bone remodeling. Rev Endocr Metab Disord. 2010;11(4):219–27.

[37] Frost HM. Skeletal structural adaptations to mechanical usage (SATMU): 1. Redefining Wolff's law: the bone modeling problem. Anat Rec. 1990;226(4):403–13.

[38] Frost HM. Skeletal structural adaptations to mechanical usage (SATMU): 2. Redefining Wolff's law: the remodeling problem. Anat Rec. 1990;226(4):414–22.

[39] Jee WSS. The skeletal tissues. In: Weiss L, editor. Cell and tissue biology, A textbook of histology. Baltimore: Urban and Schwarzenberg; 1988. p. 212–54.

[40] Lindsay R, Zhou H, Cosman F, Nieves J, Dempster DW, Hodsman AB. Effects of a one-month treatment with PTH(1–34) on bone formation on cancellous, endocortical, and periosteal surfaces of the human ilium. J Bone Miner Res. 2007;22(4):495–502.

[41] Dempster DW, Zhou H, Recker RR, Brown JP, Recknor CP, Lewiecki EM, et al. Remodelingand modeling-based bone formation with teriparatide versus denosumab: A longitudinal analysis from baseline to 3 months in the AVA Study. J Bone Miner Res. 2018;33(2):298–306.

[42] Jee WS, Tian XY, Setterberg RB. Cancellous bone minimodeling-based formation: a Frost, Takahashi legacy. J Musculoskelet Neuronal Interact. 2007;7(3):232–9.

[43] Jee WSS. Integrated bone tissue physiology: anatomy and physiology. In: Cowin SC, editor. Bone mechanics hand book. Boca Raton, FL: CRC Press; 2001. p. 1–68.

[44] Martin RB, Burr DB, Sharkey NA, Fyhrie DP. Skeletal tissue mechanics. 2nd ed. New York: Springer. 2015, pp 134–138.

[45] Reid IR, Miller PD, Brown JP, Kendler DL, Fahrleitner-Pammer A, Valter I, et al. Effects of denosumab on bone histomorphometry: the FREEDOM and STAND studies. J Bone Miner Res. 2010;25(10):2256–65.

[46] Recker RR, Kimmel DB, Dempster D, Weinstein RS, Wronski TJ, Burr DB. Issues in modern bone histomorphometry. Bone. 2011;49(5):955–64.

[47] Foldes J, Parfitt AM, Shih MS, Rao DS, Kleerekoper M. Structural and geometric changes in iliac bone: relationship to normal aging and osteoporosis. J Bone Miner Res. 1991;6(7):759–66.

[48] Balena R, Shih MS, Rao DS, Duncan H, Parfitt AM. Morphometric differences between inner and outer iliac cortex in osteoporosis (OP). J Bone Miner Res. 1990;(Suppl. 1):S274.

[49] Balena R, Shih MS, Parfitt AM. Bone resorption and formation on the periosteal envelope of the ilium: a histomorphometric study in healthy women. J Bone Miner Res. 1992;7(12):1475–82.

[50] Ma YL, Zeng QQ, Chiang AY, Burr D, Li J, Dobnig H, et al. Effects of teriparatide on cortical histomorphometric variables in postmenopausal women with or without prior alendronate treatment. Bone. 2014;59:139–47.

[51] Arlot M, Meunier PJ, Boivin G, Haddock L, Tamayo J, Correa-Rotter R, et al. Differential effects of teriparatide and alendronate on bone remodeling in postmenopausal women assessed by histomorphometric parameters. J Bone Miner Res. 2005;20(7):1244–53.

[52] Fleisch H. Bisphosphonates: mechanisms of action. Endocr Rev. 1998;19(1):80–100.

[53] Sato M, Grasser W. Effects of bisphosphonates on isolated rat osteoclasts as examined by reflected light microscopy. J Bone Miner Res. 1990;5(1):31–40.

[54] Balena R, Toolan BC, Shea M, Markatos A, Myers ER, Lee SC, et al. The effects of 2-year treatment with the aminobisphosphonate alendronate on bone metabolism, bone histomorphometry, and bone strength in ovariectomized nonhuman primates. J Clin Invest. 1993;92(6): 2577–86.

[55] Erben RG, Mosekilde L, Thomsen JS, Weber K, Stahr K, Leyshon A, et al. Prevention of bone loss in ovariectomized rats by combined treatment with risedronate and 1alpha,25-dihydroxyvitamin D3. J Bone Miner Res. 2002;17(8):1498–511.

[56] Ma YL, Bryant HU, Zeng Q, Schmidt A, Hoover J, Cole HW, et al. New bone formation with teriparatide [human parathyroid hormone-(1–34)] is not retarded by long-term pretreatment with alendronate, estrogen, or raloxifene in ovariectomized rats. Endocrinology. 2003;144(5):2008–15.

[57] Chavassieux PM, Arlot ME, Reda C, Wei L, Yates AJ, Meunier PJ. Histomorphometric assessment of the long-term effects of alendronate on bone quality and remodeling in patients with osteoporosis. J Clin Invest. 1997;100(6):1475–80.

[58] Recker RR, Weinstein RS, Chesnut CH 3rd, Schimmer RC, Mahoney P, Hughes C, et al. Histomorphometric evaluation of daily and intermittent oral ibandronate in women with postmenopausal osteoporosis: results from the BONE study. Osteoporos Int. 2004;15(3):231–7.

[59] Recker RR, Ste-Marie LG, Langdahl B, Czerwinski E, Bonvoisin B, Masanauskaite D, et al. Effects of intermittent intravenous ibandronate injections on bone quality and micro-architecture in women with postmenopausal osteoporosis: the DIVA study. Bone. 2010;46(3):660–5.

[60] Cummings SR, San Martin J, McClung MR, Siris ES, Eastell R, Reid IR, et al. Denosumab for prevention of fractures in postmenopausal women with osteoporosis. N Engl J Med. 2009;361(8):756–65.

[61] Lacey DL, Boyle WJ, Simonet WS, Kostenuik PJ, Dougall WC,

Sullivan JK, et al. Bench to bedside: elucidation of the OPG-RANK-RANKL pathway and the development of denosumab. Nat Rev Drug Discov. 2012;11(5):401–19.

[62] Dempster DW, Brown JP, Fahrleitner-Pammer A, Kendler D, Rizzo S, Valter I, et al. Effects of long-term denosumab on bone histomorphometry and mineralization in women with postmenopausal osteoporosis. J Clin Endocrinol Metab. 2018;103(7):2498–509.

[63] Erben RG, Bromm S, Stangassinger M. Therapeutic efficacy of 1alpha,25–dihydroxyvitamin D3 and calcium in osteopenic ovariectomized rats: evidence for a direct anabolic effect of 1alpha,25–dihydroxyvitamin D3 on bone. Endocrinology. 1998;139(10):4319–28.

[64] Takeda S, Sakai S, Shiraishi A, Koike N, Mihara M, Endo K. Combination treatment with eldecalcitol (ED-71) and raloxifene improves bone mechanical strength by suppressing bone turnover and increasing bone mineral density in ovariectomized rats. Bone. 2013;53(1):167–73.

[65] Erben RG, Scutt AM, Miao D, Kollenkirchen U, Haberey M. Short-term treatment of rats with high dose 1,25–dihydroxyvitamin D3 stimulates bone formation and increases the number of osteoblast precursor cells in bone marrow. Endocrinology. 1997;138(11):4629–35.

[66] Li M, Healy DR, Simmons HA, Ke HZ, Thompson DD. Alfacalcidol restores cancellous bone in ovariectomized rats. J Musculoskelet Neuronal Interact. 2003;3(1):39–46.

[67] Saito H, Takeda S, Amizuka N. Eldecalcitol and calcitriol stimulates 'bone minimodeling,' focal bone formation without prior bone resorption, in rat trabecular bone. J Steroid Biochem Mol Biol. 2013;136:178–82.

[68] Hikata T, Hasegawa T, Horiuchi K, Fujita N, Iwanami A, Watanabe K, et al. Histomorphometric analysis of minimodeling in the vertebrae in postmenopausal patients treated with antiosteoporotic agents. Bone Rep. 2016;5:286–91.

[69] Smith SY, Doyle N, Boyer M, Chouinard L, Saito H. Eldecalcitol, a vitamin D analog, reduces bone turnover and increases trabecular and cortical bone mass, density, and strength in ovariectomized cynomolgus monkeys. Bone. 2013;57(1):116–22.

[70] Reginster JY. Antifracture efficacy of currently available therapies for postmenopausal osteoporosis. Drugs. 2011;71(1):65–78.

[71] Ettinger B, Black DM, Mitlak BH, Knickerbocker RK, Nickelsen T, Genant HK, et al. Reduction of vertebral fracture risk in postmenopausal women with osteoporosis treated with raloxifene: results from a 3–year randomized clinical trial. Multiple Outcomes of Raloxifene Evaluation (MORE) Investigators. JAMA. 1999;282(7):637–45.

[72] Ott SM, Oleksik A, Lu Y, Harper K, Lips P. Bone histomorphometric and biochemical marker results of a 2–year placebo-controlled trial of raloxifene in postmenopausal women. J Bone M iner Res. 2002;17(2):341–8.

[73] Gallant MA, Brown DM, Hammond M, Wallace JM, Du J, Deymier-Black AC, et al. Bone cell-independent benefits of raloxifene on the skeleton: a novel mechanism for improving bone material properties. Bone. 2014;61:191–200.

[74] Boivin GY, Chavassieux PM, Santora AC, Yates J, Meunier PJ. Alendronate increases bone strength by increasing the mean degree of mineralization of bone tissue in osteoporotic women. Bone. 2000;27(5):687–94.

[75] Seeman E. Bone quality: the material and structural basis of bone strength. J Bone Miner Metab. 2008;26(1):1–8.

[76] Hodsman AB, Bauer DC, Dempster DW, Dian L, Hanley DA, Harris ST, et al. Parathyroid hormone and teriparatide for the treatment of osteoporosis: a review of the evidence and suggested guidelines for its use. Endocr Rev. 2005;26(5):688–703.

[77] Bilezikian JP. Anabolic therapy for osteoporosis. Womens Health (Lond). 2007;3(2):243–53.

[78] Dempster DW, Zhou H, Recker RR, Brown JP, Recknor CP, Lewiecki EM, et al. differential effects of teriparatide and denosumab on intact PTH and Bone formation indices: AVA Osteoporosis Study. J Clin Endocrinol Metab. 2016;101(4):1353–63.

[79] Dempster DW, Zhou H, Recker RR, Brown JP, Bolognese MA, Recknor CP, et al. Skeletal histomorphometry in subjects on teriparatide or zoledronic acid therapy (SHOTZ) study: a randomized controlled trial. J Clin Endocrinol Metab. 2012;97(8):2799–808.

[80] Dempster D. Histomorphometric analysis of bone remodeling. In: Bilezikian JP, Raisz LG, Martin TJ, editors. Priciplesof bone biology. Academic; 2008. p. 447–63.

[81] Miki T, Nakatsuka K, Naka H, Masaki H, Imanishi Y, Ito M, et al. Effect and safety of intermittent weekly administration of human parathyroid hormone 1–34 in patients with primary osteoporosis evaluated by histomorphometry and microstructural analysis of iliac trabecular bone before and after 1 year of treatment. J Bone Miner Metab. 2004;22(6):569–76.

[82] Moreira CA, Fitzpatrick LA, Wang Y, Recker RR. Effects of abaloparatide-SC (BA058) on bone histology and histomorphometry: the ACTIVE phase 3 trial. Bone. 2017;97:314–9.

[83] Ma YL, Zeng QQ, Porras LL, Harvey A, Moore TL, Shelbourn TL, et al. Teriparatide [rhPTH (1–34)], but not strontium ranelate, demonstrated bone anabolic efficacy in mature, osteopenic, ovariectomized rats. Endocrinology. 2011;152(5):1767–78.

[84] Jerome CP, Burr DB, Van Bibber T, Hock JM, Brommage R. Treatment with human parathyroid hormone (1–34) for 18 months increases cancellous bone volume and improves trabecular architecture in ovariectomized cynomolgus monkeys (Macaca fascicularis). Bone. 2001;28(2):150–9.

[85] Burr DB, Hirano T, Turner CH, Hotchkiss C, Brommage R, Hock JM. Intermittently administered human parathyroid hormone(1–34) treatment increases intracortical bone turnover and porosity without reducing bone strength in the humerus of ovariectomized cynomolgus monkeys. J Bone Miner Res. 2001;16(1):157–65.

[86] Stepan JJ, Burr DB, Li J, Ma YL, Petto H, Sipos A, et al. Histomorphometric changes by teriparatide in alendronate-pretreated women with osteoporosis. Osteoporos Int. 2010;21(12):2027–36.

[87] Dempster DW, Cosman F, Kurland ES, Zhou H, Nieves J, Woelfert L, et al. Effects of daily treatment with parathyroid hormone on bone microarchitecture and turnover in patients with osteoporosis: a paired biopsy study. J Bone Miner Res. 2001;16(10):1846–53.

[88] Chavassieux P, Chapurlat R, Portero-Muzy N, Roux JP, Garcia P, Brown JP, et al. Bone-forming and antiresorptive effects of romosozumab in postmenopausal women with osteoporosis: bone histomorphometry and microcomputed tomography analysis after 2 and 12 months of treatment. J Bone Miner Res. 2019.

[89] Ominsky MS, Niu QT, Li C, Li X, Ke HZ. Tissue-level mechanisms responsible for the increase in bone formation and bone volume by sclerostin antibody. J Bone Miner Res. 2014;29(6):1424–30.

[90] Ma YL, Hamang M, Lucchesi J, Bivi N, Zeng Q, Adrian MD, et al. Time course of disassociation of bone formation signals with bone mass and bone strength in sclerostin antibody treated ovariectomized rats. Bone. 2017;97:20–8.

[91] McClung MR, Grauer A, Boonen S, Bolognese MA, Brown JP, Diez-Perez A, et al. Romosozumab in postmenopausal women with low bone mineral density. N Engl J Med. 2014;370(5):412–20.

第5章 骨微塑建与骨塑建在骨小梁、密质骨和骨膜中的骨形成作用

Bone Minimodeling, Modeling-Based Bone Formation in Trabecular, Endocortical and Periosteal Bone

Hideaki E.Takahashi　Noriaki Yamamoto　Hiroshige Sano　Taketoshi Shimakura　著

朱秀芬　林　华　译

关键词

骨微塑建，漂移，基于骨塑建的骨形成，基于骨重建的骨形成，基于扩展重建的骨形成

概述

骨质疏松症是一种骨量减少和微结构破坏的疾病，伴随着骨重建和骨塑建过程而发生。在治疗骨质疏松症时，通过了解这些过程中的变化对骨骼的改善是非常重要的。

定量组织学，即骨组织形态计量学，提供了骨塑建和骨重建过程中骨变化的视觉图像。在本章中，将历史性地回顾 1961—2020 年的骨塑建和骨重建概念，以展示这些概念是如何发展为评估骨膜、密质骨内和骨小梁表面适应性的过程。

在 20 世纪 60 年代和 70 年代，关于骨组织动力学的知识在健康和疾病中显著增加。1960 年之前，所有关于骨骼的研究和检查都是由病理学家和研究人员进行的。其难度很大，因为骨骼是一种硬组织，在制作切片以观察微观结构之前，必须去除其主要矿物质成分。在 20 世纪 50 年代末和 60 年代初，骨骼研究有两项技术进步。一项是抗生素四环素的发现，该抗生素原本主要用于治疗传染病，但后来发现其可螯合矿物质并沉积在新形成的骨骼中[1]，可作为标志物经 360nm 波长的荧光激发鉴别。另一项进步是制备薄的不脱钙骨切片的能力[2, 3]。Harold Frost 及其团队对骨骼动力学进行了广泛的研究，最早制作了不脱钙的基底切片，并使用四环素作为时间标记[4]。有了这项技术，就可以对骨动力学进行定量测量，从而在骨的适应过程方面有了许多发现[5-7]。这些早期观察和研究的结果由 Robert Recker 在 1983 年汇编并编辑成一本书，书名为《骨组织形态计量技术与说明》（*Bone Histomorphometry-Techniques and Interpretation*）[8]。随后，美国骨与矿物质研究学会命名委员会于 1987 年（主席为 A.M. Parfitt）[9]对不同研究人员用不同术语表达的概念进行了整理，并于 2013 年进行了修订（主席为 D.W. Dempster）[10]。本章将介绍这些骨动力学的发现和概念的发展，重点介绍基于骨塑建的骨形成。

一、骨重建和骨塑建

骨骼是一种动态组织，通过骨重建和骨塑建在整个生命周期中不断更新。骨塑建从宏观上描述了通过成骨细胞和破骨细胞的独立作用来塑建或重建骨骼的过程[11]。尽管在骨重建中，成骨细胞和破骨细胞的活动在解剖学或时间上是耦合的，但骨塑建可能不是以耦合的方式（单个位点的激活 - 吸收 / 逆转 - 形成）发生，而是以单个位

点的激活和形成（activation and formation，AF）或激活和吸收（activation and resorption，AR）序列发生[11]。骨塑建定义了骨骼的发育和生长，并描述了骨骼的成形及其在空间中的运动。骨微观塑建，即"骨微塑建"，是一种局部骨形成或骨吸收的形式，对骨小梁的成形和空间移动具有相同的影响[12]（表5-1）。

骨重建是一个主要用于微观层面的过程的术语。Frost等[13, 14]首次描述了骨重建的顺序，即在给定位置，骨吸收先于骨形成。为了了解发生顺序，Takahashi和Frost等[13, 14]计算了哈弗系统或次级骨单位的骨黏合线是否显示为扇形黏合线，即骨黏合线或骨表面上的一系列凹陷，这些凹陷被认为是破骨细胞在骨吸收时产生的。他们报道说，在100块密质骨中评估的所有6000个次级骨都显示出100%的扇形黏合线，在57块松质骨中评估的5400个黏合线，显示出96.7%的扇形黏合线[14]。"3.3%的黏合线未显示为扇形黏合线。"他们推断，这可能是骨塑建的结果，但也承认，这可能代表骨形成的过度延伸超出骨重建点的边缘[14, 15]。在很长一段时间里，这一发现没有受到太多关注。

Baron[16]将逆转加入骨重建序列后，骨重建被认为有5个阶段：激活、吸收、逆转、形成和静止[17]。最近，Delaisse等提出了激活、吸收、逆转-

吸收、形成的发生顺序[18, 19]。这现在被称为基于BMU的骨重建，在书中其他章节中进行描述。

二、机械负荷和骨塑建

骨骼会根据其典型（通常）峰值负荷的平均值调整结构，这通常会导致骨骼应变和应力。如图5-1[20]所示，骨骼结构的变化有两种漂移模式，一种发生在管状骨生长过程中，在延长的同时保持骨骺和干骺端的相同形状；另一个塑建漂移是对生长中儿童连接不全性骨折的自我矫正。当长管状骨的骨折在成角位置愈合时，不全性骨折骨可以在几个月内矫正到正常的更直位置；需要注意的是，个体越年轻，这种情况发生得越快。这些现象的发生归功于成骨细胞的形成塑建和破骨细胞的吸收塑建。如图5-1B所示，密质骨凹侧的骨膜表面显示形成塑建而凸侧显示吸收塑建。因此，骨干暂时转变成了管状骨的轴。虽然形成塑建和吸收塑建是在不同部位独立发生的，但这个过程的发生时间是相互耦合的，形成塑建和吸收塑建同时发生，并协调骨骼的大小和形状。相比之下，骨重建在既定位置依次发生（激活、吸收、逆转-吸收、形成）（表5-1）。生长（伸长）、塑建（雕刻）和重建（更新）是三个完全不同的动力学系统[20]，虽然都是由骨组织细胞（破骨细胞

表5-1 塑建与重建的区别		
	塑 建	**重 建**
意义	生长、朔形	恢复
宏观层面	塑建	
微观层面	微塑建	
细胞	成骨细胞、破骨细胞及它们的前体	成骨细胞、破骨细胞及它们的前体
骨表面	骨膜、密质骨内骨小梁	骨膜、密质骨内骨小梁和密质骨内
事件阶段	激活⇒形成或激活⇒吸收	激活⇒吸收⇒逆转/吸收⇒形成
时间：生长和朔形	童年	
显微镜下	一生	一生
对骨体积的净效应	增长	保持或逐渐减少

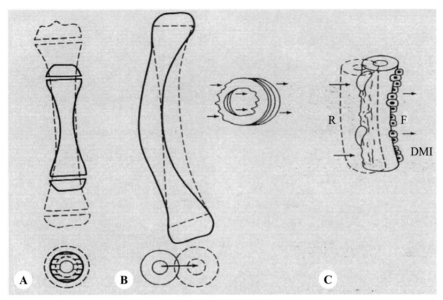

部分塑建漂移模式

▲ 图 5-1　**Frost 关于塑建漂移的理论**

A. 当婴儿骨骼（实线）生长到青少年大小（虚线）时，模式化的骨膜漂移和密质骨内膜漂移（未显示）保持其形状和比例。B. 显示了一名儿童在骨骼发生一种骨折后成角位置愈合，这种骨折称为不全性骨折（实线）。一个不同的漂移模式会对其进行矫正（虚线）。C. 此处的骨干节段显示了吸收（R）和形成（F）漂移如何将 B 图中的整个节段在组织空间中向右移动，并相对于骨骼末端移动。横截面也显示了相应的密质骨内膜漂移。B 图中所述的中空骨畸形在生长过程中以这种方式在生长中得到矫正。漂移提供了一种称为塑建（Jee 1989）的生物"雕刻"功能。每个漂移包含效应细胞、前体细胞和"支持"细胞、毛细血管［经许可转载，引自 Frost HM (1997) Strains and other mechanical influences on bone strength and maintenance. Current Opinions in Orthopaedics 8:60–70.］

和成骨细胞及其前体）执行的，但其控制通路和生物学基础截然不同[21]。无论哪一个系统发生缺陷，都会产生其相应的临床后果，因此一个系统疾病不能成为研究另一个系统疾病的模型[8]。虽然在骨和矿物质的细胞和分子生物学方面取得了广泛而迅速的进展，但骨形态计量学有助于在组织水平上整合新知识。

三、大鼠骨微塑建的观察

Chow 等[22] 通过计算 16 周龄至 2 岁成年大鼠胫骨近端有齿状（扇形）和无齿状黏合线的百分比，比较了大鼠的骨形成和骨吸收。在同一份报道中，对几名死于急性心脏病的患者（男性 3 名，女性 1 名，年龄为 65—82 岁）的髂嵴进行了类似的比较。Chow 等[22] 发现，4 月龄和 7 月龄大鼠的骨小梁显示出低百分比（7%～11%）的齿状黏合线。在 2 岁大的大鼠中，骨骼停止生长，出现齿状黏合线比例增加到 45%。成人骨小梁的比例为 88%[22]。这些结果表明，生长期和成年大鼠骨小梁的主要骨形成发生在非吸收表面。

Erben 报道[23] 对 12 月龄大鼠的椎骨和胫骨松质骨使用多个体内荧光标记和黏合线染色，研究发现骨重建活动占主导地位。然而，在 3 月龄大鼠快速生长的胫骨近端，大多数松质骨形成部位是微塑建部位（图 5-2）。

四、人体骨微塑建的观察

在最开始观察到骨塑建的[13] 38 年后，Kobayashi 等[24] 报道了从 34 名全髋关节置换术患者（年龄范围为 38—81 岁，平均年龄 58.4 岁；女性，31/34）的经髂嵴活检标本中获得的骨小梁模型（微塑建）的组织学证据。03–07–03–07 时间表的荧光标记、光滑黏合线和不中断的周围胶原纤维被视为微塑建的证据，并在全部 34 个标本中的 21 个（62%）

和 27 个绝经后患者标本中的 17 个（63%）中检测到了骨微塑建的组织学证据。骨微塑建部位的骨体积占骨小梁体积的不到 1%，这些部位平均占整个骨表面的 2% 以下。然而，骨微塑建部位的类骨质体积约占整个类骨质体积的 1/10，其标记表面平均占整个标记表面的 1/4～1/2。尽管本报道仅描述了骨微塑建[24]，但图 5-2 中可以看到混合骨重建 - 骨微塑建现象。

这篇关于代谢正常骨的报道引发了人们对骨微塑建的兴趣，后来在透析患者的动态骨（ABD）中发现了骨微塑建。

五、透析患者的骨微塑建

Ubara 等[25] 报道了伴有甲状旁腺功能减退的透析患者中，合并特发性无动力性骨病（adynamic bone disease，ABD）的骨微塑建。对 2 例患有

ABD 和原发性甲状旁腺功能减退症的女性患者的髂嵴、1 例患有继发性甲状旁腺功能减退症和有血液透析史（平均 12 年）的男性患者的尸检标本使用四环素标记，并行组织形态计量学评估，发现骨体积得以保留，骨小梁连接紧密，板层结构正常。少量驼峰状结构从骨小梁的静息表面突出。他们得出结论，骨形成是通过骨微塑建来实现的，并假设这可能有助于保留甲状旁腺功能减退的透析患者的骨体积，即使在没有 PTH 刺激进行重建的情况下也是如此。

Ubara 等[26] 报道了对纤维性骨炎患者（A 组）和 ABD 患者（B 组）的组织形态计量学研究的比较。A 组包括 26 例甲状旁腺功能亢进的维持性血液透析患者，需要行甲状旁腺切除术；B 组包括 27 例甲状旁腺功能减退的透析患者。B 组进一步分为门诊和住院亚组。B 组的骨微塑建骨体积和骨

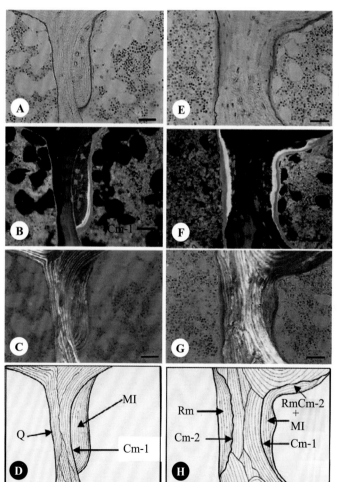

Villaneuva 染色的强光

荧光组标记的荧光

偏振光

◀ 图 5-2　三种骨形成类型：骨微塑建、骨重建和混合骨重建 - 骨微塑建骨形成部位。一名 69 岁女性的经髂嵴活检标本中骨小梁微塑建、重建和混合骨重建 / 骨微塑建包（半骨单位）的组织学表现
A 至 D. 一个完整的骨微塑建包（MI），具有光滑的黏合线（Cm-1）和现有的静态骨表面（Q）；E 至 H. 与扇形黏合线（Cm-2）相关的完整骨重建包（Rm），以及与扇形黏合线（Cm-2）和光滑黏合线（Cm-1）相关的混合骨重建 / 骨微塑建包（Rm+MI）
（引自 Kobayashi et al. Bone 32：163-169，2003.）

微塑建骨位点的数量显著大于 A 组。B 组的骨微塑建骨体积与总骨体积显著正相关，而 A 组则未观察到这一现象。B 组门诊患者的骨微塑建骨体积和总骨体积大于住院患者。B 组的骨微塑建骨体积和总骨体积与年龄呈显著负相关。他们得出结论，在没有甲状旁腺激素刺激进行重建的情况下，骨微塑建可能有助于 ABD 透析患者的骨形成，尤其是在日常生活活动良好的相对年轻患者中（图 5-3）。

Yajima 等[27] 报道，密质骨微塑建可能会降低继发性甲状旁腺功能亢进患者的密质骨丢失率。组织形态计量学评估（n=35）显示，狭窄密质骨宽度组密质骨内表面的骨微塑建骨体积（Ml.BV）大于宽密质骨宽度组。高孔隙度组密质骨内表面的 Ml.BV 大于低孔隙度组。结果显示，继发性甲状旁腺功能亢进患者的密质骨微塑建增强，可能有助于降低密质骨丢失率。

六、维生素 D 及其衍生物的作用

据报道，维生素 D 和其衍生物会影响骨塑建和骨重建。Erben[28] 曾报道，维生素 D 类似物可预防大鼠骨质减少（图 5-4）。

Li 等[29] 报道了阿法骨化醇对老年大鼠的骨骼影响。18 月龄的雄性大鼠每天灌胃 3 剂阿法骨化醇，每周 5 天，共 12 周。阿法骨化醇治疗可增加松质骨和密质骨质量，提高骨强度，从而预防老

年雄性大鼠的年龄相关性骨丢失。本研究中观察到的一种非典型骨形成模式可能是阿法骨化醇刺激下基于骨微塑建的骨形成的结果（图 5-5）。

Liu 等[30] 报道了阿法骨化醇对运动或不运动的完整雌性大鼠松质骨和密质骨的影响。大鼠单独服用 4 剂阿法骨化醇，或结合笼式运动服用 3 个月。组织形态计量学显示松质骨和骨束（芽状）形成中的骨小梁质量和微观结构增加。单独进行笼式运动或笼式运动与阿法骨化醇结合的效果并不比单独使用阿法骨化醇更有效。

de Freitas 等[31] 报道了艾地骨化醇［（ Eldecalcitol, ELD），2β-（3-羟丙氧基）-1, 25(OH)₂VD₃（一种维生素 D 衍生物）］对去卵巢（OVX）大鼠的作用，表明艾地骨化醇促进了一种不依赖于骨吸收

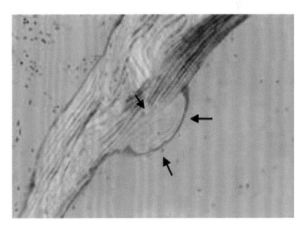

▲ 图 5-3　透析患者无动力性骨病的骨微塑建

以驼峰状结构为特征的骨微塑建（箭），偏光显微镜 200×（引自 Ubara et al.: Kidney International.2005; 68:833–839.）

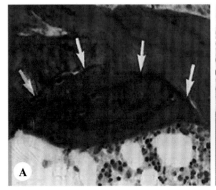
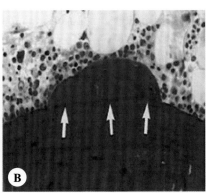
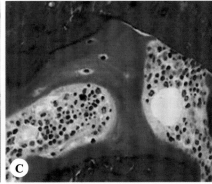

▲ 图 5-4　维生素 D 类似物的骨合成代谢作用

A. 正重建平衡包；B. 骨微塑建包；C. 相邻骨针的连接。箭示黏合线［引自 Erben RG. J Musculoskelet Neuronal Interact 2001; 2(1)59–69.］

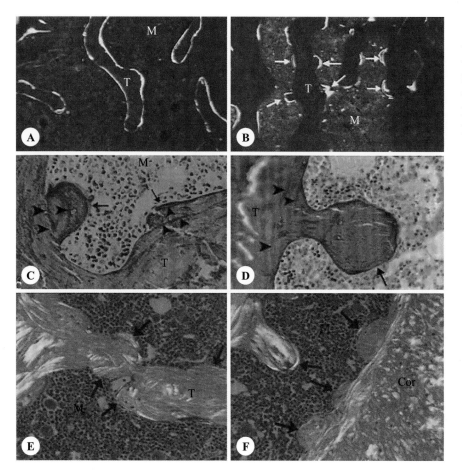

▲ 图 5-5　阿法骨化醇诱导的骨芽
A. 对照组；B. 标记骨芽；C 和 D. 骨微塑建形成部位，箭示光滑的黏合线；E 和 F. 偏振光下的骨芽。M. 骨髓；T. 骨小梁；Cor. 密质骨（引自 Li M et al. J Musculoskelet Neuronal Interact 2004; 4: 22-32.）

的局部骨形成，即骨微塑建。他们的研究结果表明，艾地骨化醇刺激前成骨细胞分化而不是增殖，这反过来可能会阻止或减少前成骨细胞和破骨细胞前体细胞之间的细胞间接触，并导致破骨细胞数量减少和骨吸收减少。

Saito 等[32] 在 OVX 大鼠模型中显示了艾地骨化醇和骨化三醇的作用。在 OVX 大鼠体内，与骨化三醇相比，艾地骨化醇以剂量依赖性方式抑制骨吸收并增加骨密度。艾地骨化醇和骨化三醇减少了股骨骨小梁的破骨细胞表面和侵蚀表面。骨化三醇和艾地骨化醇通过骨微塑建刺激局部骨形成。与骨化三醇治疗大鼠相比，艾地骨化醇治疗大鼠的骨吸收减少和局部骨形成的刺激更明显。

Hikata 等[33] 对从绝经后患者身上采集的、使用艾地骨化醇或双膦酸盐并接受脊柱手术的人类脊椎标本进行了骨组织形态计量学分析。16 个样本中有 14 个（88%）确定了骨微塑建位点。

与未经治疗的患者相比，接受 ELD 治疗的患者的骨微塑建倾向于增强，而接受双膦酸盐治疗的患者的骨微塑建倾向于抑制。ELD 治疗组和 BP 治疗组的骨微塑建活性差异具有统计学意义。他们强调，与对照组和接受 BP 治疗的患者相比，术前接受 ELD 治疗的患者往往具有更多的骨微塑建活动。

特立帕肽对松质骨骨小梁表面有作用。据报道，hPTH（1～34）对动物和人类受试者的骨小梁和密质骨有影响。

Inoue[34] 报道了 hPTH（1～34）对骨小梁和密质骨塑建和重建的影响。12 只 18 月龄的年轻成年比格犬被平均分为 41 组，第一组（对照组）给予生理盐水，第二组、第三组和第四组分别皮下注射 1.25U/(kg·d)、5.0U/(kg·d)、20.0U/(kg·d)（1μg=3.54U）的合成人 PTH（1～34），持续 15 周。在接下来的 8 周里，停止所有治疗和药物。通过骨双标，在给药前后和停药后进行髂峰和肋骨活检。骨小梁表面的骨组织形态计量学显示，骨形成表面、矿物质同位率、标记表面和骨形成率在治疗后显著增加（图 5-6A）。骨吸收率和其他一些吸收参数也增加，但骨小梁体积没有变化。密质骨和骨小梁的骨动力学相同。由于骨转换率的增加，密质骨孔隙度增加（图 5-6B）。停药后，骨转换率下降，密质骨孔隙度恢复正常。骨小梁上主要的形成表面是基于骨塑建的骨形成，骨重建部位的过度延伸程度有限。

Li 等[35] 报道了人甲状旁腺激素的合成代谢效应。对于成熟、生长缓慢的 4 月龄 OVX 大鼠，在 OVX 后 4 周，用人甲状旁腺激素［hPTH（1～34）］（80μg/kg，每周 5 天）治疗 6 周。对于 15 月龄的老年 OVX 大鼠，在 OVX 后 1 年，用 PTH 治疗 10 周。与其他治疗相比，PTH 治疗使 OVX 大鼠胫骨近端干骺端松质骨体积增加 191%，胫骨远端干骺端松质骨体积增加 56%，L_1 松质骨体积增加 47%，S_5 松质骨体积增加 22%。

在 21 世纪初，有许多报道 PTH 治疗骨质疏松症的临床疗效的文章。Neer 等[36] 证明，每天皮下注射 20μg 或 40μg 剂量的甲状旁腺激素（1～34）治疗绝经后骨质疏松症，可降低椎体和非椎体骨折的风险；通过双能 X 线骨密度仪对骨量进行连续测量，发现 PTH 治疗可增加椎骨、股骨和全身骨密度，同时有很好的耐受性。

Marcus 等[37] 在同一队列中指出，特立帕肽可以使不同年龄和不同疾病严重程度的患者均获得临床获益。

Ma 等[38] 报道了 55 例接受 20μg 或 40μg 剂量的特立帕肽或者安慰剂治疗 12～24 个月的女性，通过髂峰活检直接证明了 PTH 诱导静息表面上的骨塑建骨形成，并导致骨重建部位的骨形成比安慰剂更大。在骨塑建和混合骨重建 / 骨塑建骨小梁半骨单位中观察到剂量依赖关系。两组的骨小梁和骨内膜半骨单位平均壁厚均显著大于安慰剂组。

Lindsay 等[39] 描述了一种四环素标记方法，使用该方法可以在一次活检中对骨形成的短期变化进行纵向评估。使用两套不同颜色的标签，时间表为 3 天用药、12 天不用药和 3 天用药。他们发现，使用 hPTH（1～34）治疗 1 个月可以延长成骨表面，增加矿物质沉积率，并启动基于骨塑建的骨形成。新骨沉积（即基于骨塑建的形成）发生在先前静止的成骨表面上，但其中一部分可能是由于邻近吸收腔的侵蚀发生的。

Jee 等[40] 回顾了支持骨微塑建存在的研究。他指出了骨微塑建、骨重建和混合骨重建，即骨微塑建位点同时发生，还发现骨合成代谢药物启动了基于骨微塑建的骨形成。其机制可能是通过骨衬细胞恢复成骨细胞活性，以增加松质骨质量和骨小梁连接性。

Dobnig 等[41] 报道，通过 31 对骨活检标本进行研究发现，以 20μg/d 的剂量皮下注射特立帕肽 24 个月，可减少骨质疏松女性的骨微损伤累积。

Lindsay 等[42] 报道了使用 PTH（1～34）治疗 1 个月，刺激松质骨、密质骨内和骨膜骨表面的新骨形成。他们比较了 27 名绝经后骨质疏松症女性和 13 名对照女性，她们每天皮下注射 50μg hPTH（1～34），其松质骨和密质骨内表面的骨形成率分别增加了 4.5 倍和 5.0 倍，骨膜表面的骨形成率增加了 4 倍。

Nakamura 等[43] 报道称每周注射 56.5μg 特立帕肽可增加骨质疏松症患者的骨密度。

Sugimoto 等[44] 报道，每周 2 次注射 28.2μg 特立帕肽，其疗效与每周 1 次注射 56.5μg 特立帕肽相当，同时也提高了安全性。

七、特立帕肽与地舒单抗

Dempster 等[45] 报道了一项研究，绝经后骨质疏松症女性接受皮下注射特立帕肽（n=33，20μg/d）或地舒单抗（n=36，每次 60mg）6 个月。患者在基线检查时和活检前 3 个月接受双重荧光标记。如果显示的黏合线是光滑的，骨形成的部位显示为基于骨塑建的形成（modeling-based formation，

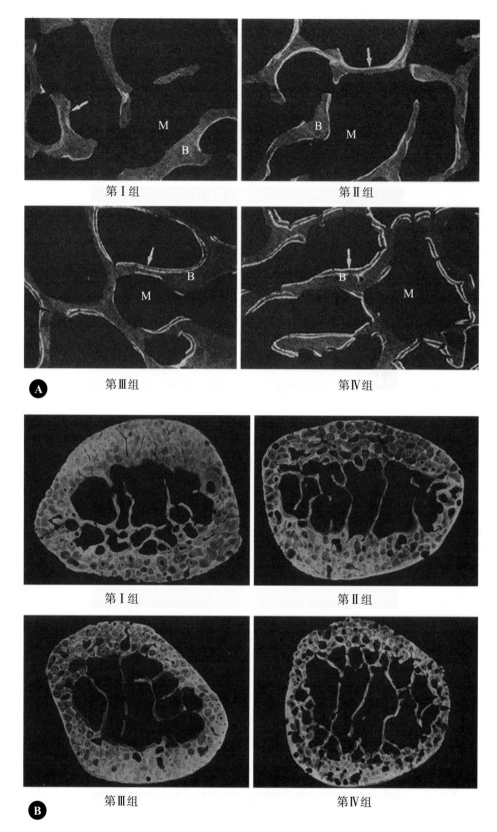

▲ 图 5–6　A. 使用人甲状旁腺激素［hPTH（1～34）］治疗后比格犬松质骨中的单标记和双标记表面。治疗后骨小梁的荧光显微镜观察。在第Ⅱ组、第Ⅲ组和第Ⅳ组中，骨小梁表面的双标记比第Ⅰ组更明显。**B.** 骨；**M.** 骨髓；↓. 双标记表面（31.5×）。**B.** 在比格犬密质骨中使用 hPTH（1～34）后新形成的次级骨单元，治疗后密质骨的接触式显微术图像。与第Ⅰ组相比，第Ⅱ组、第Ⅲ组和第Ⅳ组的皮质孔隙度显著增加（引自 **Inoue J: J Jpn Orthop Ass.1985;59:409–427.**）

MBF）；如果是扇形的，则显示为基于骨重建的形成（remodeling-based formation，RBF）；如果是在与扇形反向线相邻的光滑黏合线上形成的，则显示为 oMBF。在基线检查时，在每个评估的骨表面（松质骨、密质骨和骨膜）中，特立帕肽组和地舒单抗组的平均 RBF/BS、MBF/BS 和 oMBF/BS 相似。与基线相比，使用特立帕肽的松质骨和密质骨中的所有类型的骨形成都显著增加，骨膜中的 MBF 也显著增加。相比之下，松质骨中除 MBF/BS 外，使用地舒单抗后，所有类型的骨形成都减少或没有显著改变。这项研究显示了这些药物在骨形成

机制上的差异（图 5-7）。

地舒单抗是一种抗吸收化合物，可在治疗 10 年期间持续增加绝经后骨质疏松症女性髋部和脊柱的骨密度[46]。

Dempster 等[47] 报道了一项股骨颈（femoral neck，FN）的组织形态计量学研究，该研究是针对接受了 2 剂或 2 剂以上的地舒单抗（每次 60mg，6 个月）并进行全髋关节置换术（total hip replacement，THR）的患者。FN 的横切面用于评估地舒单抗治疗组（n=4）和女性对照组（n=11）中基于骨塑建的骨形成（modeling-based bone formation，MBBF）和基于

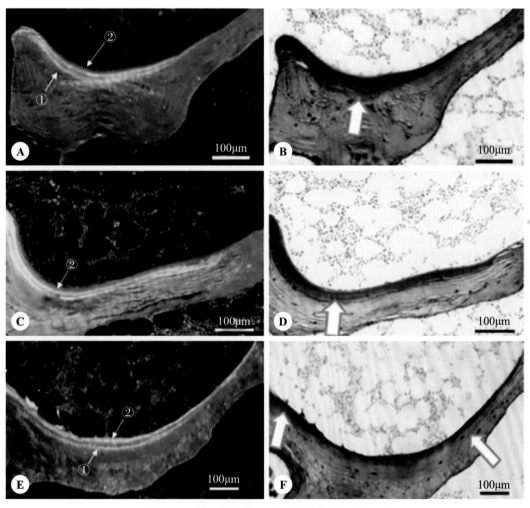

▲ 图 5-7　特立帕肽的三种不同类型成骨单位示例

显示荧光标记的暗场图像位于左图中，相应的明场图像位于右图中。A 和 B. 松质骨表面基于骨重建的骨形成。注意第一组和第二组标记（带①和②的箭，A）以及下面的扇形反向线（箭，B）。C 和 D. 松质骨表面基于骨塑建的骨形成。注意第二组双标记（带②的箭，C）和下面的平滑黏合线（箭，D）。E 和 F. 松质骨表面基于骨塑建外溢的骨形成。注意第一组和第二组标记（带①和②的箭，E）。还要注意的是，第二组标记比第一组标记长，并且超出了两侧扇形反向线（箭，F）的限制（引自 Dempster et al. [45]）

骨重建的骨形成（remodeling-based bone formation，RBBF），女性对照组来自先前研究的安慰剂组，并且未使用地舒单抗治疗。两组患者的骨膜均出现 MBBF；在松质骨膜和密质骨内膜中，所有接受地舒单抗治疗的患者和 81.8% 的对照组均显示 MBBF。

罗莫单抗是一种单克隆抗体，可结合 / 抑制硬化蛋白，导致骨形成增加和骨吸收减少 [48]。Eriksen 等 [48] 报道了一项关于骨活检的组织形态计量学研究，以评估罗莫单抗（Romo）和安慰剂（Pbo）治疗 2 个月对 MBBF 表面范围的影响，以及松质骨（Cn）、密质骨（Ec）和骨膜（Ps）上基于 RBBF 的变化。罗莫单抗治疗 2 个月后，Ec 和 Cn 表面的 MBBF 显著增加，而 Ps 表面的 MBBF 未显著增加，RBBF 和 Pbo 的表面范围没有显著差异。第 2 个月时，罗莫单抗将 MBBF/RBBF 的比例从 Pbo 中的约 33%/66% 逆转为 Ec 和 Cn 表面中的 66%/33%。

Dempster 等 [49] 提出了新的指数 MS.RBF/BS 和 MS.oRBF/BS oRBF 指外溢的 RBF，使用矿化表面（mineralizing surface，MS）来确定新骨的体积，重点关注新骨的形成是通过 MBF 还是基于 RBF。如果下面的黏合线是光滑的，MS 被指定为 MS.MBF；如果是扇形的，则被指定为 MS.RBF。与扇形反向线相邻的光滑黏合线上的 MS 被指定为外溢（MS.oRBF）。这些指标在接受特立帕肽治疗的患者中明显高于安慰剂组。Dempster 等 [50] 报道了基线检查时和 3 个月后阿巴洛肽的作用。松质骨和密质骨内表面的 MS/BS、RBF/BS、MBF/BS 和 oMBF/BS 结果显著增加，骨膜的 MBF/BS 结果也显著增加。

八、股骨头的骨微塑建

Sano 等 [51] 报道了在对患有骨关节炎和类风湿关节炎患者行髋关节置换术中收集的活组织切片，其中 21 个骨标本进行组织形态计量学分析，发现 20 例患者中 9 例患者的骨小梁上出现基于骨塑建的骨形成，没有任何骨吸收或骨扇形黏合线形成的证据。他们阐明了基于骨塑建的骨形成结构的定义，并将这种组织学表现定义为骨微塑建结构（minimodeling structure，MiS），因为骨微塑建的描述涉及骨形成过程。其中，他们重点关注被类骨质接缝覆盖的 MiS，这代表了骨形成中的一种活跃状态，并提出了术语"形成骨微塑建结构"（forming minimodeling structure，FMiS）。在组织形态计量学分析中，与没有这些结构的标本相比，显示 FMiS 的标本的骨体积明显更大。在含有 FMiS 的骨标本中，类骨质参数增加。他们提出了 MiS 定义的组织学标准：① MiS 的基底是平滑的板层骨表面；② MiS 的板层骨模式不同于骨表面基底的板层骨模式。他们还提出了 FMiS 的定义：①在偏振光下，表面覆盖着至少 3μm 厚的类骨质接缝；② FMiS 骨骼中荧光信号的程度不同于较老的相邻骨骼，并且更微弱。他们描述了识别 FMiS 的优势，即无须标记即可识别活动的骨微塑建区域，并且易于检测，因为与 MiS 相比，其界限更加清晰（图 5-8）。

九、讨论

尽管骨微塑建的概念最初已在 1964 年进行了描述 [14]，但该过程在 2002 年被重新发现，并在 2003 年基于对人类髂嵴的分析发表 [24]。这一过程之所以没有被注意到，可能是因为骨组织形态计量学的观察方法在当时相对落后。第一，当时人们对重建顺序更感兴趣，却很少关注黏合线的形状。第二，与重建参数相比，骨微塑建的观察需要更高的放大率来识别。第三，染色可能是另一个因素。骨需要在甲基丙烯酸乙酯包埋前进行染色，以便在同一切片中观察类骨质组织和荧光标记。Villanueva 骨染色法的应用解决了这一问题 [52, 53]，这种染色法已被广泛使用 [24-27, 33, 34, 51]。第四，必须使用带有偏光附件的荧光显微镜，在亮场、荧光和偏振光条件下，在任何放大倍数下观察切片，以识别和测量同一视野中的类骨质组织、荧光标记和板层图案的结构。当这些因素被克服后，可以很容易地从常规观察中找到骨微塑

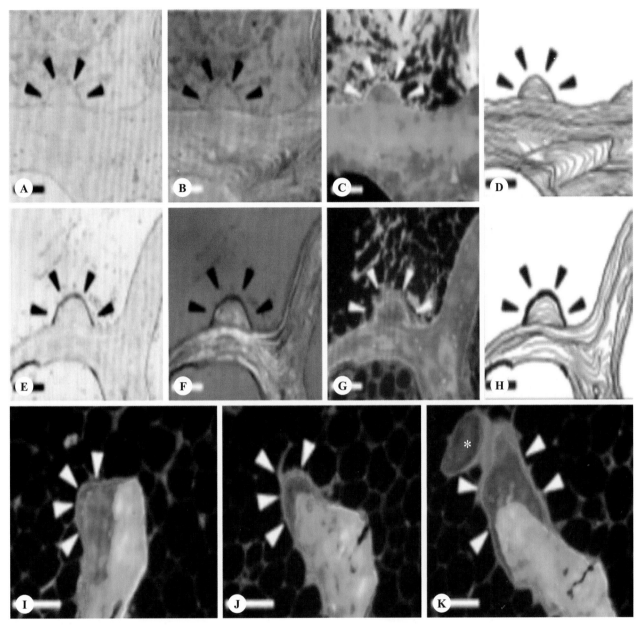

▲ 图 5-8　形成骨微塑建结构

带和不带类骨质接缝的骨微塑建结构（MiS）的组织学表现。A 至 D. 没有类骨质接缝的骨微塑建结构（MiS）。箭头表示代表性的 MiS。MiS 的底部是光滑的板层骨表面，没有任何破骨细胞骨陷窝的证据。基底的层状结构与 MiS 不同。E 至 H. 一个形成骨微塑建结构（FMiS）。在偏振光显微镜下（F，箭头），在 MiS 表面检测到一条紫色的类骨骨质接缝，在荧光显微镜下（G，箭头）检测到一条红色类骨骨质接缝。FMiS 中的荧光信号程度低于基底（G）。I 至 K. 对连续切片进行分析（I→J→K）。在光滑的骨表面上检测到 FMiS，没有以前骨吸收的证据（I），显示生长（J）和与相邻骨小梁的连接，如星号（K）所示。A 和 E 为亮场显微镜，B 和 F 为偏振光显微镜，C、G、I 至 K 为荧光显微镜，D 和 H 为 MiS 图。比例尺：100μm（引自 Sano H et al. [51]）

建结构。

　　骨微塑建结构被描述为"骨芽"，可以对其进行计数并测量大小。Kobayashi 等 [24] 将骨微塑建表示为 Ml，并建议评估以下参数：骨结构为 N.Ml/BS（/mm）、N.Ml/TV（/mm²）、N.Ml/BV（/mm²）、Ml.BV/TV（%）、Ml.BV/BV（%）、Ml.OV/BV（%）、Ml.OV/OV（%）、Ml.OV/Ml.BV（%）；骨表面为 Ml.BS/BS（%）、Ml.OS/BS（%）、Ml.OS/Ml.BS（%）；

骨动力学为 Ml.dLS/dLS（%）、Ml.sLS/sLS（%）、Ml.MS/MS（%）、Ml.MS/BS（%）、Ml.MS/Ml.BS（%）。Hikata 等[33] 报道了以下参数：N.F.MI/BV、N.Q.MI/BV、F.MI.BV/BV、Q.MI.BV/BV、MI.OS/BV、F.MI.BV/N.F.MI。这些参数有助于比较松质骨中不同组的骨微塑建微观结构。

Lindsay 等[39] 提倡使用表面参考参数测量骨形成：基于骨重建的形成、基于骨塑建的形成和基于骨塑建外溢的形成。如果组织学上基于光滑黏合线的结构与重建 BMU 相邻，则实际上会从骨重建部位外溢（图 5-9A）。Lindsay 等[39] 使用这些标准测量了 2018 年前特立帕肽的合成代谢效应。随着对骨塑建表面有很强作用的新药上市，术语 oMBF 可能会对药物的作用产生误解。Dempster 等[47] 提出了一个新的术语，即在使用地舒单抗治疗的患者股骨颈中的"基于扩展重建的骨形成"（extended remodelingbased bone formation，eRBBF），该术语可以更好地理解从骨重建部位外溢的过程（图 5-9B）。由于地舒单抗可抑制约 99% 的重建，任何 eRBBF 都很可能实际上是 MBBF。

Kobayashi 等[24] 在 2003 年关注骨微塑建结构的存在时报道了这一点。Ma 等[38] 和 Lindsay 等[39] 都描述了特立帕肽治疗后骨重建部位骨形成的过度填充。此外，在 2003 年，Ma 将其描述为"混合骨重建/骨微塑建包"，具有短扇形黏合线，然后是较长的光滑黏合线（图 5-2E 至 H）。鉴于这些发现，Jee 等[40] 表示"这类包不能归类为起源于静态骨表面的骨塑建形成位点，但可以归类为溢出到静态骨表面的骨重建位点的过度填充，或者乐观地归类为混合骨重建 – 骨微塑建包，因为不知道这类位点是否激活了骨衬细胞以恢复骨形成"。混合骨重建 – 骨微塑建包可能被归类为基于扩展重建的骨形成。2020 年及以后，随着特立帕肽、阿巴洛肽和罗莫单抗的面世，因此应从头到尾观察新骨形成包的黏合线，以确定是否有扇

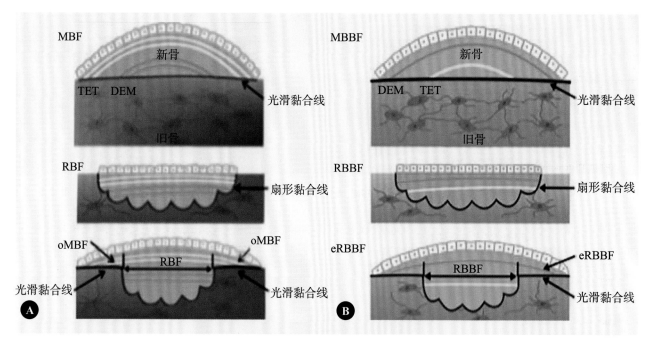

▲ 图 5-9　骨塑建和骨重建中的骨形成类型术语

A. 用四色标记法评估骨形成类型。所示为基于骨塑建的形成（MBF）、基于骨重建的形成（RBF）和基于骨塑建外溢的形成（oMBF）的示意图。DEM. 去甲环素（第一组标记）；TET. 四环素（第二组标记）。B. 图示显示了使用四色标记法评估的骨形成类型。MBBF. 基于骨塑建的骨形成；RBBF. 基于骨重建的骨形成；eRBBF. 基于扩展重建的骨形成；TET. 四环素（第一组标记）；DEM. 去甲环素（第二组标记）。两组插图显示了参数的差异。oMBF 在 A 中被指定为发现光滑黏合线，eRBBF 在 B 中被指定为从骨重建位点外溢的过程（引自 Dempster et al.[45, 56]）

形黏合线形成。如果是这样，那么它可能被称为eRBBF。

结论

1964 年，最初在松质骨中报道了骨微塑建[14]。2003 年，当它在人体骨骼中被重新发现[24] 时，所有的观察都是在髂嵴活检标本中进行的。最近，从椎骨[33] 和股骨头[49] 获得的标本中报道了骨微塑建的存在。股骨颈标本取自全髋关节置换术，用于评估抗骨质疏松药对老年人的影响[49, 50]。因此，似乎可以在任何年龄段的骨骼中的任何松质骨、密质骨和骨膜表面发现骨微塑建。基于骨塑建的骨形成是骨形成和骨重建的一个不可或缺的过程，以实现骨作为组织的更新。

需要更多的研究来了解新药对基于骨塑建的骨形成的影响及其与力学负荷的关系，以最大化骨微塑建和骨重建的骨形成来增加骨体积并维持新形成的骨。

致谢

作者非常感谢 David W. Dempster 教授对手稿的批判性和建设性评论。

参考文献

[1] Milch RA, Rall DP, Tobie JE. Bone localization of the tetracycline. J Natl Cancer Inst. 1957;19:87.

[2] Frost HM. Preparation of thin, undecalcified bone sections by rapid manual method. Stain Tech. 1958;33:273–6.

[3] Frost HM. Staining of fresh, undecalcified thin bone sections. Stain Tech. 1959;34:135–46.

[4] Frost HM, Roth H, Villanueva AR, Stanisavljevic S. Experimental multiband tetracycline measurement of lamellar osteoblastic activity. Henry Ford Hosp Med Bull. 1961;9:312–29.

[5] Frost HM. Bone remodeling dynamics. Springfield, IL: Charles C Thomas; 1963.

[6] Frost HM. Mathematical elements of lamellar bone remodeling. Springfield, IL: Charles C Thomas; 1964.

[7] Frost HM. Tetracycline-based histological analysis of bone remodeling. Calc Tiss Res. 1969;3:211–37.

[8] Recker RR, editor. Bone histomorphometry: techniques and interpretation. Boca Raton, FL: CRC Press; 1983.

[9] Parfitt AM, Drezner MK, Glorieux FH, et al. Bone histomorphometry: standardization of nomenclature, symbols, and units. Report of the ASBMR Histomorphometry Nomenclature Committee. J Bone Miner Res. 1987;2(6):595–610.

[10] Dempster DW, Compston JE, Drezner MK, et al. Standardized nomenclature, symbols, and units for bone histomorphometry: a 2012 update of the report of the ASBMR Histomorphometry Nomenclature Committee. J Bone Miner Res. 2013;28(1):2–17.

[11] Frost HM. Physiology of bone, cartilage and fibrous tissue. Springfield: Charles C Thomas; 1972.

[12] Allen MR, Burr DB. Bone growth, modeling and remodeling. In: Burr DB, Allen MR, editors. Basic and applied bone biology. 2nd ed. Academic; 2019. p. 85–100.

[13] Takahashi H, Epker B, Frost HM. Resorption precedes formative activity. Surg Forum. 1964;15:437–8.

[14] Takahashi H, Hattner R, Epker B, Frost HM. Evidence that Bone resorption precedes formation at the cellular level. Henry Ford Hosp Med Bull. 1964;12:359–64.

[15] Hattner R, Epker BN, Frost HM. Suggested sequential mode of control of changes in cell behaviour in adult bone remodeling. Nature. 1965;206(983):489–90.

[16] Baron R. Importance of the intermediate phases between resorption and formation in the measurement and understanding of the bone remodeling sequence. In: Meunier PJ, editor. Bone histomorphometry: second international workshop Lyon. Toulouse: Armour Montagu; 1977. p. 179–83.

[17] Parfitt AM: The cellular basis of bone remodeling: The quantum concept reviewed in the light of recent advances in the cell biology of bone. Calc Tiss Int 1984;Suppl 36: 37–45.

[18] Delaisse JM. The reversal phase of the bone-remodeling cycle: cellular prerequisites for coupling resorption and formation. Bonekey Rep. 2014;3:561.

[19] Andersen TL, Abdelgawad ME, Kristensen HB, et al. Understanding coupling between bone resorption and formation: are reversal cells the missing link? Am J Pathol. 2013;183(1):235–46. https://doi.org/10.1016/j.ajpath.2013.03.006.

[20] Frost HM. Strains and other mechanical influences on bone strength and maintenance. Curr Opin Orthop. 1997;8:60–70.

[21] Frost HM. The Utah paradigm of skeletal physiology. Vol. I, International Society of Musculoskeletal and Neuronal Interactions; 2002.

[22] Chow JWM, Badve S, Chambers TJ. Bone formation is not coupled to bone resorption in site – specific manner in adults rats. Anat Rec. 1993;236:366–72.

[23] Erben RG. Trabecular and endocortical bone surfaces in the rat: modeling or remodeling? Anat Rec. 1996;246(1):39–46.

[24] Kobayashi S, Takahashi HE, Ito A, et al. Trabecular minimodeling in human iliac bone. Bone. 2003;32(2):163–9. https://doi.org/10.1016/s8756–3282(02)00947–x.

[25] Ubara Y, Fushimi T, Tagami T, et al. Histomorphometric features of bone in patients with primary and secondary hypoparathyroidism. Kidney Int. 2003;63(5):1809–16.

[26] Ubara Y, Tagami T, Nakanishi S, et al. Significance of minimodeling in dialysis patients with adynamic bone disease. Kidney Int. 2005; 68(2):833–9. https://doi.org/10.1111/j.1523–1755 .2005.00464.x.

[27] Yajima A, Inaba M, Tominaga Y, et al. Minimodeling reduces the rate of cortical bone loss in patients with secondary hyperparathroidim. Am J Kidney Dis. 2007;49(3):440–51.

[28] Erben RG, Weiser H, Sinowatz F, et al. Vitamin D metabolites prevent vertebral osteopenia in ovariectomized rats. Calcif Tissue Int. 1992;50:228–36.

[29] Li M, Healy DR, Li Y, et al. Alfacalcidol prevents age-related bone loss and causes an atypical pattern of bone formation in aged male rats. J Musculoskelet Neuronal Interact. 2004;4(1):22–32.

[30] Liu XQ, Chen HY, Tian XY, et al. Alfacalcidol treatment increases bone mass from anticatabolic and anabolic effects on cancellous and cortical bone in intact female rats. J Bone Miner Metab. 2008;26: 425–35.

[31] de Freitas PHL, Hasegawa T, Amizuka N, et al. Eldecalcitol, a second-generation vitamin D analog, drives bone minimodeling and reduces osteoclastic number in trabecular bone of ovariectomized rats. Bone. 2011;49(3):335–42.

[32] Saito H, Takeda S, Amizuka N. Eldecalcitol and calcitoriol stimulates 'bone minimodeling', focal bone formation without prior bone resorption, in rat trabecular bone. J Steroid Biochem Mol Biol. 2013;136:178–82.

[33] Hikata T, Hasegawa T, Horiuchi K, et al. Histomorphometric analysis of minimodeling in the vertebrae in postmenopausal patients treated with anti-osteoporotic agents. Bone Rep. 2016;5:286–91.

[34] Inoue J. Bone changes with long term administration of low dose 1–34 human PTH on adult beagles. J Jpn Orthop Ass. 1985;59:409–27.

[35] Li M, Liang H, Shen Y, et al. Parathyroid hormone stimulates cancellous bone formation at skeletal sites regardless of marrow composition in ovariectomized rats. Bone. 1999;24:95–100.

[36] Neer RM, Arnaud CD, Zanchetta JR, et al. Effect of parathyroid hormone (1–34) on fractures and bone mineral density in postmenopausal women with osteoporosis. N Engl J Med. 2001;344(19):1434–41.

[37] Marcus R, Wang O, Satterwhite J, Mitlak B. The skeletal response to teriparatide is largely independent of age, initial bone mineral density, and prevent vertebral fractures in postmenopausal women with osteoporosis. J Bone Miner Res. 2003;18(1):18–23. https://doi.org/10.1359/jbmr.2003.18.1.18.

[38] Ma YL, Zeng Q, Donley DW, et al. Teriparatide increases bone formation in modeling and remodeling osteons and enhances IGF-II immunoreactivity in postmenopausal women with osteoporosis. J Bone Miner Res. 2006;21(6):855–64.

[39] Lindsay R, Cosman F, Zhou H, et al. A novel tetracycline labeling schedule for longitudinal evaluation of the short-term effects of anabolic therapy with a single iliac crest bone biopsy: early actions of teriparatide. J Bone Miner Res. 2006;21(3):366–73.

[40] Jee WS, Tian XY, Setterberg RB. Cancellous bone minimodeling-based formation: a Frost, Takahashi legacy. J Musculoskelet Neuronal Interact. 2007;7(3):232–9.

[41] Dobnig H, Stepan JJ, Burr DB, et al. Teriparatide reduces bone microdamage accumulation in postmenopausal women previously treated with alendronate. J Bone Miner Res. 2009;24(12):1998–2006.

[42] Lindsay R, Zhou H, Cosman F, et al. Effects of a one-month treatment with PTH(1–34) on bone formation on cancellous, endocortical,

and periosteal surfaces of the human ilium. J Bone Miner Res. 2009;22(4):495–502.

[43] Nakamura T, Sugimoto T, Nakano T, et al. Randomized teriparatide [human parathyroid hormone (PTH)1–34] once-weekly efficacy research (TOWER) trial for examining the reduction in new vertebral fractures in subjects with primary osteoporosis and high fracture risk. J Clin Endocrinol Metab. 2012;97:3097–106.

[44] Sugimoto T, Shiraki M, Fukunaga M, et al. Study of twice-weekly injections of Teriparatide by comparing efficacy with once-weekly injections in osteoporosis patients: the TWICE study. Osteoporosis Int. 2019;30:2321–31.doi.org/10.1007/s00198–019– 05111– 6

[45] Dempster DW, Zhou H, Recker RR, et al. Remodeling- and modeling-based bone formation with teriparatide versus denosumab: a longitudinal analysis from baseline to 3 months in the AVA Study. J Bone Miner Res. 2017;33(2):298–306. https://doi.org/10.1002/jbmr.3309.

[46] Bone HG, Wagman RB, Brandi ML, et al. 10 years of Denosumab treatment in postmenopausal women with osteoporosis: results from the phase 3 randomized FREEDOM trial and open-label extension. Lancet Diabetes Endocrinol. 2017;5(7):513–23. https://doi.org/10.1016/ S2213–8587(17)30138–9.

[47] Dempster DW, Chines A, Bostrom MP, et al. Modeling-based bone formation in the human femoral neck in subjects treated with denosumab. J Bone Miner Res. 2020;35(7):1282–8. https://doi.org/10.1002/jbmr.4006.

[48] Eriksen EF, Chapurlat R, Brown JP, et al.: Extensive modeling-based bone formation after 2 months of romosozumab treatemnt: results from the FRAME Clinical Trial. Annual Meeting ASBMF 2019, Abstract 1049.

[49] Dempster DW, Nieves J, Zhou H, et al. Effects of Teriparatide on modeling-based and remodeling-based bone formation in the human femoral neck. Annual meeting of American Society for Bone Mineral Research, Sept, 12, 2020, Abstract 1039.

[50] Dempster DW, Zhou H, Rao SD, et al.: Effects of abaloparatide on modeling and remodeling based bone formation. Annual meeting of American Society for Bone Mineral Research, Sept, 12, 2020, Abstract 1040.

[51] Sano H, Kondo N, Shimakura T, et al. Evidence for ongoing modeling-based bone formation in human femoral head trabeculae via forming minimodeling structure: a study in patients with fracture and arthritis. Front Endocrinol. 2018;9:88. https://doi.org/10.3389/fendo.2018.00088.

[52] Villanueva AR, Kundin KD. A veratile new mineralized bone stain for simultaneous assessment of tetracycline and osteoid seams. Stain Technol. 1989;64:129–38.

[53] Villanueva AR. Preparation and staining of mineralized sections of bone. In: Takahashi HE, editor. Handbook of bone morphometry. 2nd ed. Niigata: Nishimura Publisher; 1997. p. 27–40.

第 6 章　骨重建过程中骨吸收向骨形成逆转的机制

Mechanism Reversing Bone Resorption to Formation During Bone Remodeling

Jean-Marie Delaisse　Thomas Levin Andersen　Helene Bjoerg Kristensen　Pia Rosgaard Jensen　著

王银河　林　华　译

关 键 词

偶联，骨丢失，骨重建周期，逆转期，骨祖细胞，骨形成，破骨细胞，冠层，骨髓包膜，成骨细胞生成

一、了解骨重建需要注意逆转期

骨重建是一个新的骨基质取代现有的骨基质的过程。它是通过介导骨吸收的破骨细胞和介导骨形成的成骨细胞组成的局部细胞群相互协作实现的，这些细胞被称为基本多细胞单元（basic multicellular units，BMU）。骨丢失通常归因于 BMU 内骨吸收与骨形成这两项活动的失衡[1, 2]。因此，无论是在药物设计、临床标志物的开发、骨形态计量学，还是病理生理机制的研究中，骨吸收和骨形成都是一个主要的研究热点。

然而，常识告诉我们，将"吸收面"转化为"形成面"不可能是偶然的，而是必须由一种特殊的机制来驱动。这种转换意味着在骨表面"召唤"了破骨细胞后再"召唤"成骨细胞谱系。实际上就是将成骨细胞招募至 BMU 中，更具体地说，就是启动骨形成，从而偶联 / 逆转骨吸收至骨形成。这也是那些参与偶联骨吸收和骨形成的分子的预期作用位点[3]。第 7 章的观察结果很好地证明了这一中心作用，表明偶联 / 逆转实际上可能失败，导致骨形成未启动，从而导致骨丢失[4, 5]。值得注意的是，这种骨丢失的原因（没有成骨细胞）与由

BMU 失衡（破骨细胞 - 成骨细胞运转失灵）造成的骨丢失在机制上是不同的，可能需要不同的诊断和治疗考虑。因此，除目前对骨吸收和骨形成的关注外，还需要关注逆转机制。

二、逆转的早期观察和了解逆转机制的适当方法的必要性

20 世纪 70 年代，Baron 首次将骨重建周期的逆转期定义为破骨细胞吸收和骨基质沉积开始之间的中间阶段[6]。逆转的组织学特征是单核细胞拉长并铺在侵蚀表面[6, 7]。这些细胞被命名为逆转细胞，但它们的性质和作用多年来一直不清楚，因为对它们的特征描述大多是形态学上的。研究发现，人类骨骼中的逆转表面占侵蚀表面的平均比例高达 80%[4, 8]。然而，该值随着病理生理条件而变化[4, 8]。该值的增加反映了骨形成开始的延迟（或缺失），因此导致偶联过程延迟（或缺失）。这种情况预示着解偶联并已经被多次报道，但它们的病理生理相关性并没有得到预期的关注[3]。只有在逆转被发现的早期阶段，少数几项研究尝试系统地研究逆转，在牙槽骨发生骨重建的大鼠模型中，发现骨表面发生逆转的高峰时间晚于吸收期而早于形成期[9]。此外，在人骨骼的破骨细胞和成骨细胞最丰富区域之间的骨陷窝中逆转细胞比例最高[10]。这些数据得出了一个众所周知的结论，即骨重建单元中的逆转期是一种单一的连续事件，并发生在骨吸收期和骨形成起始之间[11]。然而，

人们应该意识到，这些描述是基于在整个骨骼表面获得的平均测量值，然后按一定的"逻辑"顺序进行排列，它们并不是骨重建单元内事件的"真实"顺序。

过去对逆转的作用机制缺乏了解，也没有适当的方法来获得这方面的知识，导致逆转部位的病理生理学并不清楚，大多数人也没有去考虑。然而，最近不同研究方法的结合实现了突破。这些方法包括：①在组织切片中使用标记物揭示相关特征和特定细胞活性的应用[4, 12]；②沿着骨重建事件发生轴进行定向的组织学切片，使得能够连续捕捉从最初的骨吸收到骨形成开始之间发生的连续事件[13, 14]；③开始关注那些在研究中通常不被考虑的组织区域，包括邻近骨表面的骨髓[12, 15-19]；④利用密质骨内孔隙严格测量密质骨内骨丢失，并将这种骨丢失与该孔隙的特定生物学事件联系起来[5]；⑤在不同病理生理条件（甲状旁腺功能亢进、年龄、绝经、糖皮质激素诱导的骨质疏松症、多发性骨髓瘤）或药物作用下，比较骨重建的关键组织学特征[3]。这些方法表明，发生逆转的关键活动是招募骨祖细胞，它发生在骨吸收期[14]，并受到破骨细胞、成骨细胞谱系、毛细血管和其他类型细胞的影响[3]。逆转期似乎是决定应进一步吸收、不重建或由新骨替代的核心。现在可以理解逆转是如何影响病理生理学的，这使得人们重新审视关于骨重建和骨丢失的经典观点[13, 14]。本章侧重于逆转的作用机制，从而提供必要的机制研究背景来解释逆转与骨丢失的相关性（见第 7 章）。

三、逆转细胞是骨祖细胞

正如早期综述描述的，逆转细胞的特征一直存在争议，特别是那些在破骨细胞移开后立即在侵蚀表面附着的逆转细胞的特征[3, 20]。这些细胞被认为是巨噬细胞样，因为观察到它们能够摄取吸收陷窝中破骨细胞留下的吸收碎片。还有一种观点是基于破骨细胞典型的标志物 TRACP 免疫反应，认为它们可能是破骨细胞前体细胞。在对组织学骨切片中的细胞标志物（如 Runx2、碱性磷酸酶型、3 型胶原）和其他标志物进行系统分析，揭示了逆转细胞的成骨特征[4, 14, 20]。这些标志物也揭示了成骨谱系细胞群体的"成熟"特征，从而解释了已报道的逆转细胞表型的多样性[10]：①那些紧邻破骨细胞的细胞通常类似于早期的骨祖细胞（平滑肌肌动蛋白高表达），形态更加细长，并表现出分解代谢的特征（吞噬吸收碎片并富含 MMP13），从而支持破骨细胞吸收[4, 20, 21]；②那些紧邻类骨质覆盖表面的细胞通常类似向成熟成骨细胞分化的骨形成细胞（Osterix 高表达），形态更丰满[4, 20]。推测逆转细胞从分解代谢特征向合成代谢特征的转变是控制骨重建的关键，这是值得关注的。

四、骨祖细胞与侵蚀表面上的破骨细胞混合：新发现的混合逆转 – 吸收期

目前的骨重建周期模型显示，逆转期是发生在骨吸收之后与骨形成之前的一个阶段[11]。如上所述，这样的模型仅仅是猜想，而不是真实 BMU 图片的观察。因为传统的形态测量是基于随机方向的切片，而很少沿着重建单元轴进行定向切片。因此，在很长一段时间里，发生在侵蚀表面上的事件的真实顺序仍然不清楚[13]。最近的一项研究利用了密质骨内 BMU 的方向大多平行于长骨骨干长轴这一事实，实时揭示了从骨吸收起始到骨形成开始的一系列连续事件[14]。这些事件发生在所谓的切割锥壁上，在没有使用标记的情况下，人们对其仍知之甚少。

对这种切割锥的分析表明，骨重建周期起始于切割锥"尖端"密集堆积的破骨细胞，破骨细胞一旦移开，骨祖细胞附着在侵蚀表面，此时破骨细胞稀疏分布在切割锥的"壁"上，直到骨形成开始[14]。本研究提供的非常重要的信息是，逆转细胞和破骨细胞同时出现在侵蚀表面，形成一个混合逆转 – 吸收期（图 6-1），这允许破骨细胞和骨祖细胞之间进行对话[13, 14]。这与教科书中

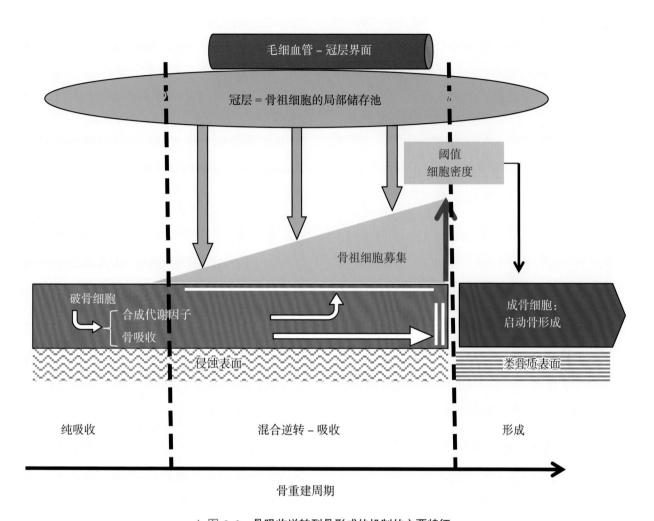

▲ 图 6-1　骨吸收逆转到骨形成的机制的主要特征

图中强调：①存在混合逆转 - 吸收期，其允许多个破骨细胞和骨祖细胞相互作用；②侵蚀表面骨祖细胞的募集是启动骨形成和终止骨吸收的必要条件；③骨祖细胞的一个关键局部来源是骨髓包膜，其在骨重建部位上方形成了一个冠层；④与冠层密切接触的毛细血管可能有助于募集过程

描述的两个连续的吸收期和逆转期形成对比，这两个阶段只为破骨细胞和骨祖细胞相互作用留下了很小的空间[11]。有趣的是，逆转 - 吸收期的长度在不同的切割锥之间变化很大（5 倍，长度在 250～1250μm[14]），因此意味着在不同的切割锥中破骨细胞和骨祖细胞相互作用的持续时间差异很大[14]。在骨重建过程中，骨吸收是如何逆转为骨形成是一个值得关注的问题。

五、逆转 - 吸收事件：骨吸收、骨祖细胞招募和骨祖细胞吸收控制

在经典的文献中，切割锥尖端的破骨细胞受到的关注最多。它们似乎负责启动骨吸收和锥管延长。然而，重要的是，在逆转 - 吸收期发生在切割锥壁上的破骨细胞负责扩大切割锥，逆转 - 吸收期越长，切割锥就越宽，这与破骨细胞暴露时间一致[14]。值得注意的是，研究发现逆转 - 吸收期平均占整个吸收过程的 83%，它是整个吸收过程的主要贡献者[14]。

沿着 BMU 活动轴切片使得系统地分析在逆转 - 吸收期骨祖细胞群体中发生的进行性变化成为可能。发现最显著的变化是细胞密度[14]：骨祖细胞的细胞密度在逆转 - 吸收期逐渐增加，细胞密度过低时骨形成就不会开始。这表明需要一个阈值来启动骨形成（图 6-1）。这一现象得到了以下事实的支持：该阈值与逆转 – 吸收区域的长度无关，这进一步反映了不同锥管中骨祖细胞募集率的差异很大[14]。这是一个中心观察结果，因为它证明侵蚀表面上的骨祖细胞募集诱导了骨形成，并且募集速率决定了骨形成的开始时间。

因为骨祖细胞招募的速率决定了骨形成启动的等待时间，并且骨吸收期在整个等待时间内持续，因此骨祖细胞募集率也决定了骨吸收的程度（图 6-1）。这一显著的特性表明了骨吸收的程度同样依赖于骨祖细胞的招募，因此，如果招募没有达到阈值密度，持续的骨吸收可能会导致病理性骨丢失。这解释了为什么逆转功能发生障碍会导致骨丢失，并为第 7 章的观察结果提供了机制基础。支持这一机制的数据是在密质骨中获得的（这允许进行严格的分析），但正如在其他地方讨论的[14]，它们很可能适用于松质骨。

六、侵蚀表面附着的骨祖细胞来源

骨衬细胞（bone lining cells，BLC）是指与静息的骨基质紧密连接的细胞，BLC 预先就存在于骨表面，并在几个细胞追踪模型[22-24]中被鉴定为骨祖细胞，因此 BLC 很可能是逆转细胞群产生的来源。研究认为 BLC 在破骨细胞[25-27]通过时收缩，并在其通过后扩展到侵蚀表面（被破骨细胞产生的趋化因子所吸引）。然而，这些细胞太少，并不能启动骨形成，并且其增殖指数对于逆转表面来说太低，因此来源于 BLC 的说法太过牵强[18]。正如在其他文献报道的那样，通过比较人类松质骨[3]逆转表面环境中的细胞增殖、细胞密度和分化标志物，可以深入了解 BLC 的输入途径。骨髓包膜（bone marrow envelope，BME）似乎在输入中发挥重要作用[3, 18, 28, 29]。BME 是围绕在骨髓周围的一层 CD271+ 细胞[30, 31]。在静息表面上，它介于 BLC 和骨髓之间。这个包膜很容易被忽视，因为它太薄，在光学显微镜水平检测不到，在电子显微镜下，BME 细胞与 BLC 非常相似，细胞延长且平行于骨表面[18]。然而，BME 细胞有它们自己的特定特征，这表明它们可能代表不同的细胞类别[3, 18]。BLC 被认为是分化后的成骨细胞，而 BME 细胞可能对应于在发育过程中附着于原始骨髓腔外围的网状外膜细胞亚群[32]。虽然 BLC 与骨基质直接接触，但 BME 细胞不与之接触，当取骨髓活检时或在骨重建周期开始时由破骨细胞刺激，可以使 BME 细胞与 BLC 分离[18, 28]。在骨重建部位，BME 看起来像一个天篷（图 6-1）。它覆盖了所有参与重建的骨表面细胞，从而勾勒出一个所谓的骨重建腔室[3, 12, 18]。与骨表面相比，从静息表面到重建表面的转变诱导了不同的分子特征[30]。首先，冠层细胞的增殖指数是位于侵蚀表面的细胞的 2～3 倍[18, 30]。值得注意的是，这种更高的增殖并不会导致冠层水平上的细胞密度增加，相反，尽管增殖较低，但逆转表面的细胞密度却增加了[18, 30]。冠层上细胞密度与增殖的相反行为表明，冠层是骨祖细胞数量增加的主要原因，骨祖细胞随后被转移到骨表面。其次，早期成骨细胞分化标志物（如平滑肌肌动蛋白和细胞黏合素）在冠层上高表达，而后期成骨细胞谱系标志物 Osterix 则相反。Runx2 存在于大多数冠层细胞和逆转细胞中[18, 30]。

在侵蚀表面的冠层覆盖缺失的病理生理学情况下（包括老化、绝经后和糖皮质激素诱导的骨质疏松症、骨髓瘤），冠层在侵蚀表面的骨祖细胞募集中同样发挥关键作用，因为冠层反复缺失与骨祖细胞招募不足和骨形成启动不足同时发生[12, 15-17, 33]。这几种不同情况的反复重合，加上冠层非常接近被侵蚀的表面，以及对细胞标志物、增殖指数和细胞密度的评估，明确表明了冠层细胞对侵蚀表面骨祖细胞募集的巨大作用（图 6-1）[3]。这些分子变化的刺激因素在其他报道中进行了讨论，并与骨重建开始时细胞 – 细胞和细胞 – 基质相互作用的变化有关[3]。特别重要的是，冠层细胞与破骨细胞和毛细血管之间具有大量的接触（图 6-1），因为后两种是偶联 / 成骨 / 增殖因子的来源[3, 12, 18, 19]。

除了关注侵蚀表面上的这种密集的冠层相关毛细血管网络，还应该关注循环中成骨细胞谱系的存在[34]，以及携带骨祖细胞的过渡血管在成骨细胞募集到小鼠骨形成部位中的可能作用[35, 36]。因此，侵蚀表面可能以同样的方式从毛细血管中招募骨祖细胞，电子显微镜的观察发现，这可能是通过冠层易位发生的[19]。从毛细血管中招募也可能与密质骨重建有关，因为它似乎是唯一可能的输入途径。

七、骨祖细胞特异性靶向和其他逆转相关特征

如上所述，逆转不仅需要骨祖细胞的增殖和分化，还需要将骨祖细胞精确定位于需要重建吸收骨的部位，破骨细胞吸收过程中产生的因子对其趋化作用已引起广泛关注。一系列研究报道了能够将骨髓深层的骨祖细胞吸引到骨表面的可溶性因子，如 TGF-β[37]、IGF[37]、PDGF[38-40]、S1P[41]。其他研究强调了那些以一种更加"部位受限"的方式诱导骨生成的固定化因子的作用。例如，与侵蚀基质结合的因子，如 TRACP[43] 和脱矿的胶原残留物[21, 44]，以及纤连蛋白[44] 或与破骨细胞膜结合的 EphrinB2[42]。显然，这些固化因子与已经附着在侵蚀表面附近的骨祖细胞（如 BLC 和冠层细胞）的趋化性有关。

另一个有趣的问题是，骨细胞是否在逆转过程中起到了特定的作用。目前还没有明确的答案，但有报道称破骨细胞因子（如 LIF[45] 和心肌营养蛋白[46]）可以使骨细胞产生较少的硬骨抑素，因此更有利于骨的形成。据推测，骨细胞也会对吸收腔的存在所产生的机械应变的变化做出反应[47]。

逆转表面的一个众所周知的标志是黏合线[48]。它由沉积在侵蚀表面的嗜碱性物质组成，富含黏多糖和骨桥蛋白。它被认为主要在细胞黏附和在连接新骨基质包裹旧骨基质中起作用。然而，目前尚不清楚骨黏合线是否在激活成骨过程中起作用。

八、逆转新发现对骨丢失治疗及传统形态计量学的影响

有关逆转机制的新发现强调，必须考虑逆转期以恰当地解决骨重建相关问题。第一，现在很清楚的是，尽管标准的形态计量学推测从骨吸收到骨形成的偶联在骨重建中是常规的，但是逆转可能会失败，导致吸收到形成的解偶联。这种解偶联代表了一种具有特殊病理的骨丢失机制，即成骨细胞的缺失（导致骨重建周期的中止且没有 BMU 的产生），而不是通常所说的 BMU 内破骨细胞 – 成骨细胞群的功能障碍。显然，在寻找预防骨丢失的治疗策略时，应该考虑到这种骨丢失的原因。第二，常规形态计量学应该包括对逆转的评估。这可能面临挑战，但一些已被用来解释逆转机制的特征值得考虑，即彻底识别所有的侵蚀表面（破碎的板层），通过量化区分破骨细胞和逆转表面，并揭示有关细胞密度和冠层覆盖率的逆转表面特征。此外，对于标准的形态计量学指标应谨慎地去解读。例如，所谓的骨重建激活频率只能在偶联重建中被解释，因为该参数实际上是骨形成的激活频率（这样的说法更为合适）。第三，在混合逆转 – 吸收期，破骨细胞似乎使骨祖细胞的活性由分解代谢（促进吸收）向合成代谢（成骨细胞形成）转变。这一显著的特性应用来指导进一步的研究，以揭示骨骼尽管在持续不断地重建，但是骨量和骨结构是如何在成年后的整个生命活动中保持不变的。

参考文献

[1] Compston JE, Mcclung MR, Leslie WD. Seminar osteoporosis. Lancet. 2019;393:364–76.

[2] Riggs BL, Parfitt AM. Drugs used to treat osteoporosis: the critical need for a uniform nomenclature based on their action on bone remodeling. J Bone Miner Res. 2005;20(2):177–84.

[3] Delaisse J-M. The reversal phase of the bone-remodeling cycle: cellular prerequisites for coupling resorption and formation. Bonekey Rep. 2016;5:1–8.

[4] Andersen TL, Abdelgawad ME, Kristensen HB, Hauge EM, Rolighed L, Bollerslev J, et al. Understanding coupling between bone resorption and formation: are reversal cells the missing link? Am J Pathol. 2013;183(1):235–46.

[5] Andreasen CM, Delaisse J-M, van der Eerden BCJ, van Leeuwen JPTM, Ding M, Andersen TL. Understanding age-induced cortical porosity in women: the accumulation and coalescence of eroded cavities upon existing intracortical canals is the main contributor. J Bone Miner Res. 2018;33(4):606–20.

[6] Baron R. Importance of the intermediate phases between resorption and formation in the measurement and understanding of the bone remodeling sequence. In: Meunier PJ, editor. Bone histomorphometry: second international workshop. Paris: Armour Montagu; 1977. p. 179–83.

[7] Dempster DW, Compston JE, Drezner MK, Kanis FHG, John AM, Ott S, et al. Histomorphometry nomenclature: a 2012 update of the report of the ASBMR histomorphometry nomenclature David. J Bone Miner Res. 2014;28(1):2–17.

[8] Baron R, Vignery A, Lang R. Reversal phase and osteopenia: Defective coupling of resorption to formation in the pathogenesis of osteoporosis. In: Deluca HF, Frost HM, Jee WSS, Johnston CC, Parfitt AM, editors. Osteoporosis: recent advances in pathogenesis and treatment. University Park Press, Baltimore, MD; 1980. p. 311–20.

[9] Van Tran PT, Vignery A, Baron R. Cellular kinetics of the bone remodeling sequence in the rat. Anat Rec. 1982;202(4):445–51.

[10] Eriksen EF, Melsen F, Mosekilde L. Reconstruction of the resorptive site in iliac trabecular bone: a kinetic model for bone resorption in 20 normal individuals. Metab Bone Dis Relat Res. 1984;5(5):235–42.

[11] Eriksen EF. Normal and pathological remodeling of human trabecular bone: three dimensional reconstruction of the remodeling sequence in normals and in metabolic bone disease. Endocr Rev. 1986;7(4):379–408.

[12] Andersen TL, Sondergaard TE, Skorzynska KE, Dagnaes-Hansen F, Plesner TL, Hauge EM, et al. A physical mechanism for coupling bone resorption and formation in adult human bone. Am J Pathol. 2009;174(1):239–47.

[13] Dempster DW. Tethering formation to resorption: reversal revisited. J Bone Miner Res. 2017;32(7):1389–90.

[14] Lassen NE, Andersen TL, Pløen GG, Søe K, Hauge EM, Harving S, et al. Coupling of bone resorption and formation in real time: new knowledge gained from human Haversian BMUs. J Bone Miner Res. 2017;32(7):1395–405.

[15] Andersen TL, Hauge EM, Rolighed L, Bollerslev J, Kjærsgaard-Andersen P, Delaisse J-M. Correlation between absence of bone remodeling compartment canopies, reversal phase arrest, and deficient bone formation in post-menopausal osteoporosis. Am J Pathol. 2014;184(4):1142–51.

[16] Jensen PR, Andersen TL, Hauge E-M, Bollerslev J, Delaissé J-M. A joined role of canopy and reversal cells in bone remodeling-lessons from glucocorticoidinduced osteoporosis. Bone. 2014;73:16–23.

[17] Jensen PR, Andersen TL, Søe K, Hauge EM, Bollerslev J, Amling M, et al. Premature loss of bone remodeling compartment canopies is associated with deficient bone formation: a study of healthy individuals and patients with Cushing's syndrome. J Bone Miner Res. 2012;27(4):770–80.

[18] Kristensen HB, Andersen TL, Marcussen N, Rolighed L, Delaisse J-M. Osteoblast recruitment routes in human cancellous bone remodeling. Am J Pathol. 2014;184(3):778–89.

[19] Kristensen HB, Andersen TL, Marcussen N, Rolighed L, Delaisse J-M. Increased presence of capillaries next to remodeling sites in adult human cancellous bone. J Bone Miner Res. 2013;28(3):574–85.

[20] Abdelgawad ME, Delaisse J-M, Hinge M, Jensen PR, Alnaimi RW, Rolighed L, et al. Early reversal cells in adult human bone remodeling: osteoblastic nature, catabolic functions and interactions with osteoclasts. Histochem Cell Biol. 2016;145(6):603–15.

[21] Everts V, Delaissié JM, Korper W, Jansen DC, Tigchelaar-Gutter W, Saftig P, et al. The bone lining cell: its role in cleaning Howship's lacunae and initiating bone formation. J Bone Miner Res. 2002;17(1):77–90.

[22] Kim SW, Lu Y, Williams EA, Lai F, Lee JY, Enishi T, Balani DH, Ominsky MS, Ke HZ, Kronenberg HMWM. Sclerostin antibody administration converts bone lining cells into active osteoblasts. J Bone Miner Res. 2017;32(5):892–901.

[23] Kim SW, Pajevic PD, Selig M, Barry KJ, Yang JY, Shin CS, et al. Intermittent parathyroid hormone administration converts quiescent lining cells to active osteoblasts. J Bone Miner Res. 2012;27(10):2075–84.

[24] Matic I, Matthews BG, Wang X, Dyment NA, Worthley DL, Rowe DW, et al. Quiescent bone lining cells are a major source of osteoblasts during adulthood. Stem Cells. 2016;34(12):2930–42.

[25] Ferrier J, Xia SL, Lagan E, Aubin JE, Heersche JNM. Displacement and translocation of osteoblast-like cells by osteoclasts. J Bone Min Res. 1994;9(9):1397–405.

[26] Perez-Amodio S, Beertsen W, Everts V. (pre-)osteoclasts induce retraction of osteoblasts before their fusion to osteoclasts. J Bone Miner Res. 2004;19(10):1722–31.

[27] Karsdal MA, Fjording MS, Foged NT, Delaissé J-M, Lochter A. Transforming growth factor-β- induced osteoblast elongation regulates osteoclastic bone resorption through a p38 mitogen-activated protein kinase- and matrix metalloproteinase-dependent pathway. J Biol Chem. 2001;276(42):39350–8.

[28] Bi LX, Mainous EG, Yngve DA, Buford WL. Cellular isolation, culture and characterization of the marrow sac cells in human tubular bone. J Musculoskelet Neuronal Interact. 2008;8(1):43–9.

[29] Simmons D. The in vivo role of bone marrow fibroblast-like stromal cells. Calcif Tissue Int. 1996;58(3):129–32.

[30] Jensen PR, Andersen TL, Sikjær TT, Rejnmark L, Ejersted CDJ. Molecular changes triggered in local osteoprogenitors at the onset of bone remodeling. J Bone Miner Res. 2017;32(Suppl 1):S332.

[31] Tormin A, Li O, Brune JC, Walsh S, Schütz B, Ehinger M, et al. CD146 expression on primary nonhematopoietic bone marrow stem cells is correlated with in situ localization. Blood. 2011;117(19):5067–77.

[32] Bianco P, Riminucci M. The bone marrow stroma in vivo: ontogeny, structure, cellular composition and changes in disease. In: Beresford JN, Owen ME, editors. Marrow stromal cell culture [internet]. Cambridge: Cambridge University Press; 1998. p. 11–24.

[33] Andersen TL, Søe K, Sondergaard TE, Plesner T, Delaisse J-M. Myeloma cell-induced disruption of bone remodelling compartments leads to osteolytic lesions and generation of osteoclast-myeloma hybrid cells: research paper. Br J Haematol. 2010;148(4):551–61.

[34] Eghbali-Fatourechi GZ, Lamsam J, Fraser D, Nagel D, Riggs BL, Khosla S. Circulating osteoblast-lineage cells in humans. N Engl J Med. 2005;352(19):1959–66.

[35] Kusumbe AP, Ramasamy SK, Adams RH. Coupling of angiogenesis and osteogenesis by a specific vessel subtype in bone. Nature. 2014;507(7492):323–8.

[36] Caire R, Roche B, Picot T, Aanei CM, He Z, Campos L, et al. Parathyroid hormone remodels bone transitional vessels and the leptin receptor-positive Pericyte network in mice. J Bone Miner Res. 2019;00:1–15.

[37] Tang Y, Wu X, Lei W, Pang L, Wan C, Shi Z, et al. TGF-B1–induced migration of bone mesenchymal stem cells couples bone resorption with formation. Nat Med. 2009;15(7):757–65.

[38] Sanchez-Fernandez MA, Gallois A, Riedl T, Jurdic P, Hoflack B. Osteoclasts control osteoblast chemotaxis via PDGF-BB/PDGF receptor beta signaling. PLoS One. 2008;3(10).

[39] Xie H, Cui Z, Wang L, Xia Z, Hu Y, Xian L, et al. PDGF-BB secreted by preosteoclasts induces angiogenesis during coupling with osteogenesis. Nat Med. 2014;20(11):1270–8.

[40] Tokunaga A, Oya T, Ishii Y, Motomura H, Nakamura C, Ishizawa S, et al. PDGF receptor β is a potent regulator of mesenchymal stromal cell function. J Bone Miner Res. 2008;23(9):1519–28.

[41] Pederson L, Ruan M, Westendorf JJ, Khosla S, Oursler MJ. Regulation of bone formation by osteoclasts involves Wnt/BMP signaling and the chemokine sphingosine-1–phosphate. Proc Natl Acad Sci USA. 2008;105(52):20764–9.

[42] Zhao C, Irie N, Takada Y, Shimoda K, Miyamoto T, Nishiwaki T, et al. Bidirectional ephrinB2–EphB4 signaling controls bone homeostasis. Cell Metab. 2006;4(2):111–21.

[43] Sheu TJ, Schwarz EM, O'Keefe RJ, Rosier RN, Puzas JE. Use of a phage display technique to identify potential osteoblast binding sites within osteoclast lacunae. J Bone Miner Res. 2002;17(5):915–22.

[44] Abdelgawad ME, Søe K, Andersen TL, Merrild DMH, Christiansen P, Kjærsgaard-Andersen P, et al. Does collagen trigger the recruitment of osteoblasts into vacated bone resorption lacunae during bone remodeling? Bone. 2014;67:181–8.

[45] Walker EC, McGregor NE, Poulton IJ, Solano M, Pompolo S, Fernandes TJ, et al. Oncostatin M promotes bone formation independently of resorption when signaling through leukemia inhibitory factor receptor in mice. J Clin Invest. 2010;120(2):582–92.

[46] Walker EC, McGregor NE, Poulton IJ, Pompolo S, Allan EH, Quinn JMW, et al. Cardiotrophin-1 is an osteoclast-derived stimulus of bone formation required for normal bone remodeling. J Bone Miner Res. 2008;23(12):2025–32.

[47] Erben RG. Hypothesis: coupling between resorption and formation in cancellous bone remodeling is a mechanically controlled event. Front Endocrinol (Lausanne). 2015;6:1–5.

[48] McKee MD, Nanci A. Osteopontin: an interfacial extracellular matrix protein in mineralized tissues. Connect Tissue Res. 1996;35(1–4):197–205.

第 7 章　骨丢失中逆转 – 吸收期的意义

Significance of Reversal-Resorption Phase in Bone Loss

Thomas Levin Andersen　Jean-Marie Delaisse　Jesper Skovhus Thomsen　Christina Møller Andreasen　著

吕金悍　林　华　译

关键词

偶联，骨丢失，骨重建周期，基本多细胞单元，逆转期，骨吸收，骨形成，破骨细胞，冠层，成骨细胞，骨髓包膜，BMU 平衡，密质骨孔隙度，密质骨变薄，衰老，骨质疏松症，基于骨重建的骨形成

一、逆转 – 吸收期的组织学表现

最近对骨重建的连续步骤进行了修订，并对生理、病理生理条件下骨重建过程提出了新的观点，关键的骨重建步骤可以造成骨丢失。骨重建包括三个连续阶段：①由初始破骨细胞动员的短暂初始吸收期；②较长的逆转 – 吸收期，主要由混合逆转细胞（骨祖细胞）和次级破骨细胞参与；③后续的骨形成期，主要由成熟的成骨细胞参与（图 7–1）。在密质骨中，要认识到一个重要的事实，即密质骨内骨重建事件不仅产生了新的管腔（1 型骨重建），而且还重建了现有管腔（2 型骨重建）[2-7]。在成人中，由于密质骨内管网已经完全发育，因此 2 型骨重建比 1 型骨重建更普遍。

组织学上，在逆转 – 吸收期可以观察到侵蚀表面有单核逆转细胞和分散的多核破骨细胞募集。在松质骨中形成更深的侵蚀表面，或在密质骨中侵蚀的孔隙扩大，直到随后骨形成开始[1]。事实上，大多数骨吸收发生在逆转 – 吸收期，因为产生这些侵蚀面的初始吸收仅占由密质骨重建引起的吸收事件的 17%（5%～52%）[1]。人骨骼的组织形态计量学研究表明，超过 80% 的侵蚀表面附着有逆转细胞[8-12]。其余表面附着初级的破骨细胞，尤其是逆转 – 吸收期的次级破骨细胞，这足以证明超过 95% 的侵蚀表面反映了这一阶段的重建过程。这使得骨小梁上侵蚀表面的范围和密质骨中侵蚀孔隙的普遍性成为逆转 – 吸收期内表面 / 孔隙范围的合适评估方法。

二、侵蚀表面的组织形态计量学分析

侵蚀表面作为静态形态测量参数，已通过组织形态计量学研究了几十年。不幸的是，侵蚀表面经常被误认为是扇形、不规则、锯齿状或凹凸不平的表面，使得分析主观且不准确[12-14]。同样的道理也适用于嵌入骨基质中被当作黏合线的侵蚀表面[12,14,15]。相反，侵蚀表面应严格定义为侵蚀破坏现有骨基本结构单元的表面，将其作为破骨细胞吸收的明确标志[2,8]。这一新定义为骨小梁和密质骨中存在侵蚀表面提供了更准确、更可靠的定义（图 7–2）。如果样本和切片处理得当，在偏振光下可以看到凹凸不平的骨板。重要的是，我们应该将这种侵蚀视为骨缺损，整个缺损虽然都是由侵蚀形成的，但侵蚀（破碎板层）在缺损两侧壁上最清晰，而在底部不清晰。侵蚀表面的检测不依赖于破骨细胞或邻近表面的骨样组织。侵蚀表面不仅反映了具有活跃侵蚀表面的骨重建部位，还可反映所谓的停滞逆转表面，其被定义为

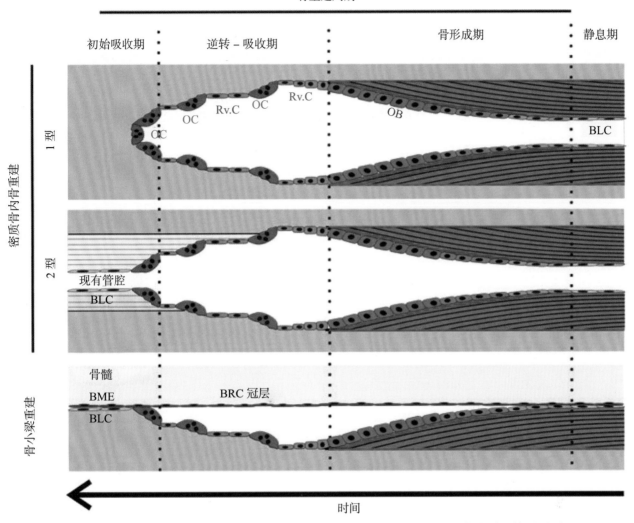

▲ 图 7-1　由基本多细胞单元引导的密质骨内和骨小梁骨重建周期的连续步骤模型（与时间的关系）

请注意，密质骨内重建事件可能产生新的管腔（1 型）或重建现有管腔（2 型）。重要的是，所有 1 型事件都以 2 型事件为开始，分支形成一个新的管腔。骨小梁重建事件通过所谓的骨重建隔室（BRC）冠层与骨髓腔分离，其对应于所谓的骨髓包膜（BME）。OC. 破骨细胞；Rv.C. 逆转细胞；OB. 成骨细胞；BLC. 骨衬细胞

附近没有任何破骨细胞或类骨质的表面 [8, 11, 16]。此外，侵蚀表面也可能代表骨重建部位，其基于骨重建的骨形成不足并引起 BMU 负向平衡 [17, 18]，从而在缺损壁上留下部分侵蚀表面，而没有骨形成。相比之下，一些骨重建部位可能存在 RBF 过度并引起 BMU 正向平衡 [15, 19, 20]。在这种情况下，骨形成超出了侵蚀的黏合线（称为经典的扇形黏合线）和周围的静息表面，形成静息的黏合线（传统上称为光滑黏合线）[15, 19-22]。更重要的是，侵蚀与静息表面的这种严格的新定义也适用于那些嵌入骨基质形成侵蚀或静息黏合线的表面（图 7-2）。

由于侵蚀表面的经典定义不精确，目前许多主要的组织形态计量学小组理所当然仅包括明显符合经典定义的侵蚀表面。对众多研究的比较表明，在经典的侵蚀面定义下，绝经后骨质疏松症（post-menopausal osteoporotic，PMO）女性的骨小梁侵蚀表面与骨表面（EB/BS）的可变中位数预估值为 1.0%～5.3%（表 7-1）。另外，在新的侵蚀表面定义下，PMO 女性的 EB/BS 的可变中位数预估值为 14%～15%（表 7-1）。这些研究结果提示，经典的侵蚀表面定义低估了侵蚀表面，造成逆转 – 吸收期骨小梁与骨表面的占比发生变化。

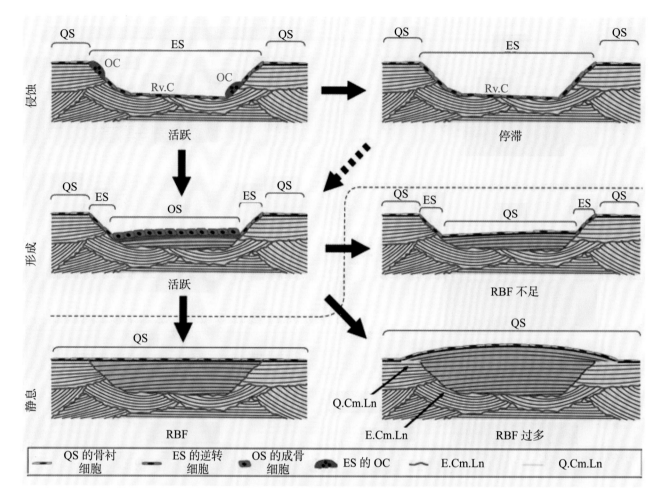

▲ 图 7-2　静息期和活跃期时骨小梁重建部位侵蚀表面的组织学特征

需要注意的是，由于向骨形成过渡的问题，部分侵蚀表面（ES）被阻滞［指那些没有破骨细胞或邻近类骨质表面（OS）的 ES］。新形成的骨也许不能完全地填满骨侵蚀部位。在某些情况下，它要么过度填充（过度的基于骨形成的重建）在相邻的静息表面（QS），要么不填满（不充足的 RBF）侵蚀部位而留下部分 ES。RBF. 基于骨重建的形成；Rv.C. 逆转细胞；OC. 破骨细胞；E.Cm.Ln. 侵蚀的黏合线；Q.Cm.Ln. 静息的黏合线

在啮齿类动物骨结构中，由于侵蚀表面非常浅，所以更难辨别，尤其是在小鼠中[14]。此外，这些研究通常是在已经有了明显的骨塑建的处于生长期的啮齿类动物中进行的，因此很难将骨塑建和骨重建造成的侵蚀表面区分开来[31]。在大于 6 月龄的大鼠中，假设研究的侵蚀表面主要是基于骨重建的参数被认为是有效的[14]。总的来说，这对小鼠和幼鼠中基于重建的侵蚀表面（即逆转 - 吸收期）的组织形态计量学研究提出了挑战。

三、如何研究造成骨丢失的骨重建

在研究导致骨丢失的重建事件时，信息的缺失是一项重大挑战，因为我们只能研究剩余的骨骼结构，而不是已经丢失的骨骼结构。在研究与年龄相关的骨丢失[32-34]和骨质疏松症[35, 36]的骨重建时，这尤其是一个问题，因为我们不知道丢失了多少骨骼，而只知道保留了多少骨骼。另外，重要的是要注意，衰老与骨小梁数量的减少有关，而对剩余骨小梁的厚度影响较小（图 7-3）。因此，利用组织形态定量分析老年人骨骼标本只是反映了剩余骨小梁的形态，而不是随着年龄增长而逐渐丢失的骨小梁形态。比较骨质疏松症患者与对照组的骨小梁重建的骨组织形态计量学研究也是如此。

相比之下，密质骨孔隙度可以更直接、更可

表 7-1　绝经后对照组和绝经后骨质疏松症组女性的骨小梁 ES/BS

参考文献	受试者 (*n*)	年龄（岁）	侵蚀表面（ES/BS，%）	
			PMC 组	PMO 组
Recker RR 等，2008 [23]	52	71.8[a]（±4.8）[c]		2.13[b]（1.52～2.47）[f]
Recker RR 等，2009 [24]	8	61.6[a]（±5.8）[c]		1.67[a]（±0.48）[c]
Eriksen EF 等，2002 [25]	26	66.1[a]（±8.9）[c]		5.0[a]（±1.63）[c]
Eriksen EF 等，1990 [18]	32	64[a]（52—74）[e]		5.3[b]（1.7～18.1）[g]
	89	66[a]（52—75）[e]	71[b]（2.9～16.9）[g]	
Dempster DW 等，2001 [26]	8	54[a]		4.69[a]（±0.7）[d]
Dempster DW 等，2018 [27]	38	（60—91）[e]		1.0[b]（0.6～1.9）[h]
Chavassieux P 等，2019 [28]	37	70.0[a]（±6.3）[c]		4.4[b]（3.3～7.6）[h]
Chavassieux P 等，1997 [29]i	71	（44—84）[e]		1.89～3.41[a]（0.12～0.50）[d]
Jensen PR 等，2015 [30]i	64	（44—84）[e]		14[a]（±5）[c]
Andersen TL 等，2013 [8]	10	65[a]（±5）[c]	16[a]（±9）[c]	15[a]（±6）[c]
	23	70[a]（±5）[c]		

（经典定义：Recker RR 等 2008 至 Jensen PR 等 2015；新定义：Andersen TL 等 2013）

女性 ES/BS 百分比和患者年龄用均数[a]、中位数[b]，± 标准差[c]、±SEM[d]、区间[e]、95% 置信区间[f]、10%～90% 百分位数间距[g]、25%～75% 百分位数间距[h] 表示。同一标本进行再分析[i]。ES/BS.侵蚀表面 / 骨表面；PMC.绝经后对照组；PMO.绝经后骨质疏松组

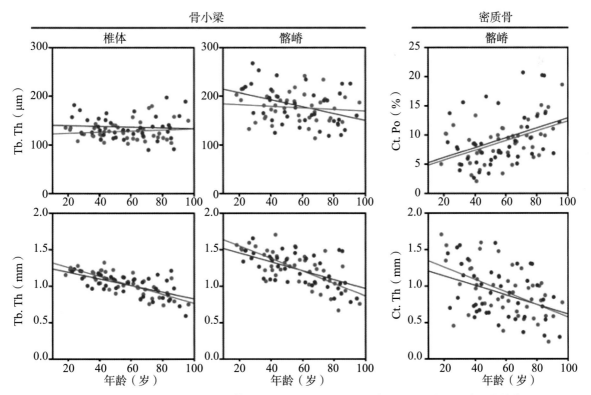

▲ 图 7-3　随着年龄增长，男性（蓝色点和线）与女性（红色点和线）骨小梁和密质骨的变化

Tb.Th. 骨小梁厚度；Ct.Th. 密质骨厚度；Ct.Po. 密质骨孔隙度（引自 Thomsen JS et al. [32] and Bach-Gansmo FL et al. [33]）

靠地测量实际与年龄相关的密质骨丢失（图 7-3）。在这里，增加的密质骨孔隙度直接与导致骨丢失的重建事件有关。这是通过将单个孔横截面积的测量与它们各自的重建类型、阶段和位置的详细组织形态计量学，以及对静息骨单位直径和壁厚的测量相结合来完成的[2, 3, 37]。密质骨孔隙度不适用于评价整体骨丢失，因为过高的密质骨孔隙度会导致骨小梁化，从而减少密质骨厚度，这也随着年龄的增长而出现（图 7-3）。这再次使得密质骨丢失的真实程度难以估计，尤其是在由于骨质疏松症或类似病理状况而导致严重骨丢失（密质骨变薄）的老年患者中[35, 36]。

四、逆转 – 吸收期对骨丢失的作用

基于上述研究结果，聚焦于年龄相关的密质骨孔隙度增加的骨组织形态计量学研究可以为导致老年性骨丢失的骨重建提供最可靠的评估方法。需要注意的是，这种孔隙度增加是由于孔隙直径增加造成的，而不是孔隙密度增加[38-42]。这些研究表明，现有密质骨内管腔（2 型重建）上扩大的侵蚀孔的积累和合并是女性髂骨标本中与老年相关的密质骨孔隙度的主要原因[2]。同样，在腓骨中也显示，这些累积的侵蚀孔导致了密质骨内骨小梁化[37]，引起密质骨脆性增强[43]。这种侵蚀孔的积累和形成孔的减少支持了这样一个概念，即逆转 – 吸收期的延长及随后骨形成的延迟开始，是密质骨丢失的主要原因[1, 2, 37, 43]。然而，这是否反映了所有 BMU 中逆转 – 吸收期的普遍延长或具有未偶联的 BMU（持续缺乏向后续骨形成的过渡）在骨重建部位的积累，仍然是一个悬而未决的问题（图 7-4）。

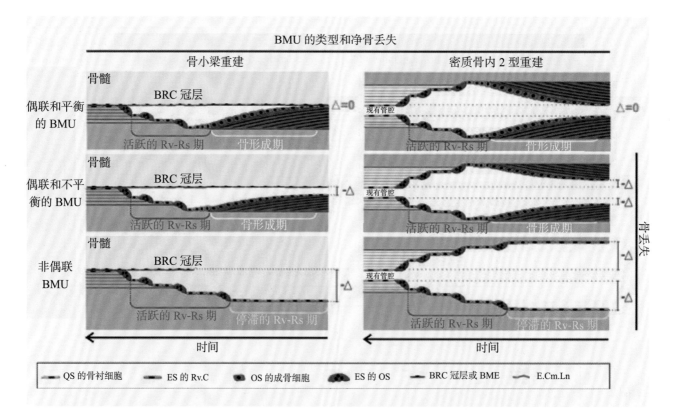

▲ 图 7-4　不同类型骨小梁和密质骨的 BMU 模型及他们连续的骨重建步骤及净骨丢失（–Δ）
骨丢失可能是 BMU 与骨吸收和骨形成偶联的结果，但这是在形成低于侵蚀的情况下（负向 BMU 平衡）。也就是说，基于骨重建的骨形成不足。骨丢失也可能是 BMU 与吸收和形成非偶联的结果，其导致侵蚀没有向或延迟向骨形成过渡。这些表面也被称为抑制侵蚀反应的 BMU，其具有停滞的逆转 – 吸收（Rv-Rs）期。这些未偶联的 BMU 似乎是导致女性年龄相关的密质骨丢失的主要原因[2]。BMU. 基本多细胞单元；BRC. 骨重建隔室；BME. 骨髓包膜；QS. 静息表面；ES. 侵蚀表面；OC. 破骨细胞；E.Cm.Ln. 侵蚀的黏合线

这些关于髂骨密质骨的最近研究质疑了一个经典概念，即负向 BMU 平衡是松质骨和密质骨年龄相关的骨丢失的驱动因素[18, 44-50]。根据这个经典概念，据报道，一定程度骨吸收（侵蚀深度或骨单元直径）后的骨形成程度（骨壁厚度）不足导致骨重建部位的 RBF 不足（图 7-2）。然后，这将导致每个骨重建周期的净骨丢失，该净骨丢失会随着时间的推移而累积，从而导致与年龄相关的骨丢失。如果是密质骨的情况，静息骨单元的孔隙直径应该随着年龄的增长而增加，它们的孔横截面积应该是密质骨孔隙度的主要原因。然而，在最近对随着年龄增长导致密质骨孔隙度增加的重建事件的详细分析中，情况并非如此[2, 3]，显示扩大的侵蚀孔的积累（而不是静息孔）是导致密质骨孔隙度随年龄增长的主要因素。

人们可能会质疑，在密质骨中得出的结论是否可以转移到松质骨上，逆转 - 吸收期的延长是否也导致了衰老和骨质疏松症期间的松质骨丢失。这种情况或许如此，因为据报道骨质疏松症患者中停滞在逆转 - 吸收期的骨重建部位逐渐增加[8, 11]。这些骨重建部位有低密度的逆转细胞，即骨祖细胞[8, 11]，使其难以达到最初骨形成所需的骨祖细胞的密度，从而过渡到随后的基于骨重建的骨形成期[1]。

参考文献

[1] Lassen NE, Andersen TL, Ploen GG, Soe K, Hauge EM, Harving S, et al. Coupling of bone resorption and formation in real time: new knowledge gained from human Haversian BMUs. J Bone Miner Res. 2017 Jul;32(7):1395–405.

[2] Andreasen CM, Delaisse JM, van der Eerden BCJ, van Leeuwen JP, Ding M, Andersen TL. Understanding age-induced cortical porosity in women: the accumulation and coalescence of eroded cavities upon existing intracortical canals is the main contributor. J Bone Miner Res. 2018;33:606–20.

[3] Andreasen CM, Delaisse JM, van der Eerden BCJ, van Leeuwen JPTM, Ding M, Andersen TL. Understanding age-induced cortical porosity in women: is a negative BMU balance in quiescent osteons a major contributor? Bone. 2018;117:70–82.

[4] Jaworski ZF, Meunier P, Frost HM. Observations on two types of resorption cavities in human lamellar cortical bone. Clin Orthop Relat Res. 1972;83:279–85.

[5] Pankovich AM, Simmons DJ, Kulkarni VV. Zonal osteons in cortical bone. Clin Orthop Relat Res. 1974:356–63.

[6] Tappen NC. Three-dimensional studies on resorption spaces and developing osteons. Am J Anat. 1977;149:301–17.

[7] Maggiano IS, Maggiano CM, Clement JG, Thomas CD, Carter Y, Cooper DM. Three-dimensional reconstruction of Haversian systems in human cortical bone using synchrotron radiation-based micro-CT: morphology and quantification of branching and transverse connections across age. J Anat. 2016;228:719–32.

[8] Andersen TL, Abdelgawad ME, Kristensen HB, Hauge EM, Rolighed L, Bollerslev J, et al. Understanding coupling between bone resorption and formation: are reversal cells the missing link? Am J Pathol. 2013;183:1–12.

[9] Baron R, Magee S, Silverglate A, Broadus A, Lang R. Estimation of trabecular bone resorption by histomorphometry: evidence for a prolonged reversal phase with normal resorption in post-menopausal osteoporosis and coupled increase in primary hyperparathyroidism. Clin Disorders Bone Min Metab. 1983:191–5.

[10] Baron R, Vignery A, Lang R. Reversal phase and osteopenia: defective coupling of resorption to formation in the pathogenesis of osteoporosis. In: Deluca HF, Frost HM, Jee WSS, Johnston CC, Parfitt AM, editors. Osteoporosis: recent advances in pathogenesis and treatment.

Baltimore, MD: University Park Press. 1980:311–20.

[11] Jensen PR, Andersen TL, Hauge EM, Bollerslev J, Delaisse JM. A joined role of canopy and reversal cells in bone remodeling – lessons from glucocorticoid-induced osteoporosis. Bone. 2015;73:16–23.

[12] Balena R, Shih MS, Parfitt AM. Bone resorption and formation on the periosteal envelope of the ilium: a histomorphometric study in healthy women. J Bone Miner Res. 1992;7:1475–82.

[13] Dempster DW, Compston JE, Drezner MK, Glorieux FH, Kanis JA, Malluche H, et al. Standardized nomenclature, symbols, and units for bone histomorphometry: a 2012 update of the report of the ASBMR histomorphometry nomenclature committee. J Bone Miner Res. 2013;28:2–17.

[14] Erben RG, Glosmann M. Histomorphometry in rodents. Methods Mol Biol. 2019;1914:411–35.

[15] Dempster DW, Zhou H, Recker RR, Brown JP, Recknor CP, Lewiecki EM, et al. Remodelingand modeling-based bone formation with teriparatide versus denosumab: a longitudinal analysis from baseline to 3 months in the AVA study. J Bone Miner Res. 2018;33:298–306.

[16] Andreasen CM, Ding M, Overgaard S, Bollen P, Andersen TL. A reversal phase arrest uncoupling the bone formation and resorption contributes to the bone loss in glucocorticoid treated ovariectomised aged sheep. Bone. 2015;75:32–9.

[17] Riggs BL, Parfitt AM. Drugs used to treat osteoporosis: the critical need for a uniform nomenclature based on their action on bone remodeling. J Bone Miner Res. 2005;20:177–84.

[18] Eriksen EF, Hodgson SF, Eastell R, Cedel SL, O'Fallon WM, Riggs BL. Cancellous bone remodeling in type I (postmenopausal) osteoporosis: quantitative assessment of rates of formation, resorption, and bone loss at tissue and cellular levels. J Bone Miner Res. 1990;5:311–9.

[19] Frost M, Rahbek ET, Ejersted C, Høilund-Carlsen PF, Bygum A, Thomsen JS et al. Modelingbased bone formation transforms trabeculae to cortical bone in the sclerotic areas in Buschke- Ollendorf syndrome. A case study of two females with LEMD3 variants. Bone. 2020 Jun;135:115313.

[20] Dempster DW, Zhou H, Ruff VA, Melby TE, Alam J, Taylor KA. Longitudinal effects of teriparatide or zoledronic acid on bone

modeling- and remodeling-based formation in the SHOTZ study. J Bone Miner Res. 2018;33:627–33.

[21] Ominsky MS, Libanati C, Niu QT, Boyce RW, Kostenuik PJ, Wagman RB, et al. Sustained modeling-based bone formation during adulthood in cynomolgus monkeys may contribute to continuous BMD gains with denosumab. J Bone Miner Res. 2015;30:1280–9.

[22] Jee WS, Tian XY, Setterberg RB. Cancellous bone minimodeling-based formation: a Frost, Takahashi legacy. J Musculoskelet Neuronal Interact. 2007;7:232–9.

[23] Recker RR, Delmas PD, Halse J, Reid IR, Boonen S, Garcia-Hernandez PA, et al. Effects of intravenous zoledronic acid once yearly on bone remodeling and bone structure. J Bone Miner Res. 2008;23:6–16.

[24] Recker RR, Bare SP, Smith SY, Varela A, Miller MA, Morris SA, et al. Cancellous and cortical bone architecture and turnover at the iliac crest of postmenopausal osteoporotic women treated with parathyroid hormone 1–84. Bone. 2009;44:113–9.

[25] Eriksen EF, Melsen F, Sod E, Barton I, Chines A. Effects of long-term risedronate on bone quality and bone turnover in women with postmenopausal osteoporosis. Bone. 2002;31: 620–5.

[26] Dempster DW, Cosman F, Kurland ES, Zhou H, Nieves J, Woelfert L, et al. Effects of daily treatment with parathyroid hormone on bone microarchitecture and turnover in patients with osteoporosis: a paired biopsy study. J Bone Miner Res. 2001;16:1846–53.

[27] Dempster DW, Brown JP, Fahrleitner-Pammer A, Kendler D, Rizzo S, Valter I, et al. Effects of long-term denosumab on bone histomorphometry and mineralization in women with postmenopausal osteoporosis. J Clin Endocrinol Metab. 2018;103:2498–509.

[28] Chavassieux P, Portero-Muzy N, Roux JP, Horlait S, Dempster DW, Wang A et al. Reduction of cortical bone turnover and erosion depth after 2 and 3 years of denosumab: iliac bone histomorphometry in the FREEDOM trial. J Bone Miner Res. 2019 Sep;34(9):1597–608.

[29] Chavassieux PM, Arlot ME, Reda C, Wei L, Yates AJ, Meunier PJ. Histomorphometric assessment of the long-term effects of alendronate on bone quality and remodeling in patients with osteoporosis. J Clin Invest. 1997;100:1475–80.

[30] Jensen PR, Andersen TL, Chavassieux PM, Roux JP, Delaisse JM. Why do bisphosphonates compromise bone formation. J Bone Miner Res. 2015;30(Suppl 1).

[31] Erben RG. Trabecular and endocortical bone surfaces in the rat: modeling or remodeling? Anat Rec. 1996;246:39–46.

[32] Thomsen JS, Jensen MV, Niklassen AS, Ebbesen EN, Bruel A. Age-related changes in vertebral and iliac crest 3D bone microstructure—differences and similarities. Osteoporos Int. 2015;26:219–28.

[33] Bach-Gansmo FL, Bruel A, Jensen MV, Ebbesen EN, Birkedal H, Thomsen JS. Osteocyte lacunar properties and cortical microstructure in human iliac crest as a function of age and sex. Bone. 2016;91:11–9.

[34] Thomsen JS, Niklassen AS, Ebbesen EN, Bruel A. Age-related changes of vertical and horizontal lumbar vertebral trabecular 3D bone microstructure is different in women and men. Bone. 2013;57:47–55.

[35] Arnold JS. Focal excessive endosteal resorption in aging and senile osteoporosis. In: Barzel US, editor. Osteoporosis. New York: Grune & Stratton; 1970. p. 80–100.

[36] Keshawarz NM, Recker RR. Expansion of the medullary cavity at the expense of cortex in postmenopausal osteoporosis. Metab Bone Dis Relat Res. 1984;5:223–8.

[37] Andreasen CM, Bakalova LP, Bruel A, Hauge EM, Kiil BJ, Delaisse JM et al. The generation of enlarged eroded pores upon existing intracortical canals is a major contributor to endocortical trabecularization. Bone. 2020;130:115127.

[38] Thompson DD. Age changes in bone mineralization, cortical thickness, and Haversian canal area. Calcif Tissue Int. 1980;31:5–11.

[39] Stein MS, Feik SA, Thomas CD, Clement JG, Wark JD. An automated analysis of intracortical porosity in human femoral bone across age. J Bone Miner Res. 1999;14:624–32.

[40] Thomas CD, Feik SA, Clement JG. Increase in pore area, and not pore density, is the main determinant in the development of porosity in human cortical bone. J Anat. 2006;209:219–30.

[41] Bousson V, Meunier A, Bergot C, Vicaut E, Rocha MA, Morais MH, et al. Distribution of intracortical porosity in human midfemoral cortex by age and gender. J Bone Miner Res. 2001;16:1308–17.

[42] Lerebours C, Thomas CD, Clement JG, Buenzli PR, Pivonka P. The relationship between porosity and specific surface in human cortical bone is subject specific. Bone. 2015;72:109–17.

[43] Bakalova LP, Andreasen CM, Thomsen JS, Bruel A, Hauge EM, Kiil BJ, et al. Relating intracortical bone mechanics to pore morphology and remodeling characteristics in the human fibula. J Bone Miner Res. 2018;33:2177–85.

[44] Brockstedt H, Kassem M, Eriksen EF, Mosekilde L, Melsen F. Age- and sex-related changes in iliac cortical bone mass and remodeling. Bone. 1993;14:681–91.

[45] Broulik P, Kragstrup J, Mosekilde L, Melsen F. Osteon cross-sectional size in the iliac crest: variation in normals and patients with osteoporosis, hyperparathyroidism, acromegaly, hypothyroidism and treated epilepsia. Acta Pathol Microbiol Immunol Scand A. 1982;90:339–44.

[46] Eriksen EF, Melsen F, Mosekilde L. Reconstruction of the resorptive site in iliac trabecular bone: a kinetic model for bone resorption in 20 normal individuals. Metab Bone Dis Relat Res. 1984;5:235–42.

[47] Kragstrup J, Melsen F, Mosekilde L. Thickness of lamellae in normal human iliac trabecular bone. Metab Bone Dis Relat Res. 1983;4:291–5.

[48] Lips P, Courpron P, Meunier PJ. Mean wall thickness of trabecular bone packets in the human iliac crest: changes with age. Calcif Tissue Res. 1978;26:13–7.

[49] Vedi S, Compston JE, Webb A, Tighe JR. Histomorphometric analysis of dynamic parameters of trabecular bone formation in the iliac crest of normal British subjects. Metab Bone Dis Relat Res. 1983;5:69–74.

[50] Compston JE, Vedi S, Kaptoge S, Seeman E. Bone remodeling rate and remodeling balance are not co-regulated in adulthood: implications for the use of activation frequency as an index of remodeling rate. J Bone Miner Res. 2007;22:1031–6.

第8章 骨重建与骨塑建：骨质疏松症的治疗目标

Bone Remodeling and Modeling: Therapeutic Targets for the Treatment of Osteoporosis

Bente L.Langdahl 著

陈 勇 林 华 译

关键词

骨塑建，骨重建，骨质疏松症，特立帕肽，硬骨抑素抗体，抗骨吸收治疗

概述

骨质疏松症的特点是骨量减少和骨结构破坏[1]。这是一种常见的疾病，影响着全球 1/3 的绝经后女性和 1/5 的男性，总数相当于 2 亿的女性和男性[2]。骨折是骨质疏松症的严重的临床并发症[3]，其中，脊柱、髋关节和骨盆脆性骨折的发病率与死亡率增加相关[4-8]。

在过去的几十年里，已经开发出了多种治疗骨质疏松症的药物。这些药物对预防椎体骨折有很强的临床疗效；然而，对非椎体骨折的效果并不那么明显[9-11]。此外，椎体骨折的发生率在治疗的早期就会出现显著降低，而非椎体骨折和髋部骨折的降低在治疗上往往需要更长的时间[9, 10, 12]。这种差异的主要原因是椎体脆性主要是由骨重建活动决定的，骨重建活动导致应力增加和松质骨孔隙化[13]，而外周骨骼的脆性骨折主要是由于密质骨丢失引起的密质骨孔隙度增加和密质骨的变薄，这种情况在老年患者中占主要部分[14]。因此，通过各种抗吸收治疗减少骨重建来消除松质骨的应力增加，可以较早降低椎体骨折的发生率。相对，逆转外周骨骼的骨丢失将耗费更多时间，特

别是恢复密质骨骨量，而这又是减少非椎体骨折发生所必需的[15, 16]。降低椎体和非椎体骨折发生率的机制存在差异，脊柱部位的骨密度变化解释了不到 50% 的椎体骨折风险降低[17-21]，而在髋部，通过强效的肠外抗吸收药物治疗，骨密度的变化可以解释高达 90% 的非椎体骨折风险降低[20, 21]。

骨质疏松症的治疗可能影响骨重建，但也可能影响骨的塑建。更好地了解其潜在机制可能有助于研发出针对骨质疏松症更具个性化的治疗方法，包括初始治疗和序贯治疗方案的选择。本章将回顾治疗对骨重建，尤其是骨塑建的影响，以及可能的对治疗结果的影响。

一、骨塑建与骨重建的生理学

成人的骨骼由密质骨和松质骨组成。80% 的骨骼是密质骨；然而，骨小梁和密质骨在不同部位骨骼的分布是不同的。例如，松质骨分别占腰椎和胸椎的 66% 和 75%，而桡骨远端的骨中只有 5% 为松质骨。股骨颈处于这两个极端之间，密质骨的比例大约占到 75%[22]。

（一）骨重建

成年后的人体骨骼在一生中通过骨重建而不断更新。据估计，在任何一个时间点上，骨重建同时在 100 万个分散的位点进行着[23]。骨重建过程分为四个阶段：激活期，破骨细胞被募集；吸

收期，破骨细胞吸收骨组织；逆转期，破骨细胞发生凋亡，成骨细胞被激活，形成重建锥；形成期，成骨细胞形成新的有机骨基质，随后矿化并关闭重建锥[24]。这被称为哈弗重建系统[25]。在表面发生的骨重建以半锥形重建锥为特征，而在密质骨内发生的骨重建以完整形重建锥为特征。就定义来说，骨重建是破骨细胞、成骨细胞在同一骨重建单位序贯作用的过程[26, 27]。在骨量达到峰值后，骨重建达到平衡，骨量可以稳定 10 年或 20 年，直到与年龄相关的骨丢失开始。年龄相关的骨丢失是由骨吸收活跃和骨形成减少引起的[24]。骨重建异常导致骨丢失或获得，是低骨量或高骨量综合征的基础[28-30]。

骨重建主要发生在松质骨表面，据估计，尽管松质骨仅占骨的 20%，但 80% 的骨重建活动发生在松质骨中。随着年龄的增长，松质骨逐渐丢失，密质骨与松质骨的重建活动均增加，密质骨重建的重要性也相对增加[31]。在密质骨中，骨膜和密质骨内表面都发生了重建，但骨重建也发生在致密的密质骨内部[32-35]。

骨重建有几个目的，以新骨和钙稳态替代旧的和损伤的骨组织为最主要目的。靶向去除旧的和受损的骨组织的重建机制，在维持机械强度中起着关键作用。然而，过度重建会降低骨的稳定性，导致松质骨孔隙化并诱导应力升高，从而影响骨强度[13, 36]。即使是靶向性的重建也可能是有害的。过度的应力集中导致局部微损伤形成，诱导重建清除受损骨及周围更大范围的健康骨骼。这种暂时的骨量丢失又增加了邻近骨骼的应力，在靶向骨重建中构成了损伤和修复之间的潜在恶性循环[37, 38]。骨重建也是骨骼动态平衡的基础和维持钙稳态的重要组成部分，例如，在妊娠和哺乳或雄鹿生长鹿角的情况下，胎仔的骨骼、乳汁、鹿角生长都需要钙，为了保证充足的钙的供给，只能暂时性增加骨骼的钙离子释放[39, 40]。随着年龄的增长，肠道钙吸收由于维生素 D 产生不足而减少，如合并继发性甲状旁腺功能亢进，也会增

加骨吸收来保证钙的供给，因此保持骨强度与向身体其他部位提供钙之间的潜在矛盾变得更加明显。此外，绝经后女性的雌激素功能不足也会导致重建活动的增加。年轻个体的骨吸收活动的增加伴随着互补性骨形成活动的增强。每个骨重建单位的骨吸收 – 骨形成是平衡的，因此骨重建造成的暂时性骨丢失在消除骨吸收活动增加的潜在原因后是可逆的。而绝经后的女性和老年男性的情况则截然不同。每个 BMU 的骨吸收 – 骨形成之间存在负平衡，而骨重建通常与骨丢失有关。因此，在骨吸收活动增加的情况下，由于骨小梁稀疏、骨小梁连接性丢失和密质骨变薄，至少一部分的骨丢失是不可逆的。

除了维持骨质量和钙稳态外，骨重建还在维持酸 / 碱平衡和释放骨内含的生长因子中发挥作用。它提供了一个可交换的矿物质库（短期稳态），这也是将衰老的骨细胞更新换代的唯一机制[22]。

（二）骨塑建

骨塑建描述了骨通过成骨细胞和破骨细胞的独立作用来塑造或重建骨的过程。成骨细胞和破骨细胞的活动不一定像骨重建那样在解剖学上或时间上是耦合的。骨塑建促进了骨骼的发育和生长，并负责骨骼的形态。即使在成年人中，在持续应力改变下也会导致骨塑建[41]。骨塑建的异常会导致骨骼发育不良或骨骼畸形。

Harold Frost 和同事首先描述了 75 名成年人的不同骨骼的骨塑建[42]。他们研究了松质骨形成部位，描绘了旧骨和新形成骨的黏合线的形状，发现这些部位绝大多数呈扇形，表明骨形成紧随着骨吸收。然而，3% 的黏合线是光滑的，这表明骨形成发生于先前无吸收的表面。作者推断，这可以代表骨塑建，但它也可以意味着骨形成的范围超出了吸收陷窝边界。基于骨塑建的骨形成的发生率与年龄无关。很长一段时间，这一发现没有得到太多的关注。30 年后，Reinholdt Erben 在大鼠骨中描述了松质骨和密质骨内表面类似的发

现[43]。Kobayashi 等在 62% 的人类髂骨活检中发现了骨塑建现象。在 2% 的松质骨表面上发现了骨塑建，但占整个标记表面的 25%～50%[44]。

骨塑建在老年人骨骼中的存在已经得到了证实。骨膜增厚来源于骨塑建，就像基于骨重建的骨吸收会导致随着年龄增长的长骨和肋骨的髓腔扩张一样[45-47]。

体育运动可以刺激骨塑建。例如，在网球运动员中，用于击打网球的手臂比另一只手臂的骨量更高[48]。一项地舒单抗的非人灵长类动物研究中，基于骨塑建的骨形成定位于股骨颈上密质骨的内表面和骨膜下表面[49]，与通过有限元分析侧方应力和纵向负荷得出的最大应力部位相一致[50]。然而，每个动物的股骨颈只有一个切片可用于检查，因此不能同时检查股骨颈的前后两部分基于骨塑建的骨形成。最近的一项研究检查了来自接受髋关节置换术的患者的股骨颈样本[51]，研究发现骨膜下表面和上密质骨的内表面骨形成率最高，这与先前使用猴子作为实验对象的研究中，使用地舒单抗治疗后观察到的位置完全相同[49]。在使用地舒单抗的非人灵长类动物研究中，非负重部位也发现了骨塑建[49]。因此，骨塑建很可能是由遗传因素、环境因素（如身体紧张）和激素因素（如甲状旁腺激素）决定。此外，抑制硬骨抑素可以刺激基于骨塑建的骨形成[52, 53]。

二、骨质疏松症治疗对骨塑建的作用

（一）抗骨吸收治疗

1. 地舒单抗

地舒单抗是一种抗 RANKL 的抗体，通过阻断 RANKL 对破骨细胞的激活，使得破骨细胞的活性和寿命降低。因此，地舒单抗是治疗骨质疏松症的强效抗吸收药物。目前对于抑制吸收而降低骨折发生的机制理解是，通过抑制破骨细胞的激活和（或）活性，导致骨重建减少，从而使得重建空间再填充，导致骨量的早期增加，以及应力升高的减

少。老年人骨的二次矿化增加也促进了治疗过程中后期骨量的增加。用地舒单抗治疗引起了骨量的显著增加，特别是在密质骨含量高的部位[9, 54, 55]。此外，尽管骨转换持续被抑制，但骨量的增加似乎仍在继续[54]。这促成了一种假说，即地舒单抗引起的骨密度增加可能部分是与骨重建机制无关的骨基质积累的结果。AVA 研究是为了研究由地舒单抗引起的骨密度的显著增加是否是由地舒单抗刺激骨形成引起的。研究结果表明，在应用地舒单抗后，甲状旁腺激素循环水平的增加足以刺激骨形成。在 AVA 研究中，69 名绝经后女性被随机分配到特立帕肽或地舒单抗治疗 6 个月，并通过生化骨转换标志物、甲状旁腺激素和 3 个月后获得的骨活检来研究其影响[56]。地舒单抗组血浆甲状旁腺激素持续显著升高，意味着轻度继发性甲状旁腺功能亢进，该组骨形成和骨吸收标志物同时减少。组织形态计量学显示，接受地舒单抗治疗的女性的重建活动降低，基于骨重建而并非基于骨塑建的骨形成仅在密质骨内部位偶尔可见。在松质骨或骨膜表面均未发现任何类型的骨形成。特立帕肽组的女性出现了非常不同的反应。在松质骨和密质骨内表面发现了基于骨重建、骨塑建和骨重建外溢的骨形成（以前称为基于骨塑建外溢的骨形成），在骨膜表面发现了一些基于骨塑建的骨形成。AVA 研究得出结论，地舒单抗治疗并不像促骨形成治疗（如特立帕肽治疗）那样刺激骨形成。

为了研究地舒单抗是否能通过其他机制刺激骨形成，对取自股骨和肋骨近端的骨样本进行了重新检查，这些骨样本来自对比地舒单抗和安慰剂对去卵巢的食蟹猴 16 个月的疗效分析研究[57]。松质骨中的矿化表面明显减少，这与地舒单抗的抗吸收作用相符合。该研究分别在 6 个月、10 个月和 16 个月时对矿化表面进行标记。在对这些动物的股骨近端进行重新检查，特别是在检查密质骨时，我们发现多处标记的骨形成正在密质骨表面进行，特别是在密质骨的内表面和骨膜下表面[49]。黏合线光滑，这种现象在实验组和对照组

的动物中是一致的。也对来自同一动物的肋骨进行了检查，与去卵巢的对照动物相比，地舒单抗并没有改变基于骨塑建的骨形成的表面范围。这与地舒单抗治疗的动物中明显减少的基于骨重建的骨形成和骨吸收表面形成了对比。作者的结论是，在这个绝经后骨质疏松的食蟹猴模型中，地舒单抗并不刺激骨形成，但可以抑制骨重建，同时允许骨塑建的发生。

这些观察结果促成了以下假设：在未经治疗的去卵巢动物中，基于骨重建的骨吸收由于雌激素的丢失而增加，而这并没有被基于骨重建的骨形成所完全补偿。整体的骨平衡变为负平衡，因为骨塑建不能完全补偿负的重建平衡，实验动物出现骨丢失。当给予地舒单抗治疗且骨吸收被完全抑制时，基于骨塑建的骨形成仍不受影响，最终结果是骨量增加（图 8-1）。地舒单抗和特立帕肽联合治疗的 DATA 研究表明了地舒单抗对骨塑建能力的潜在维持作用[58, 59]。在该研究中，这两种药物对面积骨密度（areal BMD，aBMD）具有叠加作用；而骨吸收的标志物仍然被完全抑制，这表明特立帕肽在没有骨重建的情况下刺激了骨塑建的发生。因此，在地舒单抗治疗过程中出现的骨增加可以归因于正在进行的骨塑建和重建减少，这导致重建空间填充和骨二次矿化增加[49]。

虽然在 FREEDOM 研究中采用骨组织活检调查了地舒单抗对绝经后骨质疏松女性骨量和骨折的影响，但在这些活检中未发现对骨塑建有任何影响的报道[60]。

2. 双膦酸盐

接受地舒单抗治疗的病例中可以发现密质骨占主导的骨骼的骨量增加显著，但在其他强效的抗骨吸收药物包括双膦酸盐中却没有观察到这一现象[61]。其原因尚未被彻底阐述；然而，双膦酸盐对密质骨的影响与地舒单抗不同，这可能是有原因的。已经证明，成骨细胞可以吸收双膦酸盐[62]，动物研究表明，双膦酸盐通过骨衬细胞抑制基于骨塑建的骨形成[63, 64]。此外，如果双膦酸盐与甲状旁腺激素联合给药，甲状旁腺激素的作用就会减弱，如果双膦酸盐频繁给药，则减弱更为明显[65, 66]。这些发现表明，双膦酸盐可能直接抑制成骨细胞，因此也可能抑制基于骨塑建的骨形成。根据它们对骨基质的亲和性，双膦酸盐也被证明可以到达骨细胞陷窝[67]，因此可能对这些细胞产生一些负面影响，使它们对甲状旁腺激素和机械应力的反应较弱。然而，也有研究表明，双膦酸盐在体外和小鼠模型中对骨细胞具有抗凋亡作用[68-70]。最后，双膦酸盐附着在骨上，因此很可能优先附着在较大表面积的松质骨表面，使双膦酸盐对密质骨的亲和性低于地舒单抗。与地

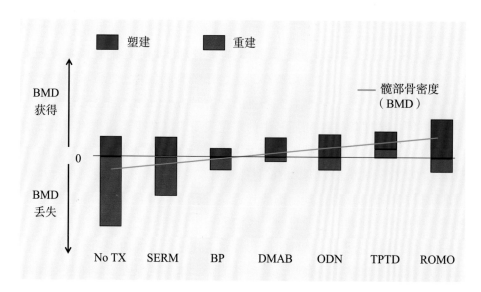

◀ 图 8-1　骨重建和骨塑建对未治疗或接受不同抗骨质疏松药治疗的绝经后女性髋部骨密度变化的理论作用

No TX. 未治疗；SERM. 选择性雌激素受体调节药[101]；BP. 双膦酸盐[102, 103]；DMAB. 地舒单抗[54]；ODN. 奥当卡替[74]；TPTD. 特立帕肽[79]；ROMO. 罗莫单抗[94]（经许可转载，引自 Sage Publishers[109]）

舒单抗相比，这可能会减弱双膦酸盐对密质骨重建的影响，而对骨塑建无影响[71]。

（二）保留骨形成的抗骨吸收治疗

奥当卡替

骨吸收的破骨细胞非常紧密地黏附在骨表面，封闭吸收陷窝，并通过分泌质子在吸收陷窝中产生酸性环境。骨矿物质被酸性环境溶解，胶原蛋白和其他非胶原蛋白被金属蛋白酶和组织蛋白酶 K 等蛋白酶降解[72]。奥当卡替是组织蛋白酶 K 抑制药，其作用机制与地舒单抗和双膦酸盐不同：不影响破骨细胞的活性，而是抑制骨吸收组织蛋白酶 K 的活性[73]。奥当卡替用于治疗骨质疏松症已被研究，发现可以显著降低骨折的风险，但也增加了脑卒中的风险[74]。

一项研究着眼于奥当卡替对成年恒河猴骨骼的影响，该研究对恒河猴的椎体、股骨近端和经髂骨活检的组织形态计量学分析表明，奥当卡替减少了腰椎和髋关节的松质骨重建，并减少了猴股骨几个部位的密质骨内重建。然而，奥当卡替治疗可保留或增强密质骨内骨形成，并可剂量依赖性地刺激骨膜表面基于骨塑建的骨形成[75, 76]。基于在 LOFT 临床试验中的获益 - 风险平衡考虑，奥当卡替尚未获得批准。

（三）合成代谢治疗

1. 特立帕肽

在 1 个世纪以前就已经明确 PTH 可以刺激骨形成[77, 78]。早在 1932 年，Selye 就推断，给予极小剂量的甲状旁腺激素可刺激成骨细胞，并且并不会预先激活破骨细胞。

Lindsay 等使用四重四环素标记[52]，证明连续 1 个月应用特立帕肽（PTH 1～34）可刺激松质骨表面的骨塑建。如果骨形成界面光滑，则骨形成被认为基于骨塑建过程，如果骨形成界面为扇形，则基于骨重建。在对照组中，所有的骨形成都是基于骨重建的，而在接受特立帕肽治疗的女性中，70% 是基于骨重建的，20%～30% 是基于

松质骨和密质骨表层的骨塑建。研究还发现，第二个四环素标记经常延伸到扇形反转线的范围之外，延伸到相邻的以前未吸收的表面。事实上，50%～64% 的基于骨塑建的骨形成发生在这些扩展的重建单元中，这表明绝大多数针对短期疗效的特立帕肽的骨塑建是这种重建单元的外溢，而不是在静息表面上的骨塑建。这一重要的研究后来在 AVA 研究连续 3 个月应用特立帕肽的效果中得到了证实。AVA 研究表明，密质骨和松质骨表面存在基于骨重建、骨塑建和骨重建外溢的骨形成（以前称为基于骨塑建外溢的骨形成）。在骨膜表面上也可见基于骨塑建的骨形成[56]。在使用特立帕肽治疗 12～24 个月后的骨折预防试验中获得的骨活检显示[79]，所有三种类型的骨形成均出现在松质骨表面[80]。SHOTZ 研究招募了 69 名绝经后骨质疏松女性，通过对治疗 6 个月和 24 个月后的骨组织活检，研究了特立帕肽对骨形成的长期影响。如前所述，特立帕肽 6 个月刺激了基于骨塑建、骨重建和骨重建外溢的骨形成。特立帕肽治疗 2 年后，参与骨形成的骨表面百分比小于治疗 6 个月后；很少看到基于骨重建外溢的骨形成，基于骨塑建的骨形成也显著减少。仍有一些基于骨重建的骨形成，但明显少于治疗 6 个月后[81]。

在 VERO 试验中，我们研究了抗骨吸收药物和特立帕肽在骨重建和骨塑建机制差异的临床意义。VERO 试验招募了 1360 名患有严重骨质疏松症的绝经后女性，这些女性被随机分配到特立帕肽每天 20μg 或利塞膦酸钠每周 35mg，接受为期 2 年的药物治疗[82]。与接受利塞膦酸钠治疗的女性相比，接受特立帕肽治疗的女性新椎体骨折发生率降低了 50%，这种差异在研究的第 2 年仍然存在。此外，临床骨折的危险比降低了 52%，而非椎体骨折的风险并没有明显降低。

2. 阿巴洛肽

阿巴帕肽是 PTHrP 的类似物。一项对接受阿巴洛肽治疗的女性进行的人体活检研究没有报道骨塑建 / 骨重建的特殊效应[83]。

（四）双重作用治疗

罗莫单抗

骨细胞是终末分化的成骨细胞，它包嵌在新形成的骨基质中并产生硬骨抑素。硬骨抑素与脂蛋白相关肽（lipoprotein-related peptide，LRP）5/6结合，抑制 LRP5/6 与卷曲受体结合进而阻止 Wnt 通路的激活[84]。Wnt 经典通路的激活诱导 β- 连环蛋白转位到成骨细胞的细胞核，随后基因转录通过刺激成骨细胞分化、增殖和存活来刺激骨形成[85]。因此，骨细胞通过释放硬骨抑素来抑制成骨细胞的骨形成。此外，骨细胞也控制骨吸收，因为硬骨抑素可刺激骨细胞释放 RANKL[86]。一些由于基因突变而降低循环硬骨抑素水平的个体具有高骨量和低骨折风险[29, 87]。这一发现导致了一种基于抗体来抑制硬骨抑素的新的骨质疏松症治疗方法的发展。有研究发现，在食蟹猴中使用硬骨抑素抗体对硬骨抑素有显著抑制作用[88]。骨样本的组织形态计量学分析显示，硬骨抑素抗体可以使骨吸收活性降低，同时促进松质骨、骨膜、密质骨内层和密质骨内表面的骨形成增加。该研究还表明，抑制硬骨抑素主要刺激了松质骨和密质骨内表面上基于骨塑建的骨形成[53]。罗莫单抗是一种抗硬骨抑素的人源抗体，每月经皮下注射[89]。罗莫单抗导致骨形成标志物快速而又显著的增加[90]。如继续给药，骨形成标志物的增加会在 6 个月内有所下降，直至下降到低于基线水平。当治疗开始时，骨吸收标志物迅速下降，并在整个治疗期间保持在治疗前水平以下[90]。为了研究罗莫单抗在绝经后女性组织水平上的影响，有研究对 107 名参与 FRAME 实验的女性进行组织活检[91]。研究发现，治疗 2 个月后的组织活检显示，松质骨、密质骨内层和密质骨内表面的骨形成显著增加[92]，松质骨和密质骨内表面的侵蚀表面明显减少。罗莫单抗治疗 12 个月后的活检显示破骨细胞活性、侵蚀表面和骨形成表面降低。作者没有对基于骨重建、骨塑建和骨重建外溢的骨形成进行量化，但推测由于骨吸收减少，骨形成增加，

部分增加一定是由于基于骨塑建的骨形成导致的。这项骨组织活检研究证实了罗莫单抗的双重作用，但也认为骨形成的增加是短暂的。其他骨形成抑制作用的代偿性增加，例如，Dickkopf（Wnt 通路抑制因子）或成骨细胞祖细胞的消耗，已被认为是罗莫单抗的骨形成刺激作用的较为短暂的可能解释[93]。

在两项绝经后女性中开展的临床试验对罗莫单抗的临床效果进行了研究[91, 94]，结果显示与接受安慰剂或阿仑膦酸钠治疗相比，罗莫单抗可显著增加受试女性骨密度，降低骨折风险，也证明同时刺激骨形成和抑制吸收对于骨量增加和减少骨折风险的重要意义。在比较罗莫单抗和特立帕肽对既往接受双膦酸盐治疗超过 6 年的绝经后女性影响的 STRUCTURE 研究中也观察到抑制吸收的重要性[95]。这些女性被随机分配到接受罗莫单抗组或特立帕肽组治疗 1 年。研究发现，接受罗莫单抗治疗的女性的锥体骨密度增加明显多于接受特立帕肽治疗的女性；罗莫单抗治疗后全髋关节的骨密度增加，但特立帕肽治疗后则降低。通过髋关节 QCT 的有限元分析估计，接受罗莫单抗治疗的女性骨强度增加了 2.5%，而接受特立帕肽治疗的女性骨强度下降了 0.7%[95]。回顾性分析发现，髋关节骨密度的降低与骨吸收的增加高度相关，骨吸收可通过血浆 CTX 进行测量[96]。

三、骨重建与骨塑建在抗骨质疏松药对骨量和骨强度长期影响中的意义

根据 aBMD 评估的骨量，在临床实践中仍然是骨强度最有力的预测因素，它解释了高达 80% 的极限负荷[97]。因此，aBMD 更有价值，不管有没有进行骨质疏松症治疗，aBMD 值越高，骨折风险越低[15, 16, 98, 99]。有趣的是，美国国立卫生研究院基金会（Foundation for the National Institutes of Health，FNIH）骨质量项目显示，在骨量变化和骨折发生率降低之间的关系上，抗骨吸收治疗和促进骨形成治疗之间没有任何差异[15, 16]。在骨质疏松症

药物之间，甚至在抗吸收药物之间，观察到骨密度增加存在巨大差异，特别是在密质骨含量高的部位，如髋关节。相对较弱的抗吸收药物，如SERM[100]，由于重建空间仅有部分回填，髋关节获得的初始 aBMD 增加很小（1%～2%），不能阻止髋关节的 aBMD 远期丢失[101]，新的 BMU 继续激活和基于骨重建的骨丢失持续进行，不能得到基于骨塑建的骨形成的完全弥补（图 8-1）。随着更有效的双膦酸盐的应用，更强的骨重建抑制可以获得更大的早期 aBMD 的增加，但长期临床试验一致表明，aBMD 会在治疗 2～3 年后保持稳定，不会持续增加[102-104]。这一现象可以通过残余骨重建去除的骨量与基于骨塑建的新骨沉积量之间达到新的平衡来解释，但基于骨塑建的骨形成可能受到双膦酸盐的负面影响[63]（图 8-1）。地舒单抗可以几乎完全抑制骨重建，但如果根据去卵巢猴研究的结果显示骨塑建得以维持[49]，则最终结果为骨增加，这可以解释使用地舒单抗长达 10 年观察到的骨密度持续增加[54]。促进骨形成药物特立帕肽，通过刺激骨塑建和骨重建溢出，将每个骨重建部位的负平衡改为正平衡。目前尚不清楚特立帕肽是否会刺激密质骨部位基于骨塑建的骨形成，但密质骨重建的刺激会导致重建空间的开放，从而导致骨的暂时丢失。最后，罗莫单抗治疗，同时抑制骨重建，并且至少暂时促进骨塑建，可以增加 aBMD（图 8-1）。

四、讨论

50 多年前，Hattner 和 Frost[42] 首次描述了人类骨骼中存在基于骨塑建的骨形成，然而，这种现象发生在松质骨表面，没有得到太多关注。基于骨塑建的松质骨表面的骨形成只占了基于骨重建的总的骨形成的一小部分。目前尚不清楚在其他骨骼表面和骨骼部位是否有所不同。

我们目前的理解是，抗吸收治疗通过关闭重建空间来增加骨量，随后增加二次矿化，这表明可以增加多少骨量和如何有效地预防骨折发生是

有限的[15, 16]。在过去几年的治疗中，更有效的抗吸收药物的骨密度增加和预防骨折发生的作用是同步的[9, 10, 12, 105]。目前尚无关于安慰剂对照组中长期抗骨折疗效的信息，但双膦酸盐组和地舒单抗组之间骨密度的长期变化明显不同[54, 102, 103]。这些差异表明，抗骨吸收药物（如地舒单抗）可能会进一步推动其效果极限，允许基于骨塑建的骨形成继续[54]。

基于骨塑建的骨形成似乎是一种更有效、更迅速的增加骨量的方式，在新骨沉积之前不需要去除旧骨组织。促进骨形成的治疗（如特立帕肽）和双重作用治疗（如罗莫单抗）可刺激骨小梁和密质骨中基于塑建的骨形成。这些治疗的最终结果取决于它们抑制骨吸收的有效性。使用罗莫单抗观察到的骨量增加更显著和更快的潜力[91, 94] 对于骨质疏松症治疗的靶向治疗概念非常重要[106, 107]。

然而，需要注意的是，在没有药物刺激的情况下，基于骨塑建的骨形成主要依赖于机械应力刺激及其促进骨衬细胞形成新骨的能力。因此，在猴和啮齿动物研究中，机械应力刺激对基于塑建的骨形成的促进作用和药物诱导对骨重建的抑制作用而产生的骨量增加不一定见于老年女性和男性。因此，长期骨密度的变化预计将取决于身体活动的水平、骨负荷、髋关节的几何形状和年龄。

正如通常的情况一样，骨塑建和骨重建的结合可能是最佳的。基于骨塑建的骨形成并不能取代旧骨，而旧骨的生物力学能力可能较差，因此需要在某种程度上进行重建，以确保骨骼保持合适的生物力学性能。一方面，由于有活性的骨细胞在控制骨代谢、磷酸盐和能量代谢的系统调节中起着至关重要的作用，因此需要骨重建来替代年老、濒死或死亡的骨细胞[108]。另一方面，骨塑建为骨骼提供了年轻、有活力，预计寿命可达数十年的骨细胞。

人类接受骨质疏松症治疗后的骨量增加表明，非骨重建机制在其中起到重要作用。骨塑建可能

就是这样一种机制；然而，这仅在应用特立帕肽治疗组的骨组织形态计量学检测中被证明[52, 81]。骨塑建是一个 50 年前首次被观察到的现象，其重要性正受到越来越多的关注，这有利于提高我们对骨质疏松症治疗作用机制的理解，从而促使研发出更具个性化的治疗骨质疏松症的药物。

参考文献

[1] Assessment of fracture risk and its application to screening for postmenopausal osteoporosis. Report of a WHO Study Group; 1994. p. 1–129.

[2] Strom O, Borgstrom F, Kanis JA, Compston J, Cooper C, McCloskey EV, et al. Osteoporosis: burden, health care provision and opportunities in the EU: a report prepared in collaboration with the international osteoporosis foundation (IOF) and the European Federation of Pharmaceutical Industry Associations (EFPIA). Arch Osteoporos. 2011;6(1–2):59–155.

[3] Johnell O, Kanis JA, Oden A, Johansson H, De Laet C, Delmas P, et al. Predictive value of BMD for hip and other fractures. J Bone Miner Res. 2005;20(7):1185–94.

[4] Kado DM, Browner WS, Palermo L, Nevitt MC, Genant HK, Cummings SR. Vertebral fractures and mortality in older women: a prospective study. Study of osteoporotic fractures research group. Arch Intern Med. 1999;159(11):1215–20.

[5] Kannegaard PN, van der Mark S, Eiken P, Abrahamsen B. Excess mortality in men compared with women following a hip fracture. National analysis of comedications, comorbidity and survival. Age Ageing. 2010;39(2):203–9.

[6] Marrinan S, Pearce MS, Jiang XY, Waters S, Shanshal Y. Admission for osteoporotic pelvic fractures and predictors of length of hospital stay, mortality and loss of independence. Age Ageing. 2015;44(2):258–61.

[7] Bliuc D, Nguyen TV, Eisman JA, Center JR. The impact of nonhip nonvertebral fractures in elderly women and men. J Clin Endocrinol Metab. 2014;99(2):415–23.

[8] Gerdhem P. Osteoporosis and fragility fractures: vertebral fractures. Best Pract Res Clin Rheumatol. 2013;27(6):743–55.

[9] Cummings SR, San Martin J, McCLung MR, Siris ES, Eastell R, Reid IR, et al. Denosumab for prevention of fractures in postmenopausal women with osteoporosis. N Engl J Med. 2009;361(8):756–65.

[10] Black DM, Delmas PD, Eastell R, Reid IR, Boonen S, Cauley JA, et al. Once-yearly zoledronic acid for treatment of postmenopausal osteoporosis. N Engl J Med. 2007;356(18):1809–22.

[11] Black DM, Thompson DE, Bauer DC, Ensrud K, Musliner T, Hochberg MC, et al. Fracture risk reduction with alendronate in women with osteoporosis: the fracture intervention trial. FIT research group. J Clin Endocrinol Metab. 2000;85(11):4118–24.

[12] Black DM, Cummings SR, Karpf DB, Cauley JA, Thompson DE, Nevitt MC, et al. Randomised trial of effect of alendronate on risk of fracture in women with existing vertebral fractures. Fracture Intervention Trial Research Group. Lancet. 1996;348(9041):1535–41.

[13] Dempster DW. Exploiting and bypassing the bone remodeling cycle to optimize the treatment of osteoporosis. J Bone Miner Res. 1997;12(8):1152–4.

[14] Zebaze RM, Ghasem Zadeh A, Bohte A, Iuliano-Burns S, Mirams M, Price RI, et al. Intracortical remodelling and porosity in the distal radius and post-mortem femurs of women: a cross-sectional study. Lancet. 2010;375(9727):1729–36.

[15] Bouxsein ML, Eastell R, Lui LY, Wu LA, de Papp AE, Grauer A, et al. Change in bone density and reduction in fracture risk: a meta-regression of published trials. J Bone Miner Res. 2019;34(4):632–42.

[16] Eastell R, Black DM, Lui LY, Chines A, Marin F, Khosla S, de Papp AE, Cauley JA, Mitlak B, McCulloch CE, Vittinghoff E, Bauer DC; Foundation for the National Institutes of Health (FNIH) Bone Quality Project. Treatment-related changes in bone turnover and fracture risk reduction in clinical trials of antiresorptive drugs: Proportion of treatment effect explained. J Bone Miner Res. 2021;36(2):236–43.

[17] Cummings SR, Karpf DB, Harris F, Genant HK, Ensrud K, LaCroix AZ, et al. Improvement in spine bone density and reduction in risk of vertebral fractures during treatment with antiresorptive drugs. Am J Med. 2002;112(4):281–9.

[18] Watts NB, Cooper C, Lindsay R, Eastell R, Manhart MD, Barton IP, et al. Relationship between changes in bone mineral density and vertebral fracture risk associated with risedronate: greater increases in bone mineral density do not relate to greater decreases in fracture risk. J Clin Densitom. 2004;7(3):255–61.

[19] Miller PD, Delmas PD, Huss H, Patel KM, Schimmer RC, Adami S, et al. Increases in hip and spine bone mineral density are predictive for vertebral antifracture efficacy with ibandronate. Calcif Tissue Int. 2010;87(4):305–13.

[20] Austin M, Yang YC, Vittinghoff E, Adami S, Boonen S, Bauer DC, et al. Relationship between bone mineral density changes with denosumab treatment and risk reduction for vertebral and nonvertebral fractures. J Bone Miner Res. 2012;27(3):687–93.

[21] Jacques RM, Boonen S, Cosman F, Reid IR, Bauer DC, Black DM, et al. Relationship of changes in total hip bone mineral density to vertebral and nonvertebral fracture risk in women with postmenopausal osteoporosis treated with once-yearly zoledronic acid 5 mg: the HORIZON-pivotal fracture trial (PFT). J Bone Miner Res. 2012;27(8):1627–34.

[22] Dempster DW. Anatomy and functions of the adult skeleton. In: Favus MJ, editor. Primer on the metabolic bone diseases and disorders of mineral metabolism. 6th ed. American Society for Bone and Mineral Research; 2006. p. 7–11.

[23] Manolagas SC. Birth and death of bone cells: basic regulatory mechanisms and implications for the pathogenesis and treatment of osteoporosis. Endocr Rev. 2000;21(2):115–37.

[24] Dempster DW, Lindsay R. Pathogenesis of osteoporosis. Lancet. 1993;341(8848):797–801.

[25] Havers C. Osteologia Nova; 1691.

[26] Eriksen EF. Normal and pathological remodeling of human trabecular bone: three dimensional reconstruction of the remodeling sequence in normals and in metabolic bone disease. Endocr Rev. 1986;7(4):379–408.

[27] Dempster DW. Bone remodeling. In: Coe FL, Favus MJ, editors. Disorders of bone and mineral metabolism. Baltimore, MD: Lippincott, Williams and Wilkins; 2002. p. 315–43.

[28] Motyckova G, Fisher DE. Pycnodysostosis: role and regulation of cathepsin K in osteoclast function and human disease. Curr Mol Med. 2002;2(5):407–21.

[29] Brunkow ME, Gardner JC, Van Ness J, Paeper BW, Kovacevich BR, Proll S, et al. Bone dysplasia sclerosteosis results from loss of the SOST gene product, a novel cystine knotcontaining protein. Am J Hum Genet. 2001;68(3):577–89.

[30] Johnson ML, Gong G, Kimberling W, Recker SM, Kimmel DB,

Recker RB. Linkage of a gene causing high bone mass to human chromosome 11 (11q12– 13). Am J Hum Genet. 1997;60(6):1326–32.

[31] Seeman E. Age-and menopause-related bone loss compromise cortical and trabecular microstructure. J Gerontol A Biol Sci Med Sci. 2013;68(10):1218–25.

[32] Balena R, Shih MS, Parfitt AM. Bone resorption and formation on the periosteal envelope of the ilium: a histomorphometric study in healthy women. J Bone Miner Res. 1992;7(12):1475–82.

[33] Bliziotes M, Sibonga JD, Turner RT, Orwoll E. Periosteal remodeling at the femoral neck in nonhuman primates. J Bone Miner Res. 2006;21(7):1060–7.

[34] Orwoll ES. Toward an expanded understanding of the role of the periosteum in skeletal health. J Bone Miner Res. 2003;18(6):949–54.

[35] Dempster DW, Cosman F, Kurland ES, Zhou H, Nieves J, Woelfert L, et al. Effects of daily treatment with parathyroid hormone on bone microarchitecture and turnover in patients with osteoporosis: a paired biopsy study. J Bone Miner Res. 2001;16(10):1846–53.

[36] Einhorn TA. Bone strength: the bottom line. Calcif Tissue Int. 1992;51(5):333–9.

[37] Martin B. Mathematical model for repair of fatigue damage and stress fracture in osteonal bone. J Orthop Res. 1995;13(3):309–16.

[38] Allen MR, Burr DB. Skeletal microdamage: less about biomechanics and more about remodeling. Clin Rev Bone Min Metab. 2008;6(1): 24–30.

[39] Banks WJ Jr, Epling GP, Kainer RA, Davis RW. Antler growth and osteoporosis. II. Gravimetric and chemical changes in the costal compacta during the antler growth cycle. Anat Rec. 1968;162(4):399–406.

[40] Banks WJ Jr, Epling GP, Kainer RA, Davis RW. Antler growth and osteoporosis. I. Morphological and morphometric changes in the costal compacta during the antler growth cycle. Anat Rec. 1968;162(4): 387–98.

[41] Taddei F, Balestri M, Rimondi E, Viceconti M, Manfrini M. Tibia adaptation after fibula harvesting: an in vivo quantitative study. Clin Orthop Relat Res. 2009;467(8):2149–58.

[42] Hattner R, Epker BN, Frost HM. Suggested sequential mode of control of changes in cell behaviour in adult bone remodelling. Nature. 1965;206(983):489–90.

[43] Erben RG. Trabecular and endocortical bone surfaces in the rat: modeling or remodeling? Anat Rec. 1996;246(1):39–46.

[44] Kobayashi S, Takahashi HE, Ito A, Saito N, Nawata M, Horiuchi H, et al. Trabecular minimodeling in human iliac bone. Bone. 2003; 32(2):163–9.

[45] Ruff CB, Hayes WC. Subperiosteal expansion and cortical remodeling of the human femur and tibia with aging. Science. 1982;217(4563):945–8.

[46] Garn SM, Rohmann CG, Wagner B, Ascoli W. Continuing bone growth throughout life: a general phenomenon. Am J Phys Anthropol. 1967;26(3):313–7.

[47] Epker BN, Frost HM. Periosteal appositional bone growth from age two to age seventy in man. A tetracycline evaluation. Anat Rec. 1966;154(3):573–7.

[48] Kontulainen S, Sievanen H, Kannus P, Pasanen M, Vuori I. Effect of long-term impact-loading on mass, size, and estimated strength of humerus and radius of female racquet-sports players: a peripheral quantitative computed tomography study between young and old starters and controls. J Bone Miner Res. 2002;17(12):2281–9.

[49] Ominsky MS, Libanati C, Niu QT, Boyce RW, Kostenuik PJ, Wagman RB, et al. Sustained modeling-based bone formation during adulthood in cynomolgus monkeys may contribute to continuous BMD gains with denosumab. J Bone Miner Res. 2015;30(7):1280–9.

[50] Nawathe S, Nguyen BP, Barzanian N, Akhlaghpour H, Bouxsein ML, Keaveny TM. Cortical and trabecular load sharing in the human femoral neck. J Biomech. 2015;48(5):816–22.

[51] Cosman F, Dempster DW, Nieves J, Zhou H, Roimisher C, Houle Y, et al. Bone remodeling and structure in the proximal femur. J Bone Miner Res. 2013;28(Suppl. 1).

[52] Lindsay R, Cosman F, Zhou H, Bostrom MP, Shen VW, Cruz JD, et al. A novel tetracycline labeling schedule for longitudinal evaluation of the short-term effects of anabolic therapy with a single iliac crest bone biopsy: early actions of teriparatide. J Bone Miner Res. 2006;21(3):366–73.

[53] Ominsky MS, Niu QT, Li C, Li X, Ke HZ. Tissue-level mechanisms responsible for the increase in bone formation and bone volume by sclerostin antibody. J Bone Miner Res. 2014;29(6):1424–30.

[54] Bone HG, Wagman RB, Brandi ML, Brown JP, Chapurlat R, Cummings SR, et al. 10 years of denosumab treatment in postmenopausal women with osteoporosis: results from the phase 3 randomised FREEDOM trial and open-label extension. Lancet Diabetes Endocrinol. 2017;5(7):513–23.

[55] Papapoulos S, Chapurlat R, Libanati C, Brandi ML, Brown JP, Czerwinski E, et al. Five years of denosumab exposure in women with postmenopausal osteoporosis: results from the first two years of the FREEDOM extension. J Bone Miner Res. 2012;27(3):694–701.

[56] Dempster DW, Zhou H, Recker RR, Brown JP, Recknor CP, Lewiecki EM, et al. Remodeling and modeling-based bone formation with teriparatide versus denosumab: a longitudinal analysis from baseline to 3 months in the AVA study. J Bone Miner Res. 2018;33(2):298–306.

[57] Kostenuik PJ, Smith SY, Jolette J, Schroeder J, Pyrah I, Ominsky MS. Decreased bone remodeling and porosity are associated with improved bone strength in ovariectomized cynomolgus monkeys treated with denosumab, a fully human RANKL antibody. Bone. 2011;49(2):151–61.

[58] Tsai JN, Uihlein AV, Lee H, Kumbhani R, Siwila-Sackman E, McKay EA, et al. Teriparatide and denosumab, alone or combined, in women with postmenopausal osteoporosis: the DATA study randomised trial. Lancet. 2013;382(9886):50–6.

[59] Leder BZ, Tsai JN, Uihlein AV, Burnett-Bowie SA, Zhu Y, Foley K, et al. Two years of denosumab and teriparatide administration in postmenopausal women with osteoporosis (the DATA extension study): a randomized controlled trial. J Clin Endocrinol Metab. 2014;99(5):1694–700.

[60] Reid IR, Miller PD, Brown JP, Kendler DL, Fahrleitner-Pammer A, Valter I, et al. Effects of denosumab on bone histomorphometry: the FREEDOM and STAND studies. J Bone Miner Res. 2010;25(10):2256–65.

[61] Yang L, Sycheva AV, Black DM, Eastell R. Sites-specific differential effects of once-yearly zoledronic acid on the hip assessed with quantitative computed tomography: results from the HORIZON pivotal fracture trial. Osteoporos Int. 2013;24(1):329–38.

[62] Coxon FP, Thompson K, Roelofs AJ, Ebetino FH, Rogers MJ. Visualizing mineral binding and uptake of bisphosphonate by osteoclasts and non-resorbing cells. Bone. 2008;42(5):848–60.

[63] Gasser JA, Kneissel M, Thomsen JS, Mosekilde L. PTH and interactions with bisphosphonates. J Musculoskelet Neuronal Interact. 2000;1(1):53–6.

[64] Gasser J, Green J. Chronic subcutaneous, but not single intravenous, dosing of rats with bisphosphonates results in reduced anabolic response to PTH. J Bone Min Res. 2006(Suppl 1):F386.

[65] Finkelstein JS, Leder BZ, Burnett SM, Wyland JJ, Lee H, de la Paz AV, et al. Effects of teriparatide, alendronate, or both on bone turnover in osteoporotic men. J Clin Endocrinol Metab. 2006;91(8):2882–7.

[66] Cosman F, Eriksen EF, Recknor C, Miller PD, Guanabens N, Kasperk C, et al. Effects of intravenous zoledronic acid plus subcutaneous teriparatide [rhPTH(1–34)] in postmenopausal osteoporosis. J Bone Miner Res. 2011;26(3):503–11.

[67] Roelofs AJ, Coxon FP, Ebetino FH, Lundy MW, Henneman ZJ, Nancollas GH, et al. Fluorescent risedronate analogues reveal bisphosphonate uptake by bone marrow monocytes and localization

around osteocytes in vivo. J Bone Miner Res. 2010;25(3):606–16.

[68] Plotkin LI, Gortazar AR, Davis HM, Condon KW, Gabilondo H, Maycas M, et al. Inhibition of osteocyte apoptosis prevents the increase in osteocytic receptor activator of nuclear factor kappaB ligand (RANKL) but does not stop bone resorption or the loss of bone induced by unloading. J Biol Chem. 2015;290(31):18934–42.

[69] Plotkin LI, Manolagas SC, Bellido T. Dissociation of the pro-apoptotic effects of bisphosphonates on osteoclasts from their anti-apoptotic effects on osteoblasts/osteocytes with novel analogs. Bone. 2006;39(3):443–52.

[70] Bonnet N, Lesclous P, Saffar JL, Ferrari S. Zoledronate effects on systemic and jaw osteopenias in ovariectomized periostin-deficient mice. PLoS One. 2013;8(3):e58726.

[71] Roelofs AJ, Stewart CA, Sun S, Blazewska KM, Kashemirov BA, McKenna CE, et al. Influence of bone affinity on the skeletal distribution of fluorescently labeled bisphosphonates in vivo. J Bone Miner Res. 2012;27(4):835–47.

[72] Duong LT. Therapeutic inhibition of cathepsin K – reducing bone resorption while maintaining bone formation. BoneKey Rep. 2012;1:67.

[73] le Duong T, Leung AT, Langdahl B. Cathepsin K inhibition: a new mechanism for the treatment of osteoporosis. Calcif Tissue Int. 2016;98(4):381–97.

[74] McClung MR, O'Donoghue ML, Papapoulos SE, Bone H, Langdahl B, Saag KG, et al. Odanacatib for the treatment of postmenopausal osteoporosis: results of the LOFT multicentre, randomised, double-blind, placebo controlled trial and LOFT extension study. Lancet Diabetes Endocrinol. 2019;7(12):899–911.

[75] Cusick T, Chen CM, Pennypacker BL, Pickarski M, Kimmel DB, Scott BB, et al. Odanacatib treatment increases hip bone mass and cortical thickness by preserving endocortical bone formation and stimulating periosteal bone formation in the ovariectomized adult rhesus monkey. J Bone Miner Res. 2012;27(3):524–37.

[76] Masarachia PJ, Pennypacker BL, Pickarski M, Scott KR, Wesolowski GA, Smith SY, et al. Odanacatib reduces bone turnover and increases bone mass in the lumbar spine of skeletally mature ovariectomized rhesus monkeys. J Bone Miner Res. 2012;27(3):509–23.

[77] Bauer W, Aub JC, Albright F. Studies of calcium and phosphorus metabolism: a study of the bone trabeculae as a readily available reserve supply of calcium. J Exp Med. 1929;49(1):145–62.

[78] Selye H. On the stimulation of new bone formation with parathyroid extract and irradiated ergosterol. Endocrinology. 1932;16:547–58.

[79] Neer RM, Arnaud CD, Zanchetta JR, Prince R, Gaich GA, Reginster JY, et al. Effect of parathyroid hormone (1–34) on fractures and bone mineral density in postmenopausal women with osteoporosis. N Engl J Med. 2001;344(19):1434–41.

[80] Ma YL, Zeng Q, Donley DW, Ste-Marie LG, Gallagher JC, Dalsky GP, et al. Teriparatide increases bone formation in modeling and remodeling osteons and enhances IGF-II immunoreactivity in postmenopausal women with osteoporosis. J Bone Miner Res. 2006;21(6):855–64.

[81] Dempster DW, Zhou H, Ruff VA, Melby TE, Alam J, Taylor KA. Longitudinal effects of teriparatide or zoledronic acid on bone modeling- and remodeling-based formation in the SHOTZ study. J Bone Miner Res. 2018;33(4):627–33.

[82] Kendler DL, Marin F, Zerbini CAF, Russo LA, Greenspan SL, Zikan V, et al. Effects of teriparatide and risedronate on new fractures in post-menopausal women with severe osteoporosis (VERO): a multicentre, double-blind, double-dummy, randomised controlled trial. Lancet. 2018;391(10117):230–40.

[83] Moreira CA, Fitzpatrick LA, Wang Y, Recker RR. Effects of abaloparatide-SC (BA058) on bone histology and histomorphometry: the ACTIVE phase 3 trial. Bone. 2017;97:314–9.

[84] Poole KE, Van Bezooijen RL, Loveridge N, Hamersma H, Papapoulos SE, Lowik CW, et al. Sclerostin is a delayed secreted product of osteocytes that inhibits bone formation. FASEB J. 2005;19(13):1842–4.

[85] Baron R, Rawadi G. Targeting the Wnt/beta catenin pathway to regulate bone formation in the adult skeleton. Endocrinology. 2007;148(6):2635–43.

[86] Atkins GJ, Findlay DM. Osteocyte regulation of bone mineral: a little give and take. Osteoporos Int. 2012;23(8):2067–79.

[87] Hamersma H, Gardner J, Beighton P. The natural history of sclerosteosis. Clin Genet. 2003;63(3):192–7.

[88] Ominsky MS, Vlasseros F, Jolette J, Smith SY, Stouch B, Doellgast G, et al. Two doses of sclerostin antibody in cynomolgus monkeys increases bone formation, bone mineral density, and bone strength. J Bone Miner Res. 2010;25(5):948–59.

[89] Padhi D, Jang G, Stouch B, Fang L, Posvar E. Single-dose, placebo-controlled, randomized study of AMG 785, a sclerostin monoclonal antibody. J Bone Miner Res. 2011;26(1):19–26.

[90] McCLung MR, Grauer A, Boonen S, Bolognese MA, Brown JP, Diez-Perez A, et al. Romosozumab in postmenopausal women with low bone mineral density. N Engl J Med. 2014;370(5):412–20.

[91] Cosman F, Crittenden DB, Adachi JD, Binkley N, Czerwinski E, Ferrari S, et al. Romosozumab treatment in postmenopausal women with osteoporosis. N Engl J Med. 2016;375(16):1532–43.

[92] Chavassieux P, Chapurlat R, Portero-Muzy N, Roux JP, Garcia P, Brown JP, et al. Boneforming and antiresorptive effects of romosozumab in postmenopausal women with osteoporosis: bone histomorphometry and microcomputed tomography analysis after 2 and 12 months of treatment. J Bone Miner Res. 2019;34(9):1597–608.

[93] Ferrari S. Future directions for new medical entities in osteoporosis. Best Pract Res Clin Endocrinol Metab. 2014;28(6):859–70.

[94] Saag KG, Petersen J, Brandi ML, Karaplis AC, Lorentzon M, Thomas T, et al. Romosozumab or alendronate for fracture prevention in women with osteoporosis. N Engl J Med. 2017;377(15):1417–27.

[95] Langdahl BL, Libanati C, Crittenden DB, Bolognese MA, Brown JP, Daizadeh NS, et al. Romosozumab (sclerostin monoclonal antibody) versus teriparatide in postmenopausal women with osteoporosis transitioning from oral bisphosphonate therapy: a randomised, open-label, phase 3 trial. Lancet. 2017;390(10102):1585–94.

[96] Langdahl BLKD, Gimeno EJ, Hyldstrup L, Dokoupilova E, Lakatos P, Bolognese M, Chen L, Crittenden DB, Libanati C. The pro-remodeling effect of teriparatide therapy is associated with loss of cortical mass at the hip in the STRUCTURE study. Calcif Tissue Int. 2017;100:S22–3.

[97] Zysset PK, Dall'ara E, Varga P, Pahr DH. Finite element analysis for prediction of bone strength. Bonekey Rep. 2013;2:386.

[98] Schwartz AV, Bauer DC, Cummings SR, Cauley JA, Ensrud KE, Palermo L, et al. Efficacy of continued alendronate for fractures in women with and without prevalent vertebral fracture: the FLEX trial. J Bone Miner Res. 2010;25(55):976–82.

[99] Cosman F, Cauley JA, Eastell R, Boonen S, Palermo L, Reid IR, et al. Reassessment of fracture risk in women after 3 years of treatment with zoledronic acid: when is it reasonable to discontinue treatment? J Clin Endocrinol Metab. 2014;99(12):4546–54.

[100] Ott SM, Oleksik A, Lu Y, Harper K, Lips P. Bone histomorphometric and biochemical marker results of a 2–year placebo-controlled trial of raloxifene in postmenopausal women. J Bone Miner Res. 2002;17(2):341–8.

[101] Silverman SL, Chines AA, Kendler DL, Kung AW, Teglbjaerg CS, Felsenberg D, et al. Sustained efficacy and safety of bazedoxifene in preventing fractures in postmenopausal women with osteoporosis: results of a 5–year, randomized, placebo-controlled study. Osteoporos Int. 2012;23(1):351–63.

[102] Black DM, Schwartz AV, Ensrud KE, Cauley JA, Levis S, Quandt SA, et al. Effects of continuing or stopping alendronate after 5 years

of treatment: the fracture intervention trial long-term extension (FLEX): a randomized trial. JAMA. 2006;296(24):2927–38.

[103] Black DM, Reid IR, Cauley JA, Cosman F, Leung PC, Lakatos P, et al. The effect of 6 versus 9 years of zoledronic acid treatment in osteoporosis: a randomized second extension to the HORIZON-pivotal fracture trial (PFT). J Bone Miner Res. 2015;30(5):934–44.

[104] Miller PD, Recker RR, Reginster JY, Riis BJ, Czerwinski E, Masanauskaite D, et al. Efficacy of monthly oral ibandronate is sustained over 5 years: the MOBILE long-term extension study. Osteoporos Int. 2012;23(6):1747–56.

[105] Reid IR. Short-term and long-term effects of osteoporosis therapies. Nat Rev Endocrinol. 2015;11(7):418–28.

[106] Lewiecki EM, Cummings SR, Cosman F. Treat-to-target for osteoporosis: is now the time? J Clin Endocrinol Metab. 2013;98(3):946–53.

[107] Cummings SR, Cosman F, Lewiecki EM, Schousboe JT, Bauer DC, Black DM, et al. Goal-directed treatment for osteoporosis: a progress report from the ASBMR-NOF working group on goal-directed treatment for osteoporosis. J Bone Miner Res. 2017;32(1):3–10.

[108] Dallas SL, Prideaux M, Bonewald LF. The osteocyte: an endocrine cell ... and more. Endocr Rev. 2013;34(5):658–90.

[109] Langdahl B, Ferrari S, Dempster DW. Bone modeling and remodeling: potential as therapeutic targets for the treatment of osteoporosis. Ther Adv Musculoskelet Dis. 2016;8(6):225–35.

第9章 预测骨质疏松性骨折风险的三维微结构测量

Three-Dimensional Microstructural Measurement for Predicting the Risk of Osteoporotic Fracture

Nobuhito Nango　Shogo Kubota　Yusuke Horiguchi　著

洪盾　林华　译

关键词

四维定量计算机断层扫描，3D 骨形态计量学，脊柱骨折，3D 星体体积，骨质疏松治疗效果

概述

超过一半的 50 岁以上女性和 70 岁以上男性正面临骨质疏松性骨折风险，预防骨质疏松性骨折是一个全球性问题[1]。

目前骨质疏松症的诊断依赖双能 X 线吸收仪（dual-energy X-ray absorptiometry，DXA）测量的骨密度，但在临床工作中发现，有些高 BMD 病例仍会出现高骨折风险。2001 年，美国国立卫生研究院（National Institutes of Health，NIH）的一份报告认为，骨质量是除 BMD 之外影响骨骼强度的另一个重要因素[1]。报告中提到："骨强度大概70% 是由骨密度决定的，而剩余的 30% 由骨质量来决定。骨组织的微观结构、骨转换、微骨折和骨矿化决定了骨质量。"正是在这份报告中，骨质量在骨折预防中的重要性得到认可。

双膦酸盐是一类骨吸收抑制药，可抑制骨吸收，减少骨重建，还被证实可预防骨折。然而，长期使用骨吸收抑制药会导致治疗效果的减弱，并产生新的不良反应。美国食品药品管理局（Food and Drug Administration，FDA）警告，长期使用双膦酸盐可增加非典型股骨骨折的风险[2]。长期服用双膦酸盐还具有骨退化、骨形成抑制、骨单位均匀钙化、过度钙化、骨过硬或过脆、微裂纹积聚的潜在风险[3]。

众所周知，随着年龄的增长，骨成分会逐渐降解和老化，骨吸收和形成的平衡在调节骨成分上起重要作用。

常规测量骨微观结构、骨吸收和骨形成的方法是组织形态计量学。组织形态计量学的优点在于可直接测量细胞活性，缺点在于测量方式为二维测量，另外，组织取样是有创的，从而使取样部位受到限制。基于 X 线的 CT 成像优势在于创伤很小，可对全身钙化的骨骼进行三维成像。

3D 骨形态计量学通过计算机断层扫描图像测量骨矿化、骨量、大小、连接性和形状，从而对骨折风险进行量化。3D 骨形态计量学虽然不能直接测量细胞的特性，但在 CT 成像期间可同时扫描羟基磷灰石（hydroxyapatite，HA）体模，获得骨矿化的图像，从而分析全身的骨骼强度和脆性。

因此，骨折风险可通过骨结构、骨矿化程度和模拟进行量化，骨脆性程度也可量化。对骨量、骨质量、骨重塑和个体患者骨折风险进行量化的最终目的是预测和评估药物效果。

一、骨质疏松症椎体骨折的机制

（一）椎体松质骨的多孔性

椎体骨折的风险随着骨质疏松症的疾病进展

和松质骨丢失增加逐步升高。我们基于孔隙度测量了与椎体骨折相关的松质骨脆性（图 9-1），以易发骨折的 L_1 为例，对不同骨折风险阶段患者进行多探测器计算机断层扫描（multidetector computed tomographic，MDCT），获得图像并进行分析。灰度代表钙化的程度。图 9-1 中间图像是通过椎体中心的 3mm 薄层水平横断面，右侧图像是通过椎体中心 3mm 薄层的矢状位断面，左侧图像是该松质骨的示意图。图 9-1A 来自一名 68 岁健康男性的椎体，密质壳厚且钙化程度远高于椎体松质骨。横断切面显示，密质壳内的松质骨与平行于轮廓

的层状梁同心连接，骨小梁在前后方向呈放射状延伸。矢状位图像显示致密的松质骨垂直延伸并支撑椎体终板，下终板有多束平行、前后方向延伸的骨小梁。健康椎体松质骨主要由板状骨组成，并且在前后、外侧和上下方向有蜂窝状结构。

图 9-1B 来自一名患有中度骨质疏松症的 63 岁女性的椎体，散布着代表骨丢失的空心点，松质骨呈现垂直方向的延伸，而前后和内向外侧延伸的松质骨和蜂窝状结构均丢失。与正常骨相比，其密质壳内邻近的松质骨与密质壳的连接显著减少。靠近前侧和外侧密质壳的松质骨消失，无承

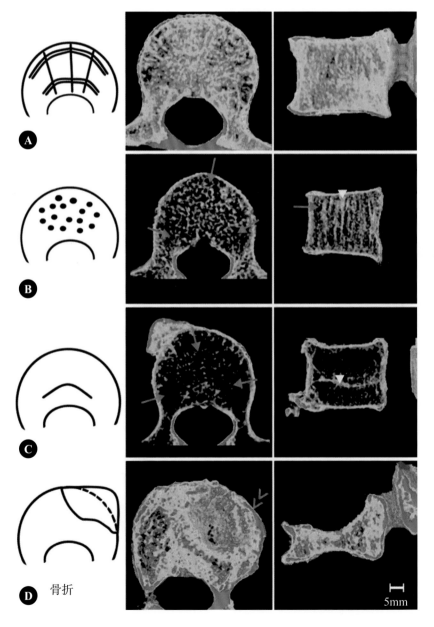

◀ 图 9-1　松质骨丢失会增加脊柱骨折的风险

A. 一名健康的 68 岁男性，由骨板组成的蜂窝状结构；B. 一名患有中度骨质疏松症的 63 岁女性，骨髓腔扩张（→）；C. 一名患有严重骨质疏松症的 82 岁女性，密质壳承受重量；D. 一名 L_1 骨折的 80 岁女性，终板凹陷。→. 骨髓腔；△. 增厚的骨小梁；＞＞. 弹出的终板

受负荷能力的髓腔扩大（→）。此外，矢状位图像显示，连接上下终板的厚松质骨位于椎体中心，并由杆状粗大但密度低的松质骨组成（△），因而垂直方向的负荷也由松质骨支撑。

图 9-1C 来自一名患有严重骨质疏松症的 82 岁女性患者的椎体。椎体内的松质骨几乎完全消失，椎体中心勉强有几个前后延伸的粗骨小梁支撑着前后方向椎体密质壳。密质壳内支撑密质壳的松质骨消失，而由密质壳承载着负荷。因此，此影像可以预料负荷将导致密质壳变形，并预示着骨折的高风险。

图 9-1D 来自一名 80 岁女性骨折的 L_1，椎体右前部骨折并塌陷。右图显示中央的密质壳压缩凹陷，以凹陷的底部作为支点，密质壳从原始的位置突出（＞＞）。终板也被撕下，褶皱与部分重叠的松质骨显得更致密。

当椎体骨折未经治疗时，椎体会继续被压碎，直到上下终板重叠并形成板状，然后稳定。

（二）与衰老相关的骨结构变化

骨骼作为一个代谢器官，骨吸收和骨形成是个连续的过程。破骨细胞吸收骨，成骨细胞形成骨，而骨细胞维持骨，这使得骨折后骨骼能修复到原始形状。青春期后，骨骼停止生长，并在 25 岁左右蓄积到最大骨量（峰值骨量）。在此之后，尽管骨重建仍继续，但最大骨量逐渐减少，在很长时间内骨结构保持不变。

（三）骨质疏松

骨吸收和形成是一个持续的过程，成年人每天大约有 300mg 的钙出入骨骼。血钙浓度降低后马上出现的是骨吸收，而骨吸收后自然出现骨形成延迟，导致骨量减少。老年人的骨转换增强，在上一轮骨吸收界面修复之前，新的骨吸收就已经开始；如果没有药物等干预措施，骨量将持续减少。骨骼支撑着一个人的总体重，运动时它们承受着超过 5 倍于自身体重的负荷，而人在下坠时需要承受 10 倍体重的负荷。因此，患有骨质疏

松的老年人骨折的风险增高[4]。

骨质疏松患者的松质骨重建比密质骨活跃，当骨吸收增加时，松质骨的连续性和连接性被破坏，骨小梁逐渐消失。松质骨的减少导致连接密质骨的骨小梁丢失，增加密质骨的应力和骨折风险。当隧道状结构穿透密质骨，密质骨内的骨内膜吸收增强，密质骨内部空隙增加，密质骨层变薄并最终变成松质骨样。

图 9-2 以伪彩色显示椎体松质骨厚度。黄色显示厚松质骨，蓝色显示薄松质骨。

宽大的部分表示板骨。红色表示厚板骨，黄色和绿色表示薄板骨。板骨上有许多蓝点（→）。蓝点中心有黑点的部分表示存在穿孔。穿孔的大小不等提示孔扩大的过程。一些蓝线表示的杆状骨提示骨丢失的风险。空腔在杆状骨（＊）周围扩大表明局部骨质疏松增加。图 9-3 显示骨质疏松密质骨。这是骨质疏松症患者活检髂骨的 μCT 图像，左右两端是密质骨，中间是松质骨。板状松质骨穿孔和杆状骨小梁随处可见（△）。在图像的上方，松质骨呈杆状，并且缺损（＊）广泛分布。右侧密质骨的厚度小于左侧密质骨的一半。右侧密质骨中的一个大吸收腔导致密质骨丢失，密质骨正在向松质骨转换（→）。

（四）椎体骨折的机制

在假设松质骨的退化是由骨吸收增加引起的前提下，我们研究了椎体压缩性骨折的机制（图 9-4）。健康的椎体松质骨主要呈板状，其骨小梁在垂直负荷方向、前后方向和横行方向延伸，并且有蜂窝状的高强度结构（图 9-4A）。随着骨质疏松进展，松质骨的骨吸收超过骨形成，中心的板状骨被吸收并变薄（图 9-4B），最终变成多孔的和杆状的（图 9-4C）。松质骨承受应力的能力也会随之发生变化。骨吸收发生在不支持负荷的低应力区，产生松质骨破裂（图 9-4D）。断裂的松质骨由于不承受负荷而被完全吸收（图 9-4E）。局部松质骨的不断消失则形成空腔（图 9-4F，＊）。

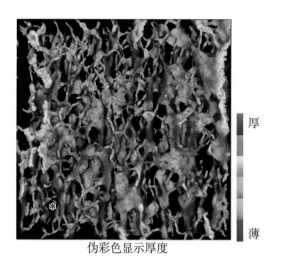

伪彩色显示厚度

▲ 图 9–2　骨质疏松症影响椎体的松质骨厚度

→ . 穿孔；*. 空腔。垂直体由板状骨（黄色）、变薄的骨小梁（绿色）、穿孔（蓝色）、杆状骨（狭窄）和空腔（黑色，周围为杆状骨）组成

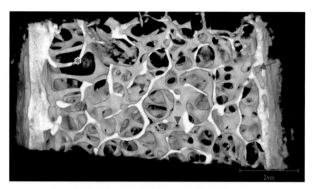

▲ 图 9–3　骨质疏松症患者髂骨活检标本的 X 线 CT 图像

右侧密质骨中有一个巨大吸收腔，密质骨正在向松质骨转化（→）。*. 缺损；△ . 穿孔；→ . 骨小梁化密质骨

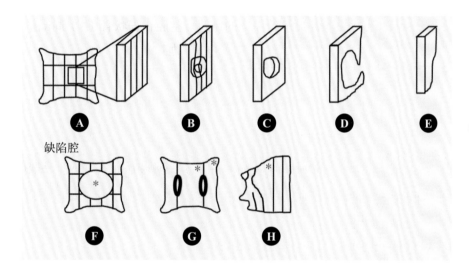

缺陷腔

◀ 图 9–4　椎体压缩性骨折的机制

A. 健康人的骨骼呈蜂窝状结构；B 和 C. 骨质疏松进展，骨中心发生吸收（B），变薄的骨小梁变成穿孔的杆状骨（C）；D 和 E. 松质骨断裂（D），骨小梁被吸收并消失（E）；F. 缺失的松质骨扩大了局部孔隙腔（*）；G. 周围的松质骨会增加所受应力和松质骨骨折的风险；H. 支撑密质骨的骨小梁丢失，导致压缩性骨折

周围松质骨随后支撑了负荷，从而压力增加，增加了松质骨骨折及微骨折的风险（图 9-4F）。

在缺损腔内可能很难产生骨形成依赖的骨支架，因此骨空腔内几乎没有骨形成，这导致空腔进一步扩大。空腔边缘松质骨由于支撑的应力负荷增加，骨形成占主导地位，导致骨变厚（图 9-4G）。当松质骨空腔扩张时，周围松质骨出现连续新发微骨折的风险增加。同时，骨折的风险增加，内部支撑承载椎体的密质骨层的骨小梁消失。密质壳弯曲使应力和微裂纹沉积的可能性增加，最终导致压缩性骨折（图 9-4H）。

二、骨重建与骨质量

（一）骨细胞

骨细胞在骨中呈线性排列并存在于骨陷窝中，形状类似于扁平的橄榄球（7μm×15μm×23μm）。直径为 0.2μm 的三维管道为微管，与邻近的骨细胞相连，氧、营养素和钙离子通过微管供应。骨细胞与血管和骨髓共同形成网络（图 9-5，→）。骨细胞树突延伸至微管，被认为是机械传感器，对骨骼上的应力作出反应[5]。骨细胞也通过矿物质代谢参与钙吸收，以维持钙稳态，并且是骨重建启动的关键[6-8]。

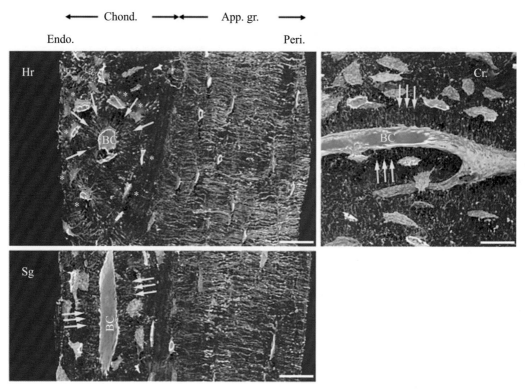

▲ 图 9-5　陷窝 - 微管 - 骨管网络

骨细胞微管连接到整个密质骨内膜的骨管，与骨代谢有关。注意骨管被骨细胞陷窝（＊）包围而微管（→）处于骨细胞陷窝与中间的骨管之间。App.gr. 并列增长；Chond. 软骨内软化；Cr. 冠状面；Endo. 内膜；Hr. 水平面；Peri. 骨膜；Sg. 矢状面。比例尺：20μm（引自 Nango et al.2016.[6]）

（二）松质骨

那些通过关节受到外部负荷影响的部位（如干骺端）存在大量松质骨。成人松质骨由约100μm厚的细小骨分支组成。它的单位体积表面积非常大，与骨髓直接接触，并且其面向骨髓的表面是骨吸收主要发生的地方。松质骨很薄，呈杆状或板状，在抵抗负荷的方向上延伸，并形成网状结构，支撑密质骨。

不支撑负荷的骨骼会被吸收并消失，支撑负荷的骨骼会经历新的骨形成，每天被重新塑造成适应外力的形状。股骨头的松质骨沿着承受负荷的主应力线延伸（图9-6A，→）。

（三）密质骨

密质骨是构成骨骼轮廓的组织。因为椎体的密质骨很薄，所以被称为密质壳（图9-6B）。在支撑体重的骨骼中（如股骨），中央的骨干主要承担纵轴力，仅由密质骨组成（图9-6A）。密质骨内垂直和水平分布着血管，骨在其中被吸收和形成。

（四）脊椎骨的形成

与长骨一样，脊椎骨也是由软骨内骨化形成的。椎体终板由Ⅱ型胶原组成，是钙化的软骨。终板下方的松质骨是初级松质骨。椎体中间的密质骨和松质骨的重建非常活跃。

（五）骨重建和骨质量

骨基质中Ⅰ型胶原的约占整体重量25%，但体积却占70%或更多。胶原分子沿着负荷方向延伸成纤维，并形成层状结构。针状羟基磷灰石晶体沉积在层状结构中。羟基磷灰石晶体决定了骨硬度，而胶原纤维决定骨的延展性。骨吸收后发生羟基磷灰石晶体沉积的二次钙化，这会使骨变得坚硬，但也使骨骼脆性增加[9]。

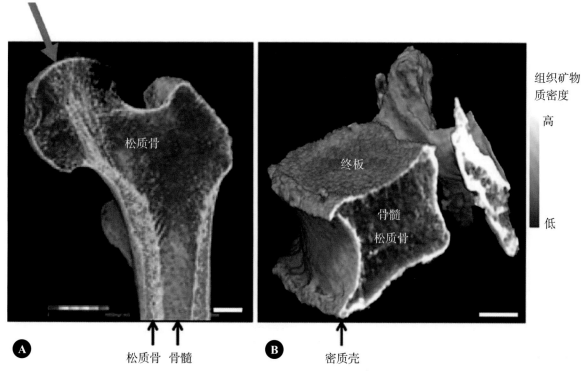

▲ 图 9-6　多探测器计算机断层扫描下骨质疏松症患者的股骨头和腰椎的图像

A. 股骨头的松质骨沿着承受负荷的主应力线延伸（红箭）；B. 椎体，密质骨很薄，被称为密质壳。比例尺：10mm

骨重建通过吸收旧的、高度矿化的微裂纹骨，并以类骨质替代，从而降低钙化程度。恰当的骨重建对维持骨强度至关重要，而依赖于骨重建频率的钙化分布情况间接影响了骨质量。

以下因素与骨强度有关。

- 骨转换。
- 骨量 / 骨密度（骨量指骨容量，骨密度指骨容量 + 矿化度）。
- 骨材料 / 胶原交联。
- 松质骨微观结构和密质骨结构。
- 骨矿化分布情况。
- 微损伤。

在这些因素中，骨转换尤为重要。在骨转换中，钙化程度较高的老旧骨被钙化程度较低的新骨替代，胶原交联激活，同时骨矿化的异质性增加。另外，高转换率会导致暂时性骨丢失，如果吸收和形成不平衡，这种骨丢失可能成为永久性的。而低转化率会导致微裂纹累积，延迟新骨的形成，使骨的脆性和钙化程度增加。为了防止骨折，应保持最佳的骨转换率，即保持吸收和形成之间的平衡。

三、四维定量计算机断层扫描

局部矿化骨缺损的脊柱容易发生压缩性骨折。四维定量计算机断层扫描（four-dimensional quantitative computed tomography，4DQCT）方法可以检测钙化骨的局部孔隙度，并预测骨折风险。这个方法是在身体下方放置一个钙化程度已知的羟基磷灰石模型，用于量化骨矿物质，并进行 MDCT 成像[10]。

通过转换模型 CT 值可以测得骨矿化程度，常用来分析骨密度随时间的变化（图 9-7）。骨代谢标志物直接代表破骨细胞和成骨细胞的细胞活性。然而，活性部位在体内的具体位置尚不清楚。相比之下，4DQCT 方法在三维空间中可视化了骨吸收和骨形成引起的钙化骨，并分析了随时间的变化。这种方法还可以将骨代谢标记物无法捕捉到的脆弱部位的变化和使用药物的时效变得可视化，这有助于改善患者的治疗动机和对治疗效果的评价。

（一）MDCT 法观察骨质疏松性骨

胸腰椎交界处是骨折风险较高的部位，例如，一位弯腰走路的老人很可能患有压缩性骨折。量化骨脆性对于预防骨质疏松导致的腰椎压缩性骨折非常重要。传统上一般通过 DXA 测量骨密度来测量腰椎脆性。但是 DXA 无法准确检测 3D 腰椎结构，因为它只提供传输图像。而 MDCT 系统

的发展有可能降低暴露剂量并拍摄骨骼的高速 CT 图像。此外，MDCT 还引入了一种模型，该模型有 320 层，每层厚度为 0.5mm，扫描时间为 0.5s 甚至更短，它的暴露剂量小于自然年辐射剂量的 2 倍[11]。

（二）MDCT 法观察腰椎松质骨

三维像素或体素的灰度（也就是 MDCT 拍摄的成像点[11]）代表了扫描的分辨率及腰椎成像点内包含的骨矿含量。人体腰椎的骨小梁宽度为

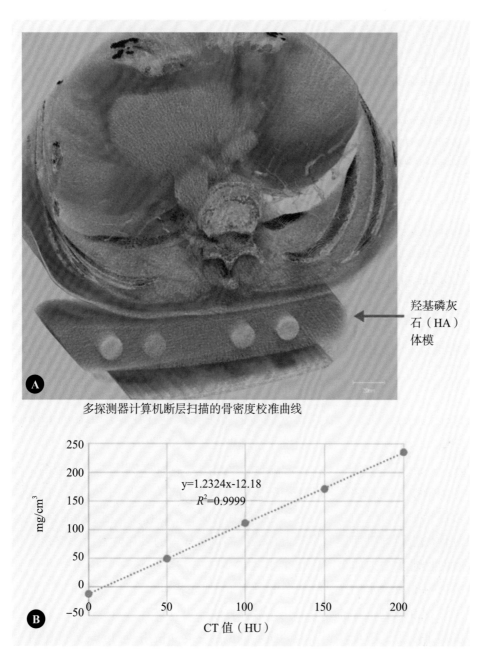

多探测器计算机断层扫描的骨密度校准曲线

← 图 9-7 四维定量计算机断层扫描，同时拍摄羟基磷灰石体模以获得组织矿物质密度（TMD，mg/cm³）图像
A.HA 体模；B.TMD 校准曲线

0.1～0.2mm，密质壳宽度为 0.2mm 或以上，椎弓根密质骨厚度约为 1mm。如果通过 MDCT 对骨结构进行量化，进而测量全身骨骼，MDCT 应用范围将显著扩大。因此，MDCT 扫描的切片厚度定为 0.5mm，重建矩阵为 0.2mm，比扫描切片厚度更薄[10]。骨骼测量的成像点为 0.2mm³，宽度接近实际松质骨，从而获得接近真实骨骼的图像。

（三）MDCT 和 μCT 图像的分析

为评价 0.5mm 扫描的 MDCT 骨骼图像的有效性，将 MDTC 图像与高分辨率 μCT 图像进行了比较。图 9-8 显示对尸体 T₁₂ 椎体拍摄的 μCT 图像（其分辨率高于松质骨的宽度）和 MDCT 影像（分辨率低于松质骨的宽度）。MDCT 图像（图 9-8A 至 C）的厚度为 0.5mm，重建厚度为 0.2mm，而 μCT 图像（图 9-8D 和 E）的重建厚度为 0.05mm。图像处理以分开样本的松质骨和密质壳。放大的松质骨图像位于右侧（图 9-8F）。颜色代表钙化程度或组织矿物质密度（tissue mineral density,

TMD）。μCT 密质壳的 TMD 较高（800mg/cm³），松质骨的 TMD 较低（550mg/cm³）。MDCT 密质壳的 TMD 没有 μCT 的高（550mg/cm³），而且松质骨的 TMD 也较低（300mg/cm³）。

与 μCT 相比，图像放大后 MDCT 中的松质骨显得更厚。当以 0.2mm 重建 MDCT 图像时，体素大小为 0.2mm，由于投影图像的薄层厚度为 0.5mm，骨骼的 CT 值包含周围的部分骨髓。因此，松质骨形态厚，但 TMD 较低。然而，依据表面轮廓的不规则（＞）和血管腔（△）的位置，两种图形在密质壳上完全相同。松质骨在密度差（＊）、松质骨的走向（→）、骨小梁厚度的相对差异（＞＞）等细节上也相匹配。因此，MDCT 图像代表了真实骨骼的测量值，将松质骨显现为一束束相邻平行的骨小梁，能够准确地显示密质壳和骨小梁。

（四）4DQCT 骨测量的有效性

1. 测量值的比较

通过与 μCT 测量值的比较，验证了 MDCT 测

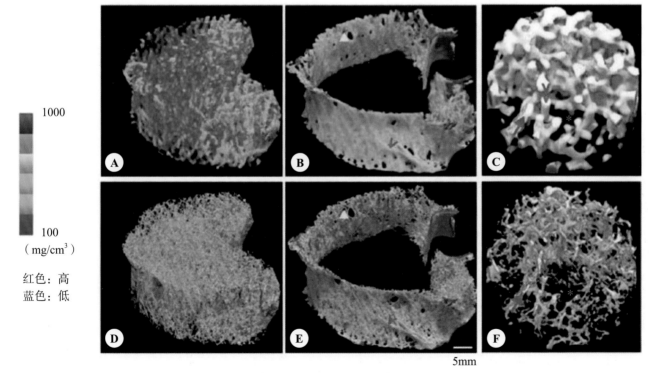

▲ 图 9-8　胸椎 T₁₂ 标本的 MDCT 和 μCT 图像测量

A 至 C. 0.5mm 薄层的多探测器计算机断层扫描（MDCT）；D 和 E. 采用 0.05mm 体素的显微 CT（μCT）；F. 放大松质骨的匹配成像点。△. 血管腔；＊. 缺损腔；＞. 表面不规则；＞＞. 厚骨小梁；→. 骨小梁走向

量骨结构的有效性。

2. 样本和方法

样本采用 T_{12}、L_1、L_2 和 L_3 椎体解剖标本（$n=8$）。用 MDCT 重建的 0.2mm 厚的图像测量松质骨和密质骨，图像的视野为 150mm，切片为 0.5mm。作为对照，我们使用了相同的位置的标本，把 TMD 值作为羟基磷灰石模型的参照像素值，将 MDCT 和 μCT 图像转换为 BMD 图像，利用了从分辨率高于松质骨宽度的 μCT 图像（体素大小为 0.05mm）中获得的测量值进行比较。用两种方法提取松质骨和密质壳影像，测量骨结构，并模拟压缩负荷来测量骨强度。

3. 主要结果

（1）钙化程度 TMD 的相关性：我们获得并研究 MDCT 图像和 μCT 图像上同一点的 TMD 的相关性[9]，发现两种成像模式之间松质骨的钙化程度显著相关（$R^2=0.74$，$P<0.01$）（图 9-9）。密质壳的结果也是如此[12]。

（2）骨结构测量：从 MDCT 和 μCT 图像中获取的数据进行进一步分析，如骨体积分数（BV/TV）、骨髓间隙星体体积（V*m.space）、骨小梁星体体积（V*tr）、骨小梁厚度（Tb.Th）、骨小梁数量（Tb.N）、平均截距长度（MIL）和各向异性程度（degree of anisotropy，DA）（呈高度相关）、BV/

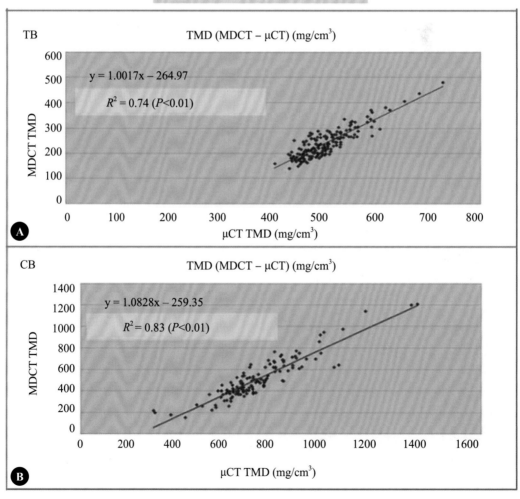

▲ 图 9-9　组织矿物质密度（**TMD**）的相关性

A. 将 MDCT 和 μCT 图像在同一点上的 TMD 进行对比。MDCT 图像显示的松质骨（TB）钙化程度与 μCT 图像上的相关（$R^2=0.74$，$P<0.01$）。B. 密质骨（CB）也是如此

TV（R^2=0.76，P<0.009）。节点支柱（Nod-strut）测量显示 N.ND/TV 的相关性较低（R^2=0.22，P<0.01）。因此，我们得出结论，尽管 MDCT 的图像分辨率低于松质骨的厚度，但是 MDCT 图像获得的骨结构测量值更能反映骨的相关真实值。

4. 应力模拟

MDCT 图像上的断裂负荷模拟结果与 μCT 图像上的结果显著相关（R^2=0.7，P<0.09）（图 9–10）[12]。

四、4DQCT 测量方法

（一）矿化程度

4DQCT 方法利用骨骼对 X 线的线性吸收系数（单位路径长度衰减率）来创建 X 线图像。X 线图像以亮的硬点和暗的软点来显示，用于测量骨矿化程度和骨密度。

根据美国骨矿研究学会指南[13]，矿化度以

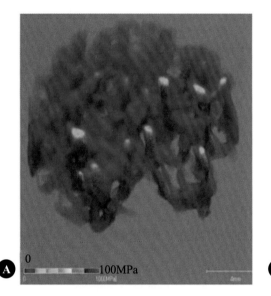

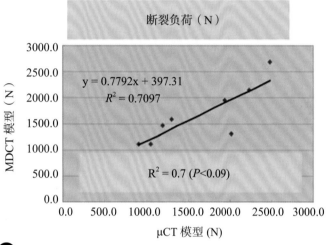

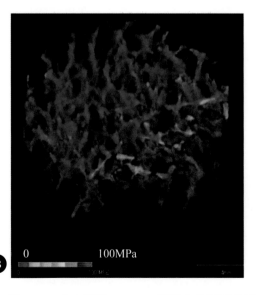

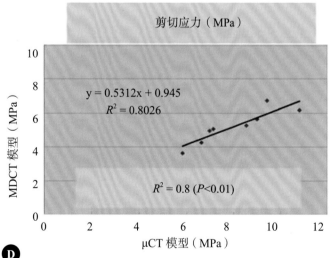

▲ 图 9–10 应力模拟，**MDCT 图像上的断裂负荷模拟结果与 μCT 图像上的计算机断层扫描模拟结果呈相关性**（R^2=0.7，P < 0.09）
A. MDCT 模型的剪切应力；B. μCT 模型的剪切应力；C. 断裂负荷；D. 剪切应力

TMD 表示，包括骨髓在内的组织中的矿物质密度表示为体积骨密度（vBMD），这是通过将 DXA 测得的骨密度（mg/cm²）扩展至三维（mg/cm³）得到的数值。DXA 图像的骨密度因为仅按面积对测量值进行标化，表示为面积 BMD。

TMD 是指除去骨髓之外的骨中矿物质含量，通过一起扫描骨骼和已知 TMD 值的 HA 体模，从而计算该骨骼的 TMD 值（mg/cm³）。使用 TMD 阈值 L 来识别骨骼，然后计算等于或大于 L 的骨组织的数值 N（体素）。骨体积以公式算得：BV=N×1 个体素体积。若要计算总骨矿物质含量（bone mineral content，BMC）（单位为 mg），用骨的平均 TMD 值乘骨体积。

$$BMC（mg）=TMD 平均值（mg/cm³）×BV（cm³）$$

因此，骨骼的 TMD 值也可以 BMC/BV 表示。

1. 体积骨密度（mg/cm³）

包括骨髓在内骨骼组织总体积 TV（cm³）中的矿物质密度，计算公式如下。

$$vBMD=BMC/TV（mg/cm³）=TMD×（BV/TV）$$

vBMD 兼顾了骨体积和矿化程度，可作为准确判断骨质疏松的指标。

图 9-1C 显示严重骨质疏松且非常脆弱的骨骼。然而，其松质骨的 TMD 值不低。这是因为 TMD 值表示剩余骨骼的硬度，骨骼与 TV 的体积比不包括在 TMD 的计算中。TMD 值不代表骨骼的机械强度。然而，vBMD 的计算包含了 TV 和骨量，vBMD 值越大，代表骨骼的机械强度越高[14]。

MDCT 图像测得的 vBMD（mg/cm³）与 DXA 测得的面积 BMD（mg/cm²）相关（R^2=0.74，P<0.01）[15]。

图 9-6 是股骨和椎体中钙化程度的灰度值图像。其中股骨头钙化程度明显较低，股骨颈孔隙度加重，骨干钙化程度较高。

2. 骨密度评估治疗效果

vBMD 是一种 3D 测量方法，其值不取决于 CT 的成像方向。此外，松质骨和密质骨可以分开

测量，并且还可以检测特定部位的骨密度，如可以确认松质骨矿化程度是否显著增加或减少。

由于 MDCT 图像的体素大于骨小梁的宽度，所以松质骨体素的 TMD 值包括了骨髓腔，导致 TMD 值小于真实松质骨的骨密度。尽管如此，TMD 值可评估药物治疗的效果，也在不同病例、骨部位、骨吸收和形成率之间的进行数据比较，因为这些值可体现骨质疏松腰椎的变化[10]。

（二）骨形态计量学衡量治疗效果

MDCT 图像可显示患者在治疗过程中骨骼的定量变化。图 9-11 展示了使用骨形成促进剂特立帕肽治疗 1.5 年的病例。每个点的星体体积值以伪彩色显示，称为星体体积图。图像中左侧表示治疗前，右侧表示治疗后。图像中上层是 V*tr，下层是 V*m.space。药物治疗增加了 V*tr 红色区域（＞）并减少了 V*m.space 红色区域（→）。3D 星体体积显示松质骨厚度增加，缺损空腔缩小，承重方向骨形成加快。服用特立帕肽可使 V*tr 提高 40%，V*m.space 提高 9%（图 9-11）。

Inoue 等研究表明，使用双膦酸盐治疗糖皮质激素性骨质疏松症可提高 V*m.space，缓解骨折负荷，并且用 MDCT 图像验证了疗效[16]。

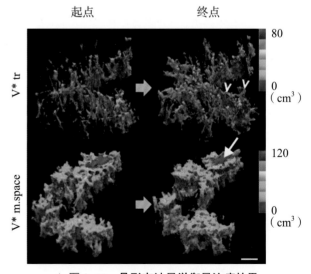

▲ 图 9-11 骨形态计量学衡量治疗效果

每个点的星体体积值以伪色彩显示，称为星体体积图。星体体积图可使治疗后局部结构的改善可视化。＞. 骨小梁星体体积（V*tr）升高；→. 骨髓间隙星体体积（V*m.space）降低

五、骨形态计量学指标

3D 骨形态计量学用于测量骨质量组成部分的骨小梁和密质骨的精细结构。

骨形态计量学分为关节附近骨干骺端松质骨的形态测量和长骨骨干中部无松质骨的密质骨形态测量。

（一）3D 松质骨形态计量学指标

1. 选定测量区域

随着与生长板的距离增加，长骨中干骺端骨小梁数量显著减少。在质和量的水平上进行不同样本之间骨骼的比较时，重要的是要选择骨骼的相同位置，以减少误差。因此，需要在相同部分的相同方向上进行比较。在示例中（图 9-12），小鼠的胫骨前侧朝上，骨干垂直于平面放置。

以生长板底边为基准，偏移 0.2mm 来避开起始的松质骨，并将向远端 2mm 作为测量范围（图 9-12）。

2. 骨小梁形态计量学

此处之后的叙述用（-）表示由于骨量下降导致的降低指标,（+）表示增加指标。

骨小梁形态计量学评估的测量值如下。

(1) 总体积［TV（mm³）］：松质骨测量区域的体积（骨髓 + 骨体积）。被测量的松质骨定义为包含了骨髓组织的骨。随着测量部位尺寸发生变化，需要除以 TV 使数据归一化以用于样本之间的比较。

(2) 骨体积［BV（mm³）］：松质骨体积通过图像中构成松质骨的体素数量来计算。由于该值取决于 ROI 的范围，因此它需要经过 TV 的归一化，再用于样本比较。

(3) 骨面积［BS（mm²）］：松质骨表面积。在成像时，在骨的表面放置一个三角形曲面片，骨的表面积即是三角形表面积的总和。BV 的另一种测量方法是计算曲面片中的骨体积。

(4) 骨体积分数［BV/TV（%）］：样本之间比较最常使用的指标。

(5) 骨面积与总体积比值［BS/TV（mm²/mm³）］：用于样本之间骨吸收面积的比较。

(6) 骨面积与骨体积比值［BS/BV（mm²/mm³）］：

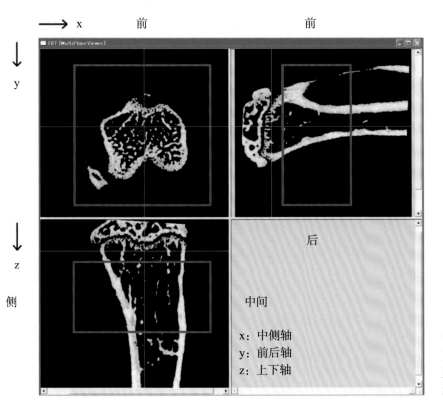

x：中侧轴

y：前后轴

z：上下轴

◀ 图 9-12 测量区域的定义

以生长板底边为基准，偏移 0.2mm 来避开起始的松质骨，并将向远端 2mm 作为测量范围比较骨表面的侵蚀。该指数的增加是骨吸收表面积增加的结果。

(7) 骨小梁厚度，标准差 [Tb.Th，Tb.Th.SD (μm)]，即松质骨宽度和标准差 (图 9-13A)。Tb.Th 由直接测量法定义为结构内部拟合的最大球体直径的平均值[17]。Tb.Th 的空间分布表明，当松质骨变薄并含有孔洞时，杆状小梁的数量增加

(图 9-2)。由于 Tb.Th 不依赖于测量 ROI 范围，因此不需要归一化。

(8) 骨小梁间距，SD [Tb.Sp，Tb.Sp.SD (μm)]：松质骨表面之间的距离和标准差。随着骨质疏松的进展，这些指标增加。它们是通过直接测量骨髓空间的方法计算所得。

(9) 骨小梁数量 [Tb.N (1/mm)]：骨小梁数。

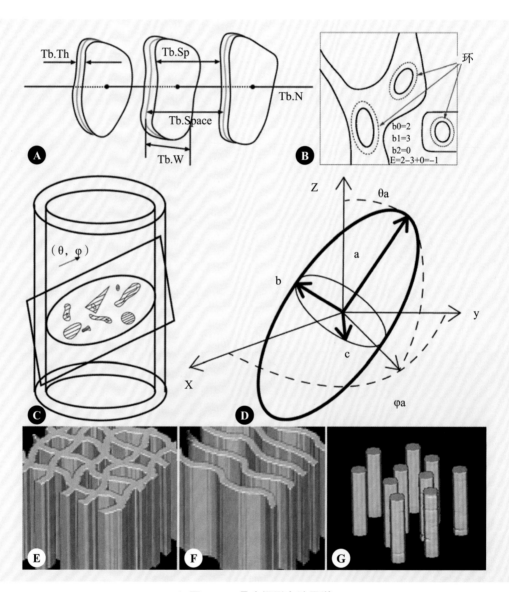

▲ 图 9-13 骨小梁形态计量学

A. 骨小梁范围定义。Tb.N. 骨小梁数目；Tb.Sp. 骨小梁间距；Tb.Space. 骨小梁间隙；Tb.Th. 骨小梁厚度；Tb.W. 骨小梁宽度。B. 在杆状骨中，连接松质骨形成的环表示连接密度 (Conn.D)。C. 平均截距长度 (MIL) (θ, φ)；(θ, φ) 方向与骨交叉长度的平均值。D. 椭圆体近似 MIL (θ, φ)，相同惯性矩：由长轴半径 a、中轴半径 b、短轴半径 c、长轴方向 $(\theta a, \phi a)$ 组成。各向异性程度是 a/c。E. 蜂窝状骨。TBPf < 0；SMI ≒ 0。骨髓被板状松质骨分为这种结构。F. 松质骨形成板状。TBPf ≒ 0；SMI ≒ 0；SMI. 结构模型指数；TBPf. 由板状松质骨形成的骨小梁模式因子。G. 松质骨形成棒状。TBPf > 0；SMI ≒ 3.0。

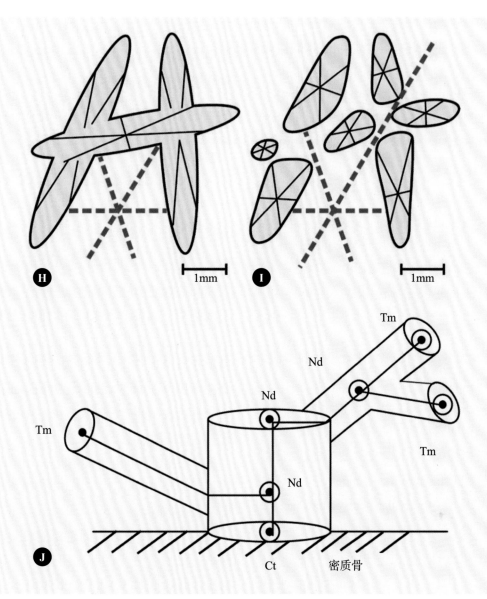

▲ 图 9-13（续）　骨小梁形态计量学

H. 穿孔前。I. 穿孔后。V*m.space. 骨髓间隙星体体积［V*m.space（红色）］。V*tr. 骨小梁内的线性扩散体积
［V*tr. 骨小梁星体体积（黑色）］。就松质骨中的线性扩散体积而言，当板状松质骨穿孔时，星体体积的变化明显大
于穿孔体积，并且对穿孔的敏感性较高。J. 节点 - 支柱，显示松质骨网络与密质骨相连。Nd. 节点；Tm. 终点

使用与骨骼延伸方向正交的横截面上的测量线计算每单位长度通过的骨骼数量。在板块模型的计算中，公式如下。

$$Tb.N=（BV/TV）/（Tb·Th）$$

(10) 连接密度［Conn.D（1/mm³）］是骨连接性的指标（图 9-13B）。在杆状骨中，连接的骨小梁形成环状。如果骨髓中的松质骨中有 $b0$ 个连接部件、$b1$ 个环和 $b2$ 个腔，骨结构的欧拉数 χ 可通过如下公式获得。

$$χ=b0-b1+b2$$
$$Conn.D =（1-χ）/TV ≅［1-（1-b1+0）］/TV=b1/TV$$

其中 $b0=1$，$b2=0$。$b0$ 和 $b2$ 由于 CT 成像中产生的噪声而可能具有误差，$b1$ 则不太可能发生。因此，连接部件 $b0$ 大致接近于 1，空腔数 $b2$ 大致接近于 0。对于杆状骨，当存在许多松质骨环时，松质骨的连接性很高。该值随着孔隙度增加而减

小。然而，板状骨的情况并非如此。顺带一提，χ 属于数学不变量，其值不会随着形状的扩展或收缩而改变。

(11) 各向异性程度（DA）：根据 MIL 椭圆体来定义，其中 MIL 代表横向骨长度。通过穿过骨小梁中任意点的直线长度，可得到各个方向的平均值（图 9-13C）。

MIL（θ, φ）:（θ, φ）方向的平均骨交叉长度，其中角 θ 由交叉线和 z 轴组成，角 φ 由交叉线和 x 轴组成。它由一个惯性矩近似于 MIL 的椭圆体来估计。MIL 椭圆体由长轴半径 a、中轴半径 b、短轴半径 c 和长轴方向（θa, φa）组成（图 9-13D）。

$$DA=a/c$$

DA 为 1.0 无各向异性，当骨质疏松加重时，椎体各向异性增加。

(12) 板 - 杆形状指数：年轻人的椎体松质骨有许多凹面结构的蜂窝状。随着骨质疏松的进展，蜂窝状结构转变为板状结构，最终变为杆状结构。结构模型指数（structure model index，SMI）和骨小梁模式因子（trabecular bone pattern factor，TBPf）指数代表了这一进展的各个阶段（图 9-13E 至 G）。SMI 为 0 时表示理想中的板状，3 表示杆状，4 表示球体[18]。对于 TBPf，在 3D 空间中，靠近骨小梁表面的体积扩张所引起的表面积变化量被用作指标。当体积增大时，蜂窝状骨的表面积变化（ΔS）为负数，板状骨为 0，杆状骨为正数。

TBPf=ΔBS/ΔBV（mm^2/mm^3），ΔBS 表示表面积变化，ΔBV 表示体积变化。

(13) 3D 星体体积：2D 星体体积[19] 扩展到 3D。

- V*m.space（mm^3）骨髓间隙星体体积：骨髓星体体积。

骨髓腔的体积，骨髓腔的各个方向都可视而不会被骨小梁遮挡的范围。可由以下公式定义［图 9-13H 和 I（虚线部分）］。

$$V*m.space=\pi/3 \times L_0^3$$

式中 L_0：在髓腔中的一个点处，确定穿过髓腔中该点的直线长度，并取所有方向上的平均值。计算骨髓中各点的平均值。

当松质骨局部缺失时，会获得一个较大的值。这是一个最能反映骨骼退化的指标。

- 骨小梁星体体积［V*tr（mm^3）］：从骨小梁中的点到骨小梁末端的线性范围内体积的平均值。由下列公式定义［图 9-13H 和 I（实线部分）］。

$$V*tr=\pi/3 \times \sum L_1^4/\sum L_1$$

L_1：通过松质骨中的点得到一端到另一端的直线距离，取各个方向的平均值。计算骨髓中各点的平均值。松质骨中孔洞越多，其值越小。它表示松质骨以直线方式连接的程度。当松质骨因穿孔由图 9-13H 变成 I 时，V*m.space 显著增大，V*tr 显著减小并超过吸收体积。3D 星体体积对穿孔具有较高敏感度。

在松质骨随机存在的情况下，由于 3D 星体体积不依赖于 ROI 范围，因此不需要标化，它是形态学的绝对值。

(14) 节点 - 支柱：测量松质骨分支的骨骼线网络。松质骨分支的状况由分支点（N.Nd/TV）、密质骨点（N.Ct/TV）和分支长度（TSL/TV）表示。当杆状骨中松质骨分支减少时，这些指数减少（－）（图 9-13J）。

（二）密质骨形态测量

与生长方向正交的横截面主要在骨干密质骨中测量（图 9-14A 和 B）。需要测量恒定三角形横截面，并避免凸出胫骨前缘的局部突起导致的误差因素。孔隙度测量时，骨内膜侧几十微米的骨髓腔计数因可出现误差而排除在测量范围之外。此外，需要排除骨膜侧几十微米处的误差。比较简单的方法是测量干骺端密质骨，对身高方向进行几个横截面进行测量和平均以减少误差。

(1) 总横截面积［Tt.Ar（mm^2）］：包括骨髓的

密质骨总截面积。

(2) 密质骨面积［Ct.Ar（mm^2）］：密质骨横截面积。

(3) 密质骨体积［Ct.V（mm^3）］：Ct.Ar× 实测断面数 × 断面厚度。

(4) 骨髓面积［Ma.Ar（mm^2）］：骨髓的横截面积。

(5) 密质骨面积分数［Ct.Ar/Tt.Ar（%）］：密质骨占骨总横截面积的比例。

(6) 平均密质骨厚度［Ct.Th（mm）］：直接测量密质骨厚度。

(7) 骨膜周长［Ps.Pm（mm）］：外膜周长。

(8) 内密质骨周长［Ec.Pm（mm）］。

①内膜的周长。

②几何惯性矩。

③面积惯性矩表示为 $I=\Sigma r^2 ds$，其中 r 是到测量轴的距离，ds 根据像素横截面积计算（图 9–14C）。

(9) 前后轴惯性矩［I_{ap}（mm^4）］：与前后方向弯曲强度有关的惯性矩。这是 r_y 的第二力矩，从密质骨前后（y）方向出现到法向轴 x（图 9–14C）。

(10) 关于中外侧轴的惯性矩［I_{ml}（mm^4）］：r_x 的第二力矩，从密质骨向内和向外方向到法向轴 y 的距离。它与以内侧为支点从外侧施加负荷时的弯曲强度有关。

(11) 最大、最小转动惯量［I_{max}、I_{min}（mm^4）］：改变测量轴的角度 φ 时转动惯量的最大值和最小值（图 9–14C）。

(12) 极惯性矩［J（mm^4）］：r_p 第二力矩，从密质骨到横截面重心（图 9–14C 和 D）。它与抗扭强度有关。

(13) 总孔隙体积［Po.V（mm^3）］。

(14) 孔隙数［Po.N（n）］：密质骨测量部分的

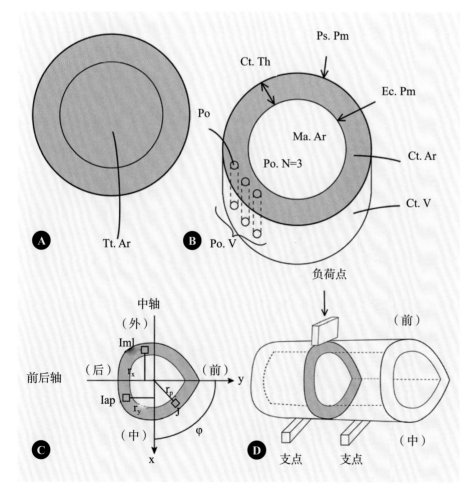

◀ 图 9–14　密质骨形态测量
A. 密质骨横截面。Tt.Ar. 总横截面积。B. 密质骨形态测量项目的定义。Ct.Ar. 密质骨面积；Ct.Th. 平均密质骨厚度；Ct.V. 密质骨体积；Ec.Pm. 内密质骨周长；Ma.Ar. 骨髓面积；Po. 孔隙；Po.N. 孔隙数；Po.V. 总孔隙体积。C. 密质骨惯性矩的定义。x. 中轴；y. 前后轴；r_x. 到 y 轴的距离；r_y. 到 x 轴的距离；r_p. 到中心的距离；□. 截面积；φ. 测量轴的角度。D. 中外侧方向三点弯曲试验

孔隙数。小孔尺寸与图像的像素大小相当。因此孔隙数容易出错。

(15) 密质骨孔隙度 [Ct.Po（体积%）] ≡ Po.V/Ct.V（%）：孔隙度的体积比，以体积百分比测量。体积受随机噪声影响很小，可用于样本比较。

(16) 平均孔隙体积 [AvgPo.V，SD（mm³）]（≡ Po.V/Po.N）：平均孔隙体积和标准差。

(17) 孔隙密度 [Po.Dn（1/mm³）]（≡ Po.N/Ct.V）：孔隙数密度。密质骨中的孔隙数量不一定是准确的，因为微小孔隙的检测取决于 CT 图像分辨率。此外，易受随机噪声的影响。

（三）海绵体骨质疏松症引起的 3D 指数变化

3D 骨形态测量指数表示数量、形状、连接性和骨矿化。骨质疏松症会显著改变骨骼结构。骨形态学指数可用于确定椎体骨折的风险。图 9-15 和表 9-1 总结了 3D 形态测量指数中松质骨小梁化带来的变化。

BV/TV 和 Tb.Th 随着年龄的增长而逐渐降低，而骨质疏松症患者则急剧下降。然而，这些指标对板状骨穿孔和棒状骨丢失不敏感。

一旦健康的板状骨被穿孔变成棒状，Conn.D 和节点支撑（N.Nd/TV）就会增加，然后随着孔隙度的增加而减少。在骨骼变成棒状之前，这些指标不反映孔隙度。

TBPf 和 SMI 表示骨从蜂窝状到板状和从板状到棒状的过渡，但这些指标对板状骨变薄、骨质疏松前的板状骨穿孔过程、孔隙度恶化后的松质骨丢失不敏感。

另外，3D 星体体积 V*m.space 反映了由于老化、从蜂窝状变为板状、板状骨变薄、穿孔、杆状骨化和杆状骨丢失而导致的任何阶段的渐进性骨丢失。而且，它对骨丢失的影响比骨量的减少（BV/TV）更敏感，并且随着骨孔隙度的增加而增加。在松质骨随机存在的情况下，该值不会随着 ROI 测量的选择或大小而改变，因此它是一个绝对值，代表了一种不需要归一化的形状。

（四）有限元分析

可以从 CT 图像中提取骨骼数据，并创建一个以一个体素为六面体的有限元分析模型。一个有限元分析模型可以利用 CT 图像很容易地建立松质骨模型，这个模型的杨氏模量可以从骨的 TMD 值中得出[20]。

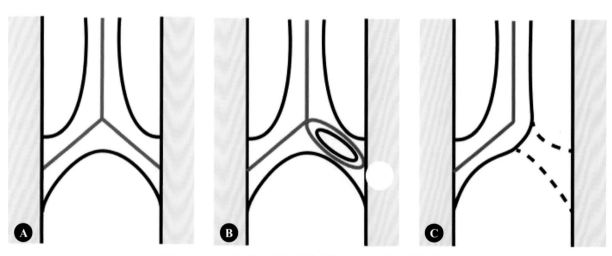

▲ 图 9-15　松质骨骨质疏松症导致的 3D 松质骨参数指数变化

红线表示骨架。A. 板状松质骨示意图；B. 穿孔发生示意图，其中 b1 为 +1，节点支撑（NdNd）为 +1，骨体积分数（BV/TV）和骨小梁厚度（Tb.Th）保持不变，骨髓间隙星体体积（V*m.space）增加；C. 当松质骨分支缺失时，b1 为 −1，NdNd 为 −1，BV/TV 降低，Tb.Th 不变，V*m.space 增加。V*m.space 在发生穿孔和松质骨丢失时都会增加，是骨质疏松症的敏感指标

表 9-1 海绵状骨质疏松症引起的 3D 指数变化						↗ 增加 ↘ 减少
骨折高风险						
	指 标		老 化	骨表面吸收	板状骨穿孔	杆状骨缺损
a	骨量相关参数	BV/TV Tb.Th	↘	↘	不变	不变
b	连通性指数	Conn.D NdNd/TV	↗↘	不变	+1	-1
c	板状或杆状指数	TBPf SMI	↗	不变	↗	不变
d	骨质疏松症指数	V*m. space	↗	↗	↗	↗

a. 骨小梁受板状骨穿孔和杆状骨缺损的影响较小

b. 当骨的形状从板状变为杆状时, 该指数增加, 当杆状骨丢失时, 该指数降低。直到骨骼变成杆状, 它才反映出孔隙度

c. 从板状骨到杆状骨的变化并不反映杆状骨缺损的影响, 因为骨表面没有变化

d. 该值总是随着孔隙度的降低而升高。骨髓间隙的 3D 星体体积 (V*m.space) 是一项简单、准确的骨质疏松症指标

BV/TV. 骨体积分数; Tb.Th. 骨小梁厚度; Conn.D. 连接密度; NdNd. 节点支撑; TV. 总体积; TBPf. 由板状松质骨形成的骨小梁模式因子; SMI. 结构模型指数

在有限元分析中, 考虑到肌肉功能、压缩试验、三点或四点弯曲试验、扭转试验或带植入物的骨骼的负荷试验, 可以在特定方向上进行负荷试验模拟, 这在实际破坏性试验中很难实现。给定一个固定点、一个负荷点、一个负荷方向和一个负荷大小, 就可以得到静态解决方案。计算每个单元的位移、主应力、剪切应力、主应变和剪切应变, 可以获得骨结构的弹性常数。通过应变或应力规定骨折的条件可以获得断裂负荷。

1. 使用 MDCT 图像进行应力模拟

对尸体样本 (n=9) MDCT 成像, 并进行骨形态测量和 FEA 压缩模拟。剪切应力超过 60MPa 的点被定义为骨折。

此外, 使用压缩试验机 EZGraph (Shimadzu, Kyoto, Japan) 进行力学压缩试验, 以确定最大负荷 (图 9-16A)。最大负荷定义为断裂负荷 (FL) (图 9-16B, →)。

使用 MDCT 图像应力模拟获得的断裂负荷与实际压缩试验获得的断裂负荷呈高度显著相关 (图 9-16C)。

包括密质骨在内的所有骨骼的星体体积测量结果与压缩性骨折负荷相关, V*m.space 的 R^2=0.71 (P<0.004), V*tr 的 R^2=0.69 (P<0.005) (图 9-16D 和 E)。

2. 三点弯曲试验模拟和断裂试验的比较

图 9-17A 显示了大鼠股骨的三点弯曲试验, 图 9-17B 显示了使用 μCT 获得的模拟模型。图 9-17C 描述了三点弯曲试验的模拟结果, 并显示了在 68MPa 负荷下模拟获得的断裂负荷与骨折实验中获得的最大断裂负荷 (n=12) 之间的相关性。两项测试的结果呈显著相关性, R^2=0.76 (P<0.01)。

六、年龄相关的小鼠骨骼生长[21]

图 9-18 和表 9-2 显示了野生型小鼠 2 周龄、4 周龄、6 周龄、8 周龄、12 周龄、14 周龄和 28 周龄 (每个周龄 3 个样本) 的生长情况。为了避开原发松质骨, 从生长板上选取 0.2mm 的偏移量, 并测量 1.5mm 的高度。

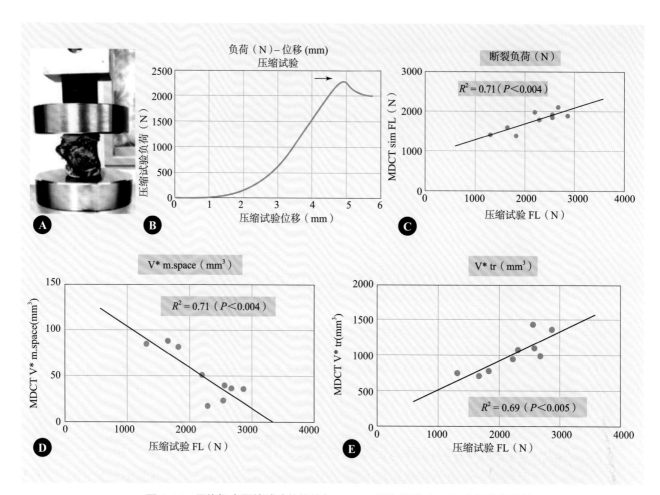

▲ 图 9-16　尸体标本压缩试验的椎体与 MDCT 图像模拟（sim）之间的相关性

定量计算机断层扫描应力模拟计算得到的断裂负荷与压缩试验（A 至 C）的结果相符合。3D 星体体积与压缩试验中的断裂负荷相关（C 和 D）。V*m.space. 骨髓间隙星体体积；V*tr. 骨小梁星体体积；FL. 断裂负荷。A. 尸体标本压缩试验；B. 最大负荷（→）；C 至 E. 模拟、压缩试验相关性

小鼠在 8 周前，骨形态（Tt.Ar）、松质骨体积（BV）、密质骨面积（Ct.Ar）和骨矿物质含量随着年龄的增长而增加。在 8—12 周龄时，骨形态（Tt.Ar）没有进一步改变，但是密质骨内的孔隙被填充，松质骨变厚（Tb.Th），骨质量也发生变化。而小鼠的 TMD 会持续增加，直到 28 周龄。

结论

骨质疏松症显著增加骨折风险。一旦骨折发生，骨骼形状就会变得不稳定，进一步骨折的风险也会增加。为了防止骨折，需要监测骨吸收、骨形成和钙化。4DQCT 方法可以在三维层面显示钙化骨，而钙化骨的吸收和形成有可能通过局部骨变化来估计。除了骨密度、骨形态和骨折强度外，还需要跟踪骨质疏松症的治疗效果。

MDCT 可以以最小的侵袭性扫描身体的各个部位，可以识别因骨损伤引起的局部骨折风险，并可应用于后续诊断和治疗效果评价。

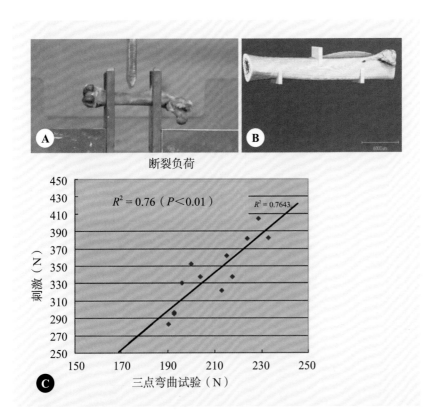

◀ 图 9-17　有限元分析
A. 用大鼠股骨进行三点弯曲试验；B. 模拟模型；C. 结果图。通过应力模拟获得的断裂负荷与三点弯曲试验的结果相关（R^2=0.76，$P < 0.01$）

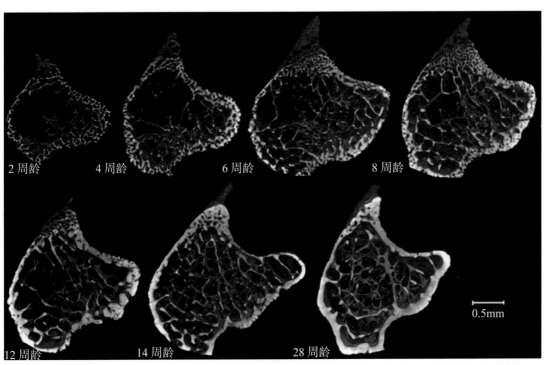

▲ 图 9-18　不同年龄的小鼠骨骼生长

在 8 周龄前，骨形态、骨小梁、密质骨结构和骨矿物质含量都会随着年龄的增长而增加。8—12 周龄时，骨的外部形状不变，密质骨内的孔隙被填满，松质骨变厚

表 9-2　小鼠骨骼随时间的生长

	指标	2周龄	4周龄	6周龄	8周龄	12周龄	14周龄	28周龄
1	Tt.Ar（mm^2）	1.18±0.04	1.78±0.11	2.43±0.05	2.37±0.09	2.12±0.11	2.45±0.03	2.14±0.13
2	Ct.Ar（mm^2）	0.23±0.01	0.52±0.03	0.73±0.05	0.80±0.02	0.83±0.01	0.86±0.03	0.84±0.02
3	BV（mm^3）	0.016±0.006	0.064±0.016	0.159±0.020	0.170±0.033	0.109±0.005	0.268±0.031	0.112±0.022
4	BV/TV（%）	1.51±0.55	4.20±0.70	7.56±0.99	8.74±1.33	6.78±0.85	13.25±1.40	6.87±1.06
5	Tb.Th（µm）	26.00±0.88	32.23±1.64	31.94±1.66	34.91±1.10	35.90±1.07	38.15±1.16	41.47±4.00
6	Tb.N（1/mm）	0.50±0.16	0.97±0.22	1.82±0.30	1.90±0.24	1.31±0.09	2.56±0.32	1.17±0.16
7	Tb.Sp（µm）	293.23±84.30	185.75±29.35	180.09±11.37	192.28±24.16	199.99±18.49	139.96±11.58	180.64±3.40
8	SMI	2.53±0.14	2.53±0.09	2.27±0.22	2.30±0.11	2.68±0.14	2.22±0.16	2.85±0.19
9	V*m.space（mm^3）	0.29±0.01	0.27±0.02	0.19±0.02	0.15±0.01	0.17±0.03	0.07±0.01	0.14±0.02
10	V*tr（mm^3）	0.0010±0.0000	0.0020±0.0003	0.0034±0.0006	0.0035±0.0007	0.0032±0.0010	0.0051±0.0003	0.0040±0.0017
11	TB TMD（mg/cm^3）	561.67±3.31	581.20±11.99	585.13±24.52	619.50±11.45	627.07±6.20	628.60±20.01	675.73±20.28
12	CB TMD（mg/cm^3）	667.40±3.58	720.53±15.00	758.13±8.47	804.10±9.13	879.70±20.53	850.20±38.88	933.27±15.83

Tt.Ar. 总横截面积；Ct.Ar. 密质骨面积；BV. 骨体积；TV. 总体积；Tb.Th. 骨小梁厚度；Tb.N. 骨小梁数量；Tb.Sp. 骨小梁分离；SMI. 结构模型指数；V*m.space. 骨髓空隙星体积；V*tr. 骨小梁星体积；TB. 骨小梁；CB. 密质骨；TMD. 组织矿物质密度

参考文献

[1] NIH. Osteoporosis prevention, diagnosis, and therapy. NIH Consens. Statement; 2000.

[2] FDA. FDA Drug Safety Communication: Safety update for osteoporosis drugs, bisphosphonates, and atypical fractures; 2010.

[3] Shane E, Burr D, Abrahamsen B, et al. Atypical subtrochanteric and diaphyseal femoral fractures: second report of a task force of the American society for bone and mineral research. J Bone Miner Res. 2014. https://doi.org/10.1002/jbmr.1998

[4] Fields AJ, Lee GL, Liu XS, Jekir MG, Guo XE, Keaveny TM. Influence of vertical trabeculae on the compressive strength of the human vertebra. J Bone Miner Res. 2011. https://doi. org/10.1002/jbmr.207

[5] Uda Y, Azab E, Sun N, Shi C, Pajevic PD. Osteocyte mechanobiology. Curr Osteoporos Rep. 2017. https://doi.org/10.1007/s11914–017– 0373– 0

[6] Nango N, Kubota S, Hasegawa T, Yashiro W, Momose A, Matsuo K. Osteocyte-directed bone demineralization along canaliculi. Bone. 2016. https://doi.org/10.1016/j.bone.2015.12.006

[7] Burr DB, Martin RB, Schaffler MB, Radin EL. Bone remodeling in response to in vivo fatigue microdamage. J Biomech. 1985. https://doi. org/10.1016/0021–9290(85)90204–0

[8] Schaffler MB, Kennedy OD. Osteocyte signaling in bone. Curr Osteoporos Rep. 2012. https:// doi.org/10.1007/s11914–012– 0105– 4

[9] Wainwright SA, Biggs WD, Currey J, Gosline M. Mechanical design in organisms. Q Rev Biol. 1976;51:567.

[10] Ito M, Ikeda K, Nishiguchi M, Shindo H, Uetani M, Hosoi T, Orimo H. Multi-detector row CT imaging of vertebral microstructure for evaluation of fracture risk. J Bone Miner Res. 2005. https://doi. org/10.1359/JBMR.050610.

[11] Inamoto Y, Saitoh E, Okada S, et al. Anatomy of the larynx and pharynx: effects of age, gender and height revealed by multidetector computed tomography. J Oral Rehabil. 2015. https://doi. org/10.1111/joor.12298

[12] Nango N, et al. Measurement of bone strength and medication evaluation can be achieved using medical CT images. Int Soc Bone Morphometry. 2015;13:43.

[13] Bouxsein ML, Boyd SK, Christiansen BA, Guldberg RE, Jepsen KJ, Müller R. Guidelines for assessment of bone microstructure in rodents using micro-computed tomography. J Bone Miner Res. 2010. https://doi.org/10.1002/jbmr.141

[14] Endo N, Yamamoto T et al (2014) Moden bone Histomorphometry.

[15] Amstrup AK, Jakobsen NFB, Lomholt S, Sikjaer T, Mosekilde L, Rejnmark L. Inverse correlation at the hip between areal bone mineral density measured by dual-energy X-ray absorptiometry and cortical volumetric bone mineral density measured by quantitative computed tomography. J Clin Densitom. 2016;19:226–33.

[16] Inoue K, Hamano T, Nango N, et al. Multidetector-row computed tomography is useful to evaluate the therapeutic effects of bisphosphonates in glucocorticoid-induced osteoporosis. J Bone Miner Metab. 2014. https://doi.org/10.1007/s00774–013– 0485– 2

[17] Hildebrand T, Rüegsegger P. A new method for the model-independent assessment of thickness in three-dimensional images. J Microsc. 1997. https://doi.org/10.1046/j.1365–2818.1997. 1340694.x

[18] Hildebrand T, Rüegsegger P. Quantification of bone microarchitecture with the structure model index. Comput Methods Biomech Biomed Engin. 1997. https://doi. org/10.1080/01495739708936692

[19] Vesterby A, Gundersen HJG, Melsen F. Star volume of marrow space and trabeculae of the first lumbar vertebra: sampling efficiency and biological variation. Bone. 1989. https://doi. org/10.1016/8756–3282 (89)90140–3

[20] Carte DR, Hayes WC. The compressive behavior of bone as a two-phase porous structure. J Bone Jt Surg-Ser A. 1977. https://doi. org/10.2106/00004623–197759070– 00021

[21] Sharir A, Stern T, Rot C, Shahar R, Zelzer E. Muscle force regulates bone shaping for optimal loadbearing capacity during embryogenesis. Development. 2011. https://doi.org/10.1242/ dev.063768

第三篇 放射、生化及临床评估方法

Radiological, Biochemical and Clinical Methods of Assessment

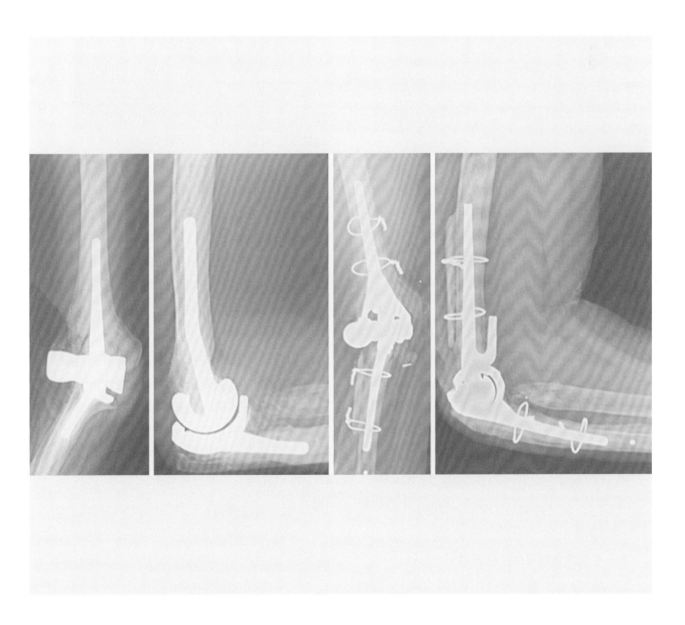

第 10 章　骨质疏松症的临床诊断工具：椎体骨折评估和骨密度测量

Clinical Diagnostic Tools of Osteoporosis: Vertebral Fracture Assessment and Measurement of Bone Mineral Density (BMD)

Masako Ito　著

孙　强　林　华　译

关键词

椎体骨折，定量形态计量学方法，半定量法，骨密度，双能 X 线吸收测定法，定量计算机断层扫描成像，骨小梁显微结构骨几何学，有限元分析

一、椎体骨折评估

诊断椎体骨折需要一个标准的定义来评估椎体高度与正常相比减少的程度。需要包括 $T_4 \sim L_4$ 在内的常规侧位 X 线。正位 X 线有时能帮助判断一些复杂的形状，如半塌陷的椎体或巨大的骨赘。定量（形态测量）（quantitative morphometric，QM）和半定量（视觉）（semiquantitative，SQ）技术[1, 2]都能用于评估 X 线上的普通骨折和意外骨折。

无论是否有临床症状，只要在 X 线上观察到椎体骨折，即可诊断为形态学骨折。临床骨折是指临床上有明显的症状（如腰痛），同时在 X 线上证实。

椎体畸形没有必要归类为楔形、挤压或双凹，因为这种分类方法似乎并不能反映椎体骨折的临床表现与骨量丢失之间的相关性。

（一）椎体骨折评估的临床意义

鉴于椎体骨折的存在对于骨质疏松症的诊断非常重要，椎体骨折的严重程度（数量和等级）与骨质疏松症的严重程度密切相关。因此，椎体骨折评估和骨密度测量是诊断骨质疏松症的重要手段。此外，在接受抗骨质疏松药治疗的患者中，通过连续的 X 线观察椎体骨折的发生和（或）恶化情况，有助于评估治疗效果。

以下提及的研究提供了 SQ 分级预测椎体和非椎体骨折风险的依据。在一项为期 3 年的随机、双盲、多重结局的雷洛昔芬评估（Multiple Outcomes of Raloxifene Evaluation，MORE）试验中，7705 名患有骨质疏松症（低骨密度或普通椎体骨折）的绝经后女性被随机分配到安慰剂组、雷洛昔芬 60mg/d 或 120mg/d 组[3]。结果分析显示，基于 SQ 方法，安慰剂组的基础骨折严重程度与新发骨折风险之间存在关联。在没有普通椎体骨折的女性中，分别有 4.3% 和 5.5% 的女性出现新发的椎体和非椎体骨折。在轻度、中度和重度椎体骨折的女性中，分别有 10.5%、23.6% 和 38.1% 的女性出现新发的椎体骨折，有 7.2%、7.7% 和 13.8% 的女性出现新发的非椎体骨折。

（二）普通骨折

在 X 线上的某个时间点观察到一个或多个椎体骨折意味着一个或多个椎体骨折可能在此之前发生。

脊柱畸形可由多种疾病引起，包括骨折、退行性或恶性疾病、先天性畸形和解剖变异。在做出椎体骨折的临床诊断之前，应该考虑这些鉴别诊断。脊柱畸形可以通过定性读数、形态测量，或者两种方法的结合来检测。

1. 普通骨折的定量形态测量

每个椎体都要用点做标记，仔细定位并标记椎体的水平。标记 6 个点，分别定义每个椎体的前（Ha）、中（Hm）和后（Hp）高度（图 10-1）。这些点的放置应考虑到终板和后部结构投影的视差。

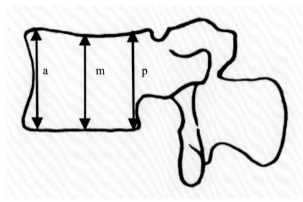

▲ 图 10-1　定量形态测量法评估椎体骨折
标记 6 个点，定义每个椎体的前（Ha）、中（Hm）和后（Hp）高度。计算 Ha/Hp、Hm/Hp 和 Hp/Hp' 的比值来评估畸形。HP'. 相邻椎体的后高度

2. 普通骨折的半定量法

在没有测量椎体高度的情况下，畸形的分级是通过目测进行的。骨折的定义应包括终板和椎体前缘的变形以及椎体的整体塌陷。在正常（0 级）基础上，1 级畸形的椎体高度（前、中、后高度）下降 20%～25%，2 级畸形的椎体高度下降 25%～40%，3 级畸形的椎体高度下降约 40% 或以上。1 级及以上级别被判定为椎体骨折（图 10-2 和图 10-3）。

一组标准胶片和插图的图集可能有助于确保一致性（图 10-2）。

（三）意外骨折

椎体高度在相对较短的时间内大幅降低可被诊断为意外骨折。为了评估意外骨折，我们比较了前后的图像，来观察椎体形态上或测量值的变化。对意外骨折进行定性和定量评估的程序可能与普通骨折相同。

1. 意外骨折的定量形态测量

椎体高度的减少（mm）或高度的百分比变化（%）是根据连续的侧位 X 线中的 Ha、Hm 和 Hp 值计算的。

使用 QM 法评估意外骨折存在以下问题。首

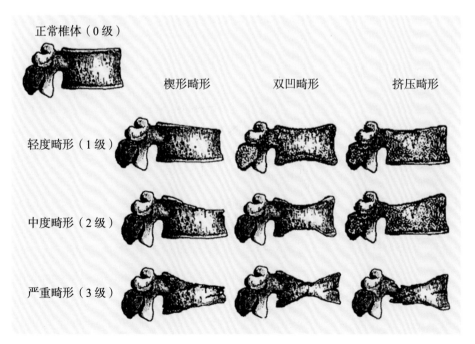

正常椎体（0 级）

楔形畸形　　双凹畸形　　挤压畸形

轻度畸形（1 级）

中度畸形（2 级）

严重畸形（3 级）

◀ 图 10-2　椎体骨折半定量法
在正常（0 级）基础上，1 级畸形椎体高度（前、中、后高度）下降 20%～25%，2 级畸形椎体高度下降 25%～40%，3 级畸形椎体高度下降约 40% 或以上[1]

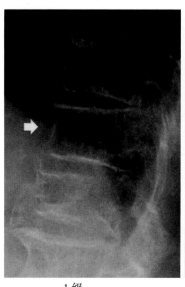 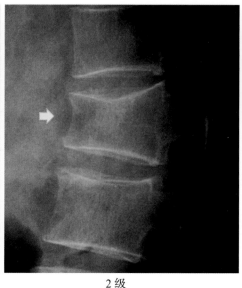 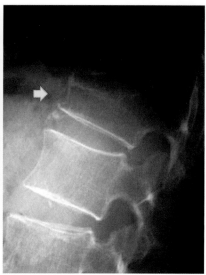

| 1 级 | 2 级 | 3 级 |

▲ 图 10-3　骨折进展（1～3 级）

1 级是一个微小的变化，可以通过上下椎体的比较来判断

先，尚未确立最佳定义。一些研究将新发骨折或畸形定义为椎体的三个高度（Ha、Hm 或 Hp）中的任何一个下降≥15%。还有更严格的标准，如改变≥20% 或改变超过该椎体水平平均值的三个标准差，这可能会减少假阳性结果的数量。

根据已经变形的椎体高度变化的百分比来定义骨折是有难度的。对已经变形的椎体进行测量比较困难，高度的绝对值变化越小，其百分比变化就越大。

2. 意外骨折的半定量法

在几个证实有治疗效果的随机和盲法临床试验中已经使用过 SQ 法。

如果在随访期间 0 级变为 1 级、2 级或 3 级，则诊断为新发骨折，如果 1 级变为 2 级或 3 级，或 2 级变为 3 级，则诊断为骨折恶化（图 10-4）。即使椎体变形加重，3 级仍为 3 级。另外，图 10-5 中的病例显示，由于骨折愈合，畸形从 2 级发展到 3 级，但不属于新鲜骨折的恶化。

如前所述，使用 SQ 方法评估的基础椎体骨折严重程度是预测新发椎体和非椎体骨折风险的最佳独立因素[3]。

3. SQ 法与 QM 法的比较

形态测量学是可记录和可重复的。这有助于

通过定性读数对被认为不确定或"轻度"的椎体畸形进行分类。

SQ 方法的优势在于它不受成像变化的影响，而且基本上不像 QM 方法那样受患者的体位或图像放大倍数的影响。因此，提高了可重复性，以便捕捉椎体的变形作为整个椎体图像的光谱。由于不需要定点、缩放和计算，因此可以保证较短的处理时间。当然这需要具备常规变化的相关知识和解读经验。由于观察者自身和观察者间的差异在临床放射学中是一个公认的问题，通过大量的培训和使用明确的评估方案可以达到极好的一致性。

临床试验中 QM 和 SQ 评估的比较表明，QM 法得出的结果与 SQ 法相似[4]。关于 SQ 作为一种标准化方法在评估椎体骨折中的有效性，已经达成共识。

4. SQ 法和 QM 法的结合

为了比较视觉 SQ 和 QM 方法对绝经后骨质疏松症患者普通和意外椎体骨折的评估，我们从骨质疏松性骨折研究（Study of Osteoporotic Fractures，SOF）人群中随机选择了 503 名（年龄≥65 岁）女性[5]。采用 SQ 和 QM 两种方法及

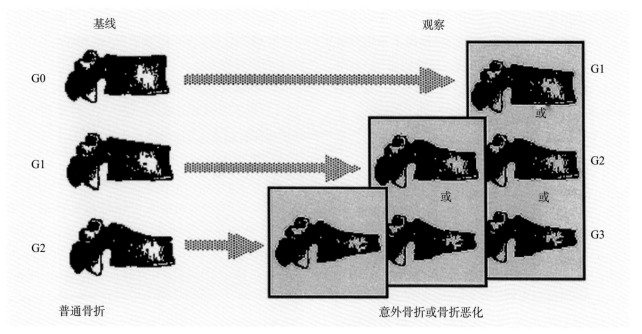

基线　　　　　　　　　　　　　　　　　　　　　观察

普通骨折　　　　　　　　　　　　　　意外骨折或骨折恶化

▲ 图 10-4　使用半定量（视觉）法诊断意外骨折或骨折恶化
如果随访中 0 级变为 1 级、2 级、3 级，则诊断为新发骨折，如果 1 级变为 2 级、3 级或 2 级变为 3 级，则诊断为骨折恶化

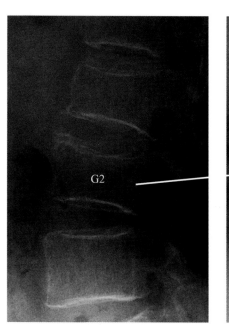

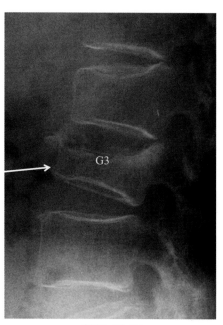

◀ 图 10-5　类似骨折恶化的骨折愈合病例

2009-03-27　　　　　　　　　　2009-04-27

其组合。本研究的结论是，QM 对轻度骨折的检测能力有限，但对 SQ 分类的中 / 重度骨折的检测能力较好。灵敏的 SQ 和 QM 标准相结合使用，再加上经验丰富的放射科医生的评判，可以体现每种方法的相对优势。QM 不应单独进行，特别是在没通过视觉评估的情况下，在低阈值水平应用高灵敏度的形态测量标准来确认检测到的普通或意外椎体畸形。

二、骨密度测量

骨质疏松症与骨骼脆性和随之而来的骨折密切相关。利用骨密度测量来诊断和监测骨质疏松症是临床治疗骨质疏松症以及评估椎体骨折的重要手段。1994年，世界卫生组织提出了基于双能X线骨密度测定法的骨质疏松症诊疗指南[6]。从那时起，DXA被广泛应用于流行病学研究、临床研究和骨质疏松症的治疗策略研究。QCT在20世纪80年代开始应用[7]，也被世界卫生组织推荐为诊断骨质疏松症的一种可接受的方法。

（一）双能X线吸收测定法

双能X线吸收测定法（Dual X-ray absorptiometry，DXA）是测量单位面积骨密度（g/cm²）的金标准，主要在腰椎和股骨近端。低剂量的X线会穿过骨骼检测出两个不同的能量峰。根据软组织和骨骼对双能X线能量的不同吸收率推算出BMD值。DXA可以诊断骨质疏松症，有助于监测骨密度，预测骨折风险。

DXA的优点是：①高精度；②低暴露剂量；③骨密度测量与骨折风险相关；④易于操作。另外，它的问题则在于二维测量的局限性：①它反映了一块骨头的大小，也就是说，大骨头的骨密度会被高估，而小骨头的骨密度会被低估；②它不能从骨评估的区域中排除与骨重叠的元素（如主动脉钙化）；③它不能分别进行松质骨和密质骨的评估。

虽然有上述的局限性，但其优点远远超过缺点，这是骨质疏松症临床诊断的一个必要检查。

1. 需测量的骨骼部位

标准测量部位是脊柱前后位（posterioranterior，PA）和股骨近端。

以下情况应测量前臂骨密度：①髋关节和（或）脊柱不能测量或解读；②甲状旁腺功能亢进；③严重肥胖患者（超过DXA表的体重限制）。

2. 腰椎DXA

把$L_{1\sim4}$（或$L_{2\sim4}$）PA定义为感兴趣区域（region of interest，ROI）。在所有可评估的椎体中测量BMD（图10-6），仅排除受局部结构改变或伪影影响的椎体。基于BMD的诊断分类不应依靠一个椎体来完成。如果排除其他椎体后仅剩下一个可评估的椎体，诊断还应基于不同的有效骨骼部位。

DXA在脊柱畸形患者或以前做过脊柱手术的受试者中作用有限。椎体压缩性骨折或骨关节炎会影响测量的准确性。

在下述情况下，解剖学上异常的椎体可能被排除在分析之外：①在系统的分辨率范围内，它们看起来外形异常且不可评估；②所涉及的椎体与相邻椎体之间存在超过1.0T值的差异；③脊柱侧位不能用来诊断。

3. 股骨近端DXA

在股骨近端，定义了四个不同的ROI：股骨颈、转子、Ward三角、骨干和全髋关节（图10-7）。全髋关节包括颈、转子和骨干区域。骨质疏松症的诊断采用颈部或全髋的BMD值，监测采用颈部和

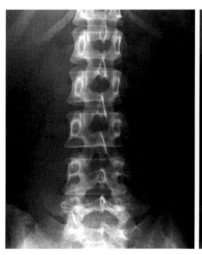
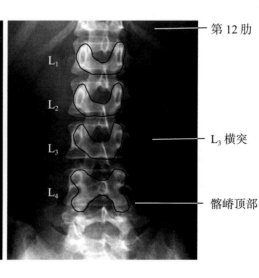

第12肋

L_1

L_2

L_3 —— L_3横突

L_4

髂嵴顶部

◀ **图10-6 在腰椎双能X线吸收测定法中明确椎体的水平**
一般辨别出肋骨和髂嵴就可以确定椎体的水平。另一个有用的线索是，最长的横突在$L_{1\sim3}$的后部结构是U形，在L_4是X形，供参考

全髋的 BMD 值，以全髋为佳。Ward 三角不应同时用于诊断和监测。

4. DXA 结果的解读

DXA 的 BMD 结果根据两个评分来解读。

T 值：与同性别的年轻成人平均值（峰值骨量）相比的 BMD 值。计算 T 值是由于它不同于平均值除以标准差（standard deviation，SD）。–1 及以上的分数被认为是正常的。在 –2.4 和 –1.1 之间的分数被归类为骨量减少（低骨量）。得分在 –2.5 及以下的被定义为骨质疏松症。T 值用于估计骨折风险并确定是否需要治疗。

Z 值：与同年龄、同性别受试者的骨量比较。计算 Z 值是因为它与平均值除以 SD 不同。如果这一分数异常高或低，则需要进一步的体检。对于绝经前女性和年龄在 50 岁以下的男性，首选 Z 值（而不是 T 值）来评估骨骼健康。

5. 使用 DXA 进行监测

后续的 DXA 检查应该在同一家机构进行，最好是在同一台机器上进行。用不同的 DXA 机获得的骨密度测量结果不能直接比较。

BMD 值通过用百分比变化率来评价服用抗骨

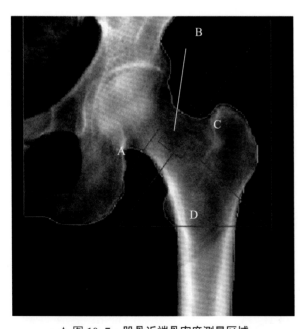

▲ 图 10-7　股骨近端骨密度测量区域

A. 股骨颈；B. Ward 三角；C. 转子；D. 骨干。股骨近端是 A、C 和 D 的组合区域

质疏松药后的治疗效果。T 值的变化不用于评估。

BMD 值的变化是显著的还是在误差范围内，是根据最小显著变化值（LSC=CV×1.96×$\sqrt{2}$）（CV= 变异系数）来判断的。如果 BMD 低于 LSC，就有必要评估为无治疗效果，重新检查治疗，并检查是否有继发性骨质疏松症，但如果治疗周期太短，就无法获得准确的治疗效果。虽然测量间隔因个体差异而异，但一般是在治疗开始后 1 年测量。然而，如果预测到快速的骨丢失，如在糖皮质激素治疗期间，则需要缩短测量间隔。

最适合监测的骨骼部位是腰椎，因为它是具备最高治疗灵敏度和高测量精度的部位。

如果患者体位不正，则需要重新测量。在后续的观测中，根据第一次测量结果的信息，使 ROI 的大小和体位保持一致至关重要。利用比较分析功能，建立了把 ROI 复制在同一地点的有效性。

（二）定量计算机断层扫描

定量计算机断层扫描（quantitative computed tomography，QCT）在诊断骨质疏松症、监测骨密度变化、同时评估骨小梁的微结构和力学性能方面具有较高的灵敏度，但由于辐射暴露高，它仍被认为是一种备用补充方法。脊柱的二维 QCT-BMD 测量精度往往较低，这导致其应用受到限制，但三维 QCT-BMD 提供了更高的精度，可用于股骨近端和腰椎的分析。

QCT 还可提供腰椎和髋关节近端的单位体积骨密度（mg/cm^3）。由于 QCT 提供了三维数据，因此可以获得骨小梁和密质骨部分的单独 BMD 值。

1. 腰椎 QCT 技术

在患者背部放置校准模型，使用标准扫描参数在腰椎上获得 CT 图像（图 10-8）。使用较低的辐射剂量方案，如 80kVp/140mAs 或 140kVp/80mAs，图像厚度为 5mm 或以上。校准体模技术有两个功能，一是将 Hounsfield 单位（CTHU）转换为骨单位（mg/mm^3），二是使用校准体模在该位置内校准 CTHU，该校准体模棒中含有不同浓度的钙（羟基

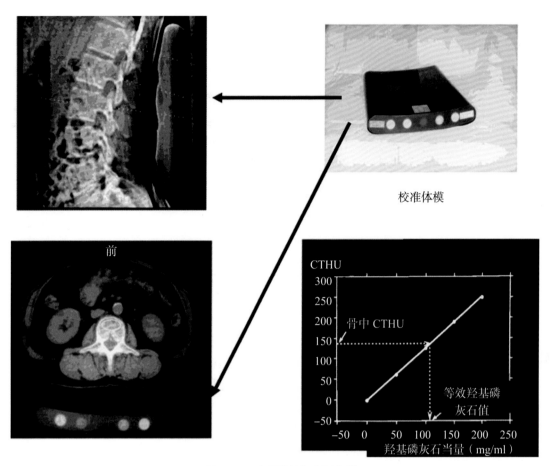

校准体模

前

CTHU

骨中 CTHU

等效羟基磷
灰石值

羟基磷灰石当量（mg/ml）

▲ 图 10-8　定量计算机断层扫描

在患者背部安装校准体模，使用腰椎的标准扫描参数获得 CT 图像。校准体模将 Hounsfield 单位（CTHU）转换为骨单位（mg/mm³）。根据羟基磷灰石当量（mg/ml）与 CTHU 的线性关系，计算出松质骨的骨密度（mg/mm³）

磷灰石）。腰部骨小梁和中心区域（$L_{1～4}$ 或 $L_{1～3}$）的体模棒可以由计算机半自动分割。

目前，全椎体扫描采用 MDCT。

2. CT 二维投影图像测量髋部骨密度

Cann 等（Mindways Software，Inc，Austin，TX）开发了使用骨盆 CT 图像和软件系统（图 10-9）的髋部 QCT X 线吸收测定法（QCT X-Ray absorptiometry，CTXA）分析[8]。这种技术用依靠软件实现的三维 CT 信息的二维投影（前后）来计算股骨颈、转子间区和骨干整体骨的面积骨密度（mg/cm²），与 DXA 方法相同。

CTXA 提供了骨面积、曲率、周长、密质骨厚度等几何参数。

3. QCT 预测骨质疏松性骨折

QCT 研究的主要目的是预测骨质疏松症患者的骨折风险，多项研究表明，基于 QCT 的骨密度预测骨折风险的方法更灵敏[9, 10]。

利用几何参数，可以推导出骨的生物力学特性，如截面惯性矩（cross-sectional moment of inertia，CSMI）、截面模量（section modulus，SM）和屈曲比（buckling ratio，BR）。

4. MDCT 对骨小梁微结构的评估

为了使骨小梁微结构可视化，MDCT 的 X 线管的旋转速度小于 300ms，空间分辨率小于 1mm。在 10cm 的小视场下，平面内和平面内空间分辨率可以接近 200～500μm，较大但接近骨小梁尺寸（100～150μm）。

Bv/Tv、Tb.N、Tb.Th 和 Tb.Sp、连通性和结构模型指数是通过使用平面模型假设的二维计算或直接三维测量的（图 10-10）[11]。由于空间分辨

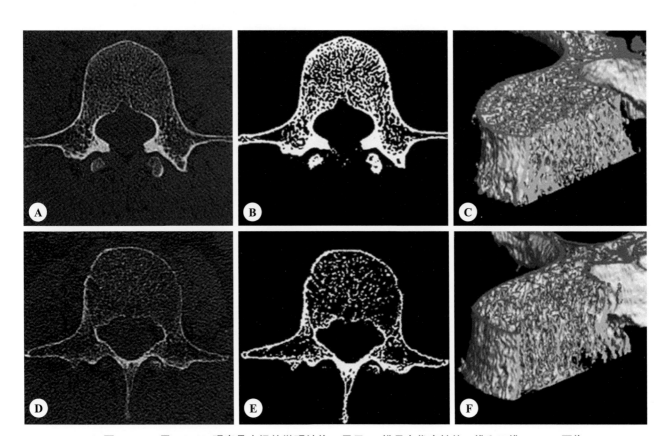

股骨颈轴

颈轴角

◀ 图 10-9　三维 QCT 分析髋部骨密度及结构

利用重建的三维 CT 数据，可以准确地获得股骨颈轴（FN）的三维图像。在 FN 的基础上，得到 FN 横断面图像，计算骨密度、骨量、骨面积、曲率、密质骨厚度等参数。横截面惯性矩（CSMI）、截面模量（SM）和屈曲比（BR）等骨的生物力学指标也可由这些几何参数得出

颈轴横断面图像

上

下

计算：密质骨/骨小梁/总骨密度、面积、骨量、密质骨厚度、周长等

▲ 图 10-10　用 MDCT 观察骨小梁的微观结构，显示 L₃ 椎具有代表性的二维和三维 MDCT 图像

2D（A 和 B）和 3D（E 和 F）MDCT 图像来自一名 62 岁无脊柱骨折的女性（A 和 E）和一名胸椎骨折的同龄女性（B 和 F），还显示了二值化图像（C 和 D）[11]

率低于 pQCT 或 μCT，部分体积效应相对较大。MDCT 技术的优点是可以评估骨骼的中央和外围区域，如脊柱、股骨近端和四肢[11, 12]。研究表明，与 DXA 或 QCT 测量 BMD 相比，MDCT 测量的腰椎 BV/TV 和 SMI 在预测骨折风险[11]和治疗评估方面提供了更好的结果。目前，由于考虑到辐射剂量，MDCT 评估腰椎骨微结构的使用仍然受到限制。

5. 骨力学性能的评估

BMD 和基于微结构的有限元分析（finite-element analysis，FEA）可以有效评估与脆性骨折直接相关的骨骼强度或刚度。

FEA 是一种成熟的用于复杂工程问题的计算工具，也是一种用于研究生物学问题的有价值的工具，如骨力学测试。它包括网格生成技术的应用，这种技术可以将一个复杂的问题分成有限元素。在过去的 20 年里，随着 MDCT 技术的革新和人们对骨质疏松症[13]认识的提高，其应用迅速增长。

基于 QCT 的 FEA 整合了骨密度或微结构（BV/TV、板状或杆状骨小梁）数据[14]和几何分布。二维或三维有限元模型图包含 BMD 或微结构的像素或体素数据，以及与加载力方向相关的组合几何行为。因此，FEA 提供了对骨强度或刚度的评估。

参考文献

[1] Genant HK, Wu CY, van Kuijk C, et al. Vertebral fracture assessment using a semiquantitative technique. J Bone Miner Res. 1993;8:1137–48.

[2] Wu CY, Li J, Jergas M, et al. Diagnosing incident vertebral fractures: a comparison between quantitative morphometry and a standardized visual (semiquantitative) approach. In: Genant HK, Jergas M, van Kuijk C, editors. Vertebral fracture in osteoporosis. Radiology Research and Education Foundation; 1995. p. 281–91.

[3] Delmas PD, Genant HK, Crans GG, Stock JL, Wong M, Siris E, Adachi JD. Severity of prevalent vertebral fractures and the risk of subsequent vertebral and nonvertebral fractures: results from the MORE trial. Bone. 2003;33(4):522–32.

[4] Leidig-Bruckneer G, Genant HK, Minne HW, Storm T, Thamsberg G, Bruckner T, Bauer P, Schilling T, Sorenson OH, Siegler R. Comparison of semiquantitative and quantitative method for assessing vertebral fractures in osteoporosis. Osteop Int. 1994;3:154–61.

[5] Genant HK, Jergas M, Palermo L, Nevitt M, Valentin RS, Black D, Cummings SR. Comparison of semiquantitative visual and quantitative morphometric assessment of prevalent and incident vertebral fractures in osteoporosis the study of osteoporotic fractures research group. J Bone Miner Res. 1996;11:984–96.

[6] World health organization assessment of the fracture risk and its application to screening for postmenopausal osteoporosis. Report no WHO technical report series 843 GW; 1994. p. 1–129.

[7] CE Cann, HK Genant: precise measurement of vertebral mineral content using computed tomography. J Comput Assist Tomogr 4: 493–500, 1980.

[8] Khoo BC, Brown K, Cann C, Zhu K, Henzell S, Low V, et al.

Comparison of QCT-derived and DXA-derived areal bone mineral density and T scores. Osteoporos Int. 2009;20:1539–45.

[9] Engelke K, Libanati C, Liu Y, Wang H, Austin M, Fuerst T, et al. Quantitative computed tomography (QCT) of the forearm using general purpose spiral whole-body CT scanners: accuracy, precision and comparison with dual-energy X-ray absorptiometry (DXA). Bone. 2009;45:110–8.

[10] Lang TF, Augat P, Lane NE, Genant HK. Trochanteric hip fracture: strong association with spinal trabecular bone mineral density measured with quantitative CT. Radiology. 1998;209:525–30.

[11] Ito M, Ikeda K, Nishiguchi M, Shindo H, Uetani M, Hosoi T, et al. Multi-detector row CT imaging of vertebral microstructure for evaluation of fracture risk. J Bone Miner Res. 2005;20:1828–36.

[12] Issever AS, Link TM, Kentenich M, Rogalla P, Schwieger K, Huber MB, et al. Trabecular bone structure analysis in the osteoporotic spine using a clinical in vivo setup for 64–slice MDCT imaging: comparison to microCT imaging and microFE modeling. J Bone Miner Res. 2009;24:1628–37.

[13] Liebl H, Garcia EG, Holzner F, Noel PB, Burgkart R, Rummeny EJ, et al. In-vivo assessment of femoral bone strength using finite element analysis (FEA) based on routine MDCT imaging: a preliminary study on patients with vertebral fractures. PLoS One. 2015;10:e0116907.

[14] Keaveny TM, Hoffmann PF, Singh M, Palermo L, Bilezikian JP, Greenspan SL, et al. Femoral bone strength and its relation to cortical and trabecular changes after treatment with PTH, alendronate, and their combination as assessed by finite element analysis of quantitative CT scans. J Bone Miner Res. 2008;23:1974–82.

第 11 章　使用 QCT、HR-pQCT 和 MRI 评估骨质疏松症
Assessment of Osteoporosis by QCT, HR-pQCT, and MRI

Ko Chiba　Makoto Osaki　Masako Ito　著

徐 勇 林 华 译

关 键 词

定量 CT，高分辨外周定量 CT，磁共振成像，体积骨密度，骨微结构

骨质疏松症的影像学评估包括日常临床应用的双能 X 线骨密度仪和定量超声（quantitative ultrasound，QUS），以及主要用于研究的定量 CT、高分辨外周定量 CT（high-resolution peripheral quantitative CT，HR-pQCT）和磁共振成像（magnetic resonance imaging，MRI）。

一、定量 CT

定量 CT（quantitative CT，QCT）是一种利用临床 CT、骨密度影片和专用软件联合评估脊柱和股骨近端三维骨密度的方法（图 11-1）[1, 2]。

DXA 因其精度高、曝光剂量小，加之过去积累了大量证据，成为骨质疏松症的金标准，已被用于骨质疏松症的诊断和疗效评估。然而，由于测量算法基于二维图像，其准确性存在一定的问题。

DXA 测量的是骨骼的两个维度，包括骨骼前后的组织，而 QCT 只能选择待测量的骨骼。对于脊柱，QCT 可以测量骨密度而不受主动脉钙化、椎体上形成的骨赘、椎体的后部因素的影响（图 11-1B）。对于股骨近端，QCT 可以测量骨密度，排除股骨近端旋转位置、前倾角等因素（图 11-1C）。基于

这些原因，有报道称在预测骨折风险[3-4]和评估骨质疏松症的治疗效果方面，QCT 优于 DXA[5]。

基本上，任何临床 CT 都可以用于 QCT。但是，必须注意比较不同 CT 型号或扫描条件下获得的 QCT 数据。

BMD 体模是一种用于创建从 CT 值（X 线衰减值）转换为骨密度值的公式的工具。一般来说，BMD 体模由几个密度值不同的杆状羟基磷灰石组成，在进行 QCT 时，必须放置在患者身旁（图 11-1A）。

关于 QCT 软件，有一些专门的商业软件包和实验室开发的内部软件包。前者包括 QCT Pro（Mindways Software，Austin，TX）、Image Analysis（Image Analysis，Columbia，KY）和 TRI/3D-BONE-CL（Ratoc System Engineering，Tokyo，Japan），后者包括 MIAF（Medical Image Analysis Framework，MIAF）等。

如前所述，在进行 QCT 时，一般建议 CT 型号和扫描条件必须始终一致。在扫描时，需要在患者身体附近放置一个 BMD 体模（图 11-1A），并在同一视野内扫描骨骼和体模。该专用软件首先创建一个转换公式，从 BMD 体模转换为由 CT 值（X 线衰减值）组成的图像，再转化为 BMD 值。根据每个软件包的测量过程确定测量区域，最后测量 vBMD。

有几种方法可以确定测量区域。对于脊柱，一种是在椎体松质骨上设置柱状感兴趣区域，另一种是将整个松质骨设置为 ROI（图 11-1B）。此

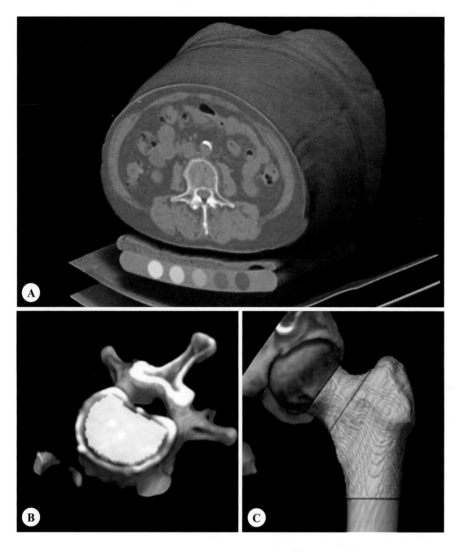

◀ 图 11-1　使用 QCT 测量体积骨密度

A. 在患者身下放置骨密度体模进行 QCT；B 和 C. 在脊柱和股骨近端设置三维测量区域，测量体积骨密度

外，还可以尝试将椎体分为密质骨区域和松质骨区域。对于股骨近端，一般测量股骨颈、股骨粗隆及其联合区域（图 11-1C）。定义这些区域有多种方法[6]。

近年来，人们提出了一些简单的 QCT 方法，如不使用 BMD 体模，根据图像中的空气或脂肪建立转换公式，或仅根据 CT 值进行评估，而不测量 vBMD[7, 8]。然而，这些方法会降低结果准确性。

QCT 方法存在一定的局限性，如辐照量高于其他方法，分析程序相对复杂，分析方法不规范等。有效剂量随扫描长度而变化，为 1～3mSv。考虑到 DXA 的有效剂量比 QCT 少 1/100，因此必须避免频繁使用 QCT[9]。尽管 QCT 方法比 DXA 方法发展得更早，但在临床实践中仍未成为评价

骨质疏松症的标准工具。

二、高分辨率外周定量 CT

HR-pQCT 是一种小型临床 CT，专门用于外周骨骼（手 - 前臂、小腿）（图 11-2A 和 B）。该 CT 最大的特点是空间分辨率很高，标准扫描的体素大小为 61μm（图 11-2D 和 E）。HR-pQCT 首次实现了对活体患者骨微结构的无创分析[10-12]。

在 HR-pQCT 出现之前，除了通过组织学技术或 micro-CT 观察骨骼样本外（需要进行骨骼活检），没有其他方法可以分析活体骨骼的微观结构。临床全身 CT 的扫描层厚为 0.5mm（500μm）左右，实际分辨率较低。由于骨小梁的厚度仅为 200μm 左右，因此临床 CT 无法准确评价骨小梁的结构。

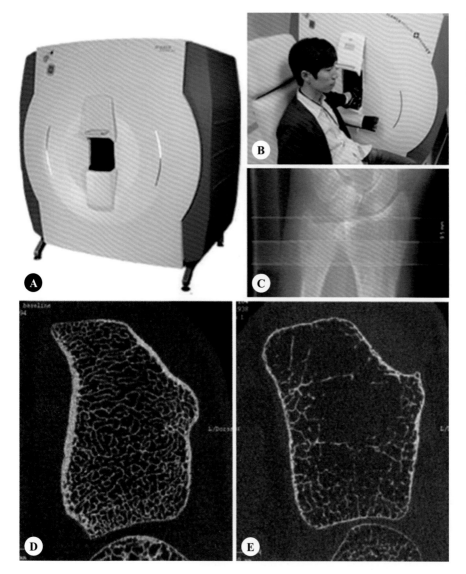

◀ 图 11-2 A 至 C.HR-pQCT（A）和扫描方法（B 和 C）；D 和 E. 健康受试者（D）和严重骨质疏松症患者（E）桡骨远端 HR-pQCT 图像，可详细观察到骨小梁丢失和密质骨变薄

HR-pQCT 还具有定量性能高、重现性好等优点[13, 14]。获得的图像数据通常由 X 线衰减值转换为骨密度值（mg/cm³），并通过日常质量控制（quality control，QC）严格控制精度。

在标准扫描中，HR-pQCT 在一个部位（远端桡骨或胫骨 1cm 宽的区域）的辐射暴露小于 5μSv。这是非常低的，约为腹部 CT 的 1/1000。

HR-pQCT 于 2004 年在瑞士开发（第一代，体素尺寸 80μm；商品名：XtremeCT；制造商：SCANCO Medical，Brüttisellen，Switzerland），并已用于骨质疏松和其他骨骼疾病的研究。2014 年开发了一种新的 HR-pQCT（第二代，体素尺寸 61μm，商品名：XtremeCT Ⅱ；制造商：Scanco Medical）[15]，

2019 年全球约有 90 个 HR-pQCT 在运行。

骨质疏松患者的 HR-pQCT 有一个标准的扫描分析方法，扫描部位是桡骨远端和胫骨。桡骨远端扫描部位为距离腕关节 9mm，宽度为 10mm 的区域。胫骨远端成像部位为距踝关节 22mm，宽度为 10mm 的区域（图 11-2C）。

HR-pQCT 可以测量多种骨微观结构参数[16, 17]。对于密质骨，可以测量密质骨的骨密度（Ct. vBMD，mg/cm³）、平均密质骨厚度（Ct.Th，mm）、密质骨孔隙度［即密质骨区域形成孔隙度的体积密度（Ct.Po，%）］等（图 11-3A）。对于骨小梁，可以测量骨小梁区域的骨密度（Tb.vBMD，g/cm³）、骨小梁体积分数（BV/TV，%）、骨小梁数量（Tb.N，

1/mm）、骨小梁厚度（Tb.Th，mm）、骨小梁分离度（Tb.Sp，mm）等（图11-3B）。还可以利用密质骨和骨小梁的图像进行有限元分析，计算出估计的骨强度，如刚度（kN/mm）和破坏负荷（FL，kN）。

图11-4显示了由于年龄和更年期引起的骨微结构变化（61名日本女性）。在骨小梁中，随着年龄的增长，骨小梁数量（Tb.N）减少，骨小梁体积分数（BV/TV）和骨小梁矿物质密度（Tb.vBMD）降低。在密质骨中，密质骨孔隙度（Ct.Po）随年龄增长而增加，密质骨内表面骨小梁化，导致Ct.Th降低，特别是绝经后皮层厚度减少[18]。

骨微结构国际协会（Bone Microarchitecture International Consortium，BoMIC）在2019年发表了一项关于HR-pQCT对未来骨折风险预测能力的大规模研究[19]。本研究共纳入7254人［年龄（69±9）岁，范围为40—96岁］，在美国（Framingham，Mayo Clinic）、法国（QUALYOR，STRAMBO，OFELY）、瑞士（GERICO）、加拿大（CaMos）和瑞典（MrOS）8个队列中调查DXA和HR-pQCT

基线数据与骨折发生率随访数据之间的关系。在4.6年的平均观察期，有765人（11%）发生骨折，其中只有103人（14%）股骨颈DXA T评分小于2.5。用DXA评估aBMD骨折风险比，股骨颈为1.57，密质骨为1.0～1.5。用HR-pQCT对骨小梁微结构进行破坏负荷分析，分别为2.13（桡骨远端）和2.40（胫骨远端），这是有限元计算得出的预测骨强度。因此，HR-pQCT可以评估DXA无法评估的骨微结构和用于预测未来骨折风险，甚至是外周骨骼。

HR-pQCT有一定的局限性。首先，扫描一个部位需要2～3min，如果肢体有任何运动，图像就会模糊，形成运动伪影，必须重新拍摄[20]。其次，HR-pQCT不能扫描脊柱和股骨近端，而这些部位对评估骨质疏松症很重要。

三、磁共振成像

磁共振成像具有良好的组织分辨率和无辐射曝光的优点，已被应用于骨质疏松症的评估。由

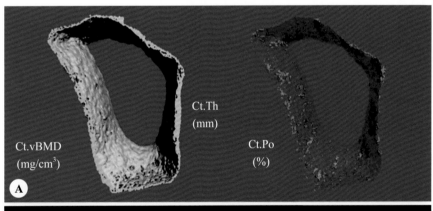

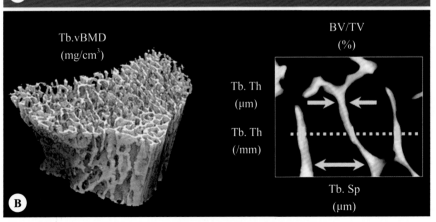

◀ 图 11-3 **HR-pQCT 测量密质骨（A）和骨小梁（B）的骨密度和显微结构参数**

Ct. vBMD. 密质骨体积骨密度；Ct. Th. 平均密质骨厚度；Ct. Po. 密质骨孔隙度；Tb. vBMD. 骨小梁体积骨密度；BV/TV. 骨体积分数；Tb. N. 骨小梁数量；Tb.Th. 骨小梁厚度；Tb. Sp. 骨小梁间距

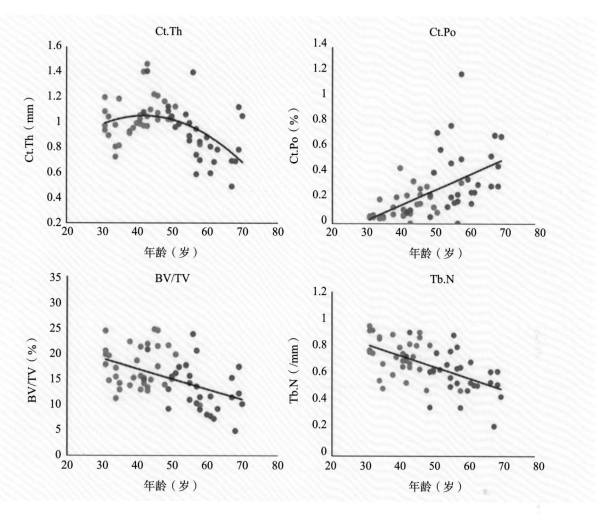

▲ 图 11-4 在桡骨远端，年龄与平均密质骨厚度（**Ct.Th**）、密质骨孔隙度（**Ct.Po**）、骨小梁体积分数（**BV/TV**）和骨小梁数量（**Tb.N**）之间的散点图

随年龄增长，Ct.Th、BV/TV、Tb.N 减少，Ct.Po 增加。Ct.Th 在更年期后下降尤其显著（蓝点）

于磁场强度的增加和扫描序列的改进提高了 MRI 的空间分辨率，已经有很多利用 MRI 评估骨小梁结构的报道[21, 22]。

然而，MRI 主要通过获取骨髓脂肪中质子的信号来间接评估骨骼的形态，而不能评估骨组织的钙化程度。因此，它可以描述骨髓脂肪的骨小梁，而对于密质骨，则不容易将骨膜与肌腱的边界分开。MRI 还存在信号强度不均匀、图像失真、运动伪影等问题。正因如此，MRI 对骨质疏松的评估尚未应用于临床实践。未来，这些问题将通过时间、空间和组织分辨率的技术进步得到解决。

参考文献

[1] Link TM, Lang TF. Axial QCT: clinical applications and new developments. J Clin Densitom. 2014;17:438–48.

[2] Link TM. Osteoporosis imaging: state of the art and advanced imaging. Radiology. 2012;263:3–17.

[3] Yu W, Glüer CC, Grampp S, Jergas M, Fuerst T, Wu CY, Lu Y, Fan B, Genant HK. Spinal bone mineral assessment in postmenopausal women:

a comparison between dual X-ray absorptiometry and quantitative computed tomography. Osteoporos Int. 1995;5:433–9.

[4] Bergot C, Laval-Jeantet AM, Hutchinson K, Dautraix I, Caulin F, Genant HK. A comparison of spinal quantitative computed tomography with dual energy X-ray absorptiometry in European women with vertebral and nonvertebral fractures. Calcif Tissue Int. 2001;68:74–82.

[5] Black DM, Greenspan SL, Ensrud KE, et al. The effects of parathyroid hormone and alendronate alone or in combination in postmenopausal osteoporosis. N Engl J Med. 2003;349:1207–15.

[6] Johannesdottir F, Turmezei T, Poole KES. Cortical bone assessed with clinical computed tomography at the proximal femur. J Bone Miner Res. 2014;29:771–83.

[7] Pickhardt PJ, Lee LJ, del Rio AM, Lauder T, Bruce RJ, Summers RM, Pooler BD, Binkley N. Simultaneous screening for osteoporosis at CT colonography: bone mineral density assessment using MDCT attenuation techniques compared with the DXA reference standard. J Bone Miner Res. 2011;26:2194–203.

[8] Lee SJ, Graffy PM, Zea RD, Ziemlewicz TJ, Pickhardt PJ. Future osteoporotic fracture risk related to lumbar vertebral trabecular attenuation measured at routine body CT. J Bone Miner Res. 2018;33:860–7.

[9] Damilakis J, Adams JE, Guglielmi G, Link TM. Radiation exposure in X-ray-based imaging techniques used in osteoporosis. Eur Radiol. 2010;20:2707–14.

[10] Burghardt AJ, Link TM, Majumdar S. High-resolution computed tomography for clinical imaging of bone microarchitecture. Clin Orthop Relat Res. 2011;469:2179–93.

[11] Cheung AM, Adachi JD, Hanley DA, et al. High-resolution peripheral quantitative computed tomography for the assessment of bone strength and structure: a review by the Canadian bone strength working group. Curr Osteoporos Rep. 2013;11:136–46.

[12] Nishiyama KK, Shane E. Clinical imaging of bone microarchitecture with HR-pQCT. Curr Osteoporos Rep. 2013;11:147–55.

[13] Burghardt AJ, Pialat J-B, Kazakia GJ, et al. Multicenter precision of cortical and trabecular bone quality measures assessed by high-resolution peripheral quantitative computed tomography. J Bone Miner Res. 2013;28:524–36.

[14] Chiba K, Okazaki N, Kurogi A, Isobe Y, Yonekura A, Tomita M, Osaki M. Precision of Second Generation High-resolution Peripheral Quantitative Computed Tomography: Intra-and Intertester Reproducibilities and Factors Involved in the Reproducibility of Cortical Porosity. J Clin Densitom. 2018;21:295–302.

[15] Manske SL, Zhu Y, Sandino C, Boyd SK. Human trabecular bone microarchitecture can be assessed independently of density with second generation HR-pQCT. Bone. 2015;79:213–21.

[16] Bouxsein ML, Boyd SK, Christiansen BA, Guldberg RE, Jepsen KJ, Müller R. Guidelines for assessment of bone microstructure in rodents using micro-computed tomography. 2010;25:1468–1486.

[17] Whittier DE, Boyd SK, Burghardt AJ, Paccou J, Ghasem Zadeh A, Chapurlat R, Engelke K, Bouxsein ML. Guidelines for the assessment of bone density and microarchitecture in vivo using high-resolution peripheral quantitative computed tomography. Osteoporos Int. 2020. https://doi.org/10.1007/s00198–020– 05438– 5

[18] Yokota K, Chiba K, Okazaki N, et al. Deterioration of bone microstructure by aging and menopause in Japanese healthy women: analysis by HR-pQCT. J Bone Miner Metab. 2020. https:// doi.org/10.1007/s00774–020– 01115– z

[19] Samelson EJ, Broe KE, Xu H, et al. Cortical and trabecular bone microarchitecture as an independent predictor of incident fracture risk in older women and men in the bone microarchitecture international consortium (BoMIC): a prospective study. Lancet Diabetes Endocrinol. 2019;7:34–43.

[20] Pialat J, Burghardt A, Sode M, Link T, Majumdar S. Visual grading of motion induced image degradation in high resolution peripheral computed tomography: impact of image quality on measures of bone density and micro-architecture. Bone. 2012;50:111–8.

[21] Majumdar S, Genant HK, Grampp S, Newitt DC, Truong VH, Lin JC, Mathur A. Correlation of trabecular bone structure with age, bone mineral density, and osteoporotic status: in vivo studies in the distal radius using high resolution magnetic resonance imaging. J Bone Miner Res. 1997;12:111–8.

[22] Majumdar S. Magnetic resonance imaging of trabecular bone structure. Top Magn Reson Imaging. 2002;13:323–34.

第 12 章　骨转换标志物
Bone Turnover Markers

Shoichi Ichimura　著

曾玉红　林　华　译

关 键 词

骨代谢，骨转换标志物，骨吸收标志物，骨形成标志物，骨质疏松，最小显著变化

概述

在骨组织中，破骨细胞吸收衰老和损伤的骨质，然后成骨细胞形成新骨以维持骨强度 [1, 2]，这种机制称为骨重建，而这一系列与骨代谢相关的过程也统称为骨转换。在健康的绝经前女性的骨骼中，骨吸收和骨形成是平衡的，骨量得以维持。然而，更年期时骨吸收和骨形成开始失衡，增加的骨吸收使骨量减少 [3, 4]。骨活检是评价骨转换的一种精确方法 [5, 6]；然而，这种方法是侵入性的，在临床上难以重复。但骨转换标志物（bone turnover markers，BTM）可以无创地反复测量，也能准确地反映骨重建的变化，并与骨活检结果有很好的相关性 [5]。另一种临床使用评估骨代谢的方法是通过双能 X 线吸收测定法扫描测量骨矿物质密度 [7, 8]。尽管 BMD 是诊断骨质疏松症和评估骨折风险的有效工具，但它存在一些局限性：①并非所有的检测机构都有进行 DXA 扫描的设备；②治疗后 BMD 的变化比骨标志物的变化要慢。BTM 有助于了解骨质疏松症的骨重建状态和其他骨代谢疾病的病理生理学 [9, 10]。虽然 BTM 不能用于诊断骨质疏松症，但据报道，它们在选择治疗药物、预测骨折风险、评估早期疗效和改善治疗依从性方面具有临床意义 [11-15]。此外，BTM 被认为是骨质疏松症管理中的有用工具。

一、BTM 的种类和特征

理想情况下，BTM 应该特定存在于骨组织中，只在骨形成或骨吸收过程中产生，并且在血液或尿液中可重复地测量。此外，治疗后 BTM 的变化必须可测且有显著意义。BTM 可分为骨形成和骨吸收标志物，分别反映成骨细胞和破骨细胞的功能（表 12-1）。表 12-2 显示了日本人群 BTM 的参考值，这些参考值被设定在健康男性、健康绝经前女性和健康绝经后女性平均值 ±1.96 个标准差范围内 [12, 14]。

二、骨形成标志物

骨形成标志物是从未分化的间充质干细胞向前成骨细胞和成骨细胞分化的各个阶段直接或间接产生的酶或蛋白质。目前所用大多数骨形成标志物是在血清中测定。I 型前胶原 N 端前肽（B1NP）来自成骨细胞分化的早期阶段，骨碱性磷酸酶（bone alkaline phosphatase，BAP）来自早期到中期阶段，骨钙素（osteocalcin，OC）来自分化的后期阶段 [2]。

（一）I 型前胶原 N 端前肽

I 型胶原是骨基质蛋白的主要成分，占骨基质的 90%～95% [16]。由于骨组织比其他含有 I 型胶原的结缔组织（如皮肤和肌腱）具有更高的代

表 12-1　骨转换标志物和所需样本类型	
骨转换标志物	**所需样本**
骨形成标志物	
完整 P1NP	血清
总 P1NP	血清
BAP	血清
OC	血清 / 尿液
骨吸收标志物	
吡啶啉类（PYD/DPD）	尿液 / 血清
CTX	尿液 / 血清
NTX	尿液 / 血清
1CTP	血清
TRACP-5b	血清

P1NP. I 型前胶原 N 端前肽；BAP. 骨碱性磷酸酶；OC. 骨钙素；PYD. 吡啶啉；DPD. 脱氧吡啶啉；CTX. I 型胶原交联 C 端肽；NTX. I 型胶原交联 N 端肽；1CTP. I 型胶原 C 端肽；TRACP-5b. 抗酒石酸酸性磷酸酶 5b

谢活性，因此可以认为血液和尿液中的大多数胶原蛋白代谢物都来自于骨组织。由成骨细胞分泌的 I 型前胶原蛋白在细胞外通过裂解 N 端和 C 端前肽［分别为 P1NP 和 I 型前胶原 C 端前肽（type I procollagen-C-terminal propeptide，P1CP）］成为 I 型胶原[16]。虽然 P1NP 和 P1CP 都可以在血清中检测到，但文献中对 P1NP 的研究更广泛。然而，P1NP 详细代谢过程并不明确，包括所有从前胶原裂解的 P1NP 是否都被释放到血液中或部分被吸收入骨基质中。P1NP 最初以完整的三聚体形式存在，由三个 α 链组成；然而，这种完整的形式是不稳定的，在循环中会被降解为更稳定的单体和片段。

临床上测定血清 P1NP 有两种检测系统。手动放射免疫分析法（radioimmunoassay，RIA）[17] 仅识别三聚体形式（完整的 P1NP），而全自动分析仪可同时检测三聚体和单体形式的 P1NP（总 P1NP）[18]。完整 P1NP 检测时间约为 3h，总 P1NP 检测时间约为 20min，使用自动分析仪测量的重复

性优于 RIA。因此，在实践中，P1NP 的测量通常选用总 P1NP。健康人完整 P1NP 和总 P1NP 之间有很高的相关性。三聚体 P1NP 主要在肝脏代谢，单体 P1NP 在肾脏代谢[18]。肝功能异常时，血清 P1NP 可能会升高，但由于肾脏代谢不良，肾功能减退时对血清 P1NP 的影响较小。然而，在肾功能明显降低的情况下（如透析期间），总 P1NP 由于单体代谢被抑制而增加[19]。血清 P1NP 在临床实践中具有几个优势：不受饮食影响，很小的昼夜节律和最小显著有意义变化值（least significant change，LSC），在室温下相对稳定。因此，P1NP 在临床上已被广泛应用，特别是人重组特立帕肽给药后的治疗效果评估[20, 21]。P1NP 被推荐在观察性研究和干预性研究中作为参考标志物，用于比较各替代药物的功效，并有助于在国际临床医学中扩展标志物的应用范围[22-25]。

（二）骨碱性磷酸酶

碱性磷酸酶（ALP）是一种膜结合酶，几乎存在于所有组织中。间充质细胞向成骨细胞分化过程中分泌 ALP。ALP 有 4 种同工酶，分别来自 4 种基因（肠道、非特异组织、胎盘和生殖细胞）[26]。组织非特异性 ALP 基因编码肝脏、骨骼和肾脏的异构体，这些异构体是在糖基化反应过程中翻译后修饰的产物。尽管血清中的总 ALP 活性来自于不同组织的同工酶，但在肝功能正常的成年人，骨和肝脏的同工酶占总 ALP 活性的 95%，并且两者所占比例几乎相等[27]。如果总 ALP 活性高并疑有骨病，推荐检测 BAP，它有很高的骨特异性，并且比同工酶更易测量。BAP 是成骨细胞产生的膜结合酶，由磷脂酶代谢，并释放到循环中。BAP 活性与骨组织形态学测量的骨形成率呈正相关[5]。尽管 BAP 在骨代谢中的作用还不完全清楚，但它在矿化中可能至关重要。它能分解成骨细胞周围的有机磷酸盐，增加无机磷酸盐的浓度，而无机磷酸盐是矿化的一种原料。此外，BAP 通过水解焦磷酸盐，抑制羟基磷灰石晶体形成，从而促进矿化。

表 12-2　骨转换标志物参考值[14]				
骨转换标志物（检测方法）	男　性	女性（绝经前）	女性（绝经后）	单　位
骨形成标志物				
完整 P1NP（RIA）	19.0～83.5	14.9～68.8（30—44 岁）	27.0～109.3（45—80 岁）	μg/L
总 P1NP（ECLIA）	18.1～74.1（30—83 岁）	16.8～70.1（30—44 岁）	26.4～98.2（45—79 岁）	μg/L
BAP（CLEIA）	3.7～20.9	2.9～14.5	3.8～22.6	μg/L
OC（ECLIA）	8.4～33.1	7.8～30.8	14.2～54.8	ng/ml
骨吸收标志物				
尿 PYD（HPLC）	17.7～41.9			pmol/（μmol·Cr）
尿 DPD（EIA）	2.0～5.6	2.8～7.6	3.3～13.1	nmol/（mmol·Cr）
血清 CTX（ECLIA）		0.112～0.738		ng/ml
尿 CTX（EIA）		40.3～301.4		μg/（mmol·Cr）
血清 NTX（EIA）	9.5～17.7	7.5～16.5	10.7～24.0	nmol BCE/L
尿 NTX（EIA）	13.0～66.2	9.3～54.3	14.3～89.0	nmol BCE/（mmol·Cr）
1CTP（RIA）	0.5～4.9	0.8～4.8		ng/ml
TRACP-5b（EIA）	170～590	120～420（YAM）	250～760	mU/dl

P1NP. Ⅰ型前胶原 N 端前肽；BAP.骨碱性磷酸酶；OC.骨钙素；PYD.吡啶啉；DPD.脱氧吡啶啉；CTX. Ⅰ型胶原交联 C 端肽；NTX. Ⅰ型胶原交联 N 端肽；1CTP. Ⅰ型胶原 C 端肽；TRACP-5b.抗酒石酸酸性磷酸酶 5b；RIA.放射免疫测定；ECLIA.电化学发光免疫测定；CLEIA.化学发光酶免疫测定；HPLC.高效液相色谱；EIA.酶联免疫吸附测定；BCE.骨胶原当量；YAM.年轻成人平均值
参考值是指试剂盒制造商（或供应商）的包装说明或内部数据中给出的值。不同机构的参考值可能不同，因此必须谨慎对待
BAP 参考值（活性值，EIA）：7.9～29.0U/L（绝经前 30—44 岁女性）
TRACP-5b 参考值：YAM（绝经前 30—44 岁健康女性）

目前，通过使用高特异性的单克隆抗体免疫测定法检测血清中的 BAP[28, 29]。免疫测定法与肝脏异构体最多有 20% 的交叉反应，因此在有肝脏疾病时需谨慎解释 BAP 水平[30]。BAP 测定为临床提供了稳定的测量值，如昼夜节律变化小，不受饮食和肾功能影响。特别是 BAP 测量被推荐作为严重肾脏疾病患者的骨形成标志物[31]。

（三）骨钙素

OC 是一种由成熟的成骨细胞产生的骨特异性蛋白。它是最丰富的非胶原蛋白，占骨基质中蛋白质的 10%～20%。产生的大部分 OC 被吸收入骨基质中，只有小部分被释放到血循环中。OC 分子量约为 6000Da，由 49 个氨基酸残基组成，在三个位点上有谷氨酸（Glu）残基。Glu 残基在维生素 K 依赖的羧化酶的作用下被 γ- 羧化，形成 γ- 羧基谷氨酸（Gla）残基[32]。OC 的羧化作用增加了对羟基磷灰石的亲和力，并参与了矿化调节。由于 OC 从肾脏排泄，其水平在很大程度上取决于肾脏功能，肾功能不全时，其血清水平增加。另外，

OC 极不稳定，需要将样本储存在大约 4℃并需及时进行检测。已经研发出一些试剂盒可以检测血液或尿液中完整 OC 代谢的片段[33, 34]。在骨吸收过程中，OC 的片段也会被释放到血液循环中，因此在解释 OC 测量结果时，要慎重考虑。

另外，在骨组织中缺乏维生素 K 或服用华法林期间，Glu 残基的 γ- 羧化作用不充分，使得 OC 分子 Glu 残基没有转化为 Gla 残基。这种羧化不全的骨钙素（ucOC）对羟基磷灰石的亲和力很低，被释放到血液循环中而未被组装到骨基质中。据研究报道，ucOC 可能与骨质量有关，但与 BMD 无关，定量 ucOC 已被用于评估骨组织中维生素 K 的充足状态[12]。

三、骨吸收标志物

骨吸收标志物包括 I 型胶原的降解产物（吡啶啉类、CTX 和 NTX）和抗酒石酸酸性磷酸酶 5b（tartrate-resistant acid phosphatase 5b，TRACP-5b），均由破骨细胞产生。

（一）吡啶啉类

胶原分子是由 3 条多肽链（α 链）组成的螺旋结构，两个末端部分是没有螺旋结构的短肽。胶原分子组成胶原纤维，通过胶原分子和相邻分子之间形成共价交联来实现胶原纤维化学和机械上的稳定[35]。两条 α 链肽端的赖氨酸残基羟化后形成羟赖氨酸残基和相邻胶原分子螺旋结构的羟赖氨酸或赖氨酸残基之间形成吡啶啉交联物。如果螺旋区基因位点是羟赖氨酸残基，则产生羟赖氨酸吡啶啉（hydroxylysyl pyridinoline，PYD）；如果是赖氨酸残基，则产生赖氨酰吡啶啉（deoxypyridinoline，DPD）。PYD 存在于大多数结缔组织中，包括骨、软骨和韧带。DPD 主要存在于骨、牙本质和其他组织，并且不到 PYD 的 10%[35]，因此 DPD 比 PYD 更具有骨特异性。吡啶啉交联物是非还原性的，在体内不被降解，并由肾脏排出。在骨吸收过程中骨组织的 I 型胶原

被降解，带有短肽分子的吡啶啉交联物或没有端肽的交联产物（游离 PYD、游离 DPD）被释放到循环中。游离的 PYD 和 DPD 占尿液中吡啶啉交联物的 40%，其余部分为多肽结合的交联物[36]。通过高效液相色谱（high performance liquid chromatography，HPLC）[37] 或免疫测定[38] 可在尿液中而非血清中检测 PYD 和 DPD。尿吡啶啉交联物测得值需要用肌酐水平进行校正。

组织蛋白酶 K 是一种含有半胱氨酸的蛋白分解酶，在破骨细胞中特别丰富，主要生理作用是降解骨基质中的 I 型胶原。在骨吸收过程中，组织蛋白酶 K 在特定的部位裂解肽键，产生一个含有吡啶啉交联物的 8 个残基的小肽（肽键交联）[39]。采用免疫法，通过使用能够识别 N 端肽的抗体来检测 NTX[40]，同样可以通过使用针对 C 端肽 8 个残基的抗体来检测 CTX[41]。

（二）尿 CTX 和血清 CTX

在临床上，CTX 可以通过免疫测定法在尿液（u-CTX）或血清（s-CTX）中检测[41, 42]。由于 CTX 受饮食影响极大，u-CTX 水平的日间波动也特别大[43]。s-CTX 由于昼夜节律变化较小且不需要用肌酐校正而广泛使用。最佳的血样检测是在禁食一晚后的早晨进行，以减少食物的影响。CTX 有一特征，在末端肽 8 个氨基酸残基中的天冬氨酸残基（Asp）容易发生 β 异构化[44]。这种异构化存在时间依赖性，可以反映与年龄相关的变化（成熟形式，βCTX），现有的试验方法可以检测成熟形式[45]。除 P1NP 外，s-CTX 也被推荐作为观察性和干预性研究的参考标志物[22-25]。

（三）尿 NTX 和血清 NTX

在 N 端形成的吡啶啉交联物几乎与 C 端形成的相等，其中大约 2/3 的 DPD 是 N 端肽结构[46]。因此，NTX 可能比 CTX 具有更高的骨特异性。NTX 也可以通过免疫测定法在尿液（u-NTX）或血清（s-NTX）中测定。NTX 不受饮食的影响，其昼夜变化比 CTX 小。u-NTX 通常在早晨第一次

或第二次排泄的尿液中测量，由于治疗后 u-NTX 的变化率比 s-NTX 大，u-NTX 是临床研究中应用最多的标志物之一[11, 12]。

（四）Ⅰ型胶原 C 端肽

Ⅰ型胶原 C 端肽（type Ⅰ collagen C-telopeptide，1CTP）只在血清中测定，其抗体可识别含有 C 端肽交联部分的相对较大的多肽。1CTP 识别的表位是由基质金属蛋白酶产生的，因为 1CTP 抗体识别的端肽部分是由破骨细胞中特异性组织蛋白酶 K 降解而来[47, 48]。致密性成骨不全症是一种组织蛋白酶 K 基因异常引起的常染色体隐性遗传的破骨性骨骼发育不良，NTX 和 CTX 的浓度很低，但 1CTP 升高。即使组织蛋白酶 K 没有生理作用，胶原蛋白也会被代谢，骨吸收仍然发生[49]，即破骨细胞在脱钙后，组织蛋白酶 K 和（或）MMP 可视周围环境情况降解胶原蛋白。1CTP 的临床意义是在病理情况下 MMP 活性升高，如骨转移癌和类风湿关节炎，1CTP 可能反映胶原代谢。

（五）TRACP-5b

TRACP-5b 是一种由破骨细胞产生的酶。最初，人们将抗酒石酸酸性磷酸酶作为骨吸收的标志物进行研究[50]。此后，发现血液中有两种 TRACP 同工酶，即 5a 和 5b，而后者来自破骨细胞[51]。有几种抗体可以用来测量 TRACP-5b，但 TRACP-5a 和 5b 之间出现了交叉反应问题。通过利用 5a 和 5b 酶活性最佳 pH 值的差异，已研发出骨 TRACP 试剂检测 TRACP-5b 的水平，从而解决了交叉反应的问题[52]。然而，其狭窄的线性范围仍是问题。最近，已经研发出一种 TRACP-5b 的特异性检测方法，它是基于片段吸收免疫捕获酶的原理[53]。这种检测方法具有良好的灵敏度和广泛的线性度，并避免了 TRACP-5a 的干扰。TRACP-5b 不受饮食影响，昼夜变化很小，是唯一的几乎不受肾功能影响的骨吸收标志物。因此，即使在肾功能严重受损的患者中，TRACP-5b 也能准确反映骨吸收状况，是肾功能受损的老年人有

用的骨吸收标志物[25, 54]。

四、BTM 在临床中的实际应用

（一）预测骨折风险

有一些研究已报道了有关 BTM 是否有助于预测骨折风险[22, 25, 55]。当骨小梁因骨吸收增加而被破坏时，被认为是骨的微结构恶化，骨强度下降，骨折的风险增加[56]。2000—2010 年的一项前瞻性研究表明，在绝经后的骨质疏松症中，高水平的 BTM 可不依赖于 BMD 独立预测骨折风险[22]。通过 s-CTX 和 P1NP 预测骨折风险的 10 篇文章进行的 Meta 分析结果显示，当 s-CTX 和 P1NP 增加 1SD 时，没有经过 BMD 修正的骨折风险比分别为 1.18（95%CI 1.05～1.34）和 1.23（95%CI 1.09～1.39）[55]。BTM 与骨折风险之间存在显著的相关性。国际临床化学学会（International Institute of Clinical Chemistry，IFCC）和国际骨质疏松基金会（International Foundation for Osteoporosis，IOF）工作组（IFCC-IOF WG-BMA）最新的一篇综述也显示，BTM 可以较弱预测骨折风险[25]。但由于每个研究涉及的骨折类型不同，BTM 的测量方法和参考值也不尽相同，这些结果存在一定局限性。尽管一些 BTM 具有预测未来骨折的作用，但其预测能力较弱，需要更强的证据才能在个体患者中进行临床应用。因此，在评估未来骨折风险时，建议同时使用 BMD 与 BTM，而不是单独使用 BTM。

（二）骨质疏松症疗效监测

已有一些 BTM 用于双膦酸盐疗效监测的临床报道。一般来说，骨吸收标志物在静脉用药比口服用药下降得更快，每年一次和每月一次药物比周制剂和日制剂的下降幅度要大[57-59]。BTM 有望应用于治疗药物的选择、治疗效果的早期评估和提高治疗依从性，以及双膦酸盐的疗效监测。研究表明，BTM 也可用于地舒单抗和骨形成药物（如特立帕肽）等的疗效监测。

（三）双膦酸盐

1. 预测治疗效果

有报道称，治疗前的 BTM 值越高，预示治疗后 BMD 增加越多，骨折风险越低。治疗前 P1NP 水平分为三分位数，阿仑膦酸钠用药后非椎体骨折的相对危险比最高的三分位为 0.54（95% CI 0.39~0.74），最低的三分位为 0.88（95%CI 0.65~1.21）[60]。在此研究中，安慰剂治疗 3 年转为唑来膦酸治疗，治疗前 P1NP 水平与治疗后 BMD 增加有关。类似的结果也见于利塞膦酸治疗后 DPD 的变化[61]。这些结果表明，通过选择每种双膦酸盐最佳的 BTM，也许可以预测治疗效果。然而，同一研究中其他骨转换标志物或其他骨折的结果并不一致[60]。通过治疗前标志物的值来预测治疗效果有待进一步的研究。

2. 评估早期疗效

治疗后 BTM 的变化与骨折风险的降低有关，而且这种变化发生得更快，程度也比 BMD 的变化大，因此可用于决策目前的治疗是否继续。在使用抗骨吸收药物期间，骨吸收标志物下降比骨形成标志物更快。唑来膦酸静脉注射后 1 周，s-CTX 的水平迅速下降，但 BAP 水平直到用药后 12 周才逐渐下降[62]。为了评估早期治疗效果，在基线和治疗后 3~6 个月测量骨吸收标志物，变化超过 LSC 才被认为是有意义的。在评估治疗效果时，必须考虑到 BTM 的昼夜变化和日间变化。每种标志物随治疗发生显著变化有两个临界值。一个是最小显著变化（minimum significant change，MSC），对应于两天早晨的日间变化，另一个是 LSC，代表生物和分析法的变化[12, 22, 63, 64]。LSC 的临界值一般高于 MSC 的临界值，在国际上更常用。如果基线时没有测定 BTM，治疗后标志物数值低于绝经前女性的平均值时，可认为治疗有效（图 12-1）[14, 23, 59, 65]。使用 s-CTX 标准值来评估三种口服双膦酸盐给药后 12 周的治疗效果，发现 80% 以上的患者有效[59]。

即使在固定样本收集时间的情况下重新测量，仍没有观察到 BTM 值的显著变化，也不应该判定治疗无效。首先，对于口服双膦酸盐治疗，有必要确认服药和进餐之间的时间间隔。如果用药方法没有问题，也没有发现影响骨代谢的其他疾病，则认为治疗无效，可以考虑更换药物[66]。

3. 预测 BMD 增加和骨折风险降低

关于治疗后 BTM 的变化与 BMD 增加和骨折风险降低之间的关系，已经有一些报道。口服阿仑膦酸钠治疗的老年女性，治疗后 6 个月 BTM（u-NTX、BAP、s-OC）下降幅度最大，3 年后腰椎和髋部 BMD 增加幅度也最大[67]。另一项研究显示，口服阿仑膦酸钠 3 个月后 TRACP-5b 和 s-CTX 的下降与 12 个月时的腰椎 BMD 变化显著相关（TRACP-5b：$r=-0.32$，$P=0.005$；s-CTX：$r=-0.24$，$P=0.037$）[68]。每月口服伊班膦酸钠治疗和 s-CTX[69]，以及每年静脉注射唑来膦酸和 TRACP-5b[70] 之间也有类似关系。尽管双膦酸盐治疗后 BTM 的早期变化与 BMD 的长期变化有关，但这种相关性不一定很强，而且也很难应用于个体患者的监测。

骨折风险降低的很大比例是由治疗后特定标志物的变化引起。利塞膦酸钠用药后 3~6 个月骨标志物水平的降低与 1 年和 3 年椎体骨折风险的降低有明显的关系（$P<0.05$）。值得注意的是，在 u-CTX 下降 55%~60%，u-NTX 下降 35%~40% 以上时，骨折风险没有进一步降低[71]。最近，对抗骨吸收治疗（11 种双膦酸盐和 3 种选择性雌激素受体调节药）进行了 Meta 回归分析，治疗后 3~12 个月 BAP 和 P1NP 的下降与 1~4 年椎体骨折风险的降低有明显关系（BAP：$r^2=0.82$，$P<0.001$；P1NP：$r^2=0.75$，$P=0.001$），但与非椎体骨折（$r^2=0.33$，$P=0.053$ 和 $r^2=0.53$，$P=0.065$）和髋部骨折（$r^2=0.17$，$P=0.24$ 和 $r^2=0.43$，$P=0.11$）结果没有显著相关性[72]。此外，骨吸收标志物（u-NTX 和 s-CTX）与骨折之间的关系弱且不显著。双膦酸盐用药后 BTM 变化与骨折风险降低之间的关系仍不一致，其原因是各研究之间存在高度的异质

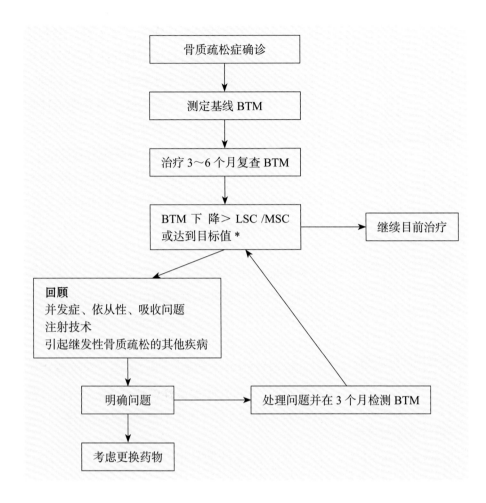

◀ 图 12-1 使用 BTM 监测骨质疏松疗效的流程 [14, 20, 23]

BTM. 骨转换标志物；LSC. 最小显著变化；MSC. 日间最小显著变化；*. 抗骨吸收治疗中 BTM 值低于绝经前女性的平均值，特立帕肽治疗时（每天给药）I 型前胶原 N 端前肽增加超过 10μg/L

性，如双膦酸盐类型、给药方式、测量骨标志物的类型、测量时间和检测方法。另外，以降低骨折风险为治疗目标时，建议 BTM 的绝对值比治疗后的变化率更有效。重要的是，在未来的研究中为每种药物选择最佳的骨标志物，如双膦酸盐的类型和给药方式，设置测量时间和方法常数，以建立骨折风险降低的目标值。

4. 依从性

由于口服双膦酸盐的吸收率低、给药复杂、依从性差，因此，使用 BTM 监测口服双膦酸盐的并发症和不良依从性似乎是合理的 [65]。有报道称，骨质疏松症患者得到骨标志物结果好转的反馈能提高依从性，反之结果不佳会降低依从性 [73]。在临床实践中，骨标志物有望提高依从性，提升治疗效果。

（四）地舒单抗

与双膦酸盐一样，地舒单抗是一种抗骨吸收药物，当骨标志物高于参考值表现为高转换时，可以选择地舒单抗。地舒单抗比口服阿仑膦酸钠能更早地显著降低 s-CTX 和 P1NP 值（$P < 0.0001$）[74]。在绝经后的骨质疏松症患者中，s-CTX 值在开始治疗的 1 个月内迅速下降，平均值降至参考值以下，但此后逐渐上升，并在 10 年内保持在参考值的下限 [75]。P1NP 随后也会下降，10 年内平均值也维持在参考值的下限。有报道称，按基线 s-CTX 三分位水平分组观察从基线到 12 个月时 BMD 平均百分比变化，可以观察到中间和最高三分位组全髋和股骨颈 BMD 显著增加（$P < 0.01$）[76]。然而，地舒单抗用药 24 个月随后停药，s-CTX 水平在停药后立即增加，6 个月后高于基线 63% [77]。此后 s-CTX 值下降，停药 24 个月后几乎恢复到基线水平。而且停用地舒单抗后会发生多发性椎体骨折 [78]。多发性椎体骨折与骨标志物的快速增加之间的关系尚不清楚，但停用地舒单抗后骨转换的

急剧加快需要关注。

（五）促骨形成药物

1. 特立帕肽

人重组特立帕肽（每天给药）对骨代谢的作用机制与双膦酸盐和地舒单抗不同。特立帕肽治疗后 BTM 显示出完全不同的变化。特立帕肽用药 1 个月后，P1NP 水平迅速增加高于基线约 100%，然后逐渐下降。24 个月后仍保持高转换状态[79]。s-CTX 值在用药后立刻出现暂时性下降，之后增加，6 个月高于基线大约 50%。虽然此后逐渐降低，但 24 个月后仍保持高骨转换状态。用药后 1 个月 P1NP 值的增加程度与 1 年后腰椎 BMD 的增加有明显的相关性（$P < 0.01$）[21, 80]。在几种 BTM 中，P1NP 被认为是监测特立帕肽最有用的标志物，并提出了使用 P1NP 监测的算法（图 12-1）[20, 81]。另外，特立帕肽每周一次给药与每天给药表现出不同的骨标志物变化[82]。阿巴洛肽是甲状旁腺激素相关肽（parathyroid hormone-related peptide，PTHrP）的衍生物，也能增加 BTM，但与每天给药的特立帕肽相比其增幅要小[83]。

2. 罗莫单抗

罗莫单抗是一种抗硬骨抑素的抗体，是促骨形成药物，用其治疗后与特立帕肽给药后 BTM 的变化不同。在首次用药后 P1NP 水平瞬时增加，1 个月时达到高峰，随后下降，6 个月后几乎恢复到基线值。s-CTX 的值用药后下降，1 周时达到最低值，此后逐渐上升，但直到 12 个月仍持续低于基线水平[84-86]。因此，罗莫单抗治疗后 BTM 的变化与特立帕肽不同，但其机制和临床意义需要进一步研究。

五、监控药物不良反应

抗骨吸收药物过度抑制骨转换已引起临床关注。唑来膦酸是一种强效抗骨吸收药物，降低参考值的比率，CTX 为 17.8%，BAP 为 1.7%，P1NP 为 19%[87]。然而，在低于参考值的组别中，骨折风险并没有增加，也没有发生由于骨标志物过度抑制而导致的病理性骨折。同样，对于阿仑膦酸钠和地舒单抗，也没有因骨标志物过度抑制而导致骨折的报道，也没有证据表明病理性骨折与 BTM 值的降低相关。但是，抗骨吸收药物长期过度抑制骨转换是不可取的，有必要定期测量是否能将 BTM 值保持在参考值范围内，以维持骨强度。

此外，非典型股骨骨折（atypical femoral fractures，AFF）随着双膦酸盐用药时间的延长而频繁发生，因此推测其与骨转换的过度抑制有关。然而，AFF 病例的骨标志物值在参考范围内，AFF 诊断中骨标志物的作用尚未得到证实[88, 89]。关于骨标志物在预测和诊断颌骨坏死中的作用，也有一些负面报道[90, 91]。

对于中风险患者，建议在口服双膦酸盐 5 年后和静脉注射唑来膦酸 3 年后考虑"双膦酸盐类药物假期"，以预防 AFF 发生[66, 92, 93]。建议将骨吸收指标增加超过参考值作为假期结束的依据[66]。

六、样本的收集和处理

由于昼夜节律的原因，骨标志物的采样时间极为重要，从午夜到清晨骨吸收增加，从下午到傍晚骨吸收下降最多。理想情况下，应清晨空腹采集血液或尿液。然而，在评估治疗效果时，可以在治疗前后同一时间段采集样本，则不一定需要空腹。对于尿液样本，建议采集清晨第一次或第二次排泄的尿液[11]。s-CTX 易受饮食影响，因此采血需在早晨空腹进行[14, 24]。在比较测量值时，有必要保持与之前测量相同的条件，如使用相同的实验室和测定方法。如果对同一患者重复检测，一些 BTM 指标的水平可能有昼夜变化和日间变化。此外，应在一天中的同一时间采集样本，并用与以前检测相同的方式处理样本。

七、骨代谢标志物的影响因素

了解影响标志物水平的因素对准确解释 BTM 的测量值非常重要。在肾功能受损的老年人中，一些标志物的测量值往往很高，特别是 OC 和从肾脏排出的胶原蛋白降解产物会受到很大影响。其他标志物（BAP、P1NP 和 TRACP-5b）受肾功能影响较小，推荐用于肾功能受损的患者（表 12-2）[12, 14]。肌肉活动影响肌酐水平，因此由肌酐校正的尿液标志物水平在肌肉量减少的患者中更高。此外，临床上骨折对 BTM 的水平有很大影响，骨折后骨形成和骨吸收标志物在大约 4 个月时大幅增加，甚至在 1 年后仍然高于正常[94]。对怀疑骨折的疼痛病例，需要进行仔细的评估（表 12-3）。

结论

BTM 有各种局限性，但对骨质疏松症的管理是有用的。通过测定 BTM 结合 BMD，可以精确预测骨折风险。在骨质疏松症诊断前的适当时间可以启动骨折预防治疗，也可以通过在治疗前评估每个患者的骨代谢状态来选择最佳治疗药物。此外，有望通过早期评估治疗反应和改善依从性来提高治疗效果，也有望用于药物假期后重启双膦酸盐治疗的依据。为了应对未来日益复杂的抗骨质疏松治疗，针对每种治疗药物在适当的时间选择最佳的骨代谢标志物测定非常重要。如果全球范围内使用相同的测量方法和共同校正的参考值，BTM 有可能被广泛用于骨质疏松症的管理。

表 12-3　肾功能对 BTM 测量值的影响[14]

骨转换标志物	受肾功影响
骨形成标志物	
完整 P1NP	−
总 P1NP	+
BAP	−
OC	+
骨吸收标志物	
吡啶啉类（PYD/DPD）	+
CTX	+
NTX	+
1CTP	+
TRACP-5b	−
肾脏损伤：慢性肾病 3 期或更严重	

（+）：受影响

（−）：不受影响

BTM. 骨转换标志物；P1NP. Ⅰ型前胶原 N 端前肽；BAP. 骨碱性磷酸酶；OC. 骨钙素；PYD. 吡啶啉；DPD. 脱氧吡啶啉；CTX. Ⅰ型胶原交联 C 端肽；NTX. Ⅰ型胶原交联 N 端肽；1CTP. Ⅰ型胶原 C 端肽；TRACP-5b. 抗酒石酸酸性磷酸酶 5b

参考文献

[1] Parfitt AM. Osteonal and hemi-dsteonal remodeling: The spatial and temporal framework for signal traffic I adult human bone. J Cell Biochem. 1994;55:273–86.

[2] Eriksen EF. Cellular mechanisms of bone remodeling. Rev Endocr Metab Disord. 2010;11:219–27.

[3] Garnero P, Sornayrendu E, Chapuy MC, et al. Increased bone turnover in late postmenopausal women is a major determinant of osteoporosis. J Bone Miner Res. 1996;11:337–49.

[4] Gossiel F, Altaher H, Reid DM, et al. Bone turnover markers after the menopause: T-score approach. Bone. 2018;111:44–8.

[5] Parfitt AM, Drezner MK, Glorieux FH, et al. Bone histomorphometry: standardization of nomenclature, symbols, and units. Report of ASBMR Histomorphometry Nomenclature Committee. J Bone Miner Res. 1987;2:595–610.

[6] Rauch F. Bone bipsy: indications and methods. Endocr Dev. 2009; 16:49–57.

[7] Kanis JA, McCloskey EV, Johansson H, et al. A reference standard for the description of osteoporosis. Bone. 42:467–75.

[8] Dimai H. Use of dual-energy X-ray absorptiometry (DXA) for diagnosis and fracture risk assessment: WHO-criteria, T-and Z-score, and reference databases. Bone. 2017;104:39–43.

[9] Hlaing TT, Compston JE. Biochemical markers of bone turnover-uses and limitations. Ann Clin Biochem. 2014;51:189–202.

[10] Greenblatt MB, Tsai JN, Wein MN. Bone turnover markers in the diagnosis and monitoring of metabolic bone disease. Clin Chem. 2017;63:464–74.

[11] Delmas PD, Eastell R, Garnero P, et al. The use of biochemical markers of bone turnover in osteoporosis. Osteoporos Int. 2000;11:S2–S17.

[12] Nishizawa Y, Ohta H, Miura M, et al. Guidelines for the use of bone metabolic markers in the diagnosis and treatment of osteoporosis (2012 edition). J Bone Miner Metab. 2013;31:1–15.

[13] Cavalier E, Bergmann P, Bruyère O, et al. The role of biochemical of bone turnover markers in osteoporosis and metabolic bone disease: a consensus paper of the Belgian bone club. Osteoporos Int. 2016;27: 2181–95.

[14] Nishizawa Y, Miura M, Ichimura S, et al. Executive summary of the Japan osteoporosis society guide for the use of bone turnover markers in the diagnosis and treatment of osteoporosis (2018 edition). Clin Chim Acta. 2019;498:101–7.

[15] Lorentzon M, Branco J, Brandi ML, et al. Algorithm for the use of biochemical markers of bone turnover in the diagnosis, assessment and follow–up of treatment for osteoporosis. Adv Ther. 2019;36:2811–24.

[16] Risteli J, Niemi S, Kauppila S, et al. Collagen propeptides as indicators of collagen assembly. Acta Orthop Scand. 1995;266(Suppl.):183–8.

[17] Melkko J, Kauppila S, Niemi S, et al. Immunoassay for intact amino-terminal propeptide of human type I procollagen. Clin Chem. 1996;42:947–54.

[18] Garnero P, Vergnaud P, Hoyle N. Evaluation of a fully automated serum assay for total N-terminal propeptide of type I collagen in postmenopausal osteoporosis. Clin Chem. 2008;54:188–96.

[19] Koivuka MK, Routsalainen V, Björkman M, et al. Difference between total and intact assays for N-terminal propeptide of type I procollagen reflects degradation of pN-collagen rather than denaturation of intact propeptide. Ann Clin Biochem. 2010;47:67–71.

[20] Eastell R, Krege JH, Chen P, et al. Development of an algorithm for using PINP to monitor treatment of patients with teriparatide. Curr Med Res Opin. 2006;22:61–6.

[21] Niimi R, Kono T, Nishihara A, et al. An algorithm using the early changes in P1NP to predict the future BMD response for patients treated with daily teriparatide. Osteoporos Int. 2014;25:377–84.

[22] Vasikaran S, Eastell R, Bruyere O, et al. Markers of bone turnover for the prediction of fracture risk and monitoring of osteoporosis treatment: a need for international reference standards. Osteoporos Int. 2011;22:391–420.

[23] Lee J, Vasikaran S. Current recommendations for laboratory testing and use of bone turnover markers in management of osteoporosis. Ann Lab Med. 2012;32:105–12.

[24] Szulc P, Naylor K, Hoyle NR, et al. Use of CTX-I and P1NP as bone turnover markers: national bone health alliance recommendations to standardize sample handling and patients preparation to reduce pre-analytical variability. Osteopor Int. 2017;28:2541–56.

[25] Morris HA, Eastell R, Jorgensen NR, et al. Clinical usefulness of bone turnover marker concentrations. Clin Chim Acta. 2017;467:34–41.

[26] Bianchi ML. Hypophosphatasia: an overview of the disease and its treatment. Ostoporos Int. 2015;26:2743–57.

[27] Burtis CA, Ashowood EA, Burns DE: Teitz textbook of clinical chemistry and molecular diagnosis. 4th ed. St. Louis: Elsevier; 2006. 2448 p.

[28] Garnero P, Delmas PD. Assessment of the serum levels of bone alkaline phosphatase with a new immunoradiometric assay in patients with metabolic bone disease. J Clin Endocrinol Metab. 1993;77:1046–53.

[29] Cavalier E, Souberlielle JC, Gadisseur R, et al. Inter-method variability in bone alkaline phosphatase measurement: clinical impact on the management of dialysis patients. Clin Biochem. 2014;47:1227–30.

[30] Seibel MJ. Biochemical markers of bone turnover: part 1: biochemistry and variability. Clin Biochem Rev. 2005;26:97–122.

[31] Kidney Disease; Improving Global Outcomes (KDIGO) CKD-MBD Work Group: KDIGO clinical practice guideline for the diagnosis, evaluation, and treatment of Chronic Kidney Disease-Mineral and Bone Disorder (CKD-MBD). Kidney Int Suppl. 2009;113:S1–130.

[32] Price PA, Williamson MK, Lothringer JW. Origin of the vitamin K-dependent bone protein found in plasma and its clearance by kidney and bone. J Biol Chem. 1981;256:12760–6.

[33] Hosoda K, Eguchi H, Nakamoto T, et al. Sandwich immunoassay for intact human osteocalcin. Clin Chem. 1992;38:2233–8.

[34] Rosenquist C, Qvist P, Bjarnason N, et al. Measurement of a more stable region of osteocalcin in serum by ELISA with two monoclonal antibodies. Clin Chem. 1995;41:1439–45.

[35] Eyre DR, Dickson IR, Van Ness K. Collagen cross-linking in human bone and articular cartilage. Biochem J. 1988;252:495–500.

[36] Seyedin SM, Kung VT, Daniloff YN, et al. Immunoassay for urinary pyridinoline: the new marker of bone resorption. J Bone Miner Res. 1993;8:635–41.

[37] Eyre DR, Van Ness K, Koob TJ. Quantitation of hydroxypyridinium crosslinks in collagen by high-performance liquid chromatography. Anal Biochem. 1984;137:380–8.

[38] Robins SP, Woitge H, Hesley R, et al. Direct, enzyme-linked immuno-assay for urinary deoxypyridinoline as a specific marker for measuring bone resorption. J Bone Miner Res. 1994;9:1643–9.

[39] Apone S, Lee MY, Eyre DR. Osteoclasts generate cross-linked collagen N-telopeptides (NTx) but not free pyridinolines when cultured on human bone. Bone. 1997;21:129–36.

[40] Hanson DA, Weis MA, Bollen AM, et al. A specific immunoassay for monitoring human bone resorption: quantitation of type I collagen cross-linked N- telopeptides in urine. J Bone Miner Res. 1992;7:1251–8.

[41] Bonde M, Qvist P, Fledelius C, et al. Immunoassay for quantifying type I collagen degradation products in urine evaluated. Clin Chem. 1994;40:2022–5.

[42] Bonde M, Qvist P, Fledelius C, et al. Applications of an enzyme immunoassay for a new marker of bone resorption (CrossLaps): follow-up on hormone replacement therapy and osteoporosis risk assessment. J Clin Endocrinol Metab. 1995;80:864–8.

[43] Christgau S, Bitsch-Jensen O, Bjarnason H, et al. Serum CrossLaps for monitoring the response in individuals undergoing antiresorptive therapy. Bone. 2000;26:505–11.

[44] Fledelius C, Johnsen AH, Cloos PA, et al. Characterization for urinary degradation products derived from type I collagen. Identification of aβ–isomerized Asp-Gly sequence with the C-terminal telopetide (α1) region. J Biol Chem. 1997;272:9755–63.

[45] Cloos PA, Fledelius C. Collagen fragments in urine derived from bone resorption are highly racemized and isomerized: a biological clock of protein aging with clinical potential. Biochem J. 2000;345:473–80.

[46] Hanson DA, Eyre DR. Molecular site specificity of pyridinoline and pyrrole cross-links in type I collagen of human bone. J Biol Chem. 1996;271:26508–16.

[47] Risteli J, Elomaa I, Niemi S, et al. Radioimmunoassay for the pyridinoline cross-linked carboxy-terminal telopeptide of type I collagen: a new serum marker of bone collagen degradation. Clin Chem. 1993;39:635–40.

[48] Sassi ML, Eriksen H, Risteli L, et al. Immunochemical characterization of assay for carboxyterminal telopetide of human type I collagen: loss of antigenicity by treatment with cathepsin K. Bone. 2000;26:367–73.

[49] Nishi Y, Atley L, Eyre DR, et al. Determination of bone markers in pycnodysostosis: effects of cathepsin K on bone matrix degradation. J Bone Miner Res. 1999;14:1902–8.

[50] Lau KH, Onishi T, Wergedal JE, et al. Characterization and assay of tartrate-resistant acid phosphatase activity in serum: potential use to assess bone resorption. Clin Chem. 1987;33:458–62.

[51] Igarashi Y, Lee MY, Matsuzaki S. Acid phosphatase as markers bone metabolism. J Chromatogr B Analyt Technol Biomed Life Sci. 2002;781:345–58.

[52] Halleen JM, Alatalo SL, Suominen H, et al. Tartrate-resistant acid phosphate 5b: a novel serum maker of bone resorption. J Bone Miner Res. 2000;15:1337–45.

[53] Ohashi T, Igarashi Y, Mochizuki Y, et al. Development of a novel fragments absorbed immunocapture enzyme assay system for tartrate-resistant acid phosphatase 5b. Clin Chim Acta. 2007;376:205–12.

[54] Yamada S, Inaba M, Kurajoh M, et al. Utility of serum tartrate-resistant acid phosphate (TRACP5b) as a bone resorption marker in patients with chronic kidney disease: independence from renal dysfunction. Clin Endocrinol. 2008;69:189–96.

[55] Johansson H, Ode'n A, Kanis JA, et al. A meta-analysis of reference markers of bone turnover for prediction of fracture. Calcif Tissue Int. 2014;94:560–7.

[56] Johnell O, Ode'n A, De Laet C, et al. Biochemical indices of bone turnover and the assessment of fracture probability. Osteoporos Int. 2002;13:523–6.

[57] Saag K, Linsay R, Kriegman A, et al. A single zoledronic acid infusion reduces bone resorption markers more rapidly than weekly oral alendronate in postmenopausal women with low bone mineral density. Bone. 2007;40:1238–43.

[58] Hadji P, Gamerdinger D, Spieler W, et al. Rapid onset and sustained efficacy (ROSE) study: results of a randomized, multicenter trial comparing the effect of zoledronic acid or alendronate on bone metabolism in postmenopausal women with low bone mass. Osteoporos Int. 2012;23:625–33.

[59] Naylor KE, Jacques RM, Paggosi M, et al. Response of bone turnover makers to three oral bisphosphonate therapies in postmenopausal osteoporosis: the TRIO study. Osteoporos Int. 2016;27:21–31.

[60] Bauer DC, Garneo P, Hochberg MC, et al. Pretreatment levels of bone turnover and the antifracture efficacy of alendronate: the fracture intervention trial. J Bone Miner Res. 2006;21:292–9.

[61] Seibel MJ, Naganathan V, Barton I, et al. Relationship between pretreatment bone resorption and vertebral fracture incidence in postmenopausal osteoporosis women treated with risedronate. J Bone Miner Res. 2004;19:323–9.

[62] Nakamura T, Fukunaga M, Nakano T, et al. Efficacy and safety of once-yearly zoledronic acid in Japanese patients with primary osteoporosis: two-year results from a randomized placebo-controlled double-blind study (zoledronate treatment in efficacy to osteoporosis; ZONE study). Osteoporos Int. 2017;28:389–98.

[63] Hannon R, Blumsohn A, Naylor K, et al. Response of biochemical markers of bone turnover to hormone replacement therapy: impact of biological variability. J Bone Miner Res. 1998;13:1124–33.

[64] Rosen HN, Moses AC, Garber J, et al. Utility of biological markers of bone turnover in the follow-up of patients treated with bisphosphonates. Calcif Tissue Int. 1998;63:363–8.

[65] Diez-Perez A, Naylor KE, Abrahamsen B, et al. International Osteoporosis Foundation and European Calcified Tissue Society Working Group. Recommendations for the screening of adherence to oral bisphosphonates. Osteoporos Int. 2017;28:767–74.

[66] Camacho PM, Petak SM, Binkley N, et al. American association of clinical endocrinologists and American college of endocrinology clinical practice guidelines for the diagnosis and treatment of postmenopausal osteoporosis-2016. Endod Prac. 2016;22:1111–8.

[67] Greenspan SL, Resnick NM, Parker RA, et al. Early changes in biochemical markers of bone turnover are associated with long-term changes in bone mineral density in elderly women on alendronate, hormone replacement therapy, or combination therapy: a three-year double-blind, placebo-controlled, randomized clinical trial. J Clin Endorinol Metab. 2005;90:2762–7.

[68] Nenonen A, Cheng S, Ivaska KK, et al. Serum TRACP 5b is a useful marker for monitoring alendronate treatment: comparison with other makers of bone turnover. J Bone Miner Res. 2005;20:1804–12.

[69] Hochberg MC, Silverman SL, Barr CE, et al. The utility of changes in serum levels of C-terminal telopeptide of type I collagen in predicting patient response to oral monthly ibandronate therapy. J Clin Densitom. 2010;13:181–9.

[70] Mori Y, Kasai H, Ose A, et al. Modeling and simulation of bone mineral density in Japanese osteoporosis patients treated with zoledronic acid using tartrate-resistant acid phosphatase 5b, a bone resorption marker. Osteoporos Int. 2018;29:1155–63.

[71] Eastell R, Barton I, Hannon RA, et al. Relationship of early changes in bone resorption to the reduction in fracture risk with risedronate. J Bone Miner Res. 2003;18:1051–6.

[72] Bauer DC, Black DM, Bouxsein ML, et al. Treatment-related changes in bone turnover and fracture risk reduction in clinical trials of anti-resorptive drugs: a meta-regression. J Bone Miner Res. 2018;33: 634–42.

[73] Delmas PD, Vrijens B, Eastell R, et al. Effect of monitoring bone turnover markers on persistence with risedronate treatment of postmenopausal osteoporosis. J Clin Endocrinol Metab. 2007;92:1296–304.

[74] Brown JP, Prince RL, Deal C, et al. Comparison of the effect of denosumab and alendronate on BMD and biochemical makers of bone turnover in postmenopausal women with low bone mass: a randomized, blinded, phase 3 trial. Bone Miner Res. 2009;24:153–61.

[75] Bone HG, Wagman RB, Brandi ML, et al. 10 years of denosumab treatment in postmenopausal women with osteoporosis: results from the phase 3 randomised FREEDOM trial and openlabel extension. Lancet Diabetes Endocrinol. 2017;5:513–23.

[76] Roux C, Hofbauer LC, Ho PR, et al. Denosumab compared with risedronate in postmenopausal women suboptimally adherent to alendronate therapy: efficacy and safety results from a randomized open-label study. Bone. 2014;58:48–54.

[77] Bone HG, Bolognese MA, Yuen CK, et al. Effects of denosumab treatment and discontinuation on bone mineral density and bone turnover markers in postmenopausal women with low bone mass. J Clin Endocrinol Metab. 2011;96:972–80.

[78] Cummings SR, Ferrari S, Eastell R, et al. Vertebral fractures after discontinuation of denosumab: a post hoc analysis of the randomized placebo-controlled FREEDOM trial and its extension. J Bone Mine Res. 2018;33:190–8.

[79] Miyauchi A, Matsumoto T, Sugimoto T, et al. Effects of teriparatide on bone mineral density and bone turnover markers in Japanese subjects with osteoporosis at high risk of fracture in a 24–month clinical study: 12–month, randomized, placebo-controlled, double-blind and 12–month open-label phases. Bone. 2010;47:493–502.

[80] Tsujimoto M, Chen P, Miyauchi A, et al. PINP as an aid for monitoring patients treated with teriparatide. Bone. 2011;48:798–803.

[81] Eastell R, Pigott T, Gossiel F, et al. Bone turnover markers: are they clinically useful? Eur J Endocrinol. 2018;178:R19–31.

[82] Nakamura T, Sugimoto T, Nakano T, et al. Randomized Teriparatide [human parathyroid hormone (PTH) 1–34] Once-Weekly Efficacy Research (TOWER) trial for examining the reduction in new vertebral fractures in subjects with primary osteoporosis and high fracture risk. J Clin Endocrinol Metab. 2012;97:3097–106.

[83] Miller PD, Halteraley G, Riis JY, et al. ACTIVE Study Investigators. Effect of abaloparatide vs placebo on new vertebral fractures in postmenopausal women with osteoporosis: a randomized clinical trial. JAMA. 2016;316:722–33.

[84] McClung MR, Grauer A, Boonen S, et al. Romosozumab in postmenopausal women with low bone mineral density. N Engl J Med. 2014;370:412–20.

[85] Cosman F, Crittenden DB, Adachi JD, et al. Romosozumab treatment in postmenopausal women with osteoporosis. N Engl J Med. 2016;375:1532–43.

[86] Ishibashi H, Crittenden DB, MIyauchi A, et al. Romosozumab increases bone density in postmenopausal Japanese women with osteoporosis: a phase 2 study. Bone. 2017;103:209–15.

[87] Delmas PD, Munoz F, Black DM, et al. Effects of yearly zoledronic acid 5 mg on bone turnover markers and relation of P1NP with fracture reduction in postmenopausal women with osteoporosis. J Bone Miner Res. 2009;24:1544–51.

[88] Shane E, Burr D, Ebeling PR, et al. Atypical subtrochanteric and diaphyseal femoral fractures: report of a task force of the American society for bone and mineral research. J Bone Miner Res. 2010;25:

2267–94.

[89] Franceschetti P, Bondanelli M, Caruso G, et al. Risk factors for development of atypical femoral fractures in patients on long-term oral bisphosphonate therapy. Bone. 2013;56:426–31.

[90] Khan AA, Morrison A, Hanley DA, et al. Diagnosis and management of osteonecrosis of the jaw: a systematic review and international consensus. J Bone Miner Res. 2015;30:3–23.

[91] Dal Pra KJ, Lemons CAA, Okamoto R, et al. Efficacy of the C-terminal telopeptide test in predicting the development of bisphosphonate-related osteonecrosis of the jaw: a systematic review. Int J Oral Maxillofac Surg. 2017;46:151–6.

[92] Adler RA, El-Hajj FG, Bauer DC, et al. Managing osteoporosis in patients on long-term bisphosphonate treatment: report of a task force of the American Society for Bone Mineral Research. J Bone Miner Res. 2016;31:16–35.

[93] Villa JC, Gianakos A, Lane JM, et al. Bisphosphonate treatment in osteoporosis: optimal duration of therapy and the incorporation of a drug holiday. HSS J. 2016;12:66–73.

[94] Ivaska KK, Gerdhem P, Akersson K, et al. Effect of fracture on bone turnover markers: a longitudinal study comparing marker levels before and after injury in 113 elderly women. J Bone Miner Res. 2007;22:1155–64.

第四篇 骨微损伤和骨折
Microdamage and Bone Fractures

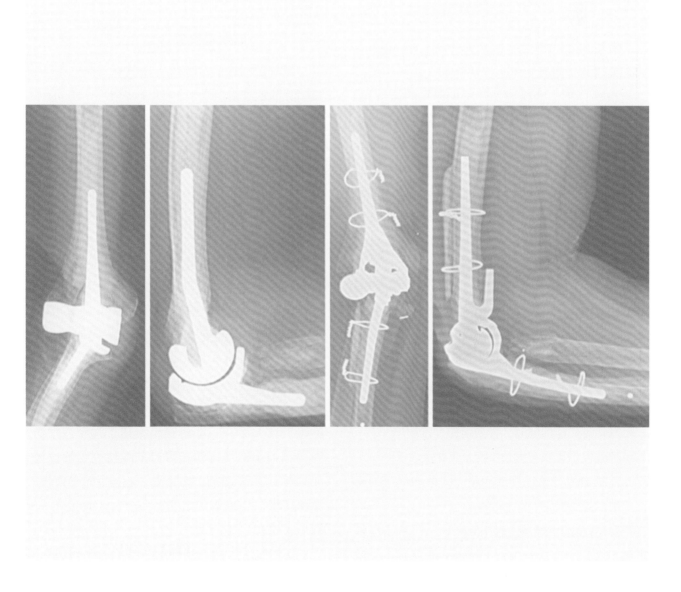

第13章　微损伤在骨力学和骨质疏松性骨折中的作用

The Role of Microdamage in Bone Mechanics and Osteoporotic Fractures

Matthew R.Allen　著

司海朋　林　华　译

关键词

微裂纹，骨重建，不典型股骨骨折，骨质量

一、背景

20 世纪 60 年代初，矫形外科医生 Harold Frost 博士采用整体染色技术对未脱钙的大块骨组织进行组织学分析，发现了骨基质中存在的微裂纹，成为首位记录骨骼组织内部微裂纹的学者（图 13-1A）[1]。Frost 认为这些在二维空间中 50～100μm 长和 1～2μm 宽的微裂纹在骨折中起到重要作用。然而他的观点却遭到了质疑，反对者认为这些裂纹是组织学染色中的处理伪迹，因此骨微损伤领域此后再无文献报道。直到 David Burr 博士证实骨微损伤真实存在而并非处理伪迹，才将这几十年的沉寂打破（图 13-1B）[2, 3]。在随后的几年时间里，该领域发表了多篇文章，记录了骨微损伤在骨生理学中的几个重要作用。

- 力学负荷可引发骨微损伤[4, 5]。
- 骨微损伤会触发骨重建以修复受损组织[6, 7]。
- 骨微损伤与年龄呈正相关关系[8, 9]。
- 当骨重建被抑制时，骨微损伤可累积[39, 47]。
- 骨微损伤累积与力学特性呈负相关关系[10]。
- 骨微损伤可通过释放能量和降低局部应力来延迟骨折发生[25]。

如今，在 Frost 博士提出骨骼微损伤概念的 60 年后，该领域已经有了一个较为成熟的结论：微损伤被认为是骨质量的核心组成部分之一[11-13]，骨密度在骨力学性能 / 骨折中起作用。然而，到目前为止仍然有几个问题没有答案，尤其是在将临床前数据转化为临床应用方面。

二、微损伤基础知识

测量微损伤的金标准方法是基于品红染色组织切片的二维组织学（图 13-1）[2]。在组织切片之前对组织进行整体染色，可以区分体内微损伤和处理过程的伪影。大量染色的替代方法使用了荧光染色法，其优点是能够在不同扰动后对同一试样中的裂纹进行顺序染色，以评估裂纹的产生和扩展[14]。微损伤评估标准方法的一个局限性是评估的二维性质，这导致无法获得三维骨结构中的详细空间信息。通过使用连续研磨[15]，或使用对比剂进行批量染色，可以使用高分辨率成像评估损伤[16]，来克服这一限制。

在体内形成的线性微裂纹通常 1～2μm 宽、约 100μm 长（横向）和约 400μm 长（纵向）[17]。实验形成的微裂纹，如在体动物肢体的外部力学加载或机加工骨的原位力学加载，往往比自然形成的微裂纹大[18]。一些研究也报道了弥漫性损伤，即累积损伤但没有明显可见的线性裂纹的区域，而是相对于总组织区域呈现一个典型的受损伤的组织区域[19]。人们认为弥漫性损伤代表超微结构损伤（图 13-1C）[18, 20]。

任何时候体内微损伤的数量取决于损伤产生

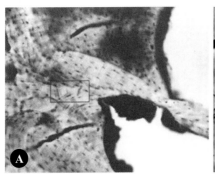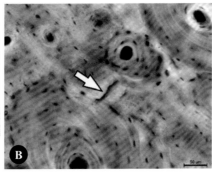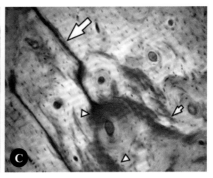

▲ 图 13-1 骨骼微损伤

1960 年 Harold Frost 首次描述骨微损伤以来，使用整体染色的组织学处理代表了量化骨微损伤的金标准（A，方框内线性裂纹）。碱性品红染色整体渗透并布满了骨骼的整个空白区域，以至于线性（B 和 C，白箭）和弥漫性损伤区域（C，白箭头）清晰地显现出来（A 经许可转载，引自参考文献 [1]）

和损伤修复之间的平衡，后者主要通过靶向骨重建发生 [6, 7, 21]。动物模型的最新证据表明，与线性裂纹不同，弥漫性损伤可以通过非重建机制愈合 [22]。由于重建会引起其他组织特性的变化，因此研究已经揭示重建与微损伤之间的关系更加复杂 [23]。

三、微损伤、骨力学和骨折

整个骨骼的力学特性是通过多个层次结构赋予的，每个层次都有自己的力学特性 [24]。最常描述的两个层次级别是：①全骨（也称为结构特性）；②骨组织（通常称为材料特性）[11]。结构特性取决于变量，如骨量、几何 / 结构和组织的材料特性。材料特性由矿物和有机基质的各种成分决定，包括矿化程度和异质性、胶原蛋白含量和交联程度、水合作用和微损伤。

微损伤在骨力学中的作用是复杂的 [5]。在受控条件下使用机械加工的骨标本进行原位实验，证明微损伤降低了整个骨的强度和刚度 [4]。刚度损失代表了材料科学学科中机械失效的一种已建立的衡量标准（通常，30% 的损失代表失效）。因此，预防微损伤的形成对于维持骨力学性能至关重要 [5]。然而，由于其对于应力的减轻作用，微损伤也被认为是能量耗散的出口 [25]。如果阻止微裂纹的形成，骨将以更少的变形和更脆的方式发生断裂。自然界中最坚韧、需要大量能量才能断裂的

材料（韧性是脆性的对立面），通常很容易形成裂纹，但会阻止裂纹的生长 / 扩展。微损伤对骨骼力学性能的影响是矛盾的，一方面降低强度和刚度，另一方面增强韧性，使得预测微损伤对活体骨骼的影响变得困难，因为活体骨骼一旦形成损伤就有重建损伤的能力 [26]。

动物模型的研究试图揭示活体骨骼的微损伤和力学之间的联系。大多数研究利用骨重建水平的药理学操作来影响微损伤的修复 [27]。虽然有几项研究报道了微损伤水平与组织韧性之间存在负相关关系，但没有阐述明确的因果关系。因此，尚不清楚在正常生理条件下，在骨组织无其他相关改变的情况下，骨微损伤累积是否对活体骨的力学性能产生独立影响 [28]。毫无疑问，将微损伤与断裂联系起来更加抽象。虽然骨折取决于骨量和骨质量（它们共同构成了力学性能），但骨折在很大程度上也取决于跌倒。与低骨量患者相比，跌倒使骨折风险增加 5 倍以上 [29]。如果没有一种方法来测量活体骨的微损伤，将微损伤作为骨折原因的直接联系将很难（也许不可能）实现。

四、抗骨重建药物和微损伤

骨重建是一个用于更新骨基质的基本生理过程 [30]。在生长和发育期间骨重建速度很快，然后随着年龄的增长而减慢。由于抑制骨重建的循环

雌激素的下降，女性在绝经期间骨重建增加。重建的增加是药物干预以减缓骨丢失的关键临床目标。在 20 世纪 90 年代中期，双膦酸盐被批准用于预防和治疗骨质疏松症，并在随后的几年／几十年中成为药理学上降低骨折风险的金标准方法[31]。虽然存在几种不同的双膦酸盐，并且每种都有独特的疗效，但它们都具有抑制骨重建的能力。同样，RANKL 抑制疗法等新一代骨质疏松症治疗方法，通过不同的机制抑制骨重建，在临床上也逐渐得到应用[32, 33]。

如上所述，微损伤和骨重建是密切相关的。Burr 及其同事报道了微损伤和吸收腔在时间和空间上的关联[6, 21, 34]。由这种关联引出了"靶向重建"的概念，即基本重建单位"靶向"作用于微损伤，这是骨骼去除力学劣势区域的机制。后续研究巩固了消除微损伤的靶向重建概念[35, 36]，大量文献资料表明，如果重建是消除微损伤的一种机制，那么抑制重建将导致损伤清除的减少[37-41]。同时，重建的抑制也会改变基质的矿化和有机成分，使组织更容易形成损伤[27, 42-45]。因此，通过抑制重建一方面会降低修复损伤的能力，另一方面将会使骨骼产生更多的损伤。

（一）临床前研究

多年来，对啮齿类动物和非人灵长类动物的临床前研究使双膦酸盐对骨重建的抑制作用广为人知，促成了 FDA 批准此药用于骨质疏松症的治疗或预防[31]。在 21 世纪初，几项发表的研究表明，对骨重建的抑制会导致更高水平的骨微损伤形成[38, 46, 47]。这些研究都使用了前几代的双膦酸盐，或是比临床上用于治疗骨质疏松症的药物剂量高 5 倍的新一代药物。尽管用药的种类和剂量与临床实际使用存在差别，但他们提供了明确的证据，证明双膦酸盐在多个骨骼部位显著增强了微损伤形成。随后的研究将这些发现推广到了与临床使用剂量相同或更低的剂量。这些研究带来了一些值得注意的发现，包括：①临床相关剂量

的抑制骨重建的双膦酸盐（阿仑膦酸钠和利塞膦酸钠）会导致微损伤累积[39]；②微损伤的累积与短期内的抑制水平有关[39]；③随着时间的推移，即使骨重建受到持续抑制，微损伤的数量也会趋于稳定[40, 48]。

在这些临床前研究中，必须从骨结构和骨组成成分两个层面考虑抗骨重建治疗对骨力学性能的影响。在结构方面，通过短期或长期、临床剂量或高剂量的治疗，大多数骨力学性能由于重建抑制得到增强[40, 48]。这是重建抑制的结果，并因此保留了骨量（这是结构特性的主要决定因素）。当骨密度通过力学性能的正常保持来适应骨量时，骨骼的整体强度保持正常[49]。唯一的例外是能量吸收，能量吸收要么不变，要么随着重建抑制而减少[40, 48]。当能量吸收因骨密度的变化而保持正常时，使用双膦酸盐治疗的动物的骨骼能量吸收能力明显降低[49]。因此，抑制重建不会对所有骨骼的力学性能产生负面影响，但会影响骨密度和某些力学性能之间的正常关系。这一结果表明，抗骨重建治疗对骨组成成分产生了影响。抑制重建使基质更均匀，矿化程度更高，水分更少，改变了晶体性质，并增加交联（胶原纤维内部／之间）[50]。这些特性中的每一个都会使组织变脆，从而对骨力学特性产生特定影响。这些可能与任何导致微损伤独立效应同时出现。多份报道表明，双膦酸盐可显著降低骨组织能量吸收能力（称为韧性）[27]，其影响程度更多与处理持续时间相关，而非抑制程度[51]。然而，韧性变化和微损伤之间的相关性并不显著，并强有力地表明微损伤以外的因素是影响韧性的关键因素。综上所述，临床前研究清楚地表明，重建抑制会导致更多的微损伤，但没有明确证据表明它在直接改变力学性能方面有任何作用。

（二）临床研究

在抗重建治疗的临床人群中，由于相关研究太少，微损伤累积的水平是有争议的。临床微损

伤研究通常需要使用髂嵴活检，由于患者招募具有挑战性，提取活检组织过程中也会造成损伤，这些均会导致研究难以进行。这使得真正的体内损伤和组织收集过程造成的损伤变得难以区分。虽然可以对手术组织进行微损伤研究，但该方法尚未用于大规模的抗重建治疗研究。与活检组织一样，使用手术组织进行微损伤评估也因组织收集过程而变得复杂，因为收集过程本身也可能会导致损伤。

第一篇利用人体经髂骨活检来解决这个问题的论文显示，双膦酸盐疗法治疗 5 年的女性出现微裂纹的积累[52]。然而，由于该研究使用了两个不同的研究中心进行活检，而且治疗效果只在其中一个研究中心被观察到，因此该研究最终没有定论。第二项研究也使用了髂嵴活检，发现使用双膦酸盐治疗与髂嵴微损伤累积之间没有关联[53]。然而，这项研究的局限性在于他们的对照人群样本来自尸体材料，并且与临床队列的年龄不匹配[54]。

五、合成代谢药物和微损伤

尽管重建抑制和微损伤累积之间的联系有坚实的理论基础，但在文献中，增强重建和减少微损伤之间的联系并没有得到很好的证实。由于微损伤的定位是最终被去除，因此增加重建将减少微损伤负担[55]。同样，鉴于重建降低了组织的整体平均年龄，那么增强的重建可能会减少微裂纹的形成。支持这些重建 / 微损伤理论关系的数据不多。

文献中有数十篇论文记录了甲状旁腺激素刺激骨重建并提高骨力学性能的能力[56, 57]。PTH 和微损伤的临床前工作仅限于对接受或不接受特立帕肽治疗的非人类灵长类动物进行卵巢切除术的单项研究（每周 1 次，持续 18 个月）[58]。尽管这些组之间在骨重建率和骨力学性能方面没有检测到显著差异，但是与去卵巢相比，特立帕肽治疗的动物椎体骨小梁中的微损伤水平显著降低。

一项检查特立帕肽治疗和微损伤的临床活检研究[59]，在基线时对两个不同临床中心的未接受过治疗或使用阿仑膦酸钠治疗约 5 年的患者进行活检，然后使用特立帕肽治疗 2 年，进行第二次髂嵴活检。与基线相比，初治患者在 2 年时的微损伤水平没有变化，而服用阿仑膦酸钠的患者与基线相比，损伤水平显著降低。尽管来自多份报道（包括非典型股骨骨折患者中的一份报道[60]）的数据显示，特立帕肽治疗对骨重建没有影响，但是特立帕肽增加了骨形成率[61-64]。

六、非典型股骨骨折、微损伤和药物治疗

在 2005 年左右，当有文献开始记录严重抑制骨转换（severely suppressed bone turnover，SSBT）和非典型股骨骨折与双膦酸盐（以及后来的其他抗重塑药物）相关的效应时，与重建抑制相关的微损伤累积引起了更多的关注[65, 66]。虽然一些人认为这仅仅是骨质疏松性骨折的另一种形式，但更普遍的观点认为，非典型股骨骨折的发病机制与其他骨质疏松性骨折不同。非典型股骨骨折呈横向，粉碎程度小（破碎碎片），骨折部位有局部骨膜反应（喙），并表现为前驱疼痛[67-69]。

从两个不同的理论角度来看，将非典型股骨骨折与微损伤联系起来是合乎逻辑的。非典型股骨骨折有许多应力性骨折的特征，包括典型的骨折愈合的局部骨膜反应。应力性骨折是由于重复的加载引起的微损伤长时间积累而造成的[5, 70]。如果未修复，微裂纹会合并，最终造成超出临界值的缺损，造成骨折。临床前研究表明，双膦酸盐、微损伤和力学性能之间存在联系。然而，可能还有其他的影响因素，特别是侧弯，会对骨折发生的股骨外侧密质骨施加高拉伸应力[71]。侧弯在亚洲人群中更为常见，这些群体往往表现出更高的非典型股骨骨折发病率。

目前尚无明确数据表明非典型股骨骨折与应力性骨折或微损伤累积有关。这在一定程度上是因为要证明其因果关系，需要进行的研究设计极

具挑战性，甚至不可能完成。现有的有限数据清楚地表明非典型股骨骨折区域存在微损伤，但在大多数情况下，这些是骨折后收集的标本[72-74]，骨折周围区域会存在微损伤的想法并不新颖，而且没有提供与患者骨折相关的数据，至少没有应用双膦酸盐的患者的。得出关于双膦酸盐（或一般的抗重建抑制）、微损伤和非典型股骨骨折的确切数据将是该领域的一大进步，但这类研究中的挑战可能很难（或几乎不可能）克服。

鉴于已经了解到这一点，文献中没有关于合成代谢药物如何影响非典型股骨骨折的微损伤的数据，这并不奇怪。然而，有许多关于合成代谢疗法及其对非典型骨折发生后愈合影响的报道（主要是病例报道或小病例系列）[75-81]。虽然大多数单个病例报道记录了使用特立帕肽治疗非典型骨折的愈合，但收集到的更多病例还是清楚地表明了愈合反应过程的异质性[79]。

结论

骨骼微损伤已成为骨质量的一个公认的组成部分。它在刺激骨重建和决定骨力学性能方面具有明确的作用。尽管当损伤与骨基质的其他变化同时存在时，可能会存在累积效应，但迄今为止，还没有明确的证据表明，损伤水平在体内通常的累积对力学性能有独立的不利影响。对重建的药理学抑制增加了微损伤，同时还诱导了其他的基质变化，并且这些变化在组织水平上具有力学效应，这似乎可以通过结构的改善（增加骨量）来克服[50]。重建的药理学刺激与较低水平的微损伤相关，尽管在这一领域研究比较少。微损伤与非典型股骨骨折之间的联系，以及重建抑制和合成代谢刺激作为诱因和治疗的作用，由于数据的缺乏，目前尚不明确。考虑到在非典型股骨骨折的临床环境中微损伤检测方面的困难，数据的匮乏目前还难以解决。

参考文献

[1] Frost H. Presence of microscopic cracks in vivo in bone. Henry Ford Hosp Med Bull. 1960;8:25–35.

[2] Burr DB, Hooser M. Alterations to the en bloc basic fuchsin staining protocol for the demonstration of microdamage produced in vivo. Bone. 1995;17:431–3.

[3] Burr DB, Stafford T. Validity of the bulk-staining technique to separate artifactual from in vivo bone microdamage. Clin Orthop Relat Res. 1990;260.

[4] Carter DR, Hayes WC. Compact bone fatigue damage-I. Residual strength and stiffness. J Biomech. 1977;10:325–37.

[5] Burr DB, Forwood MR, Fyhrie DP, Martin RB, Schaffler MB, Turner CH. Bone microdamage and skeletal fragility in osteoporotic and stress fractures. J Bone Miner Res. 1997;12:6–15.

[6] Burr DB. Targeted and nontargeted remodeling. Bone. 2002;30:2–4.

[7] Burr DB. Remodeling and the repair of fatigue damage. Calcif Tissue Int. 1993. https://doi.org/10.1007/BF01673407

[8] Schaffler MB, Choi K, Milgrom C. Aging and matrix microdamage accumulation in human compact bone. Bone. 1995;17:521–5.

[9] Green JO, Wang J, Diab T, Vidakovic B, Guldberg RE. Age-related differences in the morphology of microdamage propagation in trabecular bone. J Biomech. 2011;44:2659–66.

[10] Burr D. Microdamage and bone strength. Osteoporos Int. 2003;14(Suppl 5):67–72.

[11] Fyhrie DP, Christiansen BA. Bone material properties and skeletal fragility. Calcif Tissue Int. 2015;97:213–28.

[12] Bala Y, Seeman E. Bone's material constituents and their contribution to bone strength in health, disease, and treatment. Calcif Tissue Int. 2015;97:308–26.

[13] Wagermaier W, Klaushofer K, Fratzl P. Fragility of bone material controlled by internal interfaces. Calcif Tissue Int. 2015;97:201–12.

[14] Lee TC, Mohsin S, Taylor D, Parkesh R, Gunnlaugsson T, O'Brien FJ, Giehl M, Gowin W. Detecting microdamage in bone. J Anat. 2003;203:161–72.

[15] Bigley RF, Singh M, Hernandez CJ, Kazakia GJ, Martin RB, Keaveny TM. Validity of serial milling-based imaging system for microdamage quantification. Bone. 2008;42:212–5.

[16] Karim L, Vashishth D. Role of trabecular microarchitecture in the formation, accumulation, and morphology of microdamage in human cancellous bone. J Orthop Res. 2011;29:1739–44.

[17] Fazzalari NL, Forwood MR, Manthey BA, Smith K, Kolesik P. Three-dimensional confocal images of microdamage in cancellous bone. Bone. 1998;23:373–8.

[18] Boyce TM, Fyhrie DP, Glotkowski MC, Radin EL, Schaffler MB. Damage type and strain mode associations in human compact bone bending fatigue. J Orthop Res. 1998;16:322–9.

[19] Diab T, Vashishth D. Morphology, localization and accumulation of in vivo microdamage in human cortical bone. Bone. 2007. https://doi.org/10.1016/j.bone.2006.09.027

[20] Vashishth D, Koontz J, Qiu SJ, Lundin-Cannon D, Yeni YN, Schaffler MB, Fyhrie DP. In vivo diffuse damage in human vertebral trabecular bone. Bone. 2000;26:147–52.

[21] Martin RB. Targeted bone remodeling involves BMU steering as well as activation. Bone. 2007;40:1574–80.

[22] Seref-ferlengez Z, Kennedy OD, Schaffler MB. Diffuse microdamage induced in cortical bone in vivo decreases with time in the absence of bone remodeling. J Biomech. 2012;60445.

[23] Burr DB. The complex relationship between bone remodeling and the physical and material properties of bone. Osteoporos Int. 2015;26:845–7.

[24] Nalla RK, Kinney JH, Ritchie RO. Mechanistic fracture criteria for the failure of human cortical bone. Nat Mater. 2003;2:164–8.

[25] Nalla RK, Stölken JS, Kinney JH, Ritchie RO. Fracture in human cortical bone: local fracture criteria and toughening mechanisms. J Biomech. 2005. https://doi.org/10.1016/j. jbiomech.2004.07.010

[26] Burr DB. Why bones bend but don't break. J Musculoskelet Neuronal Interact. 2011;11:270–85.

[27] Allen MR, Burr DB. Bisphosphonate effects on bone turnover, microdamage, and mechanical properties: what we think we know and what we know that we don't know. Bone. 2011;49:56–65.

[28] Allen MR, Burr DB. Skeletal microdamage: less about biomechanics and more about remodeling. Clin Rev Bone Miner Metab. 2008;6:24–30.

[29] Järvinen TLN, Sievänen H, Khan KM, Heinonen A, Kannus P. Shifting the focus in fracture prevention from osteoporosis to falls. BMJ. 2008;336:124–6.

[30] Roberts WE, Roberts JA, Epker BN, Burr DB, Hartsfield JK. Remodeling of mineralized tissues, part I: the frost legacy. Semin Orthod. 2006;12:216–37.

[31] Russell RGG. Bisphosphonates: the first 40 years. Bone. 2011. https://doi.org/10.1016/j. bone.2011.04.022

[32] Cummings SR, Martin JS, McClung MR, et al. Denosumab for prevention of fractures in postmenopausal women with osteoporosis. N Engl J Med. 2009. https://doi.org/10.1056/ NEJMoa0809493

[33] Baron R, Ferrari S, Russell RGG. Denosumab and bisphosphonates: different mechanisms of action and effects. Bone. 2011. https://doi.org/10.1016/j.bone.2010.11.020

[34] Burr DB, Martin RB, Schaffler MB, Radin EL. Bone remodeling in response to in vivo fatigue microdamage. J Biomech. 1985;18:189–200.

[35] Herman BC, Cardoso L, Majeska RJ, Jepsen KJ, Schaffler MB. Activation of bone remodeling after fatigue: differential response to linear microcracks and diffuse damage. Bone. 2010;47:766–72.

[36] Bentolila V, Boyce TM, Fyhrie DP, Drumb R, Skerry TM, Schaffler MB. Intracortical remodeling in adult rat long bones after fatigue loading. Bone. 1998. https://doi.org/10.1016/ S8756–3282(98)00104–5

[37] Li J, Mashiba T, Burr DB. Bisphosphonate treatment suppresses not only stochastic remodeling but also the targeted repair of microdamage. Calcif Tissue Int. 2001;69:281–6.

[38] Mashiba T, Turner CH, Hirano T, Forwood MR, Johnston CC, Burr DB. Effects of suppressed bone turnover by bisphosphonates on microdamage accumulation and biomechanical properties in clinically relevant skeletal sites in beagles. Bone. 2001;28:524–31.

[39] Allen MR, Iwata K, Phipps R, Burr DB. Alterations in canine vertebral bone turnover, microdamage accumulation, and biomechanical properties following 1–year treatment with clinical treatment doses of risedronate or alendronate. Bone. 2006;39:872–9.

[40] Allen MR, Burr DB. Three years of alendronate treatment results in similar levels of vertebral microdamage as after one year of treatment. J Bone Miner Res. 2007;22:1759–65.

[41] Allen MR, Erickson AM, Wang X, Burr DB, Martin RB, Hazelwood SJ. Morphological assessment of basic multicellular unit resorption parameters in dogs shows additional mechanisms of bisphosphonate effects on bone. Calcif Tissue Int. 2010;86:67–71.

[42] Tang SY, Allen MR, Phipps R, Burr DB, Vashishth D. Changes in non-enzymatic glycation and its association with altered mechanical properties following 1–year treatment with risedronate or alendronate. Osteoporos Int. 2009;20:887–94.

[43] Allen MR, Gineyts E, Leeming DJ, Burr DB, Delmas PD. Bisphosphonates alter trabecular bone collagen cross-linking and isomerization in beagle dog vertebra. Osteoporos Int. 2008;19:329–37.

[44] Ruppel ME, Miller LM, Burr DB. The effect of the microscopic and nanoscale structure on bone fragility. Osteoporos Int. 2008;19:1251–65.

[45] Gourion-Arsiquaud S, Allen MR, Burr DB, Vashishth D, Tang SY, Boskey AL. Bisphosphonate treatment modifies canine bone mineral and matrix properties and their heterogeneity. Bone. 2010;46:666–72.

[46] Mashiba T, Hirano T, Turner CH, Forwood MR, Johnston CC, Burr DB. Suppressed bone turnover by bisphosphonates increases microdamage accumulation and reduces some biomechanical properties in dog rib. J Bone Miner Res. 2000;15:613–20.

[47] Mashiba T, Turner CH, Hirano T, Forwood MR, Jacob DS, Johnston CC, Burr DB. Effects of high-dose etidronate treatment on microdamage accumulation and biomechanical properties in beagle bone before occurrence of spontaneous fractures. Bone. 2001;29:271–8.

[48] Allen MR, Reinwald S, Burr DB. Alendronate reduces bone toughness of ribs without significantly increasing microdamage accumulation in dogs following 3 years of daily treatment. Calcif Tissue Int. 2008;82:354–60.

[49] Allen MR, Burr DB. Changes in vertebral strength-density and energy absorption-density relationships following bisphosphonate treatment in beagle dogs. Osteoporos Int. 2008;19:95–9.

[50] Allen MR, Burr DB. Mineralization, microdamage, and matrix: how bisphosphonates influence material properties of bone. BoneKEy-Osteovision. 2007;4:49–60.

[51] Burr DB, Liu Z, Allen MR. Duration-dependent effects of clinically relevant oral alendronate doses on cortical bone toughness in beagle dogs. Bone. 2015;71:58–62.

[52] Stepan JJ, Burr DB, Pavo I, et al. Low bone mineral density is associated with bone microdamage accumulation in postmenopausal women with osteoporosis. Bone. 2007;41:378–85.

[53] Chapurlat RD, Arlot M, Burt-Pichat B, Chavassieux P, Roux JP, Portero-Muzy N, Delmas PD. Microcrack frequency and bone remodeling in postmenopausal osteoporotic women: a bone biopsy study (Journal of Bone and Mineral Research (2007) 22, (1502–1509)). J Bone Miner Res. 2008;23:1153.

[54] Burr DB, Allen MR. Low bone turnover and microdamage? How and where to assess it? J Bone Miner Res. 2008;23:1150–1.

[55] Bruce Martin R, Burr DB. A hypothetical mechanism for the stimulation of osteonal remodelling by fatigue damage. J Biomech. 1982;15:137–9.

[56] Jerome CP, Burr DB, Van Bibber T, Hock JM, Brommage R. Treatment with human parathyroid hormone (1–34) for 18 months increases cancellous bone volume and improves trabecular architecture in ovariectomized cynomolgus monkeys (Macaca fascicularis). Bone. 2001;28:150–9.

[57] Allen MR, Burr DB. Parathyroid hormone and bone biomechanics. Clin Rev Bone Miner Metab. 2006;4:259–68.

[58] Yoshitake S, Mashiba T, Saito M, Fujihara R, Iwata K, Takao-Kawabata R, Yamamoto T. Once-weekly teriparatide treatment prevents microdamage accumulation in the lumbar vertebral trabecular bone of ovariectomized cynomolgus monkeys. Calcif Tissue Int. 2019;104:402–10.

[59] Dobnig H, Stepan JJ, Burr DB, Li J, Michalská D, Sipos A, Petto H, Fahrleitner-Pammer A, Pavo I. Teriparatide reduces bone microdamage accumulation in postmenopausal women previously treated with alendronate. J Bone Miner Res. 2009;24:1998–2006.

[60] Miller PD, McCarthy EF. Bisphosphonate-associated atypical sub-troch-anteric femur fractures: paired bone biopsy quantitative histomorphometry before and after teriparatide administration. Semin Arthritis Rheum. 2015;44:477–82.

[61] Dempster DW, Zhou H, Recker RR, et al. Differential effects of teriparatide and denosumab on intact PTH and bone formation indices: AVA osteoporosis study. J Clin Endocrinol Metab. 2016;101:1353–63.

[62] Dempster DW, Zhou H, Recker RR, et al. Remodeling and modeling-based bone formation with teriparatide versus denosumab: a longitudinal analysis from baseline to 3 months in the AVA study. J

Bone Miner Res. 2018;33:298–306.

[63] Lindsay R, Cosman F, Zhou H, Bostrom MP, Shen VW, Cruz JAD, Nieves JW, Dempster DW. A novel tetracycline labeling schedule for longitudinal evaluation of the short-term The Role of Microdamage in Bone Mechanics and Osteoporotic Fractures effects of anabolic therapy with a single iliac crest bone biopsy: early actions of teriparatide. J Bone Miner Res. 2006;21:366–73.

[64] Ma YL, Zeng QQ, Chiang AY, et al. Effects of teriparatide on cortical histomorphometric variables in postmenopausal women with or without prior alendronate treatment. Bone. 2014;59:139–47.

[65] Odvina CV, Zerwekh JE, Rao DS, Maalouf N, Gottschalk FA, Pak CYC. Severely suppressed bone turnover: a potential complication of alendronate therapy. J Clin Endocrinol Metab. 2005;90:1294–301.

[66] Shane E, Burr D, Ebeling PR, et al. Atypical subtrochanteric and diaphyseal femoral fractures: report of a task force of the American society for bone and mineral research. J Bone Miner Res. 2010;25:2267–94.

[67] Shane E, Burr D, Abrahamsen B, et al. Atypical subtrochanteric and diaphyseal femoral fractures: second report of a task force of the American society for bone and mineral research. J Bone Miner Res. 2014;29:1–23.

[68] Black DM, Abrahamsen B, Bouxsein ML, Einhorn T, Napoli N. Atypical femur fractures: review of epidemiology, relationship to bisphosphonates, prevention, and clinical management. Endocr Rev. 2018;40:333–68.

[69] Ettinger B, Burr DB, Ritchie RO. Proposed pathogenesis for atypical femoral fractures: lessons from materials research. Bone. 2013;55:495–500.

[70] Milgrom C, Burr DB, Finestone AS, Voloshin A. Understanding the etiology of the posteromedial tibial stress fracture. Bone. 2015;78:11–4.

[71] Haider IT, Schneider PS, Edwards WB. The role of lower-limb geometry in the pathophysiology of atypical femoral fracture. Curr Osteoporos Rep. 2019;17:281–90.

[72] Iwata K, Mashiba T, Hitora T, Yamagami Y, Yamamoto T. A large amount of microdamages in the cortical bone around fracture site in a patient of atypical femoral fracture after long-term bisphosphonate

therapy. Bone. 2014;64:183–6.

[73] Iwata K, Mashiba T, Mori S, Yamamoto T. Accumulation of microdamage at complete and incomplete fracture sites in a patient with bilateral atypical femoral fractures on glucocorticoid and bisphosphonate therapy. J Bone Miner Metab. 2019;37:206–11.

[74] Schilcher J, Sandberg O, Isaksson H, Aspenberg P. Histology of 8 atypical femoral fractures. Acta Orthop. 2014;85:280–6.

[75] Zhang HY, Weng HL, Li M, Zhang J. Different surgical outcomes in a patient with bilateral atypical femoral fracture related to bisphosphonate use with or without teriparatide treatment. Osteoporos Int. 2019;30:2349–54.

[76] Chiang CY, Zebaze RMD, Ghasem-Zadeh A, Iuliano-Burns S, Hardidge A, Seeman E. Teriparatide improves bone quality and healing of atypical femoral fractures associated with bisphosphonate therapy. Bone. 2013;52:360–5.

[77] Yeh WL, Su CY, Chang CW, Chen CH, Fu TS, Chen LH, Lin TY. Surgical outcome of atypical subtrochanteric and femoral fracture related to bisphosphonates use in osteoporotic patients with or without teriparatide treatment. BMC Musculoskelet Disord. 2017;18:4–10.

[78] Greenspan SL, Vujevich K, Britton C, Herradura A, Gruen G, Tarkin I, Siska P, Hamlin B, Perera S. Teriparatide for treatment of patients with bisphosphonate-associated atypical fracture of the femur. Osteoporos Int. 2018;29:501–6.

[79] Watts NB, Aggers D, McCarthy EF, Savage T, Martinez S, Patterson R, Carrithers E, Miller PD. Responses to treatment with teriparatide in patients with atypical femur fractures previously treated with bisphosphonates. J Bone Miner Res. 2017;32:1027–33.

[80] Miyakoshi N, Aizawa T, Sasaki S, Ando S, Maekawa S, Aonuma H, Tsuchie H, Sasaki H, Kasukawa Y, Shimada Y. Healing of bisphosphonate-associated atypical femoral fractures in patients with osteoporosis: a comparison between treatment with and without teriparatide. J Bone Miner Metab. 2015;33:553–9.

[81] Tsuchie H, Miyakoshi N, Iba K, et al. The effects of teriparatide on acceleration of bone healing following atypical femoral fracture: comparison between daily and weekly administration. Osteoporos Int. 2018;29:2659–65.

第 14 章 局部骨质疏松及其在头下型髋部骨折中的作用

Focal Osteoporosis and Its Role in Subcapital Hip Fracture

Kenneth E.S.Poole　Linda Skingle　Andrew H.Gee　Graham M.Treece　著

施鸿飞　林华　译

关键词

局部骨质疏松，密质骨绘图，股骨颈骨折

局部骨质疏松不同于原发性和继发性骨质疏松症及其相关疾病[1]。目前认为局部骨质疏松是由骨骼废用所引起的[1]，并被认为是髋部骨折的关键病理因素。髋部骨折分为两大类：股骨颈骨折（发生在股骨头和转子之间的任何部位）和转子间骨折（发生在大转子和小转子之间）。局部骨质疏松在股骨颈骨折，尤其是头下型骨折中起着关键作用。

正常行走时，人体股骨颈的远端区域承受压应力，而较薄的近端区域则承受张力（图 14-1A）。侧方跌倒会造成股骨近端受力环境的突然变化，导致髋部骨折（图 14-2B）。跌倒会导致近端区域

和股骨头颈交界部位承受压应力，导致较薄的密质骨和骨小梁发生断裂（图 14-2）。有时近端的骨折会进一步延伸至远端区域[2]，本章节后面部分的附图中显示，切除股骨头后发现骨折向远端延伸（图 14-6）。

正常人股骨头、股骨颈、转子部的骨小梁和密质骨结构以特定模式排列，以适应日常活动（如行走）中产生的主要的压应力和次要的张应力（图 14-2）。密质骨和骨小梁中存在"应力遮挡"区域，即缺少骨负荷的区域（图 14-2，绿色区域）[2]。在模拟侧向跌倒的实验中，这个应力遮挡区域是股骨头下骨折最常见的部位（图 14-3）[12]。高速多角度摄影机记录了裂纹产生的位置[12]。这一应力遮挡区域与急性髋部骨折患者 CT 扫描 3D 有限元模型中预测的骨折起始位置相同[13]。这类骨折患者有特征性的 X 线表现，对应于 AO Muller 股骨

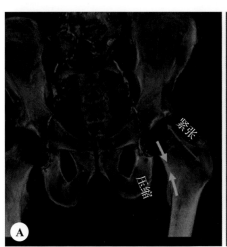
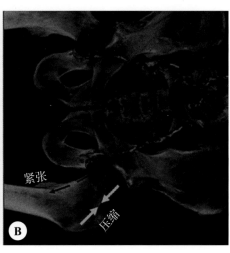

◀ 图 14-1　正常步态（A）和典型侧方跌倒（B）时股骨负荷的简化示意图（表面渲染 CT 扫描）。箭只是大概表示所涉及的整体应力（经许可转载）

137

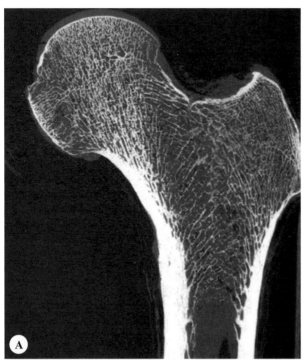

◀ 图 14-2　人股骨近端骨骼的异质性与行走习惯性应力的关系

A. 股骨的原始高分辨率 CT 扫描。B. 编辑并配有注释的图片，标记骨小梁组厚密质骨和薄密质骨，以及正常步态期间骨骼的应力遮挡区域（绿色阴影）。C. 行走时股骨近端压应力和张应力峰值的分布。压应力占主导地位的区域为蓝色，张应力占主导地位的区域为红色，相对应力遮挡区域为绿色，这些颜色代表每个位置最大的 von Mises 应力（经许可转载，改编自 *Schneider, R* et al. *Finite element analysis of a boneimplant system with comparison of isotropic and orthotropic material models generated by means of clinical CT data. Conference proceedings 'The Finite Element Method in Biomedical Engineering, biomechanics and Related Fields', Ulm, Germany 2008.*）

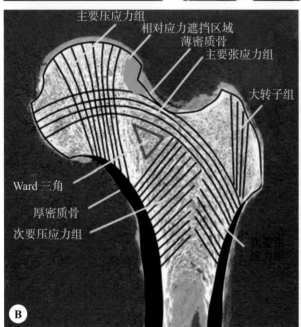

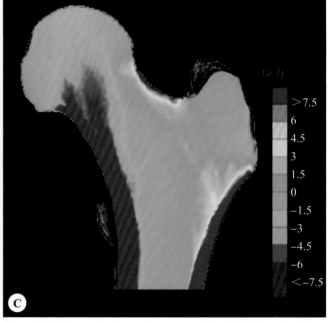

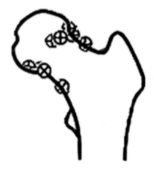

▲ 图 14-3　在尸体股骨的侧方摔倒模拟试验中，骨折起始的最常见部位（改编自参考文献 [12]）

颈骨折分类代码 31–B1 和 31–B3，这两种 AO 分类代码的骨折占全球所有老年髋部骨折的 50%。

换言之，当老年人摔倒时，由于骨吸收的原因，骨骼需要承受突然变化的应力的部位存在骨量不足（图 14–1）。一项大型老龄化研究的结果证实，美国女性在 30 岁时密质骨存在局部骨丢失，该研究使用了由 630 名健康志愿者的横断面图像所制作成的 3D 密质骨绘图（图 14–4）。

一方面，股骨骨小梁和密质骨微结构具有最佳的力学结构特征（图 14–2），也就是既结实又轻便，可将行走时上身和躯干的重量有效地转移到下肢。另一方面，这种异质性可导致局部骨质疏松，即局部密质骨变薄和松质骨丢失，从而使老年人的股骨存在灾难性骨折的风险。

股骨近端密质骨和骨小梁在向下肢传递应力时发挥着同样重要的作用，并且这两种骨结构都容易发生局部骨质疏松。Jonathan Reeve、Nigel Loveridge、Paul Mayhew 与 Melbourne Femur Collection 的 John Clement 和 David Thomas 合作完成了开创性的工作，将全身性骨骼老化的思维模式转变为髋部局部骨质疏松的问题。先进的影像学方法和股骨近端组织学研究表明，老年人股骨

近端密质骨的多孔性明显增加，并且在一生中会损失其一半的厚度，而远端密质骨则几乎没有损失[3-5]。其后更大规模的老年全股骨密质骨绘图研究进一步证实了这一点（图 14–4）。髋部骨折手术中切除股骨颈的组织学研究显示，在"高危"部位，股骨颈变薄和疏松的程度更为严重。

治疗股骨头下型骨折时很容易获得股骨头标本（图 14–6），因此许多研究小组已经使用组织形态计量学和 CT 检查了股骨头内的"正常"结构，并对股骨头不同区域的骨质差异进行了描述[6-9]。另一些研究人员则在手术期间对骨折线和股骨粗隆之间的中段股骨颈（年轻人外伤后 31–B2 型骨折的部位）进行活检[2-4]。无论是股骨头还是股骨颈活检，都不能真正准确反映骨折部位的情况，因为后者在骨折时已经被破坏了。

股骨头中骨小梁的骨量（BV/TV）存在显著的部位异质性，股骨头中部和上部骨量最高，下部骨量最低。与尸体对照样本或骨关节炎样本相比，骨质疏松患者股骨头的骨小梁更薄、连接性更低、骨小梁数量更少。如果根据距密质骨表面的深度对骨活检标本进行扫描和量化，会发现相对较高的密质骨下 BV/TV 在 5mm 深度处下降至

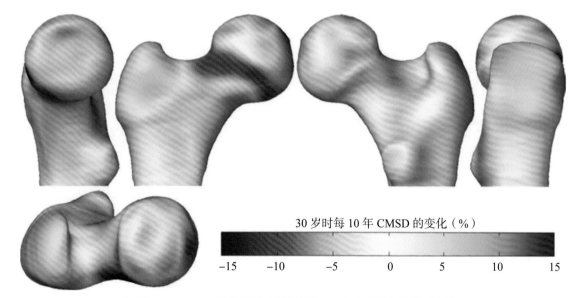

30 岁时每 10 年 CMSD 的变化（%）

−15　　−10　　−5　　0　　5　　10　　15

▲ 图 14–4　在 3D 股骨彩图上显示的每 10 年密质骨的平均丢失情况

该数据来自 20—90 岁健康美国女性的横截面样本。CMSD. 密质骨质量表面密度（经许可转载，引自 Treece et. Al, Rate of Change in Cortical Mass over the Femoral Surface with Age, ASBMR 2015.）

低谷，无论活检标本是来自高应力区域还是无应力区域（如来自上极和下极）[10]。因此当密质骨较薄时，局部骨小梁的支撑尤为关键[11]。关于髋部骨折生物力学的实验室模拟和有限元研究也发现，仅一小部分骨组织的断裂就可能导致髋部骨折[12, 13]。

*https://dental.unimelb.edu.au/research/melbourne-femur-research-collection

三维 CT 和图像处理技术的进展可以将股骨颈组织切片（来源于尸检和外科髋部骨折标本）中的组织学发现与髋部骨折风险联系在一起。基于

患者 CT 扫描的密质骨绘图（cortical bone mapping，CBM）可以提供髋部骨折患者和未骨折对照组之间的彩色对比图。这项技术揭示了股骨近端的局部骨质疏松情况（表现为密质骨变薄和骨小梁骨密度降低），并与可能发生的髋部骨折类型相对应，如股骨头颈交界处骨丢失与女性和男性头下型骨折相关（图 14-5）。在使用 CBM 确定目标活检部位后（图 14-6），可以为研究股骨颈骨折患者股骨头局部骨质疏松提供组织形态计量学依据。

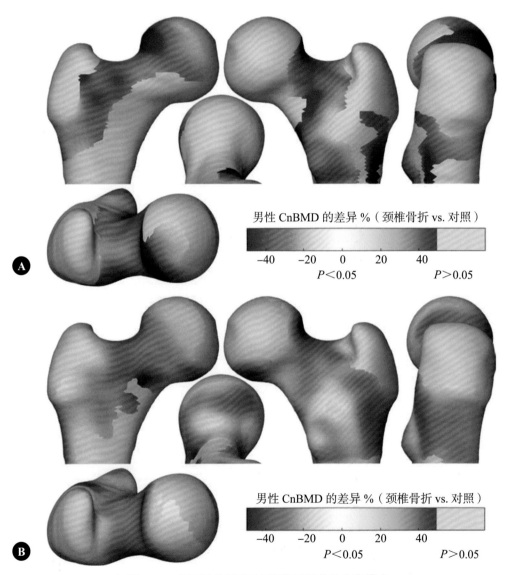

▲ 图 14-5　密质骨绘图显示局部骨质疏松的分布模式

显示股骨颈骨折患者的松质骨密度（CnBMD）整体显著低于无骨折的对照组。这些差异与局部骨质疏松一致（A 来源于一项大型病例对照研究，研究对象为有髋部骨折和无髋部骨折的女性[10]；B 来源于一项大型前瞻性队列研究，研究对象为有髋部骨折和无髋部骨折的男性[17]）

对髋部骨折局部骨质疏松范围的研究，在很大程度上归功于 CBM 与统计学参数绘图（statistical parametric mapping，SPM）[14-18]。CBM 和 SPM 已在大样本的骨折患者队列研究和 CT 扫描后发生骨折患者的研究中得到应用[10, 14]。CBM 可以在 CT 图像中测量局部骨骼的变化，其测量精度可超过成像分辨率。CBM 可以检测 18mm 采样范围内的密质骨和松质骨特性。如果没有事先设定出现骨骼差异的位置，系统会通过统计绘图程序来显示存在差异的位置（以涂色或"绘图"的方式在平均或"标准"股骨上显示）。有一些研究使用

CBM 来确定局部骨质疏松和骨折风险的联系。其中一项研究结合了捷克共和国和英国的数据，采用病例对照设计，研究对象是 158 名髋部骨折的女性和 145 名对照组患者[10]。不同骨折类型的患者具有不同的密质骨质量［密质骨质量表面密度（cortical mass surface density，CMSD）］和松质骨密度（cancellous BMD，CnBMD）（图 14-5A）。与对照组相比，骨折病例的局部 CMSD 和 CnBMD 分别降低了约 20% 和 50%，而 CBM 比 aBMD 更能准确预测骨折类型。在随后的一项针对男性的前瞻性队列研究中，308 名男性患者中有 99 名在

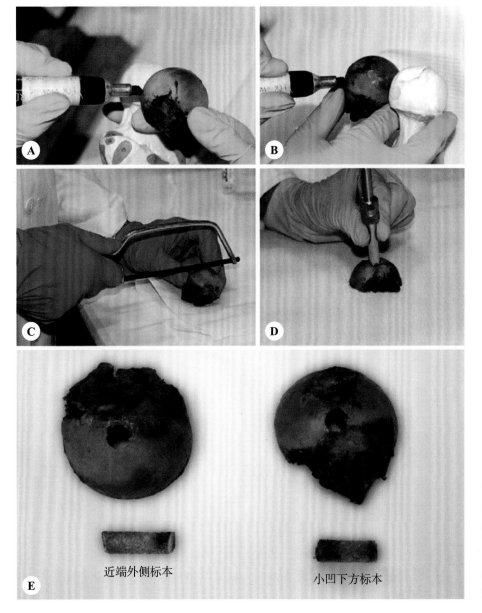

近端外侧标本　　　　小凹下方标本

◀ 图 14-6　从骨折后的股骨头取材时的定位和取材方法
A. 使用模型引导，标记假定存在"应力遮挡"的近端外侧；B. 标记小凹下方部位；C. 将股骨头一分为二；D. 用环钻取材；E. 取出的骨组织标本

骨折前几年进行了 CT 扫描（图 14-5B）。在这些病例中，44 例为转子部骨折，55 例为股骨颈骨折[17]。在预测骨折类型时（股骨颈或股骨转子骨折），转子部骨折的受试者工作特征曲线下面积（area under the receiver operator characteristic curve，AUC）从 0.71（基于 DXA 参数）增加到 0.77（包括 CBM 参数）。对于股骨颈骨折，AUC 从 0.76 增加到 0.82。将 CBM 添加到 DXA 参数中后，可以在骨折预测方面取得明显进步，而将 DXA 添加到 CBM 中则没有差异。最近的一项 CBM 骨折预测研究中也观察到了局部骨丢失的现象，与之前使用 Carballido-Gamio 基于体素形态学分析（voxel-based morphometry，VBM）的结果类似[19, 20]。有趣的是，与股骨颈骨折密切相关的股骨颈近端骨丢失在骨骼较大的患者中更为普遍[21]。Carballido-Gamio 和同事还利用 CT 扫描来研究髋部骨折类型之间的差异，并将髋部骨折病例中出现的局部变化与正常年龄组患者区别开来[19, 20, 22]。

为了确认 CBM 中发现的骨丢失区域是否与局部骨质疏松的组织学定义相符（BV/TV 下降），我们在对 14 名股骨颈脆性骨折患者行半髋关节置换时取的股骨头标本做了相关研究。我们在 CBM 预测股骨头会发生超过一半骨丢失的松质骨区域进行了取材，表面标记参考计算机模型中突出显示的近端外侧的深褐红色区域（图 14-5A）。在对可能发生松质骨丢失的区域进行表面标记后（图 14-6），用环钻取材，并使用 HR-pQCT 进行高分辨率的扫描，检查微观结构。在没有骨折的对照组样本中，用环钻在股骨头小凹下方取材活检（图 14-5，灰色区域），CBM 模型中的松质骨与对照组在统计学上没有显著差异[23]。比较发现，密质骨下区域的骨体积在统计学上显著降低，股骨头近端外侧的 BV/TV 比对照组相应区域低 27%（图 14-7）[10]。前 100 张 micro-CT 切片（即 2.3mm）也观察到了类似表现。这些数据表明，CBM 和 SPM 中体现的局部骨骼变化是有组织学依据的。局部骨质疏松是确实存在的病理生理变化，可作为治疗靶点来降低髋部骨折的发生率。

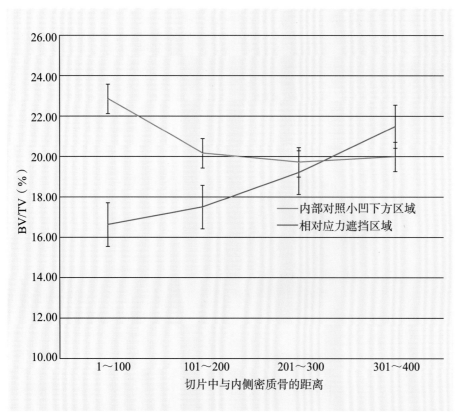

◀ 图 14-7 股骨头"应力遮挡"区域骨标本存在局部骨质疏松（低 BV/TV）

蓝色为近端外侧区域（正常行走时推测存在"应力遮挡"），橙色为小凹下方区域。BV/TV. 骨体积分数

参 考 文 献

[1] McCarthy EF. In Essentials in bone and soft-tissue pathology metabolic bone disorders. Boston, MA: Springer; 2010. p. 61–8.

[2] Mayhew PM, et al. Relation between age, femoral neck cortical stability, and hip fracture risk. Lancet. 2005;366:129–35. https://doi.org/10.1016/S0140–6736(05)66870–5.

[3] Bell KL, et al. Regional differences in cortical porosity in the fractured femoral neck. Bone. 1999;24:57–64.

[4] Bell KL, Loveridge N, Power J, Rushton N, Reeve J. Intracapsular hip fracture: increased cortical remodeling in the thinned and porous anterior region of the femoral neck. Osteoporos Int. 1999;10:248–57.

[5] Lotz JC, Cheal EJ, Hayes WC. Stress distributions within the proximal femur during gait and falls: implications for osteoporotic fracture. Osteoporos Int. 1995;5:252–61.

[6] Chiba K, Burghardt AJ, Osaki M, Majumdar S. Heterogeneity of bone microstructure in the femoral head in patients with osteoporosis: an ex vivo HR-pQCT study. Bone. 2013;56:139–46. https://doi.org/10.1016/j.bone.2013.05.019.

[7] Issever AS, et al. A micro-computed tomography study of the trabecular bone structure in the femoral head. J Musculoskelet Neuronal Interact. 2003;3:176–84.

[8] Tanck E, et al. Predictive value of femoral head heterogeneity for fracture risk. Bone. 2009;44:590–5. https://doi.org/10.1016/j.bone.2008.12.022.

[9] Munemoto M, et al. Analysis of trabecular bone microstructure in osteoporotic femoral heads in human patients: in vivo study using multidetector row computed tomography. BMC Musculoskelet Disord. 2016;17:13. https://doi.org/10.1186/s12891–015– 0848– z.

[10] Poole KES, et al. Focal osteoporosis defects play a key role in hip fracture. Bone. 2017;94:124–34. https://doi.org/10.1016/j.bone.2016.10.020.

[11] Reeve J. Role of cortical bone in hip fracture. BoneKEy reports. 2017;6:867. https://doi. org/10.1038/bonekey.2016.82.

[12] de Bakker PM, et al. During sideways falls proximal femur fractures initiate in the superolateral cortex: evidence from high-speed video of simulated fractures. J Biomech. 2009;42:1917–25. https://doi.org/10.1016/j.jbiomech.2009.05.001.

[13] Nawathe S, Akhlaghpour H, Bouxsein ML, Keaveny TM. Microstructural failure mechanisms in the human proximal femur for sideways fall loading. J Bone Miner Res. 2014;29:507–15. https://doi.org/10.1002/jbmr.2033.

[14] Poole KE, et al. Cortical thickness mapping to identify focal osteoporosis in patients with hip fracture. PLoS One. 2012;7:e38466. https://doi.org/10.1371/journal.pone.0038466.

[15] Treece GM, Gee AH. Independent measurement of femoral cortical thickness and cortical bone density using clinical CT. Med Image Anal. 2015;20:249–64. https://doi.org/10.1016/j. media.2014.11.012.

[16] Treece GM, Gee AH, Mayhew PM, Poole KE. High resolution cortical bone thickness measurement from clinical CT data. Med Image Anal. 2010;14:276–90. https://doi.org/10.1016/j. media.2010.01.003.

[17] Treece GM, et al. Predicting hip fracture type with cortical bone mapping (CBM) in the osteoporotic fractures in men (MrOS) study. J Bone Miner Res. 2015;30:2067–77. https://doi. org/10.1002/jbmr.2552.

[18] Treece GM, Poole KE, Gee AH. Imaging the femoral cortex: thickness, density and mass from clinical CT. Med Image Anal. 2012;16:952–65. https://doi.org/10.1016/j.media.2012.02.008.

[19] Yu A, et al. Spatial differences in the distribution of bone between femoral neck and trochanteric fractures. J Bone Miner Res. 2017;32: 1672–80. https://doi.org/10.1002/jbmr.3150.

[20] Carballido-Gamio J, et al. Structural patterns of the proximal femur in relation to age and hip fracture risk in women. Bone. 2013;57:290–9. https://doi.org/10.1016/j.bone.2013.08.017.

[21] Gee AH, Treece GM, Tonkin CJ, Black DM, Poole KES. Association between femur size and a focal defect of the superior femoral neck. Bone. 2015;81:60–6. https://doi.org/10.1016/j. bone.2015.06.024.

[22] Carballido-Gamio J, et al. Proximal femoral density distribution and structure in relation to age and hip fracture risk in women. J Bone Miner Res. 2013;28:537–46. https://doi.org/10.1002/ jbmr.1802.

[23] Greenwald AS, O'Connor JJ. The transmission of load through the human hip joint. J Biomech. 1971;4:507–28.

第 15 章　骨折愈合与骨不连
Fracture Healing and Non-Union

Satoshi Mori　著

陈允震　林　华　译

关键词

骨折愈合，疲劳性骨折，应力性骨折，非典型骨折，骨质疏松症

概述

骨折会导致骨的机械稳定性的丧失，骨组织的不连续，以及部分血液供应的破坏。当超过骨骼完整性的机械应力在多种因素（如力学加载的大小、数量或类型、骨的强度）确定的条件下加载到骨骼上时，就会发生骨折。当对骨骼施加的负荷高于极限负荷时，就会发生高能量骨折；而当创伤较小的负荷施加到脆弱的骨骼时，就会发生脆性骨折，因为骨丢失或骨质量下降会导致结构恶化，从而降低骨骼的机械完整性（图 15-1）。当在一定时间内对骨骼施加低于极限负荷的重复循环负荷时，就会发生疲劳性骨折。在重复加载条件下，骨作为胶原增强的钙化材料，在组织学上会产生微损伤，吸收负荷能量以避免突然破坏，这在工程界被称为疲劳。人们认为微损伤是在日常生活的生理负荷下产生的，如走路、跑步、跳跃等，然后通过正常的骨重建过程进行生理修复 [1, 2]。疲劳性骨折的产生是由于微损伤产生和修复之间的不平衡而导致微损伤过度积累的结果。微损伤的产生快于损伤修复，导致疲劳性骨折。应力性骨折发生在运动或军事训练等过度负荷条件下，而非典型股骨骨折（并非全部）发生在正常负荷下，这是由于长期使用抗吸收药物导致骨转换的过度抑制而引起的（图 15-2）。骨折愈合的首要任务是骨折后尽快恢复骨的连通性和完整性。在大多数骨折愈合过程中，软骨骨化是修复骨折的起始步骤，然后随着骨骼结构和机械完整性恢复到骨折前的状态而完成。骨折愈合是一个复杂的过程，涉及一系列生物事件的协调。骨折愈合过程被描述为一系列合成代谢（骨形成）和分解代谢（骨吸收）反应 [3]。在骨折愈合过程中，除了细胞活动外，应变、稳定性等机械因素也是组织形成的刺激因素，这一点尚未完全了解 [4, 5]。

一、骨折愈合过程

骨折愈合涉及生化、组织学、放射学、力学和临床等多个方面，使得骨折愈合的统一评价变得复杂。骨折愈合的组织学目标是恢复板层骨结构和原始形态，放射学愈合以骨痂桥接或骨折线消失为标准，临床愈合以功能、疼痛、ADL 或 QOL 为评价标准。

大多数骨折临床上在受伤后 6～8 周内愈合，但这一过程受年龄、位置、骨折类型和潜在疾病影响。新生儿骨折的愈合速度比年长的儿童或成年人要快得多。与干骺端骨折或脊椎骨折（松质骨多）相比，长骨的骨干骨折（密质骨多）需要更长的愈合时间。由于骨吸收或骨形成的骨代谢发生在附着血管的骨表面，这些血管为骨折线提供骨祖细胞，因此多表面的松质骨比高体积的密

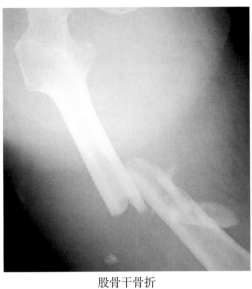
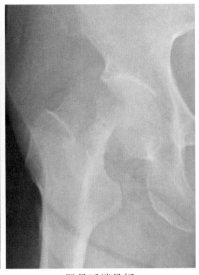
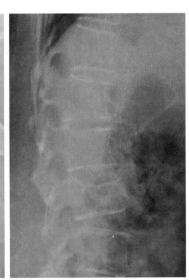

股骨干骨折
高能量骨折（由交通事故引起）

股骨近端骨折
脆性骨折

椎体骨折

▲ 图 15-1　高能量骨折与脆性骨折

◀ 图 15-2　疲劳性骨折

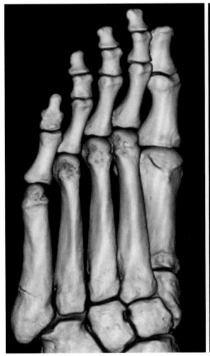
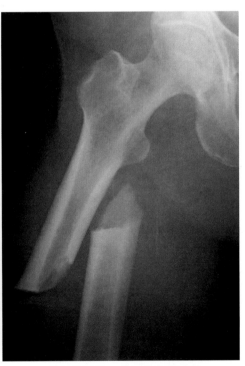

应力性骨折
Jones 骨折（第 5 掌骨）

以横行骨折线、喙和密质骨增厚
为特征的不典型股骨骨折

质骨具有更高的代谢活性。

　　根据骨折固定的刚性，骨折愈合过程大致分为一期愈合和二期愈合两类[6]。一期骨折愈合适用于骨折复位准确、固定牢固且没有任何机械不稳定性的病例，主要通过骨重建完成修复：破骨细胞介导的骨吸收沿着骨折线推进，随后成骨细胞形成新骨（一期骨折愈合）。因此，在愈合过程中没有观察到骨痂的形成。二期骨折愈合在大多数骨折不完全复位但骨折断有接触的情况下起作用，机械失稳最小，即软骨骨化首先稳定骨折，然后重建到原始结构。骨折愈合是一个复杂的过程，涉及一系列生物事件的协调。

二期骨折愈合中，骨折修复过程的时间顺序被描述为四个阶段，以不同的细胞特征和细胞外基质成分为特征：①炎症期；②增殖期；③骨痂形成期；④重建期[7]（图15-3）。这四个阶段在愈合过程中在空间和时间上相互重叠。当骨折愈合过程受到各种局部或全身因素的干扰时，可能会发生延迟愈合或骨不连（表15-1）。

1. 炎症期

骨折不仅对细胞、血管、骨基质造成损伤，而且对周围组织也有损害。损伤后立即开始炎症反应，48h达到高峰，表现为疼痛、肿胀和发热，然后在骨折后1周减弱。血管损伤形成的血肿聚集各种炎症细胞和细胞因子（TNF-α、TGF-β、BMP、IL-1β、IL-6等）启动骨折过程，作为干细胞向纤维组织、软骨和骨分化的临时支架[8]。

2. 增殖期

在血肿的最初几天，受损的骨和软组织被破坏骨细胞或巨噬细胞吸收，取而代之的是富含增殖的间充质细胞（mesenchymal cell，MSC）和新生血管的肉芽组织。MSC也可以从软骨细胞或成骨细胞分化而来。

3. 骨痂形成期

软骨细胞产生连接骨折间隙的软骨，通常称为软骨痂，在损伤后几周为骨折提供最初的机械稳定性，然后基质经历矿化（软骨骨化）。随着软骨痂的发育，MSC和骨膜成骨细胞分化为成骨细胞，直接形成新的骨基质（膜性成骨）。膜性骨形成始于骨折部位周围区域的骨膜内层，逐渐向骨折间隙推进，覆盖纤维软骨骨痂的外表面，提供额外的力学稳定性。血管向内生长并增加了流至骨折部位的血流量，伴随着成骨细胞分化，以及在软骨支架上沉积编织骨，即所谓的硬骨痂，胶原纤维随机定向到编织骨中。随着骨痂矿化的推进，骨折部位的力学稳定性增加，达到足够的稳定性，足以在受伤后几周内承载生理负荷。

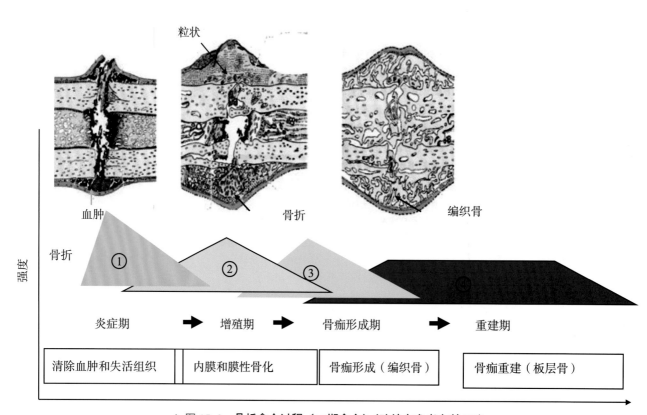

▲ 图 15-3　骨折愈合过程（二期愈合）（改编自参考文献 [7]）

4. 重建期

破骨细胞去除编织骨和底层软骨基质，启动骨重建过程，以板层骨取代编织骨。在几个骨重建周期后，未成熟的编织骨被板层骨取代，并基于施加在骨上的机械应力在密质骨中重建骨性结构，在松质骨中重建哈弗系统。重建过程需要几个月甚至几年的时间，优化宏观、微观的骨结构和骨的完整性，以适应机械负荷条件。除扭转外

的骨折畸形通常根据机械调节原理矫正为原始的骨骼形状（Wolff 定律）[9]（图 15-4）。

二、骨质疏松症会影响骨折愈合吗

延迟愈合和骨不连的危险因素表现为局部或全身性、依赖于患者或不依赖于患者（表 15-1）。已确定的依赖于患者的因素包括年龄、医疗并发症、吸烟、非甾体抗炎药的使用、遗传性疾病（如骨软化症或大理石病）和营养不良。不依赖于患者的因素包括骨折类型、位置和移位、软组织损伤的严重程度、骨丢失的程度、手术治疗的质量和感染的存在。

由于骨质疏松症患者与各种影响骨折愈合的因素有关，如高龄、性腺功能减退或活动不能等，因此很难将骨质疏松症对骨折愈合的影响与其他因素分开。脆性骨折多见于老年骨质疏松患者。许多医生认为，骨质疏松症患者的骨折愈合可能很差。然而，在骨质疏松症患者中，骨折后成骨细胞趋化骨形成的生物骨折愈合过程并没有受到特殊的干扰。尽管骨质疏松患者的低骨量对骨折部位力学完整性的恢复有一定的不利影响，骨脆性也可能因固定不充分而使手术治疗复杂化，但与其他骨折相比，脆性骨折不愈合或延迟愈合的并发症并不常见。

表 15-1　导致骨折延迟愈合的因素		
	原　因	**举　例**
局部因素	• 感染	• 骨髓炎
	• 血管分布差	• 股骨颈骨折
	• 软组织损伤	• 撞伤、皮肤缺损
	• 内置软组织	• 内置肌肉
	• 骨缺损	• 第三骨节丢失
	• 骨折线方向	• 横行骨折
	• 复位或固定不正确	
全身因素	• 不良习惯	• 吸烟
	• 并发症	• 糖尿病
	• 药物	• 非甾体抗炎药
	• 先天性全身性骨病	• 大理石病
		• 软骨病

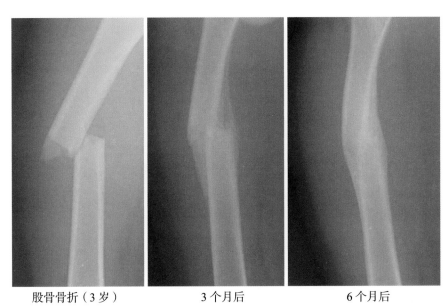

股骨骨折（3 岁）　　　　　3 个月后　　　　　6 个月后
骨折畸形在骨折愈合过程中得到矫正

◀ 图 15-4　骨骼的力学调节原理
（Wolff 定律）

三、抗骨质疏松药对骨折愈合的影响

由于许多患者在发生脆性骨折时首先被诊断为骨质疏松，因此了解抗骨质疏松药对骨折愈合的影响是至关重要的。抗骨质疏松药分为三类：①钙、维生素 D 或 K 等补充剂；②抗吸收药物，包括双膦酸盐、地舒单抗、降钙素、雌激素和选择性雌激素受体调节药；③合成代谢药物，包括甲状旁腺激素、罗莫单抗和雷尼酸锶。由于骨形成和骨吸收是骨折愈合的基本功能，抗吸收和合成代谢药物有可能阻碍或加速骨折愈合过程。有关抗骨质疏松药对骨折愈合影响的临床前和临床研究已有报道[10, 11]（表 15–2 和表 15–3）。

（一）钙和维生素 D

钙是骨骼的主要成分，维生素 D 控制钙稳态，改善肌肉功能，防止跌倒[12]。临床证据支持补充钙和维生素 D 对骨折愈合的积极作用[13]，但也有人担心心脏事件的安全性[14]。监测血清甲状旁腺素水平可能有助于确保足够的钙和维生素 D 摄入量，防止过度补充。

（二）抗吸收药在骨折愈合中的作用[15, 16]

抗吸收药主要用于治疗绝经后女性的骨质疏松症，而骨吸收是骨折愈合过程中的重要功能之一。因此，人们担心抗吸收药物可能会阻碍骨折愈合或增加骨不连。由于骨质疏松患者容易发生脆性骨

药　物	种　类	动物研究总结
维生素 D	补充	• 对愈合率的影响尚不确定 • 骨痂体积和密度增加 • 力学性能增强
双膦酸盐	抗吸收	• 软骨钙化后的骨痂成熟率延迟，初始骨痂形成率不受影响 • 骨痂体积和骨矿物质含量增加 • 机械性能增强 • 骨痂重建延迟
地舒单抗	抗吸收	• 骨痂体积和骨矿物质含量增加 • 负荷能力和扭转刚度增强
降钙素	抗吸收	• 早期软骨内成骨化 / 软骨愈合增强 • 软骨骨痂成熟程度增大，对骨痂体积无影响 • 负荷能力和扭转刚度增强
雌激素和选择性雌激素受体调节药	抗吸收	• 抑制了骨痂的重建，但总体骨折修复率不受影响 • 骨痂的形成、骨小梁密度、矿化和新密质骨厚度增加 • 抗疲劳力和刚度增强
甲状旁腺激素	合成代谢	• 早期软骨内修复增强 • 骨痂的体积、密度和成熟度增加 • 扭转强度和刚度增强
雷尼酸锶	合成代谢	• 早期成骨增加 • 骨质疏松症患者的骨痂体积和骨密度增加 • 骨痂的刚度和极限负荷增强

表 15–2　动物实验中抗骨质疏松药对骨折愈合的影响

药　物	种　类	临床证据	证据质量 [a]
表 15-3　抗骨质疏松药对骨折愈合影响的临床研究			
钙 / 维生素 D	补充	• 可能增加骨折部位的骨密度	弱
双膦酸盐	抗吸收	• 不延迟愈合 • 在骨折后 2 周给予治疗，可能会增加骨折部位的骨密度	中等
地舒单抗	抗吸收	• 不延迟愈合 • 不会导致其他并发症	弱
降钙素	抗吸收	• 可能加速融合 • 可能缩短动员时间（混合结果）	弱
雌激素和选择性雌激素受体调节药	抗吸收	• 无临床证据	弱
甲状旁腺激素	合成代谢	• 可加速髋关节、桡骨远端和脊柱骨折的愈合	中等
雷尼酸锶	合成代谢	• 可能有助于延长愈合或骨不连后的融合	弱

a. 根据现有文献的证据水平，将临床证据的质量分为弱、中等、强三类。"弱"评级主要由 3～4 级研究或单一的 2 级研究组成。"中等"表示多个 2 级研究或相互冲突的 1 级数据。"强"的证据由多项 1 级研究组成，研究结果基本一致

折，临床医生经常会遇到骨折后是否应该使用抗吸收药物，或者是继续使用还是停止使用的情况。

（三）双膦酸盐

与其他抗吸收药物不同，双膦酸盐对骨矿物质亲和力高，在骨中的半衰期很长。阿仑膦酸钠在大鼠体内的有效期约为 200 天，在犬体内为 3 年，在人类体内为 12 年 [17, 18]。骨重建被认为具有重要的生理功能，如用新的骨骼组织取代旧的骨骼组织和钙的运输。双膦酸盐在骨中的长期滞留可能导致骨重建的长期抑制，从而对骨造成严重的不良影响。抑制骨吸收继而抑制阿仑膦酸钠的骨形成活性，从而导致骨转换大幅减少，一项研究显示女性使用阿仑膦酸钠治疗 2 年后激活频率减少了 90% ，证实了这一点 [19]。双膦酸盐对骨折愈合的影响已经在动物模型中进行了研究 [20, 21]，结果表明双膦酸盐不会阻止骨折愈合的启动和诱导大的骨痂，持续使用会阻碍骨痂重建的过程（图 15-5 和图 15-6）。然而，骨折部位力学完整性的恢复不会延迟。一项系统综述 [22] 显示，双膦酸盐显著延长桡骨远端骨折的愈合时间，但不会延长股骨骨折的愈合时间，并且双膦酸盐的使用时机不影响骨折愈合时间。其他临床研究表明，双膦酸类药物在桡骨远端骨折愈合时间方面没有显著差异 [23]，但在髋部骨折中有 [24]。尽管双膦酸盐对骨折愈合的影响存在争议 [25]，但双膦酸盐预防继发性骨折的功效似乎超过了骨折愈合损害或使用双膦酸盐的潜在风险 [26]。

（四）地舒单抗

关于地舒单抗影响骨折愈合已经发表的证据很少。与对成熟破骨细胞起作用的双膦酸盐相比，地舒单抗抑制破骨细胞的生成并没有长期的抗骨吸收作用。在动物模型中，地舒单抗处理显示骨痂体积增加，骨痂重塑延迟，扭转刚度增加 [27]。在 FREEDOM 试验中，没有发现地舒单抗会延迟非椎体骨折愈合，也不会导致其他并发症，即使在骨折发生前后使用也是如此 [28]。

（五）合成代谢药物治疗骨折的愈合

高骨转换增加骨形成，骨吸收加速骨折愈合。许多医生使用合成代谢药物，以避免骨折愈合延迟或骨不连，抑或加速骨折愈合。

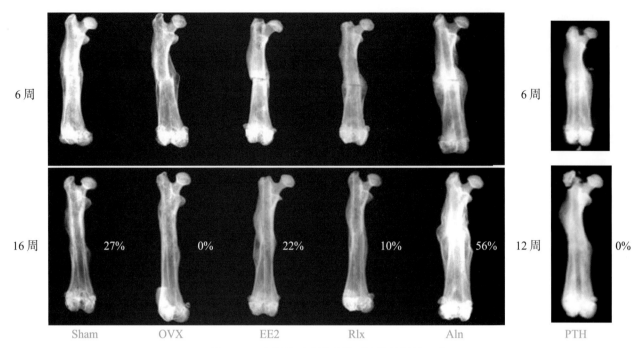

6 周

16 周　　27%　　0%　　22%　　10%　　56%

6 周

12 周　　0%

Sham　　OVX　　EE2　　Rlx　　Aln　　PTH

▲ 图 15-5　大鼠骨质疏松症模型股骨骨折的 X 线

Sham. 对照组；OVX. 去卵巢；EE2. OVX+ 雌激素；Rlx. OVX+ 选择性雌激素受体调节药；Aln. OVX+ 阿仑膦酸钠；PTH. OVX+ 甲状旁腺激素（PTH）

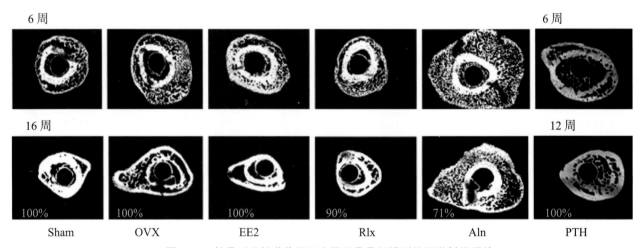

6 周

16 周

6 周

12 周

100%　　100%　　100%　　90%　　71%　　100%

Sham　　OVX　　EE2　　Rlx　　Aln　　PTH

▲ 图 15-6　抗骨质疏松药作用下大鼠股骨骨折模型的显微射线照片

Sham. 对照组；OVX. 去卵巢；EE2. OVX + 雌激素；Rlx. OVX+ 选择性雌激素受体调节药；Aln. OVX + 阿仑膦酸钠；PTH. OVX + 甲状旁腺激素（PTH）；%：新密质骨出现率（%）
16 周时 Aln 组出现较大的未成熟骨痂，12 周时 PTH 组出现坚硬的新密质骨，原始密质骨消失，提示 PTH 加速骨折愈合

（六）特立帕肽

特立帕肽是一种控制钙和磷酸盐代谢的调节激素。间歇性甲状旁腺激素被批准用于治疗具有高脆性骨折风险的严重骨质疏松患者。在动物模型中 [29-31]，间歇性特立帕肽治疗引起的高骨转换显示，编织骨更早地替换为板状骨，新的密质壳形成增加，以及最大负荷的提前修复，这清楚地表明甲状旁腺激素治疗加速了自然骨折愈合过程。一些临床研究表明，间歇性甲状旁腺激素可能促进骨折愈合 [32-34] 或对骨不连治疗 [35, 36] 有效，但在系统综述 [37, 38] 中并没有发现对愈合时间或对于功能结果有明显的效果。需要进一步完善的临床研

究和通用的骨折愈合标准来提高证据的质量。

（七）罗莫单抗

单克隆抗硬骨抑素抗体，罗莫单抗通过抑制骨[39]中的 Wnt 信号来增加骨形成和减少骨吸收。在动物骨折模型中，罗莫单抗通过增加骨痂体积、骨矿物质含量和增加骨折部位[40]的力学强度来促进骨折愈合，然而目前没有临床研究证明其有显著的骨折愈合时间或放射学差异。

精心设计的临床研究和统一的骨折愈合评估标准对于进一步证明合成代谢药物促进骨折愈合是必要的。

参考文献

[1] Burr DB. Microdamage and bone strength. Osteoporos Int. 2003;14: S67–72.

[2] Mori S, Harruff R, et al. Trabecular bone volume and microdamage accumulation in the femoral heads with and without femoral neck fractures. Bone. 1997;12:521.

[3] Florence L, Cordova L, et al. Inflammation, fracture and bone repair. Bone. 2016;86:119–30.

[4] Ghiasi M, Chen J, et al. Bone fracture healing in mechanobiological modeling. Bone Rep. 2017;6:87–100.

[5] Einhorn TA, Gerstenfeld LC, et al. Fracture healing: mechanisms and interventions. Nat Rev Rheumatol. 2015;11:45–54.

[6] Rahn BA, Gallinaro P, Baltensperger A, et al. Primary bone healing an experimental study in rabbit. J Bone Joint Surg. 1971;53:783–6.

[7] Marsell R, Einhorn TA. The biology of fracture healing. Injury. 2011;42:551–5.

[8] Rockwood CA, et al. Fracture in adults. 4th ed. JB. Lippincott; 1996. p. 269–71.

[9] Wolff JL. Das Gesetz der Tranformation der Knochen, Hirschwald. 1892.

[10] Hedge V, Jo J, et al. Effect of osteoporosis medications on fracture healing. Osteopors Int. 2016;27:861–71.

[11] Hak D. The biology of fracture healing in osteoporosis and in the presence of anti-osteoporotic drugs. Injry, Int J. Care Injured. 2018;49: 1461–5.

[12] Bischoff-Ferrari HA, Dawson-Hughes B, et al. Effect of vitamin D on falls. Meta-analysis. JAMA. 2004;291:1999–2006.

[13] Doetsch AM, Feber J, et al. The effectof calcium and vitamin D3 supplementation on the healing of proximal humerus fracture randomized placebo-controlled study. Calif Tissue Int. 2004;75:183–8.

[14] Bolland MJ, Barber PA, et al. Vascular events in healthy older women receiving calcium supplementation: randomized controlled trial. BMJ. 2008;336:262.

[15] Mori S. Fracture healing with anti-resorptive agents. J Musculoskelet Neuronal Interact. 2003;3(4):314–6.

[16] Hak D. The biology of fracture healing in osteoporosis and in the presence of anti-osteoporotic drugs. Injury. 2018;49:1461–5.

[17] Lin JH, Russell G, et al. Pharmacokinetics of alendronate: an overview. Int J Clin Pract Suppl. 1989;101:18–26.11.

[18] Monkkonen J. A one-year follow up study of the distribution of 14 C-clodronate in mice and rats. Pharmacol Toxicol. 1988;62:51–3.

[19] Chavassieux P, Arlot M, et al. Histomorphometric assessment of the long term effects of alrendronate on bone quality and remodeling in patients with osteoporosis. J Clin Invest. 1997;100:1475–80.

[20] Li J, Mori S, Mahiba T, et al. Effect of bisphosphonate (incadronate disodium) on fracture healing of femoral shaft in growing rats. J Bone Miner Res. 1999;14:969–79.

[21] Cao YP, Mori S, Mashiba T, et al. Raloxifene, estrogen, and alendronates affect the processes of fracture healing differently in ovariectomized rats. J Bone Miner Res. 2002;17(7):2237–46.

[22] Molvik H, Khan W, et al. Bisphosphonates and their influence on fracture healing: a systematic review. Osteoporos Int. 2015;26:1251–60.

[23] Rozental T, Vazquez M, et al. Comparison of radiographic fracture healing in the distal radius for patients on and off bisphosphonate therapy. J Hand Surg Am. 2009;34:595–602.

[24] Kim TY, Ha YC, et al. Does early administration of bisphosphonate affect fracture healing in patients with intertrochanteric fractures? J Bone Joint Surg. 2012;94–B:956–60.

[25] Goldhahn J, Fe JM, et al. Implications for fracture healing of current and new osteoporosis treatments: an ESCEO consensus paper. Calcif Tissue Int. 2012;90:343–53.

[26] Black DM, Cummings SR, et al. Fracture intervention trial research group. Randomised trial of effect of alendronate on risk of fracture in women with existing vertebral fractures. Lancet. 1996;348:1535–41.

[27] Gerstenfeld L, Sacks D, et al. Comparison of effects of the bisphosphonate alendronate versus the RANKL inhibitor denosumab on murine fracture healing. J Bone Miner Res. 2009;24:196–208.

[28] Adami S, Libanati C, et al. Denosumab treatment in postmenopausal women with osteoporosis does not interfere with fracture healing. J Bone Joint Surg Am. 2012;94:2113–9.

[29] Komatsubara S, Mori S, Mashiba T, et al. Human parathyroid hormone(1–34) accelerates the fracture healing process of woven to lamellar bone replacement and new cortical shell formation in rat femora. Bone. 2005;36:679–87.

[30] Andreassen TT, Ejersted C, et al. Intermittent parathyroid hormone (1–34) treatment increases callus formation and mechanical strength of healing rat fractures. J Bone Miner Res. 1999;14:960–8.

[31] Manabe T, Mori S, Mashiba T, et al. Human parathyroid hormone (1–34) accelerates natural fracture healing process in the femoral osteotomy model of cynomolgus monkeys. Bone. 2007;40:1475–82.

[32] Aspenberg P, Genant HK, et al. Teriparatide for acceleration of fracture repair in human: a prospective randomized, double-blind study of 102 postmenopausal women with distal radial fracture. J Bone Miner Res. 2010;25:404–14.

[33] Bhandari M, Jin L, et al. Does teriparatide improve femoral neck fracture healing: results from a randomized placebo-controlled trial. Clin Orthop Relat Res. 2016;474:1234–44.

[34] Yu CT, Wu JK, et al. Early callus formation in human hip fracture healing treated with internal fixation and teriparatide. J Rheumatol. 2008;35:2082–3.

[35] Chintamaneni S, Finzel K, et al. Successful treatment of sternal fracture nonunion with teriparatide. Osteoporosis Int. 2010;21(6):1059–63.

[36] Tamai K, Takamatsu K, et al. Successful treatment of nonunion with teriparatide after failed ankle arthrodesis for Charcot arthropathy. Osteoporosis Int. 2013;24(10):2729–32.

[37] Shenghan L, Houchen LV, et al. The effect of teriparatide on fracture healing of osteoporotic patients; A meta-analysis of randomized controlled trials. BioMed Res Int. 2016: Article ID 6040379.

[38] Shi Z, Zhou H, et al. Effectiveness of teriparatide on fracture healing: a systematic review and meta-analysis. PLoS One. 2016;11(12): e0168691.

[39] Larsson S. Anti-sclerostin-is there an indication? Injury. Int J Care Inured. 2016;47(S1):S31–5.

[40] Omninsky MS, Li C, et al. Inhibition of sclerostin by monoclonal antibody enhances bone healing and improve bon density and strength of nonfractured bones. J Bone Miner Res. 2011;26:1012–21.

第16章　非典型股骨骨折中的骨重建障碍：发病机制综述和病例报道（骨折部位的组织形态计量学分析）

Disturbance of Osteonal Remodeling in Atypical Femoral Fracture: A Short Review of Pathogenesis and a Case Report: Histomorphometric Analysis of Fracture Site

Hideaki E.Takahashi　Fumitaka Hirano　Kayoko Furukawa Okuma　Yukichi Zenke

Kunitaka Menuki　Hideo Ohnishi　Fumio Fukuda　Akinori Sakai　Taketoshi Shimakura

Hiroshige Sano　Yuta Tokunaga　Noriaki Yamamoto　著

朱亦堃　林　华　译

关键词

非典型股骨骨折，双膦酸盐，骨重建，微裂纹破骨细胞

一、背景

随着全球人口老龄化，骨质疏松症的规范化防治对于预防脆性骨折的发生具有重要的意义。双膦酸盐因其治疗骨质疏松症有效且价格合理，经常在临床治疗中被长期使用，而非典型股骨骨折（atypical femoral fracture，AFF）是长期使用双膦酸盐以致骨转换过度抑制而发生的不良反应之一 [1, 2]。目前，AFF 的病因尚不完全清楚，对骨折部位的研究可为充分了解 AFF 的发生机制提供线索。本文通过综述 AFF 的影像学和组织学表现，以及报道 1 例患者骨折部位的组织形态计量学分析结果，阐述 AFF 的骨重建障碍。

二、发病机制综述

应用抗骨吸收药物［如双膦酸盐和地舒单抗（Dmab）］有助于减少骨质疏松性髋部和脊柱骨折的发生风险。但有临床报道应用 BP[3] 或 Dmab[4] 的患者可能发生股骨干或股骨转子下非典型骨折，因此美国骨与矿物质研究协会（ASBMR）特别工作组在 2010 年[5] 和 2014 年[6] 发表了关于 AFF 的流行病学、发病机制和医疗管理的报道。

（一）影像学表现

AFF 是非粉碎性骨折，X 线可见自股骨外侧密质骨起始的横向骨折线，当骨折延伸至内侧密质骨呈完全性骨折时，内侧密质骨会出现明显的尖锐突起（棘突）。骨折起始端外侧密质骨局灶性增厚，内侧骨折线向远端延伸形成尖刺状的骨折断端，似"喙突"状[7]。

Kwek 等[8] 研究表明不完全非典型骨折应包括股骨转子下外侧密质骨增厚、横向骨折和内侧密质骨棘突形成。此外，发现 9 名患者（53%）出现双侧应激反应或骨折，13 名患者（76%）有前驱疼痛的症状。Lenart 等[9] 发现 85.7%AFF 患者的股骨出现弯曲，与之相关的骨膜喙状突起和（或）黑色透亮线的表现约占 14.6%，这与骨折增加相关。Mohan 等[10] 描述了长期接受双膦酸盐治疗的患者会出现多处股骨骨内膜增厚。Sato 等[11] 观察

到长期服用糖皮质激素的自身免疫性疾病患者同时采用双膦酸盐治疗骨质疏松时，有 10 例患者（占全部病例 8.0%）股骨出现喙突，其中 5 例患者双侧股骨出现喙突。Hagino 等[12] 报道在 230 名 AFF 患者中，173 例曾接受 BP 治疗的，其中 149 例（86.1%）可观察到 X 线的喙突表现；45 例未接受 BP 治疗，其中仅 17 例（37.8%）可观察到 X 线的喙突表现。Kumar 等[13] 报道 3 例双膦酸盐相关的骨科植入物远端股骨应力性骨折，均表现为相似的前驱疼痛和张力侧密质骨增厚。尽管双膦酸盐治疗后的非典型骨折出现于股骨，但 Tan 等[14] 报道了 1 例胫骨的非典型骨折。该病例由于幼年期出现了双侧非典型胫骨骨折而导致了青少年的特发性关节炎，随后出现单侧股骨的非典型骨折。这是使用抗骨吸收药物后的一种罕见且较重的并发症。该研究同时表明，特立帕肽虽能有效增加骨量，但不能完全防止非典型骨折的发生与发展。

（二）组织学表现

关于非典型骨折尤其是骨折线的组织学研究较少。Somford 等[15] 研究发现，骨折附近约 1cm 处密质骨活检可见骨吸收显著增加，这可能是导致骨骼脆弱的原因。Aspenberg P 等[16] 对 1 例在裂纹处重建的冷冻骨从骨膜到骨内膜每隔 5mm 进行平行于密质骨表面的切片分析，在距骨折 7mm 处出现完整而规则的骨结构，并含有很多空骨陷窝。在骨细胞较少的骨基质中有大量不规则的小裂纹；断裂处主要表现为弯曲的空裂缝，宽度仅为 0.1mm 或更小，密质骨周围的骨头含有大量具有松散骨髓的吸收空洞，其中许多含有大的破骨细胞，有时具有极大量的细胞核，并与下面的骨表面分离。Jamal 等[17] 报道了 1 例活检标本经四环素标记后在骨折点正下方的部位出现了双标记。Kajino 等[18] 对包括断裂面在内的完全骨折进行了活检，发现在骨膜表面有未成熟的骨组织，并几乎看不到 TRAP 阳性细胞的存在。

Schilcher J 等[19] 研究了 8 例非典型骨折的骨

组织细胞学特点。所有不完全骨折显示骨折断端有平均宽度 180μm（150～200μm）的微小间隙，在间隙中有层状或编织骨碎片，并在骨折线附近有新形成的编织骨；在骨折线附近发现有很多破骨细胞，而在更远的地方则很少见；在密质骨中有很多的吸收陷窝（图 16-1），它们在裂缝附近较小且倾向平行于裂缝平面，而在远离裂缝的地方它们较大，并且倾向垂直于裂缝线（图 16-2）。所有样本在骨折的骨内膜和骨外膜方面均有骨痂反应，主要由编织骨和软组织组成。当骨折到达骨膜表面时，骨膜骨痂中断，形成的裂缝很薄，主

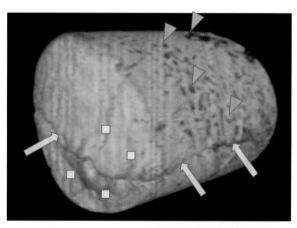

▲ 图 16-1　骨活检三维重建示意图（microCT）

活检骨组织中间的骨折线（间隙）呈水平走向，周围可见骨膜反应（黄色方块）包绕，骨折线上部区域可见大量骨吸收陷窝（蓝色三角）（经许可转载，引自 Dr.Schilcher.）

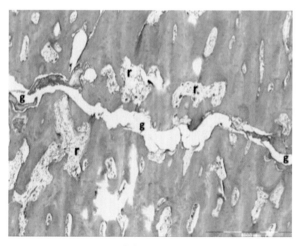

▲ 图 16-2　遍布骨组织的骨吸收陷窝

骨折间隙（g）两侧可见吸收陷窝（r）、新骨形成及哈弗管（经许可转载，引自 Dr.Schilcher.）

要含有无定形的非细胞物质和一些骨碎片。周围的骨骼显示出骨重建的迹象，主要表现为破骨细胞、吸收腔和朝向裂缝的编织骨的存在。令人惊讶的是，尽管相邻组织中存在细胞活性，但骨折间隙本身内没有重建或骨痂组织形成的迹象。他们对一块直径 11.4mm 的活检骨组织进行 micro-CT 成像，发现在标本的上半部分有许多孔隙（图 16-1），可能下半部分也有[20]。Kondo 等[21] 通过观察 9 例糖皮质激素性骨质疏松经双膦酸盐治疗后发生非典型骨折患者的骨组织形态表现（包括 5 例股骨转子下骨折，4 例股骨干骨折），发现骨形成减少的严重程度与糖皮质激素使用的剂量呈正相关。

Oh Y 等[22] 使用基于 CT 的有限元分析方法证明，股骨干弯曲引起的显著拉伸应力与 AFF 相关。Oh Y 等[23] 报道，AFF 损伤的位置可以通过受股骨弯曲和颈干角影响的个体应力分布来确定。

Oh Y 等[24] 提出了非典型股骨骨折亚型的分类。尽管本研究中的所有病例，无论是骨干组（$n=18$）还是转子下组（$n=19$），均符合 AFF 诊断标准（ASBMR），其中 5 例并无双膦酸盐用药史，但是股骨弯曲程度更明显。12 例患者骨折处的组织学上可见软骨内骨化和骨重建；骨活检显示巨大的骨吸收空腔沿骨折线纵向延伸，每侧 6~7mm，总计 12.5mm，图 16-2[24] 显示了全部范围。一些空腔内含破骨细胞、成骨细胞和软骨碎片，因此生物力学环境对骨吸收腔形成有广泛的影响。

三、病例报道

一个 AFF 病例骨折部位的组织形态计量学评估。

（一）概述

我们使用骨组织形态计量学方法分析来自本病例骨折部位的骨标本。

（二）材料与方法

1. 患者背景资料和手术情况

患者，83 岁，女性（日本），骨质疏松症诊断明确，利塞膦酸钠和阿法骨化醇治疗 5 年；入院前 4 个月因轻微外力跌倒，随后出现左侧大腿疼痛和跛行。X 线显示左侧股骨外侧密质骨增厚，骨干可见横向透光骨折线（图 16-3A 和 D），对侧大腿显示明显的股骨弯曲；MRI T_2WI 图像可见外侧密质骨有一约 1cm 高强度信号（图 16-3B 和 C）。该患者的骨折符合 ASBMR 工作组修订的非典型股骨骨折标准[6]。实验室检查显示骨吸收和骨形成标志物水平正常，25- 羟维生素 D 水平较低。双能 X 线骨密度检测显示髋部和腰椎骨密度降低（表 16-1）。该患者既往有慢性肾脏病病史，2007 年行双侧膝关节置换术。

入院后停用利塞膦酸钠，并按照 02-08-02-08 时间表口服盐酸四环素。因该患者股骨过度弯曲，顺行髓内钉难以固定，因此手术方式选择矫正性截骨术加髓内钉固定术。术中可见横向透亮骨折线处骨组织软而脆弱，手指按压突出的密质骨可见透明积液。扩孔后进行双平面闭合楔形截骨术（纵向宽度 5mm/ 角度 10°）并使用顺行股骨钉接骨，为缩小截骨部位间隙并获得旋转稳定性，增加局部钢板固定（图 16-3E）。截骨时切除的骨片在取出后分成 2 块，用于骨组织形态计量分析。

2. 骨形态计量学

(1) 密质骨评估。

① 密质骨内板层骨的评估：所截骨外侧骨片以 70% 乙醇固定，Villanueva 染色剂染色，甲基丙烯酸甲酯包埋，包埋块制作不脱钙骨切片[25, 26]。切片方法：在 Maruto MC 201 微型切割机上以垂直方向、300μm 厚度切片（刀片厚度 600μm），将骨片研磨至 30μm 厚度（切片 L_1）；L_1 制作完成后，X 线观察标本剩余部分，可在骨块边缘看到一条线性透光带，显示外侧密质骨不完全骨折；在骨折线区域另行制作两个切片（切片 L_2、切片 L_3）。分别用明场显微镜、荧光显微镜和偏光显微镜对切片进行观察。

② 三个骨切片的观察结果：有三个骨切片可供观察。因三个骨切片所处不完全骨折线的位置

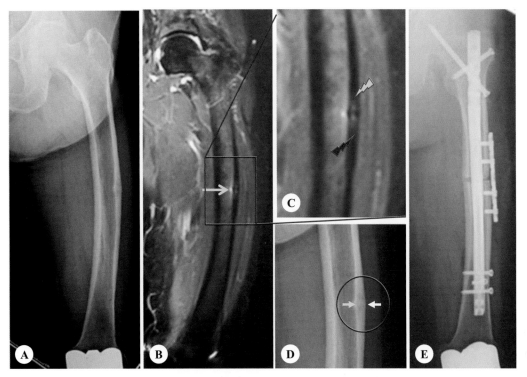

▲ 图 16-3　术前 X 线、MRI 和术后 X 线检查

A. 左股骨术前 X 线，可见骨膜和密质骨内表面均有侧弯和增厚；B. 左股骨术前 MRI，显示中外侧密质骨附近的骨髓内高信号区域（黄箭）；C. 左股骨术前 MRI，显示中外侧密质骨内高信号区域（上端：黄箭；下端：红箭）；D. 左股骨术前 X 线，股骨干放大图像，显示骨膜（白箭）和密质骨内表面（黄箭）增厚；E. 术后左侧股骨 X 线，侧弯纠正，采用髓内钉和钢板固定

表 16-1　入院时的实验室生化数据		
化验指标	检测结果	参考范围
血清钙（mg/dl）	10.2	8.7～10.3
血清磷（mg/dl）	3.5	2.5～4.7
血清碱性磷酸酶（U/L）	219	115～369
血清 TRACP-5b（mU/dl）	335	120～420
血清 P1NP（Ig/L）	17.9	17.0～64.7
血清 ucOC（ng/ml）	2.48	<4.50
血清同型半胱氨酸（nmol/ml）	10.8	5.1～11.7
血清戊糖素（pg/ml）	0.15	9.2～43.1
25- 羟维生素 D（ng/ml）	17.0	30～100

骨密度：$L_{2\sim4}$ 为 0851g/cm²（%YAM；84%）；左股骨颈为 0.419g/cm²（%YAM；53%）；合计 0.696g/cm²（%YAM；81%）
P1NP. 1 型前胶原 N 端前肽；TRACP-5b. 抗酒石酸酸性磷酸酶 5b；ucOC. 非羧化骨钙素；YAM. 年轻成人平均值

不同，每个切片各有其特征性表现。切片 L_1 截面距离 L_2 约 1mm，包含骨折线边缘，切片 L_3 包含骨折线的另一端，骨折线厚度约 1mm，位于 L_2 和 L_3 之间。

(2) 判定标准：此病例可见外侧密质骨中有许多增大的密质骨内孔隙，表明有异常的骨重建。采用新标准评估每个孔隙的大小、骨吸收累积程度、是否有新骨形成及骨形成的具体情况（是否出现在标记期之前，在手术时停止抑或在逆转 - 吸收期之后并未发生）[27]。在正常的重建周期中，骨表面通常被骨衬细胞（不活跃的成骨细胞）覆盖，因此我们在本报道中使用"惰性"一词描述未观察到破骨细胞和成骨细胞的孔隙表面。

1 型孔隙：① 1d 型孔隙为双标标记，位于平行于内表面的骨板中，在整个骨表面呈环状形态（1dcf）或部分环状形态（1dpf）（图 16-4 和图 16-5），未形成的部分可能处于重建周期的其他

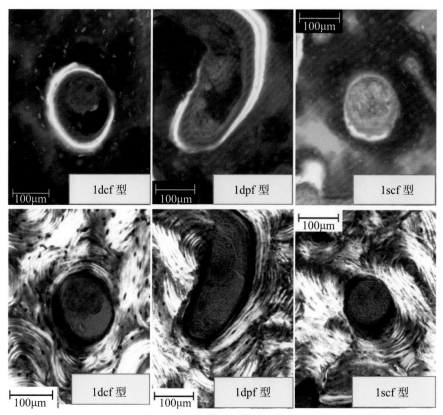

▲ 图 16-4 1d 型、1s 型和 1o 型孔隙

1d 型孔隙为双标标记，位于骨板中并平行于内表面，在整个表面呈环状形态（1dcf 型）或部分环状形态（1dpf型），未形成的部分可能处于重建周期的其他阶段，可能是单标记、类骨质表面、侵蚀表面或惰性表面；1s 型孔隙为单标记，位于骨板中并平行于内表面，在整个表面呈环状形态（1scf 型）或部分环状形态（1dpf 型），未形成的部分可能处于重建周期的其他阶段，但是没有双标。1d 型和 1s 型均在荧光显微镜下可见

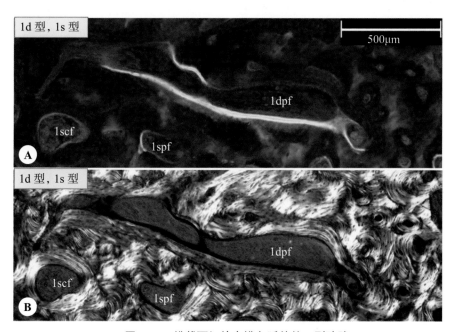

▲ 图 16-5 横截面切片中横向延伸的 1 型孔隙

1d 型孔隙主要特征是双标记，但也可有单标记和类骨质表面。1d 型孔隙虽大，但局部疑似已有板层骨形成（1dpf）（A. 荧光显微镜；B. 偏光显微镜）

阶段，可能是单标记（sLS）、类骨质表面（OS）、侵蚀表面（ES）或惰性表面（IS）；② 1s 型孔隙为单标标记，位于平行于内表面的骨板中，在整个表面呈环状形态（1scf）或部分环状形态（1spf），未形成的部分可能处于重建周期的其他阶段；③ 1o 型孔隙在明场显微镜下观察可见类骨质，但由于切片太厚而未能单独计算。

2 型孔隙：位于骨板中并平行于内表面，在整个表面呈环状形态（2cf）或部分环状形态（2pf），而与骨板不平行的部分位于其他表面（图 16-6）。

3 型孔隙：位于整个内表面上并不平行于骨板。

4 型孔隙：不规则、空腔表面有破坏，骨结构紊乱。可能由许多含有板层骨碎片的孔隙合并形成（图 16-6D 和 E、图 16-8E 和 图 16-13A）。每个孔隙按类型和大小进行评估。为了简单起见，对所测定的孔隙的分类仅限于 1d 型、1s 型、2 型、

3 型和 4 型（表 16-2）。

图 16-7 展示了犬肋骨密质骨的纵切面，经 Tetrachrome 染色后分别在明场显微镜（图 16-7A）和偏光显微镜下（图 16-7B）观察经四环素双标记的次级骨单位。R 表示骨吸收期，RR 表示切割锥中的逆转 - 吸收期，F 表示闭合锥中的部分形成期。图 16-7C 和 D 显示横切面上的骨单位。

图 16-8A 和 C 显示的是纵切面上的一个切割锥，其尖端可见初级破骨细胞，侧壁可见次级破骨细胞；另可见双标记（1d）、单标记（1s）和类骨质（1o）的孔隙，以及与内表面平行（2 型）或不平行（3 型）的板层。图 16-8B 和 D 显示的是在横切面上的一个闭合锥，1 类、2 类和 3 类型孔隙之间在横切面上的闭合锥有着相同的关系。

(3) 评估方法：在明场下放大 20 倍，使用 TP Measure（System Supply，Nagano，Japan）图像

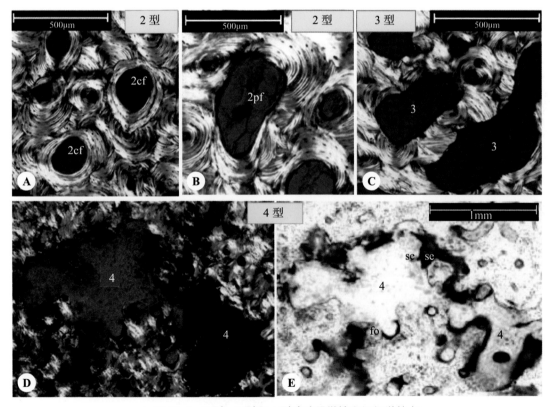

▲ 图 16-6　2 型、3 型和 4 型孔隙显微镜下组织学特点

2 型孔隙位于骨板中并平行于内表面，在整个表面呈环状形态（2cf）（A）或部分环状形态（2pf）（B），其他部分处于重建周期的其他阶段，可能是类骨质表面、侵蚀表面或惰性表面，板层骨出现于标记前，表明骨形成已经完成；3 型位于骨板中且与内表面不平行（C）；4 型内表面不规则，可见破坏的哈弗管、碎骨片（fo）和渗出的染色液（se）（D. 偏光显微镜；E. 亮光显微镜）

荧光标记[a]/类骨质[b]		亚 型	板层骨形态[c]		内表面特征	
分 型			孔隙内表面	板层方向	其他位面	

表 16-2 密质骨内孔隙类型

分 型		亚 型	孔隙内表面	板层方向	其他位面
1d	双标记	1dcf	环状形态	平行	
		1dpf	部分环状形态	部分平行	单标记、侵蚀表面、类骨质表面
1s	单标记	1scf	环状形态	平行	
		1spf	部分环状形态	部分平行	侵蚀表面、类骨质表面
1o	类骨质	1ocf	环状类骨质形态	平行	
		1opf	部分环状类骨质形态	部分平行	侵蚀表面、惰性表面
2	无	2cf	环状形态	平行	
		2df	部分环状形态	部分平行	侵蚀表面、惰性表面
3	无	—	不形成	不平行	
4	无	—	不形成	不规则	

a. 荧光显微镜
b. 使用强光显微镜观察
c. 偏光显微镜

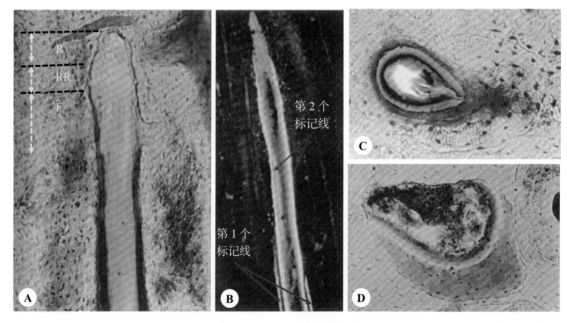

▲ 图 16-7　带有切割锥和闭合锥的次级骨单位

取自代谢正常的犬肋骨次级骨单位，未脱钙骨切片，Tetrachrome 染色，双标记。A. 明场显微镜下次级骨单位的切割锥在纵切面向上推进。R 表示骨吸收期，RR 表示切割锥中的逆转 - 吸收期，F 表示闭合锥的部分形成期。闭合锥中部可见哈弗管，管腔内表面绿色染色区域为骨样组织。B. 荧光显微镜下可见沿闭合锥表面有四环素标记的亮黄条线，图片下部显示 4 条黄线，外侧两条是第 1 个标记线，内侧两条是第 2 个标记线。C. 一个闭合锥的横切面，形成于骨表面并呈环状形态，类骨质呈绿色。D. 次级骨单位的闭合锥，可见部分形成表面及吸收面（经许可转载，引自 Dr.Norimatsu and JOA.）

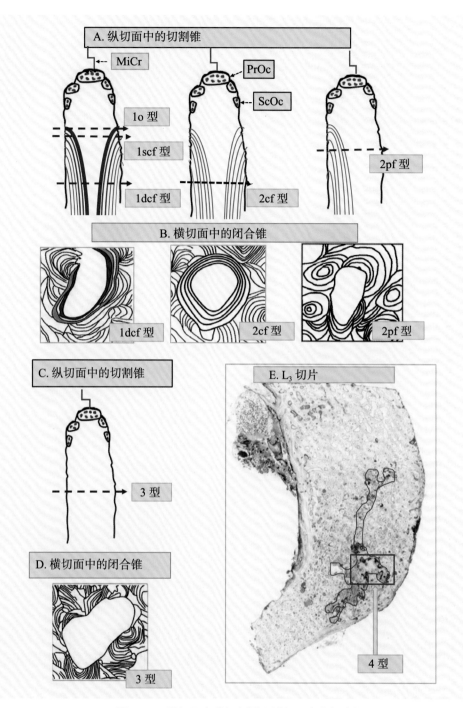

▲ 图 16-8 纵切面中的切割锥和横切面中的闭合锥

骨重建过程包括 5 个时期，即激活期、吸收期、逆转 - 吸收期、形成期和静息期。非典型股骨骨折的发生机制可能是微骨折的累积引发骨重建区域骨组织的激活及骨吸收，破骨细胞首先形成切割锥，骨表面被初级破骨细胞吸收（图中向上），次级破骨细胞沿吸收腔继续破坏并吸收骨组织，吸收区域逐渐加宽。A. 骨纵切面中的切割锥。PrOc. 初级破骨细胞；ScOc. 次级破骨细胞；MiCr. 微裂纹。B. 横切面中的闭合锥。1 型孔隙：切割锥之后是带有类骨样缝和标记的闭合锥，标记或无标记的类骨样缝的数量取决于切面水平，1d 型孔隙被标记 2 次，1s 型孔隙仅被标记 1 次，1o 型孔隙表示闭合锥中的板层骨形成，其中新骨矿化尚未开始；2 型孔隙：切割锥之后是具有板层骨形成的闭合锥，板层的方向平行于孔隙形成的内表面，孔隙分布于整个表面呈环状形态或部分环状形态，其余表面与板层不平行。当在标记前形成停止时，在横切面上可观察到没有标记的板层骨和类骨质。C. 纵切面上切割锥的后面是一个吸收腔，在闭合锥的其余部分未看到成骨。D. 横切面未观察到平行于内表面的板层骨。E. 4 型孔隙由许多大孔隙合并而成，内表面由破坏的骨、间质板组成，含有骨碎片和骨染色的渗出液分析仪在带偏光的荧光显微镜（Olympus BX50，Olympus Corporation，Tokyo，Japan）下对每个孔隙的大小进行组织形态计量学测量，同时，在放大20倍和100倍的偏光显微镜下对每个孔隙进行分类，整合100倍放大后的150～250个视野图，合成偏光显微镜下的截面图。

(4) 内密质骨板层骨评估：为了评估在横向皮层上的形成于密质骨内表面的板层骨，通过测量以下参数并计算相关指标，并采用 ASBMR 委员会定义的标准术语进行描述[28]。在 L_1、L_2 和 L_3 切片中，密质骨内板层骨区域（EcLmB.Ar）、最大密质骨内板层骨厚度［EcLmB.Th（max）］、板层骨第一层与类骨质表面之间的最大距离（图 16-11B）和平均密质骨内板层骨厚度［EcLmB.Th（平均值）］的测量方法为 EcLmB.Ar/EcLmB.S，密质骨内矿物沉积率（EcMAR）计算公式为标记间宽度/标记周期，L_1 切片上密质骨内板层骨的形成周期（FP）通过 EcLmB.Th/EcMAR 进行计算。

（三）有限元分析

参照之前的研究报道进行有限元分析[27]。

（四）统计分析

Ryan 多重比较试验后，对三个切片上的孔隙数量进行卡方检验，以确定 1d、1s、2、3 型孔隙之间的差异。

采用非参数单因素方差分析、Kruskal-Wallis 检验、post hoc 检验、Bonferroni 校正的 Mann-Whitney U 检验对 1d、1s、2、3 型孔隙大小进行比较。这些分析方法也用于比较横向密质骨上不同类型孔隙在每 mm^2 上的孔隙大小。$P < 0.05$ 和 $P < 0.01$ 判定具有统计学意义。所有的统计分析均使用 R 版本 3.6.2（奥地利统计计算基金会）。

四、结果

（一）患者临床转归

术后 2 周开始采用低强度脉冲超声（low-intensity pulsed ultrasonography，LIPUS）[29] 和特立帕肽（20μg/d）治疗[30-32] 以促进骨组织愈合；术后 2 周患者开始适当负重，6 周可正常负重。术后 3 个月取钢板，以防止钢板抑制骨愈合；术后 10 个月截骨部位出现延迟愈合，患者出现急性蛛网膜下腔出血，并在 1 周后死亡。

（二）骨组织计量学[28]

1. 外侧密质骨孔隙测量

4 种类型孔隙的数量如图 16-9 所示。1s 型孔隙数量最少，其次是 1d 型和 2 型孔隙，3 型孔隙最为常见。孔隙数比较有统计学差异。

4 种类型孔隙的大小和数量中位数以点阵图表示（图 16-10）。2 型孔隙中位数最小，3 型孔隙最大。三个截面（L_1、L_2 和 L_3）的孔隙度（TtPo.Ar/B.Ar）为 31.4%。

2. 软骨内成骨

在 L_1 的密质骨内表面观察到的一个板层骨区（EcLm.B）（图 16-11）。该区最大厚度为 848.26μm，矿物沉积率为 0.85μm/d，形成周期约为 1000 天。在皮层内表面的中部有板层中断，用红色的椭圆形线表示。虽然 X 线上可见 L_1 外侧密质骨的骨膜厚度增加（图 16-3D），但显微镜下未观察到骨膜表面存在板层骨（图 16-11C），可能的原因是板层骨在术中被清除以使股骨表面平坦，从而利于钢板固定。图 16-11D 显示原始外侧密质骨和新形成的密质骨之间有明显的边界，图中可见 5 个板层骨突起（黄色三角）位于外侧密质骨吸收处，表明在板层骨形成之前可能就出现 Howship 陷窝。

在新形成的软骨内骨中，约半数存在不规则板层，表明板层间可能有断裂。它们不像扇形黏合线或生长停滞线。约 1/3 板层骨似乎连续不断地形成了更宽区域的骨内表面（图 16-11B 中 4）。

（三）组织形态计量学和有限元分析结果

1. 有限元分析结果[27]

有限元（FEA）彩图可见整个股骨干外侧表面有明显集中的拉伸应力。股骨干内侧密质骨的组合应力（MPS）平均值为 0.16MPa，最大值为

第 16 章　非典型股骨骨折中的骨重建障碍：发病机制综述和病例报道（骨折部位的组织形态计量学分析）

Disturbance of Osteonal Remodeling in Atypical Femoral Fracture: A Short Review of Pathogenesis and a Case Report: Histomorphometric Analysis of Fracture Site

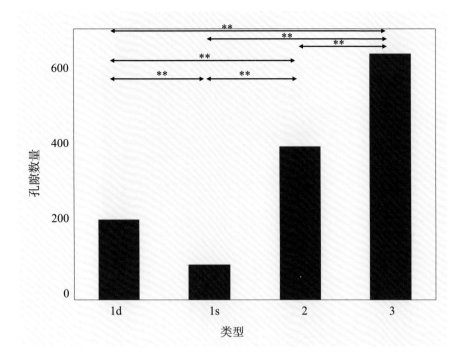

◀ 图 16–9　4 种孔隙的数量

3 个截面上测量的 4 种类型孔隙数量。组间有统计学差异

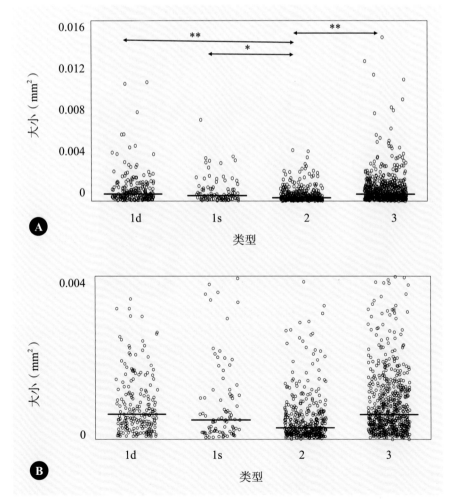

◀ 图 16–10　4 种孔隙的大小和数量

点阵图中显示了孔隙大小和数量的中位值（A. 高标度；B. 低标度）。采用非参数单因素方差分析、Kruskal-Wallis 检验和 post hoc 检验、Bonferroni 校正的 Mann-Whitney U 检验来比较孔隙大小和数量。*$P < 0.05$ 和 **$P < 0.01$ 被认为具有统计学意义

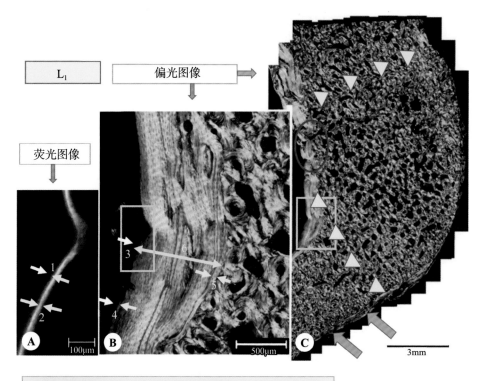

外侧密质骨的原始密质骨与新形成的内密质骨之间的边界

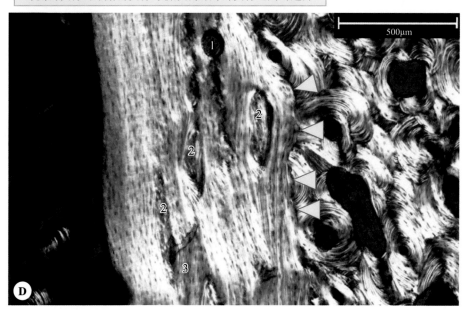

▲ 图 16-11　外侧密质骨的多孔区域和骨内表面的板层骨形成

L_1 切片距透光线约 1mm。A. 荧光图像显示外侧密质骨的内表面与骨髓腔相邻。最明显的是类骨缝（数字 1，深红色，在白箭和黄箭之间），下层是单标的黄色标记（数字 2，在一对黄箭之间）。尽管该标记看起来像单标，但由于切片的厚度（30μm），在显微镜下观察到的是双标记。B. 偏光显微镜下外侧密质骨内表面的放大图像，左侧为密质骨内板层骨，右侧为有增大孔隙的密质骨。数字 3 白箭所指为类骨质面；数字 4 为类骨质缝，在白箭和黄箭之间；数字 5 为第一层板层，与密质骨连接；数字 6 表示密质骨内板层骨的最大厚度（EcLmB.Th），黄色双头箭。数字 5 的第一层在截骨前约 2.7 年形成，数字 4 的类骨缝在矫正截骨时形成。C. 偏光显微镜下放大 100 倍的约 200 个视野的集合图像。黄色三角区域显示外侧密质骨有多处较大的孔隙，围绕中断的板层骨，密质骨内表面以红色椭圆形表示，密质骨下部的骨膜表面以蓝箭表示残余的板层骨。D. 原始的外侧密质骨和新形成的内密质骨之间的边界。图中可见 5 个板层骨骨突起（黄色三角）位于外侧密质骨吸收处，表明在板层骨形成之前可能就出现 Howship 陷窝。板层骨中数字 1 处是圆形的吸收区，数字 2 表示层间断裂，数字 3 表示板层中断

3.52MPa，外侧密质骨的 MPS 平均值为 3.36MPa，最大值为 12.52MPa。因此，与内侧密质骨相比外侧密质骨所受拉伸应力较大（图 16-12）。

2. 组织形态学数据、有限元分析和 CT 结果比较[27]

（1）组织形态学、FEA 和 CT 结果：股骨中段 L_2 切片的明场图像、FEA 图像和 CT 图像的比较见图 16-13。L_2 切片（横向）正好与骨膜和密质骨内肥大区域的 X 线透照线相邻。组织学上未观察到骨膜的骨形成，外侧皮层的上 1/4 区域可见含有破碎的板层骨和碎骨的 4 型孔隙，中间约半数区域内可见许多增大的 1 型、2 型、3 型孔隙，下 1/4 区域可见正常大小的孔隙，4 对蓝箭内区域为密质骨内板层骨（EcLmB）。如图 16-13B 所示，

FEA 图像的红色部分占整个图像的不到一半，但是当图像被限制在与骨切片相同的区域时，大约 3/4 的区域处于拉伸负荷下。股骨中段的 CT 图像也显示了外侧密质骨的厚度。密质骨前部在此部分切片中不可见，因为其位于股骨中轴的边缘，为截骨术和髓内钉固定提供了稳定性。

（2）拉伸力与压缩力下孔隙大小和数量的比较：股骨外侧皮层切片分为 4 个区域，前 3/4 区域对应拉伸区（FEA 图像红色），后 1/4 区域对应压缩区（FEA 图像浅绿色）。每个孔隙的大小和数量除以切片面积（mm^2），比较拉伸面积（Tn.Ar）和压缩面积（Cm.Ar）内每平方毫米孔隙的类型和数量，图中显示拉伸区各孔隙的大小和数量均大于压力区（图 16-14）。

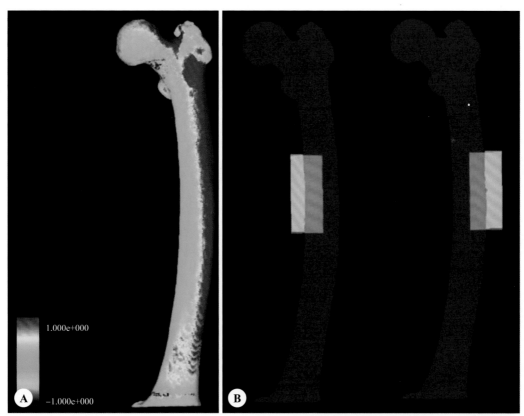

	内侧	外侧
MPS 平均值	0.16Mpa	3.36Mpa
MPS 最大值	3.52Mpa	12.52MPa

▲ 图 16-12　有限元分析（FEA）结果

A. FEA 显示，在患者体重负荷下，股骨干外侧表面有明显集中的拉伸应力（红色）；B. 对股骨干中段 70mm 段进行数据提取，分析最大 / 最小组合应力（MPS）的平均值，外侧密质骨的 MPS 高于内侧密质骨

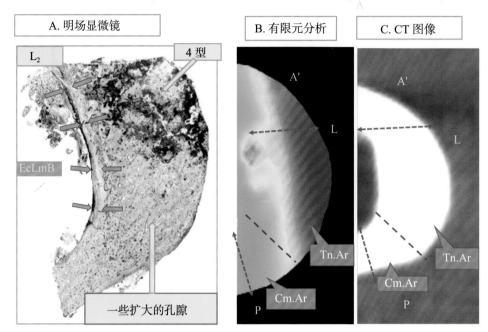

▲ 图 16–13　外侧密质骨的三幅图像对比

A. X 线上靠近透射线的 L_2 切片（横向）的明场图像，可见骨膜和密质骨内膜肥大。组织学上未观察到骨外膜上的骨形成。外侧密质骨的上 1/4 区域可见 4 型孔隙，含有破碎的板层骨和碎骨，中间约半数区域内可见许多增大的 1 型、2 型、3 型孔隙，下 1/4 区域可见正常大小的孔隙，4 对蓝箭内区域为密质骨内板层骨（EcLmB）。B. 有限元分析图像的红色部分占整个图像的不到一半，但是当图像被限制在与骨切片相同的区域时，大约 3/4 的区域处于拉伸负荷下。股骨中段的 CT 图像也显示了外侧密质骨的厚度。密质骨前部在此部分切片中不可见，因为其位于股骨中轴的边缘，为截骨术和髓内钉固定提供稳定性。C. 股骨中轴 CT 图像。A'. 前部；P. 后部；L. 外侧；Cm.Ar. 压缩面积；Tn.Ar. 拉伸面积

五、讨论

近年来我们已深入了解了次级骨单位的起始与结构及密质骨重建的过程[33-38]，这里我们将对组织形态计量学所见的外侧密质骨多发孔隙和在骨重建周期中可能存在的骨形成障碍进行深入讨论。

(1) 微骨折及靶向重建：密质骨重建开始阶段，力学负荷产生的微损伤被位于切割锥顶端的初级破骨细胞靶向吸收，骨吸收陷窝以 40～50μm/d 的速度纵向推进[39-41]。Mashiba 等的研究发现，抑制上述过程会导致骨微损伤累积，最终出现密质骨韧性降低[42]。

(2) 存在逆转 - 吸收期：在初始吸收期切割锥经过纵向延伸后，Delaisse 研究小组[43-47] 提出了一个逆转 - 吸收期（reverse-resorptive，Rv-Rs），其中逆转细胞和破骨细胞出现在切割锥通道部分的壁上。这些次级破骨细胞在拓宽切割锥上扮演了重要作用。Lassen 等[46] 对 9 例患者股骨和 10 例患者腓骨的切割锥研究发现，骨基质会经历多次骨吸收期及逆转期，逆转细胞 / 骨祖细胞被不断募集，骨祖细胞数量随逆转 - 吸收表面积扩大不断增加，在骨形成初期每毫米至少达 39 个细胞，该值与逆转 - 吸收表面的长度无关；该研究表明，骨形成的启动取决于细胞密度，到达逆转 - 吸收期的时长取决于骨祖细胞达到细胞密度阈值的速度，当达到该阈值时，骨形成开始且骨吸收停止，因此，骨祖细胞募集速度越慢，骨降解程度越严重。基于该模型的假说认为，逆转细胞 / 骨祖细胞募集的速度是降低骨吸收程度的重要因素。

(3) 逆转 - 吸收期的广泛变异性：在本病例的骨重建期外侧密质骨经过初期和二次骨吸收期造

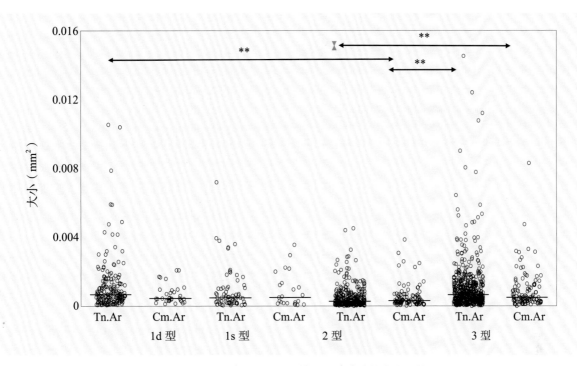

▲ 图 16-14　比较拉伸区和压缩区 4 种孔隙的大小和数量

股骨外侧密质骨切片分为 4 个区域，前 3/4 区域对应拉伸区（FEA 图像红色），后 1/4 区域对应压缩（有限元分析图像浅绿色）。每个孔隙的大小和数量除以切片面积（mm²），比较拉伸面积（Tn.Ar）和压缩面积（Cm.Ar）内每平方毫米孔隙的类型和数量。采用非参数单因素方差分析、Kruskal-Wallis 检验和 post hoc 检验、Bonferroni 校正的 Mann-Whitney U 检验比较外侧密质骨上每平方毫米面积上 1d 型、1s 型、2 型和 3 型孔隙的孔径大小。*P < 0.05 和 **P < 0.01 被认为具有统计学意义

成的骨量丢失程度尚不清楚，可以明确的是，次级破骨细胞在增加孔隙的大小中发挥了重要作用。Lassen 等[46] 的研究也报道测量的基本多细胞单元中 RvRs 区域的绝对长度存在广泛变异性，表明在初始骨吸收期之后，开始骨形成的时间延迟存在很大差异（RvRs 长度的最小和最大差异可达 5 倍），RvRs 表面越长，切割锥的直径越大。Norimatsu[39] 对 298 例杂交犬前后肢管状骨和肋骨的切割锥进行了研究，也发现纵向骨吸收线性比率与骨直径高度相关（r=0.48～0.90，P<0.001～0.002）[39, 41]。这种相关性表明破骨细胞在 RvRs 表面暴露的时间越长，骨丢失越多。骨形成初期成骨细胞密度与不同切割锥的 RvRs 长度无关[46]。本例中外侧密质骨孔隙大小也存在较大变异。

（4）连续骨形成期：双膦酸盐同时对骨吸收及骨形成具有较强的抑制作用，而骨形成的减少通常被认为是保证骨重建期骨吸收与骨形成稳态的

一种机制。Jensen 等通过形态计量学分析提出了另一种机制，双膦酸盐阻碍了骨祖细胞在侵蚀表面的募集，而骨祖细胞募集是启动骨形成的必要条件，因此，双膦酸盐可以对骨形成的启动产生影响并很大程度上降低了成骨活性，使成骨面积小于骨吸收面积[47]。

本例中，虽然在 L₁ 切片观察到外侧密质骨孔隙增大，但仍可见双标或单标的板层骨（1d 型和 1s 型孔隙）形成（图 16-5）。1 型孔隙的体积普遍较大，其内可见数量众多的小孔隙（图 16-10A 和 B），虽 1d 型和 1s 型孔隙的体积可以是中等大小孔隙体积的 6～7 倍，但仍然保持着成骨能力，这也证明了"一旦达到逆转细胞 / 骨祖细胞密度的阈值，骨形成启动，骨吸收停止"这一理论[46]；2 型孔隙不但在具有与骨形成平行的板层，而且一些孔仅在内表面的一部分上形成，其余部分为惰性表面（图 16-4），表明孔隙局部的逆转细胞 / 骨

祖细胞密度不同，而板层并未观察到四环素标记，表明在标记前骨形成已停止；3 型孔隙内表面无板层骨形成，可能的原因是当次级破骨细胞寿命较长或被连续募集时，孔隙可持续增宽，但如果次级破骨细胞未被成功募集，则孔隙不再进一步扩大，同时也不会有连续的骨形成（图 16-4）。

骨形成开始后骨单位呈放射状生长，环状闭合形成哈弗管。1d 型孔隙骨矿化率正常，但不会形成正常大小的哈弗管。基于对 20—70 岁患者肋骨横截面积和 80 岁女性患者股骨骨单位大小的研究，哈弗管的横截面积约为次级骨单位横截面积的 10%，孔隙明显大于哈弗管，可能是由于破骨与成骨偶联不全及募集的骨祖细胞密度低有关[48, 49]。

本例非典型股骨骨折患者的治疗选择了特立帕肽，是由于特立帕肽可有效减少骨质疏松症患者骨组织微损伤的累积[50]，此作用与特立帕肽可增加前成骨细胞谱系细胞数量，促进成骨细胞分化并抑制前成骨细胞向脂肪细胞分化有关[51]。

（5）孔隙的发展与融合：用于治疗骨质疏松症的双膦酸盐可降低破骨细胞功能，导致微损伤累积[42]，股骨骨强度下降，从而发生非典型股骨骨折[6]。在这种情况下，微损伤可定向重建发展成为具有较大变异的大孔隙。尽管在 1 型孔隙活检时仍形成板层骨，但在 2 型孔隙中骨组织形成数量不足，在 3 型孔隙中未发生骨形成。表明逆转 - 吸收期后骨吸收与骨形成偶联情况从有到无各不相同。L_2 和 L_3 切片之间的透射骨折线显示了一个发生孔隙融合的区域，导致大的 4 型孔隙含有破坏的层状结构碎片和碎屑。

（6）骨膜及密质骨内板层骨形成：板层骨形成于骨重建期。在内密质骨丢失附近及外侧密质骨折线处，4 型孔隙聚集在轴的狭窄部分，可能会引起骨强度降低，从而导致骨膜和密质骨内板层骨的代偿性形成至少在骨折发生 3 年前就已开始，这仍然是被低估的。X 线可观察到横向透射线部位骨膜和密质骨内表面增厚，原外侧密质骨

和新形成板层骨之间有清晰的边界，可能是黏合线[52, 53]。在这种情况下，骨内膜处板层骨的形成似乎是基于塑建的骨形成，开始于外侧密质骨的吸收，而不是基于骨重建的骨形成。

有关 AFF 骨折部位骨组织形态计量学的研究报道较少。Jamal 等[17]通过四环素双标记证实骨折部位附近存在骨形成。Schilcher 等[19]报道了 8 例 AFF 的组织学分析，发现在骨纵切面沿骨折线广泛存在骨吸收腔道。Oh 等[24]也评估了局部生物活性，并证实确实有许多扩大的吸收腔。

这些与我们的研究结果一致。我们既往关于股骨干拉伸应力的研究表明内、外侧密质骨之间最大主应力存在显著差异[27]。此外，经比较骨横向切片与骨纵向的 CT 图像和 FEM 图像，发现 4 型孔隙多集中在股骨外侧密质骨拉伸应力集中的部位（图 16-13）。患者高龄和 25- 羟维生素 D 水平较低（表 16-1）可能在严重的股骨弯曲中发挥了一定作用[54]。

根据组织学、FEA 和 CT 图像，我们对本例 AFF 的发生发展提出如下假说（图 16-15）：弯曲股骨产生的拉伸应力延长了次级破骨细胞的骨吸收过程，导致孔隙增大，由于骨重建过程中成骨与破骨偶联不完全或缺失导致骨形成小于骨吸收，不足以填补吸收空腔，多个大的孔隙逐渐合并使微骨折进一步发展，最终出现骨折。

双膦酸盐对骨重建的抑制作用使微损伤累积[42]。靶向骨重建开始后初级破骨细胞在微损伤处进行骨吸收，外侧密质骨局部拉伸应力的增大（图 16-12）使骨重建的逆转 - 吸收期延长，次级破骨细胞的切割锥作用导致孔隙直径增加（图 16-5），随后 BMU 开始骨形成，出现可标记的板层骨（1 型孔隙，图 16-4）。1 型孔隙存在板层骨表明骨丢失量可能较小，部分 BMU 的作用使骨形成大于骨吸收，但停止于标记前的形成期。随病情进展，孔隙内表面进入不活跃状态（2 型孔隙，图 16-6A 和 B）。部分 BMU 开始骨吸收，但尚未进行到开始骨形成，因此形成的骨量少于吸收的

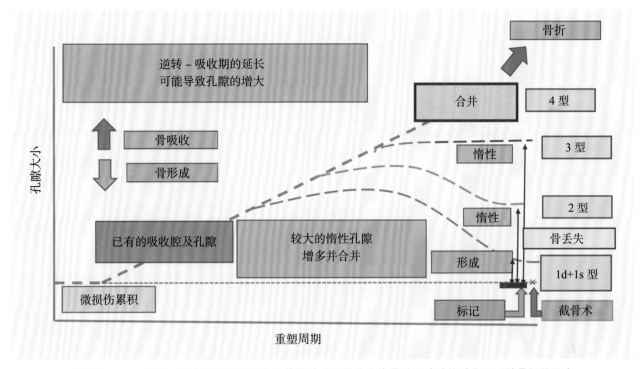

▲ 图 16-15　逆转 - 吸收期的延长及大的惰性孔隙的聚集也许导致了孔隙的融合及后续骨折的发生

根据组织学、有限元分析和 CT 图像，我们对本例非典型股骨骨折的发生发展提出如下假说：骨微损伤的累积启动骨吸收，在已有的吸收腔及孔隙内的骨重塑区发挥切割锥作用；外侧密质骨特殊的生物力学环境使逆转 - 吸收期延长从而孔隙增大；随后基本多细胞单元（BMU）开始骨形成，出现可标记的板层骨（1 型孔隙），部分 BMU 的作用已使骨形成大于骨吸收，但停止于标记前的形成期；随着病情进展，孔隙内表面进入不活跃状态，既不会骨吸收也不会骨形成（2 型孔隙），部分 BMU 开始骨吸收，但尚未进行到开始骨形成；继续发展，孔隙内表面变为惰性状态（3 型孔隙）。各类 BMU 的作用使骨吸收增加，但未形成足够的新骨以取代丢失骨，其结果就是外侧密质骨的大部分 BMU 变成既无活跃骨吸收也无活跃骨形成的惰性孔隙，这些惰性孔隙可合并进而扩大并引发随后的骨折

骨量。继续发展，孔隙内表面变为惰性状态（3 型孔隙，图 16-6C）。逆转 - 吸收期后内表面的惰性状态使 3 型孔隙的骨丢失最为严重（图 16-9，图 16-10A 和 B）。各类 BMU 的作用使骨吸收增加，但未形成足够的新骨以取代丢失骨，其结果就是外侧密质骨的大部分 BMU 变成既无活跃骨吸收也无活跃骨形成的惰性孔隙，这些惰性孔隙可合并进而扩大（4 型孔隙，图 16-6D 和 E，图 16-8E，图 16-11C，图 16-13A）。密质骨拉伸张力区孔隙的数量多，面积大，合并后可达 1cm（图 16-14 和图 16-3C），多位于约 1mm 厚的外侧密质骨并导致随后的骨折。尽管患者骨折前 5 年开始使用双膦酸盐，但术中可见前 3 年外侧密质骨孔隙即开始增大（图 16-11）。

本研究有一定的局限性。其一，只是个案研

究。在临床治疗 AFF 时仅采用髓内钉固定且很难收集邻近骨折部位的密质骨；其二，由于该患者死亡，骨折的临床病程并不明确。

结论

在 AFF 的发生与发展中，骨骼局部大孔隙的存在表明次级破骨细胞骨吸收过程延长，与骨形成完全或部分失偶联；孔隙不断增加与合并，在股骨外侧密质骨拉伸应力作用下导致 AFF 的发生。

伦理：本研究获得了第二作者所在机构的机构审查委员会的批准。我们的研究按照赫尔辛基宣言中规定的原则开展，并获得了患者的知情同意。我们对患者的报道是完全匿名的，以保护患者的隐私和尊严。

参考文献

[1] Odvina CV, Zerwekh JE, Rao DS, et al. Severely suppressed bone turnover: a potential complication of alendronate therapy. J Clin Endocrinol Metab. 2005;90:1294–301.

[2] Starr J, Tay YKD, Shane E. Current understanding of epidemiology, pathophysiology, and management of atypical femur fractures. Rev Curr Osteoporos Rep. 2018;16:519–29.

[3] Neviaser AS, Lane JM, Lenart BA, et al. Low-energy femoral shaft fractures associated with alendronate use. J Orthop Trauma. 2008;22:346–50.

[4] Yang SP, Kim TW, Boland PJ, et al. Retrospective review of atypical femoral fracture in metastatic bone disease patients receiving Denosumab therapy. Oncologist. 2017;22(4):438–44.

[5] Shane E, Burr D, Ebeling PR, et al. Atypical subtrochanteric and diaphyseal femoral fractures: report of a task force of the American Society for Bone and Mineral Research. J Bone Miner Res. 2010;25:2267–94.

[6] Shane E, Burr D, Abrahamsen B, et al. Atypical subtrochanteric and diaphyseal femoral fractures: second report of a task force of the American Society for Bone and Mineral Research. J Bone Miner Res. 2014;29:1–24.

[7] Larsen MS, Schmal H. The enigma of atypical femoral fracture: a summary of current knowledge. EFORT OPEN Rev. 2018;3(9):494–500.

[8] Kwek EB, Goh SK, Koh JS, et al. An emerging pattern of subtrochanteric stress fractures: a long-term complication of alendronate therapy? Injury. 2008;39:224–31.

[9] Lenart BA, Neviaser AS, Lyman S, et al. Association of low energy femoral fractures with prolonged bisphosphonate use: a case control study. Osteoporos Int. 2009;20:1353–62.

[10] Mohan PC, Howe TS, Koh JS, et al. Radiographic features of multifocal endosteal thickening of the femur in patients on long term bisphosphonate therapy. Eur Radiol. 2013;23:222–7.

[11] Sato H, Kondo N, Wada, et al. The cumulative incidence of and risk factor for latent beaking in patients with autoimmune diseases taking long-term glucocorticoids and bisphosphonates. Osteoporos Int. 2016;27(3):1217–25. https://doi.org/10.1007/s00198–015– 382–9.

[12] Hagino H, Endo N, Yamamoto T, et al. Treatment status and radiographic features of patients with atypical femoral fracture. J Orthop Sci. 2018;23(2):316–20.

[13] Kumar G, Dhamangaonkar AC. Bisphosphonate associate femoral stress fracture distal to an orthopaedic implant: they are predictable ! Case reports. J Cli Orthop Trauma. 2019(Suppl. 1):S112–4.

[14] Tan J, Sano H, Poole K. Antiresorptive-associated spontaneous fractures of both tibiae, followed by an atypical femur fracture during the sequential treatment with alendronate, denosumab then teriparatide. BMJ Case Rep. 2019;12(7):e229366. https://doi.org/10.1136/ bcr-2019– 229366

[15] Somford MP, Draijer FW, Thomassen BJ, et al. Bilateral fractures of the femur diaphysis in a patient with rheumatoid arthritis on long-term treatment with alendronate: clues to the mechanism of increased bone fragility. J Bone Miner Res. 2009;24(10):1736–40.

[16] Aspenberg P, Schilcher J, Fahlgren A. Histology of an undisplaced femoral fatigue fracture in association with bisphosphonate treatment. Acta Orthop. 2010;81(4):460–2.

[17] Jamal SA, Dion N, Ste-Marie LG. Atypical femoral fractures and bone turnover. N Engl J Med. 2011;365:1261–2.

[18] Kajino Y, Kabata T, Watanabe K, et al. Histological finding of atypical subtrochanteric fracture after long-term alendronate therapy. J Orthop Sci. 2011;17(3):313–8.

[19] Schilcher J, Sandberg O, Isaksson H, et al. Histology of 8 atypical femoral fractures remodeling but no healing. Acta Orthop. 2014;85(3):280–6.

[20] Schilcher J: Personal communication.

[21] Kondo N, Fukuhara T, Watanabe Y, et al. Bone formation parameters of the biopsied ilium differ between subtrochanteric and diaphyseal atypical femoral fractures in bisphosphonate-treated patients. Tohoku J Exp Med. 2017;243(4):247–54.

[22] Oh Y, Wakabayashi Y, Kurosa Y, et al. Potential pathogenic mechanism for stress fractures of the bowed femoral shaft in the elderly: mechanical analysis by the CT based finite element method. Injury. 2014;45:1764–71.

[23] Oh Y, Fujita K, Wakabayashi Y, et al. Location of atypical femoral fracture can be determined by tensile stress distribution influenced by femoral bowing and neck shaft angle: a CT-based nonlinear finite element analysis model for the assessment of femoral shaft loading stress. Injury. 2017;48:2736–43.

[24] Oh Y, Yamamoto K, Hashimoto J, et al. Biological activity is not suppressed in mid-shaft stress fracture of the bowed femoral shaft unlike in "typical" atypical subtrochanteric femoral fracture: a proposed theory of atypical femoral fracture subtypes. Bone. 2020;137:115453. https:// doi.org/10.1016/j.bone.2020.115453.

[25] Villanueva AR, Lundin KD. A versatile new mineralized bone stain for simultaneous assessment of tetracycline and osteoid seams. Stain Technol. 1989;64:129–38.

[26] Villanueva AR. Preparation and staining of mineralized sections of bone. In: Takahashi HE, editor. Handbook of bone morphometry. 2nd ed. Niigata: Nishimura Publisher; 1997. p. 27–40.

[27] Hirano F, Okuma KF, Zenke Y, et al. Disturbance of osteonal bone remodeling and high tensile stresses on the lateral cortex in atypical femoral fracture after long-term treatment with risedronate and alfacalcidol for osteoporosis. Bone Rep. 2021;101091 https://doi.org/10.1016/j. bonr.2021.101091.

[28] Dempster DW, Compston JE, Drezner MK, et al. Standardized nomenclature, symbols, and units for bone Histomorphometry: a 2012 update of the report of the ASBMR Histomorphometry nomenclature committee. J Bone Miner Res. 2013;28(1):1–16. https://doi.org/10.1002/jbmr.1805.

[29] Lou S, Lv H, Li Z, et al. The effects of low-intensity pulsed ultrasound on fresh fracture: a meta-analysis. Medicine (Baltimore). 2017;96(39):e8181.

[30] Greenspan SL, Vujevich K, Britton C, et al. Teriparatide for treatment of patients with bisphosphonate-associated atypical fracture of the femur. Randomized controlled trial. Osteoporos Int. 2018;29(2):501–6.

[31] Kendle DL, Marin F, Zerbini CAF, et al. Effects of teriparatide and risedronate on new fractures in post-menopausal women with severe osteoporosis (VERO): a multicentre, double-blind, double-dummy, randomised controlled trial. Lancet. 2018391(10117):230–40. https://doi.org/10.1016/S0140–6736(17)32137–2

[32] Tuchie H, Miyakoshi N, Iba K, et al. The effects of teriparatide on acceleration of bone healing following atypical femoral fracture: comparison between daily and weekly administration. Osteoporos Int. 2018;29(12):2659–65.

[33] Frost HM. Presence of microscopic cracks in vivo in bone. Henry Ford Hosp Med Bull. 1960;8(1):25–35.

[34] Mori S, Burr DB. Increased intracortical remodeling following fatigue damage. Bone. 1993;14:103–9.

[35] Burr DB, Forwood MR, Fyhrie DP, et al. Bone microdamage and skeletal fragility in osteoporotic and stress fractures. J Bone Miner Res. 1997;12(1):6–15.

[36] Parfitt AM. Targeted and nontargeted bone remodeling: relationship to basic multicellular unit origination and progression. Bone. 2002;30(1):5–7.

第 16 章　非典型股骨骨折中的骨重建障碍：发病机制综述和病例报道（骨折部位的组织形态计量学分析）

Disturbance of Osteonal Remodeling in Atypical Femoral Fracture: A Short Review of Pathogenesis and a Case Report: Histomorphometric Analysis of Fracture Site

[37] Diab T, Vashishth D. Morphology, localization and accumulation of in vivo microdamage in human cortical bone. Bone. 2007;40(3):612–8.

[38] Harrison KD, Cooper DM. Modalities for visualization of cortical bone remodeling: the past, present and future. Front Endocrinol. 2015;6:122. https://doi.org/10.3389/fendo.2015.00122

[39] Norimatsu H. A linear rate of longitudinal resorption, and number and surface area of actively forming secondary osteons in the cortical bone. J Jap Orthop Ass. 1971;45:415.

[40] Jaworski ZF, Lok E. The rate of osteoclastic bone erosion in Haversian remodeling sites of adult dog's rib. Calcif Tiss Res. 1972;10:103–12.

[41] Takahashi H, Norimatsu H. The longitudinal and transverse rate of resorption of the Haversian systems in canine bone. In: Proceedings of the first workshop on bone morphometry. Jaworski ZFG (ed). Univ Ottawa Press, 1976; 143–147.

[42] Mashiba T, Hirano T, Turner CH, et al. Suppressed bone turnover by bisphosphonates increases microdamage accumulation and reduces some biomechanical properties in dog rib. J Bone Miner Res. 2000;15(4):613–20. https://doi.org/10.1359/jbmr.2000.15.4.613.

[43] Delaisse JM. The reversal phase of the bone remodeling cycle: cellular prerequisites for coupling resorption and formation. Bonekey Rep. 2014 (review).

[44] Andersen TL, Abdelgawad ME, Kristensen HB, et al. Understanding coupling between bone resorption and formation: are reversal cells the missing link? Am J Pathol. 2013;183(1):235–46. https://doi.org/10.1016/j.ajpath.2013.03.006.

[45] Abdelgawad HE, Delaisse JM, Hinge M, et al. Early reversal cells in adult human bone remodeling: osteoblastic nature, catabolic functions and interactions with osteoclasts. Histochem Cell Biol. 2016;145(6):603–15. https://doi.org/10.1007/s00418–016– 1414– y

[46] Lassen NE, Andersen TL, Ploen GG, et al. Coupling of bone resorption and formation in real time: new knowledge gained from human Haversian BMUs. J Bone Miner Res. 2017:1–11. https://doi.org/10.1002/jbmr.3091.

[47] Jensen PR, Andersen TL, Chavassieux P, et al. Bisphosphonates impair the onset of bone formation at remodeling sites. Bone. 2021;145: 115850. https://doi.org/10.1016/j.bone.2021.115850.

[48] Landeros O, Frost HM. The cross section size of the osteon. Henry Ford Hosp Med Bull. 1964;12:517–25.

[49] Yamamoto K, Okuno M, Nakamura T, et al. Deterioration of microstructure in compact bone associated with femoral neck fracture–morphometric analysis of contact microradiographs (CMRs). J Jpn Osteoporos Soc. 2018;4:323–32 (Japanese).

[50] Dobnig H, Stepan JJ, Burr DB, et al. Teriparatide reduces bone microdamage accumulation in postmenopausal women previously treated with alendronate. J Bone Miner Res. 2009;24(12):1998–2006.

[51] Balani DH, Ono N, Kronenberg HM. Parathyroid hormone regulates fates of murine preosteoblast precursors in vivo. J Clin Invest. 2017;127(9):3327–38. https://doi.org/10.1172/ JCI91699.

[52] Skedros JG, Holmes JL, Vajda EG, et al. Cement lines of secondary osteons in human bone are not mineral-deficient: new data in a historical perspective. Anat Rec A Discov Mol Cell Evol Biol. 2005;286(1):781–803. https://doi.org/10.1002/ar.a.20214

[53] Okada H, Tamamura R, Kanno T, et al. Ultrastructure of cement lines. J Hard Tissue Biol. 2013;22(4):445–50. https://doi.org/10.2485/ jhtb.22.445

[54] Tsuchie H, Miyakoshi N, Kasukawa Y, et al. Factors related to curved femur in elderly Japanese women. Ups J Med Sci. 2016;121(3):170–3. https://doi.org/10.1080/03009734.2016.1185200.

第五篇　代谢性和全身性骨骼疾病
Metabolic and Systemic Skeletal Disorders

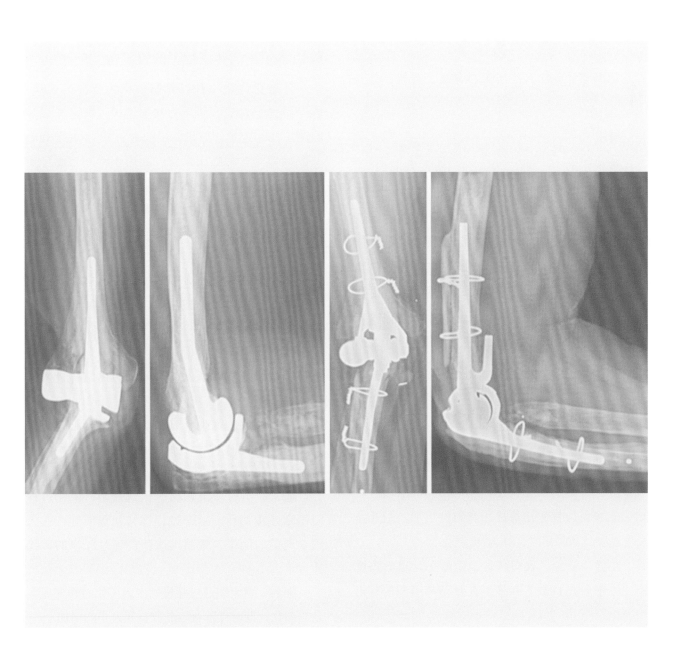

第 17 章　维生素 D 缺乏导致骨矿化障碍的骨组织形态计量学分析

Mineralization Impairment Due to Vitamin D Deficiency in Bone Histomorphometry

Noriaki Yamamoto　Yoshinori Takahashi　Taketoshi Shimakura　Hideaki E.Takahashi　著

陈柏龄　林　华　译

关键词

组织形态计量学，维生素 D 缺乏，矿化，骨软化

概述

维生素 D 是一种广为人知的重要营养激素，调节全身及骨骼中的钙、磷代谢[1]。

1, 25- 二羟基维生素 D [1, 25(OH)D$_2$] 是维生素 D 的活化形式，能增强肠道钙的吸收和肾脏钙的重吸收，可调控骨矿化的进程[2]。人体血清中维生素 D 水平除了与骨质疏松症有关外，近期研究报道还与全身健康状况，包括癌症、免疫功能、神经系统、心血管健康和糖尿病等相关[3]。研究显示，作为维生素 D 检测指标的血清 25- 羟基维生素 D（25OHD）对人体生理功能有重要作用[4]。

在维持钙平衡代谢中，若缺乏维生素 D 会诱发继发性甲状旁腺功能亢进和损害骨矿化，在临床上被认为是引发骨软化症或佝偻病的病因。骨软化症表现为骨矿化紊乱伴骨脆性增加。当儿童发生这种代谢障碍时，称为佝偻病。

在这一章中，我们从骨组织形态计量学角度阐述了维生素 D 缺乏和维生素 D 治疗引起的骨组织变化。

一、应用骨组织形态计量学方法评估类骨质累积和四环素标记的骨矿化

骨软化症是一种以骨骼软化为特征的疾病，能导致骨骼疼痛、肌无力和骨裂[5]。双能 X 线吸收测定法、定量计算机断层扫描、外周 QCT 和磁共振成像等各种临床设备广泛用于诊断检测骨质疏松症、脆性骨折和代谢性骨病。但上述方法无法检测分析骨组织细胞活性和骨代谢动力学。此外，DXA 不能区分矿化骨与类骨质，应用上述检查无法进行骨软化症的鉴别诊断[6]。

在临床实践中，对于未脱钙骨标本，只有髂骨骨组织形态计量学方法可以识别类骨质带。它可以为受损的骨矿化过程提供有价值的诊断信息，因为四环素标记（活检前）可评估骨形成的时间过程。在骨形成活跃区，四环素与钙结合进入矿化带[7]。

在骨形成过程中，成骨细胞首先分泌类骨质基质，在一定时间后开始矿化，这被称为矿化迟滞时间（mineralization lag time，Mlt）。

通常，类骨质沉积后矿化就开始，矿化过程以恒定速度进行。这个过程称为初级矿化。在大约 3 周的时间里，骨骼迅速获得超过一半的矿物质含量[8]。

随后，骨组织通过缓慢的次级矿化过程完成剩余的矿化，同时伴随有结晶数量和大小的增加[9]。

骨组织形态计量学通过多次染色，在显微镜下可区分未脱钙骨样品的类骨质（未矿化骨）和矿化骨，使我们能够分别定量评估类骨质和矿化骨[10]。

为了准确评估类骨质基质，新潟骨科学研究所使用 Villanueva 骨染色技术在甲醛丙烯酸甲酯中嵌入的未脱钙骨切片上同时展示了类骨质带和四环素荧光[11]。

Villanueva 骨染色由碱性品红、固绿、永固橘黄 G 和天青蓝 II 组成[12]。染色的类骨质带在正常光线下呈紫红色，在荧光下呈红色。矿化骨基质在正常光线下呈微橙色，荧光下呈绿色（图 17–1）。

类骨质厚度（O.Th）、类骨质体积 / 骨体积（OV/BV）和类骨质表面 / 骨表面（OS/BS）用于定量评估矿化障碍[13]。这些指标在骨矿化障碍时常常会增高。

其他还有一些评估矿化的重要参数，如矿化沉积率、矿化表面（MS/BS）和 Mlt，可以通过四环素标记的骨表面及四环素双标记之间的间隙进行计算[14]。

在骨软化症的组织学诊断中，O.Th 的增加和 Mlt 的延长是评定骨矿化受损的重要指标[15]。

骨软化症导致的骨脆性增加比骨质疏松症少见，在临床中有时会被忽视。维生素 D 缺乏引起的组织学特征的早期变化是由继发性甲状旁腺功能亢进引发高骨转换和密质骨加速丢失导致的[16]。

Parftt 依据组织形态计量学将维生素 D 缺乏导致的骨骼异常，即维生素 D 缺乏性骨病（hypovitaminosis D osteopathy，HVO）分为 4 个阶段[17]。

最轻症 HVO（HVO-Ia）是继发性甲状旁腺功能亢进症，其特征是由于血清甲状旁腺激素升高而导致骨转换增加。在 HVO-Ia 阶段，骨重建过程正常矿化而没有明显的组织学改变[18]。

在下一阶段（HVO-Ib），虽然存在轻度骨矿化受损，但骨重建仍正常。这个阶段中，骨形成率略有下降，而类骨质参数略有增加。同时，骨小梁类骨质表面增加，但厚度在正常范围内（通常＜12.5μm）。

HVO-Ia 和 HVO-Ib 两个阶段被称为前骨软化症，与 PTH 水平升高引起的骨量减少有关。

HVO-II 和 HVO-III 被认为是骨软化症的终末阶段，骨重建过程中骨矿化不完全。HVO-II 阶段，类骨质的矿化延迟（Mlt 增加），只有最早形成的基质能最终矿化。在 HVO-III 阶段，基质则没有矿化。

骨软化症（HVO-II 和 HVO-III）的组织形态学特征包括 O.Th 增加，Mlt 延长。

HVO-II 和 HVO-III 阶段依据四环素标记进行分类：HVO-II 阶段存在双四环素标记而无临床和实验室特征变化；HVO-III 阶段，双四环素标记不存在而有临床和实验室特征变化。

HVO-I 阶段仅与 OS/BS 的增加有关，在该阶段 O.Th 和 Mlt 保持在正常范围内。随着骨软化症的进展，其组织学诊断标准（HVO-II 和 HVO-III）包括 O.Th（≥12.5μm）和 Mlt（≥100 天）。仅当 OS/BS 在 O.Th 增加之前超过 70% 时，O.Th 才会增加[19]。

Parftt 倡导的"矿化指数"的概念，是一种诊断骨软化症的方法[20]。

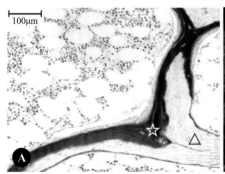
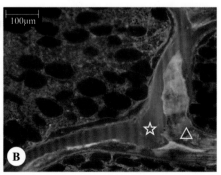

◀ 图 17–1　经 Villanuev 染色后的未脱钙的髂骨切片
类骨质带（☆）在骨小梁（△）中更厚更宽。A. 明场图像，B. 荧光图像。类骨质带在荧光下呈红色，在明场下呈紫色

二、骨组织和血清 25(OH)D 充足时的骨形态测量

维生素 D 在维持人体钙平衡中起主要生理作用。血清 25(OH)D 是评估维生素 D 水平的最佳指标[21]。

在欧洲国家，一项对 675 名患者的髂嵴活检组织学研究发现，36.15% 患者的 OS/BS 超过 20%，25.63% 患者 OV/BV 超过 2%。骨重建时，正常骨矿化过程中 OV/BV 大于 2% 被定义为病理矿化状态。有研究认为，血清 25(OH)D 水平需要 >30ng/ml 才能维持骨骼健康[22]。

与冬季相比，夏季血清 25(OH)D 水平较高[23]。此外，髂骨活检结果显示在冬季 O.Th 和 Mlt 数值显著升高[24]。表明矿化的季节性变化与血清 25(OH)D 呈负相关，而与 1,25(OH)$_2$D 无关。其他研究发现，绝经后女性的 OS/BS 和 OV/BV 高于绝经前女性[25]。

通常，骨软化症的临床症状常在严重缺乏维生素 D 时出现。通常在血清 25(OH)D 水平降至 10ng/ml 以下时发生[26]。

三、服用活性维生素 D 对骨骼的影响

在动物实验研究中，服用活性维生素 D 可降低骨转换[27]。

已有相关的研究探究阿法骨化醇（大鼠实验）[28] 和艾地骨化醇（猴实验）[29] 对骨形成的影响，但关于维生素 D（基于人体髂嵴活检的分析）对骨形成影响的研究还未见详细报道。

在大鼠体内的组织形态学研究已证实阿法骨化醇和艾地骨化醇存在独特的骨形成机制，即所谓的骨芽和微小骨塑建机制[30, 31]。

Hikata 在临床观察到，脊柱手术中使用艾地骨化醇和双膦酸盐，椎体棘突出现骨小梁的微小骨塑建[32]。

这些发现表明，维生素 D$_3$ 类似物可能刺激动物和人类骨骼局灶性骨形成（微小骨塑建），但需要在人髂骨进行骨组织形态学研究以进一步阐明维生素 D$_3$ 类似物的作用。

四、骨组织形态学诊断佝偻病和骨软化症

导致佝偻病和骨软化症的病因有多种，可分为先天性、营养性、胃肠道性、肾脏性、肿瘤相关和药物不良反应（表 17-1）。营养性维生素 D 缺乏是骨软化症最常见的病因。

骨软化症的诊断主要基于组织学检查，不过在许多病例中，生化和放射学异常结果也有助于临床诊断骨软化症[33]。

尽管如此，既往一些研究指出，一些骨软化的病例可能不存在生化和放射学异常[34]。

日本内分泌学会和日本骨矿盐研究学会于 2015 年出版了一本佝偻病和骨软化症的临床诊断手册（http://jsbmr.umin.jp/guide/pdf/ricketsmanual2015.pdf）。

该手册包含诊断骨软化症的两个主要标准：①低磷血症或低钙血症；②骨特异性碱性磷酸酶血症。三个次要标准：①临床表现，包括肌肉无力或骨痛；②骨密度低于青年平均值的 80%；③影像学包括在骨扫描中发现肋软骨多个部位 ^{99m}Tc 聚集或在

表 17-1　维生素 D 缺乏性骨病					
类　型	阶　段	OS/BS（%）	O.Th（μm）	Mlt（天）	OV/BV（%）
前骨软化	HVO-Ⅰ	30~70	<12.5	<100	>5
骨软化	HVO-Ⅱ	>70	>12.5	>100	>10
骨软化	HVO-Ⅲ	>70	>12.5	∞	>10

OS/BS. 类骨质表面 / 骨表面；O.Th. 类骨质厚度；Mlt. 矿化迟滞时间；OV/BV. 类骨质体积 / 骨体积

改编自 Bhan et al.

平片上发现假骨折线。两个主要标准和三个次要标准可作为诊断骨软化症的依据。因此，医生可在不进行髂骨活检的情况下非侵入性地诊断骨软化症。

然而，单独使用这些标准也无法明确诊断。之前一项研究表明，一些经组织学诊断确诊的骨软化症患者显示出复杂的实验室数据。

观察性研究发现，17 名通过髂骨活检确诊为骨软化症的患者都出现了骨软化症的体征和症状。其中 94% 的人碱性磷酸酶水平较高，而有 47% 的人表现为高钙或高磷[35]。

另一项研究中，28 名患骨软化症患者表现出维生素 D 缺乏或低血磷性骨软化症。

维生素 D 缺乏性骨软化症患者中，85% 的患者血清 ALP 水平低，65% 的患者具有低钙血症，5% 的患者具有低磷血症。

此外，在这些低磷血症性骨软化症患者中，64% 患者 ALP 水平低，15% 患者出现低钙，所有患者均出现低磷[36]。

这些研究表明，组织学诊断对确诊骨软化症至关重要。有一些骨软化症病例没有低磷血症或低钙血症，然而这些都是日本骨软化症诊断手册中的主要标准。

骨软化症是一种导致骨密度低下和骨脆性增加的疾病。对于非典型脆性骨折病例，以及发现血清钙、磷和 ALP 水平的异常，都必须充分考虑髂骨活检，以与骨质疏松症进行鉴别。

骨软化症由多种因素引起。因此，综合髂骨活检和临床表现是明确诊断骨软化症的基本方法。

特别是在 HVO-Ⅰ 阶段很难非侵入性地诊断骨软化症。

亨利福特医院的研究团队根据血液生化的变化将骨软化症定义为"生化性骨软化症"[38]。他们认为，这种类型的骨软化症并不总是与在骨软化症患者中观察到的组织学"类骨质增多症"相同。

快速骨形成可能导致相对的维生素 D 缺乏或钙缺乏。在这种情况下追赶型次级骨矿化没有发生，而低矿化区将持续存在。

五、病例报道

一名 59 岁的男子，曾接受 15 年抗癫痫药物治疗。

他在轻微跌倒后致右侧股骨颈骨折，进行了股骨头置换术。手术过程中，在患者知情同意情况下经双四环素标记后进行了髂骨活检。使用常规方法制备未脱钙骨样品并进行骨组织形态计量学测量以评估骨代谢。

血液检查发现维生素 D 含量低（血清 25OHD：9.5ng/ml）和肾功能不全（血清肌酐：1.7mg/dl）。

其他的一些血液检查显示正常值（血清钙：9.0mg/dl；血清磷：3.3mg/dl；ALP：383U/L）。

骨代谢标志物水平升高（TRAP5b：965mU/dl；P1NP：164.4μg/L）。

髂骨骨小梁的骨组织形态计量学显示骨量和骨小梁厚度减少。

对于类骨质参数，获得了以下结果：类骨质表面 OS/BS 增加（32.5%）和高活化频率（0.65/ 年），但类骨质厚度正常 O.Th（5.4μm），侵蚀面 ES/BS 略有增加（6.8%）。尽管没有明显的骨软化症表现，但有一些特殊表现，如发现了骨小梁和密质骨内矿化不良的骨区域（图 17-2）。

这一发现提示存在一种在骨质疏松或骨软化症中尚未发现的次级矿化障碍。这种矿化不良会

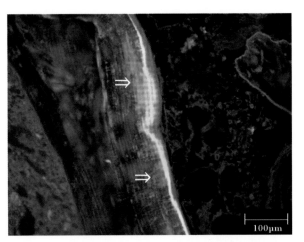

▲ 图 17-2　服用抗癫痫药的 59 岁男性发生异常股骨颈骨折
髂骨活检未发现骨软化，但骨小梁和密质骨内出现矿化不良骨（⇒）

导致骨强度严重下降，并引起脆性骨折。在这个过程中，次级骨矿化的进行和成熟以时间依赖性的方式进行。因此，定量评价继发性骨矿化障碍是骨形态计量学的一个挑战，需要进一步研究。

结论

维生素 D 是骨骼健康的必需营养素。血清维生素 D 过低会扰乱骨矿化过程，导致佝偻病或骨软化症。

血清 25OHD 水平反映体内维生素 D 的状态。临床上正常血清水平需超过 30ng/ml。

髂骨活检和骨组织形态计量学能确诊骨软化症，可将组织学矿化障碍与其他引起骨密度低下的原因区分开来。次级矿化不良导致的低矿化骨区域在高骨转换条件下可以观察到。这可能是导致骨脆性的另一个原因。

参考文献

[1] Holick MF. Vitamin D deficiency. NEJM. 2007;357:266–8.

[2] Domarus C, et al. How much Vitamin D do we need for skeletal health? Clin Orthop Relat Res. 2011;469:3127–33.

[3] Hcolic MF. Vitamin D and sunlight: strategies for cancer prevention and other health benefits. Clin J Am Soc Nephrol. 2008;3:1548–54.

[4] Lips P. Relative value of 25(OH)D and 1,25(OH)$_2$D measurements. J Bone Miner Res. 2007;22:1668–71.

[5] Chalmers J, et al. Osteomalacia –a common disease in elderly women. J Bone Joint Surg Br. 1967;49:403–23.

[6] McKenna MJ, et al. Osteomalacia and osteoporosis: evaluation of a diagnostic index. J Clin Pathol. 1983;36:245–52.

[7] Frost HM. Tetracycline based histological analysis of bone remodeling. Calcif Tissue Res. 1969;3:211–37.

[8] Fuchs RK, et al. An in situ examination of the time-course for secondary mineralization of Haversian bone using synchrotron Fourier transform infrared spectroscopy. Matrix Biol. 2008;27:34–41.

[9] Bovin G, et al. Influence of remodeling on the mineralization of bone tissue. Osteoporosis Int. 2009;20:1023–6.

[10] Recker RR. Bone histomorphometry in clinical practice. Rheum Dis Clin N Am. 1994;20:609–27.

[11] Villanueva AR. A versatile new mineralized bone stain for simultaneous assessment of tetracycline and osteoid seams. Stain Technol. 1989;64:129–38.

[12] Villanueva AR. A bone stain for osteoid seams in fresh, unembedded, mineralized bone. Stain Technol. 1974;1:1–8.

[13] Parfitt AM. The physiologic and clinical significance of bone histomorphometric data. In: Recker RR, editor. Bone histomorphometry: techniques and interpretation. CRC Press: Boca Raton, FL; 1983. p. 143–244.

[14] Dempster DW, et al. Standardized nomenclature, symbols, and units for bone histomorphometry: a 2012 update of the report of the ASBMR Histomorphometry Nomenclature Committee. J Bone Miner Res. 2013;28:2–17.

[15] Rao DS, et al. Practical approach to bone biopsy. In: Recker R, editor. Bone histomorphometry: techniques and interpretations. Boca Raton, FL: CRC Press; 1983. p. 3–11.

[16] Bhan A, et al. Osteomalacia as a result of vitamin D deficiency. Endocrinol Metab Clin North Am. 2010;39:321–31.

[17] Parfitt AM. Osteomalacia and related disorders. In: Avioli LV, Krane SM, editors. Metabolic bone disease, 3rd ed. San Diego, CA: Academic; 1998. p. 345–86.

[18] Parfitt AM. Vitamin D and the pathogenesis of rickets and osteomalacia. In: Feldman D, Glorieux FH, Pike W, editors. Vitamin D. San Diego: Academic; 1997. p. 645–62.

[19] Bhan A, et al. Bone histomorphometry in the evaluation of osteomalacia. Bone Rep. 2018;8:125–34.

[20] Parfitt AM, et al. The mineralization index: a new approach to the histomorphometric appraisal of osteomalacia. Bone. 2004;35:320–5.

[21] Basha B, Rao DS, Han ZH, Parfitt AM. Osteomalacia due to vitamin D depletion: a neglected consequence of intestinal malabsorption. Am J Med. 2000;108:296.

[22] Priemel M, et al. Bone mineralization defects and vitamin D deficiency: histomorphometric analysis of iliac crest bone biopsies and circulating 25–hydroxyvitamin D in 675 patients. J Bone Miner Res. 2010;25:305–12.

[23] Heidari B, et al. Seasonal variations in serum vitamin D according to age and sex. Caspian J Intern Med. 2012;3:535–40.

[24] Need AG, et al. Seasonal change in osteoid thickness and mineralization lag time in ambulant patients. J Bone Miner Res. 2007;22:757–61.

[25] Parfitt AM. Effects of ethnicity and age or menopause on osteoclast function, bone mineralization and osteoid accumulation in iliac bone. JBMR. 1997;12:1864–73.

[26] Lips P. Vitamin D related disorders Primer on the metabolic bone diseases and disorders of mineral metabolism seven edition. 2008;329–35.

[27] Matsumoto T, et al. Comparison of the effects of eldecalcitol and alfacalcidol on bone and calcium metabolism. J Steroid Biochem Mol Biol. 2010;121:261–4.

[28] Shiraishi A, et al. Alfacalcidol inhibits bone resorption and stimulates formation in an ovariectomized rat model of osteoporosis: distinct actions from estrogen. J Bone Miner Res. 2000;15:770–9.

[29] Smith SY, et al. Eldecaitol, a vitamin D analog, reduces bone turnover and increases trabecular and cortical bone mass, density, and strength in ovariectomized cynomolgus monkeys. Bone. 2013;57:116–22.

[30] Li M, et al. J musculo Neuron Interact. 2004;4:22–32.

[31] Frritas PHL, et al. Eldecalcitol, a second-generation vitamin D analog, drives bone minimodeling and reduces osteoclastic number in trabecular bone of ovariectomized rats. Bone. 2011;49:335–42.

[32] Hikata T, et al. Histomorphometric analysis of minimodeling in the vertebrae in postmenopausal patients treated with anti-osteoporotic agents. Bone Rep. 2016;5:286–91.

[33] Doppelt SH. Vitamin D, rickets, and osteomalacia. Orthop Clin North Am. 1984;15:671–86.

[34] Francis RM, et al. Osteomalacia Bailleres. Clin Endvrinol Metab. 1997;11:145–63.

[35] Bingham CT. Noninvasive testing in the diagnosis of osteomalacia. Am J Med. 1993;95:519–23.

[36] Gifre L, et al. Osteomalacia revisited: a report on 28 cases. Clin Rheumatol. 2011;30:639–45.

第 18 章　糖尿病与骨骼
Diabetes and Bone

Shinsuke Yamada　Masaaki Inaba　著

涂　萍　林　华　译

关键词

糖尿病，肾功能障碍，骨代谢，无动力性骨病骨标志物，骨质疏松症，血管钙化，骨质量，密质骨孔隙度

概述

全球糖尿病（diabetic mellitus，DM）患者人数持续增加，目前包括临界糖尿病患者在内的糖尿病患者人数估计超过 4 亿。DM 可引起多种并发症，如心血管疾病、神经损伤（神经病变）、肾脏损伤（肾病）、眼睛损伤（视网膜病变）等。而骨代谢异常作为 DM 相关疾病之一，近年来备受关注。持续高血糖可能引起成骨细胞 / 骨细胞功能受损，增加骨骼脆性，骨折风险增高。此外，骨代谢紊乱可引起血管钙化，增加心血管事件。

DM 也是慢性肾脏疾病（chronic kidney disease，CKD）发展和恶化的重要危险因素，约 40% 的 DM 患者存在 CKD[1] 并发症，30% 的血液透析（hemodialysis，HD）患者以 DM 为原发病。糖尿病肾病（diabetic kidney disease，DKD）诱发的 HD 患者预后明显差于非 DKD 患者，诱发 HD 后 5 年生存率＜60%。而 DKD 患者存在特异性骨代谢异常是产生以上差异因素之一。骨代谢异常引起血管钙化，导致严重心血管疾病的发生。一些危险因素，如衰老、缺乏锻炼、吸烟和饮酒，是骨代谢紊乱和血管钙化的常见因素，DKD 也与这

两种情况的发生有关。这些情况相互产生负面影响，导致每种情况的恶化（骨骼健康与血管钙化相关）。本章概述了糖代谢紊乱引起的骨代谢异常和血管钙化之间的关系，并对这一主题的文献进行了回顾。

一、糖尿病血液透析患者的血糖指标

糖尿病血液透析（DM HD）患者常因伴随肾功能不全发生血清胰岛素积累和（或）透析治疗本身导致的血糖丢失而出现严重低血糖。在开始 HD 治疗后，大多数患者的糖化血红蛋白（hemoglobin A1c，HbA1c）也是下降的。因此，临床上控制血糖的重点往往放在预防低血糖上，有时甚至需要姑息治疗或停止治疗 DM。

HbA1c 作为 DM 患者的血糖监测指标，普遍被推荐用于评估糖尿病控制情况和并发症试验（Diabetes Control and Complication Trial，DCCT）[2] 结果，这对于制订 DM 治疗策略起到了至关重要的作用。然而，在 DM HD 患者中，HbA1c 经常出现假性低值，主要因红细胞生成素的使用或 HD 治疗本身的失血导致红细胞不成熟，红细胞寿命缩短引起。而糖化白蛋白（glycoalbumin，GA）作为另一种常用的血糖监测指标，却未观察到这一现象。对随机选取的 538 例 DM HD 患者同时检测 HbA1c 和 GA 实际水平，发现患者 HbA1c 和 GA 水平分布存在明显的差异，提示如将 HbA1c 作为血糖监测指标，则会高估血糖控制水平（表 18-1）[3]。

表 18-1　538 例 DM HD 患者[3] 中 HbA1c 和 GA 的分布		
血糖控制	HbA1C	GA
极佳（HbA1c≤6%，GA≤18%）	307（57.1%）	152（28.3%）
良好（6%<HbA1c≤7%，8%<GA≤21%）	128（23.7%）	106（19.7%）
较差（HbA1c>8%，GA>24%）	38（7.1%）	196（36.4%）

当 538 例 DM HD 患者同时检测 HbA1c 和 GA 水平时，在分布上存在较大差异，HbA1c 水平的血糖控制状况容易被高估

DM HD. 糖尿病血液透析；HbA1C. 糖化血红蛋白；GA. 糖化白蛋白

最近有报道称，只有 GA 是与死亡风险相关的血糖控制指标[4]，而与 HbA1c 无关，因此推荐使用 GA 而非 HbA1c 评估 DM HD 患者。HbA1c 水平可能不适合用于该类患者的血糖监测，可能对先前关于 DM HD 患者不良预后的结果产生一定影响。

二、糖尿病患者骨代谢的改变

由于成骨细胞含有胰岛素和胰岛素样生长因子（insulin-like growth factor，IGF）-1 受体，这些因子的缺乏会损害成骨细胞的功能，导致骨转换低下。因此，以绝对胰岛素缺乏症为特征的 1 型 DM（type 1 DM，T_1DM）患者大多出现骨丢失，因为 T_1DM 一般在 20 岁左右达到骨量峰值之前发生[5]。

同时，一些血糖控制较差的 2 型 DM（type 2 DM，T_2DM）患者也会出现成骨细胞功能下降[6]。因此，在持续高血糖状态下，即使没有胰岛素缺乏，也会出现与 T_1DM 同样的低转换形式的骨丢失。此外，参与 T_2DM 病理的肿瘤坏死因子也会损害成骨细胞功能，促进破骨细胞功能[7]。事实上，也有报道称，与正常人相比，T_2DM 患者在患病 5 年或更长时间里骨量是明显下降的。另外有研究发现，在血糖控制不佳的 T_2DM 患者中，随着血糖控制的提高，骨碱性磷酸酶（bone alkaline phosphatase，BAP）（分泌于成骨细胞分化早期）与骨钙素（分泌于成骨细胞分化晚期）的比值升高[9]，提示 T_2DM 患者的成骨细胞功能障碍是可逆的。此外，在 T_2DM 中，肥胖和高胰岛素血症等

对骨骼有利影响的因素可能会因疾病所处阶段的不同而发挥作用。因此，与 T_1DM 不同，T_2DM 患者的骨量不一定会减少。

此外，有研究观察到 OC 基因敲除小鼠中胰岛素是缺乏的，提示成骨细胞功能受损与糖尿病发病有关，但这种关系的具体机制尚不清楚。

三、慢性肾脏疾病中骨代谢的改变

CKD 导致的各类骨骼疾病，称为肾性骨营养不良（renal osteodystrophy，ROD），是由矿物质代谢紊乱引起的，如钙和磷代谢紊乱。ROD 有三种主要形式：纤维性骨炎（osteitis fibrosa，OF）、动力性骨病（adynamic bone disease，ABD）和骨软化（osteomalacia，OM）。其中，OM 主要是由长期持续使用铝制剂所致，但由于禁用，其患病率有所下降，近期统计显示 ROD 多为 OF 或 ABD[10]。OF 是一种由继发性甲状旁腺功能亢进引起的高转换率骨骼疾病，与钙和维生素 D 缺乏相关，而 ABD 是一种低转换率骨骼疾病，由过量钙和维生素 D 摄入相关的甲状旁腺激素过度抑制引起。由于与高血糖相关的成骨细胞功能下降，DKD 导致低转换骨骼疾病[6]。DKD 还可通过高血糖直接作用于甲状旁腺细胞，抑制甲状旁腺激素的分泌[11]。

四、糖尿病患者的骨代谢标志物

了解 ROD 的组织学很重要。但是，骨活检作为目前诊断 ROD 的金标准，具有较高的侵入性，

在常规临床实践中不实用。因此，建议测量骨代谢标志物。骨代谢标志物反映了测量时骨吸收和骨形成的状态。这些生物标志物不仅可以预测未来的骨量变化和骨折风险[12]，而且可以用于选择适合病理状态的治疗药物，并有助于评价治疗效果。

骨标志物可大致分为血清骨形成标志物（BAP和P1NP）、血清骨吸收标志物（TRACP-5b、NTX和CTX）、尿骨吸收标志物（脱氧吡啶啉、NTX和CTX）。其中，由于尿骨吸收标志物需要肌酐校正，在肌肉质量减少的DM患者和伴有尿肌酐排泄减少的CKD患者中，存在过高评估的风险。由于尿骨吸收标志物对药物干预的反应差异很大，因此它们易于解释并有助于跟踪患者的临床病程。然而，此类患者需要谨慎用药，因为有过度治疗诱发低转换性骨质疏松症的风险。

当肾小球滤过率（glomerular filtration rate，GFR）≤60ml/min时，TRACP-5b水平大幅提高，同时GFR降低（图18-1）。在CKD中，随着继发性甲状旁腺功能亢进的进展，骨吸收快速增加，其他骨转换标志物也有类似趋势。然而，由于在肾功能下降的血清中蓄积的标志物很可能显示虚高值，因此在CKD中应使用不受肾功能影响的标志物。而BAP或P1NP作为骨形成标志物和

TRACP-5b作为骨吸收标志物均符合这一要求。虽然Kanazawa等报道BAP/OC可以预测DM患者椎体骨折的风险[13]，但由于OC直接受肾功能不全影响[14]，因此需要仔细选择患者。

五、T₂DM患者骨密度与骨折风险的关系

关于T₂DM患者的BMD高于、相当或低于非DM患者的相互矛盾的报道已有发表。然而，T₂DM患者股骨近端、前臂和椎体骨折的风险较非DM患者显著升高是普遍达成共识的[15]。我们对绝经后HD患者的研究也显示，尽管DM患者保持较高的BMD，但其椎体骨折风险是显著高于非DM患者[16]。因此，基于BMD很难预测T₂DM合并骨折的风险[17]，而骨质量的恶化和密质骨孔隙度的影响最近被认为是骨折的风险因素。

六、骨质量

骨质疏松症是一种骨强度下降，骨折风险增加的骨骼疾病。骨强度由BMD和骨质量来反映，骨质量是根据骨骼微观结构和成分来定义的。氧化应激与晚期糖基化终末产物（advanced glycation end products，AGE）的增加有关，AGE是构成骨胶原纤维之间的非生理桥梁，并被认为在分子

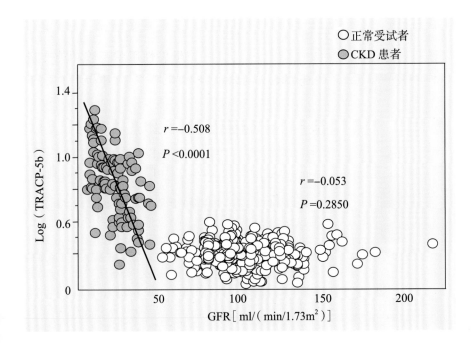

◀ 图18-1 肾功能和骨代谢标志物（TRACP-5b）之间的关系（数据来自笔者过去的研究）

当GFR ≤ 60ml/（min·1.73m²）时，随着继发性甲状旁腺功能亢进并发症的发生，骨标志物水平几乎线性增加。TRACP-5b. 抗酒石酸酸性磷酸酶5b；GFR. 肾小球滤过率；CKD. 慢性肾脏疾病

水平上导致了骨弹性丧失和骨结构恶化[18]。氧化应激也被认为会抑制成骨细胞功能，促进破骨细胞功能，导致骨量减少。DM 和 CKD 是"生活方式相关的骨质疏松症"疾病的典型类型，而 DM CKD 患者的骨质量恶化可能非常明显。尽管各种方法，包括使用超声设备直接评估骨质量或使用可能的骨质量生物标志物［如血清戊糖苷（一种 AGE）和反映氧化应激的同型半胱氨酸水平］，都正在试验中，但是目前尚未开发出一种可在临床上评估骨质量的便利方法，这需要进一步的研究。

七、密质骨孔隙度

我们最近报道了 T_2DM 患者桡骨密质骨变薄与握力降低有关（图 18-2）[19]，部分原因可能是受脂肪细胞分泌的瘦素的影响。瘦素不仅主要作用于下丘脑腹内侧核，以促进骨骼肌葡萄糖摄取，还可激活交感神经。肌肉量低的肥胖（肌少症型肥胖），倾向于增加瘦素的分泌，同时增加其抵抗力，但伴有残余的交感神经激活。尽管这种现象的确切机制尚不清楚，但密质骨似乎由于交感神经的激活而变得多孔，并随着血糖控制状态的进展而变薄。瘦素介导的密质骨变薄不仅见于 T_2DM 患者[20]中，而且也可见于普通人群中[21]。尽管在代谢综合征患者中椎体骨折的风险没有增加[22]，但是非椎体骨折风险增加了[23]，这可能是由于类似的机制。HD 患者由于衰老和继发性甲状旁腺功

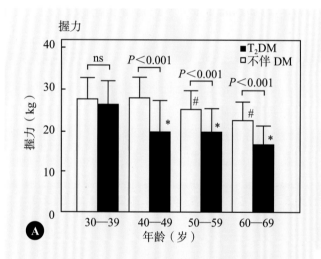

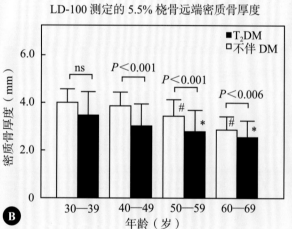

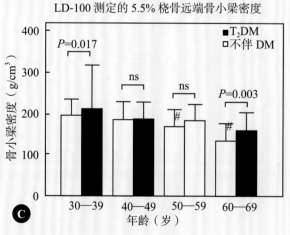

ns: 无统计学意义
* $P<0.05$ vs. T_2DM（30—39 岁）
# $P<0.05$ vs. 不伴 DM 对照（30—39 岁）

▲ 图 18-2 伴/不伴糖尿病时握力和骨参数的比较[19]
在 122 名 DM 和 704 名非 DM 女性中，比较了桡骨的握力（A）、密质骨厚度（B）和桡骨骨小梁密度（C）。在 40—70 岁，DM 组桡骨的握力和密质骨厚度显著降低。经多种因素调整后的多因素回归分析显示，桡骨密质骨厚度与体重指数负相关，与握力正相关，提示肥胖伴低肌肉质量是密质骨变薄的风险因素。这种相关性在骨小梁中没有观察到。DM. 糖尿病

能亢进也发现了密质骨的疏松和变薄[24]，并且老年 DM DKD 患者骨折的风险也可能显著增加。目前，由于没有代谢生物标志物可以预测皮层厚度，这还需要在未来进一步研究。

八、决定血管钙化的因素

血管钙化是由骨释放钙和磷进入血液引起的，伴随骨吸收增加。以前，血管钙化被认为主要是由于被动因素（钙悖论理论），由骨骼释放的钙沉淀在血管内皮细胞引起。然而，Jono 等报道：①通过 Na/Pi 共转运体直接摄取磷进入血管平滑肌，以剂量和时间依赖的方式促进血管钙化[25]；②高磷血症下培养的血管平滑肌细胞表达核心结合因子 α1（RUNX 家族转录因子 2）；③血管平滑肌细胞转化为成骨样细胞[26]。更多的报道证实了在血管钙化部位有骨分化相关的转录因子和细胞外基质的表达，由于血清磷水平的增加是诱导血管平滑肌细胞骨分化的一个有效因子，这似乎在骨骼健康与血管钙化的相关性中起着重要作用。

九、慢性肾脏疾病的血管钙化

血管钙化（Monckeberg 内侧钙化硬化）是由血管平滑肌细胞组成的血管中膜钙化引起的。虽然血管钙化曾被认为是与衰老有关的一种不可避免的生理现象，但近年来发现与衰老相关的骨代谢异常和肾功能损害与该疾病的发生和发展密切相关。Ishimura 等研究了 HD 患者手部外周动脉钙化的发病频率（89 例 DM 和 332 例非 DM 患者），以及相关的风险因素[27]。研究结果显示，非 DM 组（45 例）外周血管钙化发生率为 14%，DM 组（42 例）外周血管钙化发生率为 47%，提示 DM 组外周血管钙化风险显著升高。此外，除了 HD 持续时间、年龄和男性以外，将手部外周动脉钙化的存在 / 不存在作为一个相关变量进行 Logistic 回归分析，发现血清磷水平升高是非 DM 组中最强的风险因素，而 DM 组中只有 HD 持续时间和 HbA1c 水平是风险因素。在本研究的 123 例 HD 患者（49

例 DM 患者和 74 例非 DM 患者）中，手部外周动脉钙化的发生率在非 DM 组为 27%（20 例），在 DM 组为 65%（32 例），DM 组的患病率明显更高。DM 患者血管钙化的调节因素是 GA 水平升高，而不是血磷和 HbA1c 水平[28]。

十、血糖控制与血管钙化的关系

DM 组和非 DM 组血管钙化风险因素的差异被认为是由于其对骨代谢的不同影响所致，而这取决于是否有高血糖。在伴有血糖控制不佳的 T_2DM 患者中，成骨细胞分化早期阶段的 BAP 水平高分泌，分化晚期的 OC 水平低分泌[9]。在一项评价 DM 患者服用 1, 25- 二羟维生素 D 前后血清 OC 水平的研究中，HbA1c 较高的患者服用 1, 25- 维生素 D 后血清 OC 水平的增加率低于 HbA1c 较低的患者[6]，提示 DM 患者血糖控制不佳会损害成骨细胞的分化和成熟，并损害成骨细胞的功能。

虽然成骨细胞分泌磷酸利尿激素 FGF23[29]，但考虑到高血糖可能损害成骨细胞功能（特别是在 DM 控制不佳的患者中），FGF23 的分泌能力可能受损。为了证明这一点，Yoda 等使用口服磷负荷试验[30]，比较了无肾功能损害的 10 例 DM 患者和 10 例非 DM 患者负荷前和负荷后的 FGF23 水平和血清磷水平。结果显示，虽然非 DM 组的 FGF23 水平显著升高，血清磷水平保持不变，但 DM 组的 FGF23 值保持不变，血清磷水平显著升高。这表明，在 DM 组中，随着成骨细胞 / 骨细胞功能受损，在磷负荷下分泌额外 FGF23 的能力降低，对餐后高磷血症的防御功能部分受损，很容易发生血管钙化。Chonchol 等报道，与血清磷水平正常（3.2～3.5mg/dl）的人相比，心血管事件的风险增加了 1.58 倍，并且患心血管疾病的风险增加死亡（>3.9mg/dl）（HR=5.0 倍）[31]，这也表明 DM 患者对血磷水平升高的低耐受性。血糖指标，而非血清磷水平，似乎是 DM 组血管钙化的风险因素[27, 28]，因为血糖控制状态与餐后高磷血症的延长密切相关。

十一、糖尿病血管钙化与骨转换低的关系

一般来说，CKD 患者表现为 OF 型骨病变，因为继发性甲状旁腺功能亢进导致明显的骨丢失和高转换。然而，由于 PTH 水平的升高在 DM 患者中受到抑制[11]，骨转换不如非 DM 患者高，

ABD 型骨病更为常见。

在本研究中，83 名男性 HD 患者（42 名 DM 患者和 41 名非 DM 患者）的血清 PTH 水平显著降低，而 DM 患者的跟骨骨超声评估指数（osteo sono assessment index，OSI）显著升高（图 18-3）。42 例 DM HD 患者的跟骨 OSI 值与 GA 水平呈显著负相关（图 18-4），表明随着血糖控制状态变差，骨量

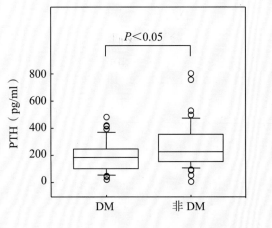
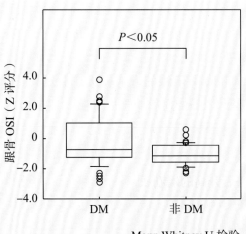

Mann Whitney U 检验

▲ 图 18-3　DM 和非 DM 患者透析时 PTH 水平与跟骨 OSI 值（Z 评分）的比较[32]

在 DM HD 患者中，PTH 水平的升高趋于被抑制，骨量趋于维持。DM. 糖尿病；HD. 血液透析；PTH. 甲状旁腺激素；OST. 骨超声评估指数

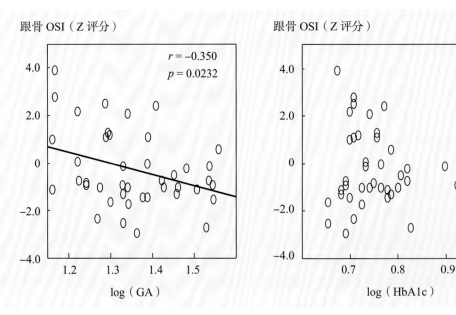

▲ 图 18-4　血糖控制与跟骨 OSI 值（Z 评分）的关系[32]

DM HD 患者跟骨 OSI 值与 GA 水平呈负相关，与 HbA1c 水平无相关性。提示血糖控制不佳可能是 T₂DM HD 患者跟骨 OSI 值降低的重要因素。DM. 糖尿病；HD. 血液透析；OSI. 骨超声评估指数；GA. 糖化白蛋白；HbA1c. 糖化血红蛋白

降低[32]。在被认为能够消除肥胖影响并具有胰岛素分泌能力的 DM HD 患者中，随着血糖控制的恶化，骨量会下降。然而，由于非 DM 患者更容易受到继发性甲状旁腺功能亢进的影响，这些患者的骨量预计会显著减少。

在上述 Yoda 等进行的口服磷负荷试验中，与非 DM 组相比，DM 组不仅 FGF23 分泌受到明显抑制，PTH 分泌也受到明显抑制[30]。在 DM 患者中，成骨细胞功能因高血糖而受损，以致分泌的 FGF23，不足以响应血清磷水平的升高。结果，降低的血清 1，$25(OH)_2D$ 水平被抑制，提示 PTH 水平没有升高。因此，尽管 DM 患者的骨量往往比非 DM 患者维持在更高的水平，但由于 AGE 的积累，其骨骼极其脆弱，有报道称，无论骨密度如何，DM 患者骨折的风险均较高[16, 17]。磷水平对 DM 患者餐后升高的磷利尿剂作用降低，以及由于低转换而导致的钙和磷水平升高的骨缓冲作用降低，都是更值得讨论的问题。对高磷血症的防御机制的失败似乎是导致 DM 血管钙化发病频率高的一个因素。

十二、ABD 的治疗

一般来说，CKD 1～2 期且 GFR≥60ml(min·1.73m²) 的患者的治疗方式应该与骨质疏松症患者相同；如果患者为 CKD 3～5 期，应根据 CKD 矿物质和骨疾病（CKD mineral and bone disorder，CKD-MBD）的概念适当控制血清钙、磷和 PTH 水平，这是由改善全球肾脏病预后组织（Kidney Disease Impro-ving Global Outcomes，KDIGO）提出的临床概念。它推荐在临床实践中将 CKD 作为一种全身性疾病来管理，包括骨骼疾病和血管钙化。

然而，骨吸收抑制药不适合治疗高血糖，因为抑制骨转换对骨骼和血管有负面影响。在这类患者中，可以考虑使用促进骨形成的甲状旁腺激素治疗。此外，高磷血症所致 ABD 患者应使用无钙药物治疗，因为使用含钙磷结合剂有发生血管钙化的风险[33]。我们观察了 27 名有抑制甲状旁腺激素倾向的 HD 患者，他们的治疗从含钙磷结合配方改为不含钙的碳酸镧药物。治疗 24 周后，PTH 水平升高，血清钙水平下降，骨形成和骨吸收指标由过度抑制状态改善至正常状态[34]。同样，有数据显示，使用亲脂性盐酸司维拉姆（不含钙），与使用含钙磷酸盐结合制剂的患者相比，可减少冠状动脉和主动脉钙化的进展。在怀疑有 ABD 并发症的 DM HD 患者中，重要的是通过减轻钙负荷来降低 PTH 的过度抑制，从而恢复正常的骨转换。

结论

与 OF 型骨病相比，由 DM 引发的 ABD 型骨病不仅骨折风险增加，而且血管钙化的发病频率也显著升高。对于极端严重的 DM HD 患者，即使在诱发 HD 后，严格控制血糖不仅可以预防骨代谢异常，还有助于改善处于极其严重状态的 DM HD 患者的预后。

参考文献

[1] Plantinga LC, Crews DC, Coresh J, et al. Prevalence of chronic kidney disease in US adults with undiagnosed diabetes or prediabetes. Clin J Am Soc Nephrol. 2010;5:673–82.

[2] The Diabetes Control and Complications Trial Research Group. The effect of intensive treatment of diabetes on the development and progression of long-term complications in insulindependent diabetes mellitus. The Diabetes Control and Complications Trial Research Group. N Engl J Med. 1993;30:977–86.

[3] Inaba M, Okuno S, Kumeda Y, et al. Glycated albumin is a better glycemic indicator than glycated hemoglobin values in hemodialysis patients with diabetes: effect of anemia and erythropoietin injection. J Am Soc Nephrol. 2007;18:896–903.

[4] Mehrotra R, Kalantar-Zadeh K, Adler S. Assessment of glycemic control in dialysis patients with diabetes: glycosylated hemoglobin or glycated albumin? Clin J Am Soc Nephrol. 2011;6:1520–2.

[5] Hui SL, Epstein S, Johnston CC. A prospective study of bone mass in patients with type 1 diabetes. J Clin Endocrinol Metab. 1985;60:74–80.

[6] Inaba M, Terada M, Koyama H, et al. Influence of high glucose on 1,25–dihydroxyvitamin D3–induced effect on human osteoblast-like MG-63 cells. J Bone Miner Res. 1995;10:1050–6.

[7] Kobayashi K, Takahashi N, Jimi E, et al. Tumor necrosis factor α stimulates osteoclast differentiation by a mechanism independent of the

ODF/RANKL-RANK interaction. J Exp Med. 2000;191:275–85.

[8] Okuno Y, Nishizawa Y, Sekiya K, et al. Total and regional bone mineral content in patients with non-insulin dependent diabetes mellitus. J Nutr Sci Vitaminol (Tokyo). 1991;37:43–9.

[9] Okazaki R, Totsuka Y, Hamano K, et al. Metabolic improvement of poorly controlled noninsulin-dependent diabetes mellitus decreases bone turnover. J Clin Endocrinol Metab. 1997;82:2915–20.

[10] Malluche HH, Mawad H, Monier-Faugere MC, et al. The importance of bone health in end-stage renal disease: out of the frying pan, into the fire? Nephrol Dial Transplant. 2004;19:i9–13.

[11] Sugimoto T, Ritter C, Morrissey J, et al. Effects of high concentrations of glucose on PTH secretion in parathyroid cells. Kidney Int. 1990;37:1522–7.

[12] Ivaska KK, Gerdhem P, Väänänen HK, et al. Bone turnover markers and prediction of fracture: a prospective follow-up study of 1044 elderly women for a mean of 9 years. J Bone Miner Res. 2010;25:393–403.

[13] Kanazawa I, Yamaguchi T, Yamamoto M, et al. Serum osteocalcin/bone-specific alkaline phosphatase ratio is a predictor for the presence of vertebral fractures in men with type 2 diabetes. Calcif Tissue Int. 2009;85:228–34.

[14] Yamada S, Inaba M, Kurajoh M, et al. Utility of serum tartrate-resistant acid phosphatase (TRACP5b) as a bone resorption marker in patients with chronic kidney disease: independence from renal dysfunction. Clin Endocrinol (Oxf). 2008;69:189–96.

[15] Hofbauer LC, Brueck CC, Singh SK, et al. Osteoporosis in patients with diabetes mellitus. J Bone Miner Res. 2007;22:1317–28.

[16] Inaba M, Okuno S, Kumeda Y, et al. Increased incidence of vertebral fracture in older female hemodialyzed patients with type 2 diabetes mellitus. Calcif Tissue Int. 2005;76:256–60.

[17] Yamamoto M, Yamaguchi T, Yamauchi M, et al. Diabetic patients have an increased risk of vertebral fractures independent of BMD or diabetic complications. J Bone Miner Res. 2007;24:702–9.

[18] Saito M, Fujii K, Mori Y, et al. Role of collagen enzymatic and glycation induced cross-links as a determinant of bone quality in spontaneously diabetic WBN/Kob rats. Osteoporos Int. 2006;17:1514–23.

[19] Nakamura M, Inaba M, Yamada S, et al. Association of decreased handgrip strength with reduced cortical thickness in Japanese female patients with type 2 diabetes mellitus. Sci Rep. 2018;8:10767.

[20] Kurajoh M, Inaba M, Motoyama K, et al. Inverse association of plasma leptin with cortical thickness at distal radius in patients with type 2 diabetes mellitus determined with quantitative ultrasound device. J Diabetes Investig. 2019 (in press).

[21] Kuriyama N, Inaba M, Ozaki E, et al. Association between loss of bone mass due to short sleep and leptin-sympathetic nervous system activity. Arch Gerontol Geriatr. 2017;70:201–8.

[22] Ahmed LA, Schirmer H, Berntsen GK, et al. Features of the metabolic syndrome and the risk of non-vertebral fractures: the Tromsø study. Osteoporos Int. 2006;17:426–32.

[23] von Muhlen D, Safii S, Jassal SK, et al. Associations between the metabolic syndrome and bone health in older men and women: the rancho Bernardo study. Osteoporos Int. 2007;18:1337–44.

[24] Yajima A, Inaba M, Tominaga Y, et al. Minimodeling reduces the rate of cortical bone loss in patients with secondary hyperparathyroidism. Am J Kidney Dis. 2007;49:440–51.

[25] Jono S, McKee MD, Murry CE, et al. Phosphate regulation of vascular smooth muscle cell calcification. Circ Res. 2000;87:E10–7.

[26] Jono S, Shioi A, Ikari Y, et al. Vascular calcification in chronic kidney disease. J Bone Miner Metab. 2006;24:176–81.

[27] Ishimura E, Okuno S, Kitatani K, et al. Different risk factors for peripheral vascular calcification between diabetic and non-diabetic haemodialysis patient-simportance of glycaemic control. Diabetologia. 2002;45:1446–8.

[28] Yamada S, Inaba M, Shidara K, et al. Association of glycated albumin, but not glycated hemoglobin, with peripheral vascular calcification in hemodialysis patients with type 2 diabetes. Life Sci. 2008;83:516–9.

[29] Liu S, Zhou J, Tang W, et al. Pathogenic role of Fgf23 in Hyp mice. Am J Physiol Endocrinol Metab. 2006;291:38–49.

[30] Yoda K, Imanishi Y, Yoda M, et al. Impaired response of FGF-23 to oral phosphate in patients with type 2 diabetes: a possible mechanism of atherosclerosis. J Clin Endocrinol Metab. 2012;97:2012–24.

[31] Chonchol M, Dale R, Schrier RW, et al. Serum phosphorus and cardiovascular mortality in type 2 diabetes. Am J Med. 2009;122:380–6.

[32] Yamada S, Inaba M, Okada S, et al. Association of glycated albumin, but not glycated hemoglobin, with calcaneus quantitative ultrasound in male hemodialysis patients with type 2 diabetes mellitus. Metabolism. 2010;59:390–4.

[33] London GM, Marchais SJ, Guérin AP, et al. Association of bone activity, calcium load, aortic stiffness, and calcifications in ESRD. J Am Soc Nephrol. 2008;19:1827–35.

[34] Inaba M, Okuno S, Nagayama H, et al. Restoration of parathyroid function after change of phosphate binder from calcium carbonate to lanthanum carbonate in hemodialysis patients with suppressed serum parathyroid hormone. J Ren Nutr. 2014;25:242–6.

第 19 章　慢性肾脏疾病患者的骨骼病变：重视四环素标记的骨组织形态测定

Bone Lesions in Patients with Chronic Kidney Disease: A Focus on Special Attention on Tetracycline Labeling-Dependent Bone Histomorphometry

Junichiro James Kazama　著

毛　莉　林　华　译

关键词

慢性肾病 – 矿物质和骨代谢异常，肾性骨营养不良，骨组织细胞活性，骨矿化

概述

代谢性骨病在慢性肾脏疾病患者中很常见，包括那些血液透析维持治疗的患者。本章节主要概述 CKD 患者的骨骼病变，尤其关注四环素标记的骨组织形态测定的意义。

一、慢性肾脏疾病矿物质和骨代谢异常

人体的全身矿物质代谢是一个由器官组成的网络维持的，该网络具有基于体液因素的反馈回路，而肾脏是该网络的成员。在 CKD 患者中，肾脏以外的网络成员器官也会因肾功能的丧失而出现功能障碍，同时伴随着反馈系统的崩溃。由此导致的全身矿物质代谢紊乱及继发的临床症状，被称为慢性肾病 – 矿物质和骨代谢异常（chronic kidney-disease-mineral and bone disorder，CKD-MBD），其被定义为 CKD 中的一种全身性矿物质代谢紊乱疾病，可导致骨骼和心血管异常[1, 2]。

骨代谢异常是 CKD-MBD 三个组成部分之一[1]，其他两个组成部分是实验室检测异常和软组织钙化异常。然而，在 CKD 中并不是所有的骨代谢异常都可以称为 CKD-MBD 的骨骼病变。因此，CKD-MBD 是一个病理生理学概念[2]。

二、肾性骨营养不良

在 CKD 患者中观察到的代谢性骨病通常被称为肾性骨营养不良[3]。2005 年改善全球肾脏病预后组织在马德里共识会议中倡导 CKD-MBD 概念，并将肾性骨营养不良（ROD）修订为一个更易被广泛接受的临床概念，其被重新定义为一个病理形态学概念，其中骨组织学与 CKD-MBD 有关[1]。需要强调的是，并不是所有 CKD 患者中发现的骨骼病变都与 CKD-MBD 相关，但 ROD 被认为是 CKD 患者中骨组织形态改变的同义词。严格地说，这一概念是不正确的，但它不会引起严重错误，因为骨组织形态测定是检测矿物质代谢异常的敏感方法。

三、ROD 中四环素标记的骨组织形态计量学发现

CKD 患者，特别是血液透析维持治疗的患者，他们的一个共同特征是广泛的骨组织细胞活性，通常被称为"骨转换"和骨矿化速度[4]。四环素标记骨组织形态测定是评估这两个因素的最佳工具。

图 19-1 示意了经典 ROD 5 种分类的概念。

将骨组织细胞活性和骨矿化速度分别作为 x 轴和 y 轴，将骨形态测定结果分为 6 类。由于骨组织细胞活性受到极大抑制时，骨样本中没有类骨质，骨矿化速度无法评估。在低骨组织细胞活性时，去除了正常和减缓的骨矿化速度之间的阈值，因此经典的 ROD 分类设置了 5 个类别而不是 6 个类别。尽管"骨转换"这个词似乎更常见，但"骨组织细胞活性"这一术语在本文中更适合作为首选的评价轴。因为骨转换除了涵盖骨形成和骨吸收概念之外还包括骨矿化，所以不能成为一个独立的评估参数[5]。

CKD 患者在经典的 5 个 ROD 分类中的两个轴（即骨细胞活性和骨矿化速度）上呈现出广谱性。由于这种分类利用骨细胞活性和骨矿化速度作为参数对骨组织学特征进行了明确的分类，因此非常有价值。四环素标记的骨组织形态测定主要用于评估包括骨形成、骨吸收和骨矿化在内的骨代谢，因此这一测定方法对于检测 ROD 患者的这些参数的广谱性非常有价值。

转换 – 矿化 – 体积（turnover-mineralization-volume，TMV）分类[6] 是一种新的分类系统，它除了骨代谢转换和骨矿化速度外，还将松质骨体积作为第三个评价轴（图 19-2）。TMV 分类比传统的 5 种 ROD 分类的优越性尚未得到证实。

四、肾性骨营养不良的提示

CKD-MBD 患者的骨组织学表现出骨组织细胞活性和骨矿化速度的广泛性。CKD-MBD 患者的骨组织形态很大程度上受全身矿物质代谢的影响，四环素标记的骨组织形态测定是评价这类骨组织学最敏感和可靠的工具，而且也是目前唯一可以用来评估骨矿化的工具。

KDIGO 2017 临床实践指南更新的 CKD-MBD 的诊断、评估、预防和治疗[7] 和日本临床透析治疗学会的慢性肾脏病 – 矿物质和骨代谢异常管理实践指南[8] 均建议对原因不明的骨折、顽固性高钙血症、疑似骨软化、甲状旁腺激素升高标准治

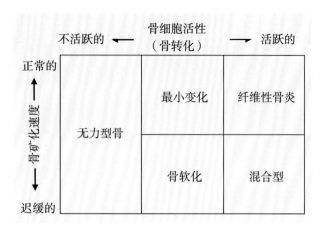

▲ 图 19-1　经典肾性骨营养不良（ROD）的 5 种概念分类
将骨细胞活性和骨矿化速度应用于两个评价轴，形成 6 类，去除了骨细胞活性低时正常骨矿化速度和骨矿化速度减缓的阈值，骨组织学可分为 5 类。在 ROD 中，形态变化通常比临床症状更敏感

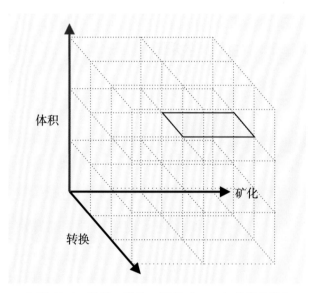

▲ 图 19-2　转换 – 矿化 – 体积（TMV）分类的概念
在 TMV 分类中，松质骨体积被用作经典肾性骨营养不良分类的另一个评价轴。这是 KDIGO 认证的官方分类方法。这一分类的逻辑合理性仍不得而知

疗出现非典型反应，或者尽管进行了标准治疗，但骨密度仍呈进行性下降的病例应该考虑进行骨活检检查。在以上这些病例中，很多可能与骨矿化异常有关。

值得注意的是，由于骨结构和骨组织细胞数量本质上是三维参数，所以对切片标本进行的骨组织形态测定并不是评估结构或数量的最佳工具。

第 19 章　慢性肾脏疾病患者的骨骼病变：重视四环素标记的骨组织形态测定

Bone Lesions in Patients with Chronic Kidney Disease: A Focus on Special Attention on Tetracycline Labeling-Dependent Bone Histomorphometry

虽然传统的骨组织形态测定中的一些参数被认为能够反映三维结构特征，但这些参数与通过微计算机断层扫描直接测量的实际结构之间存在着不可忽略的差异[9-11]。因为骨组织形态测定不能评估骨材料的三维特征，因此要通过骨组织形态测定获得全面的骨形态学信息是不现实的。骨组织形态测定是有用的，但不是万能的，骨组织形态测定不是金标准工具。

五、当肾衰竭时，骨骼会发生怎样的变化

当患者进入 CKD3b 期时，25- 羟维生素 D 1α- 羟基化能力下降[12]，1，25(OH)$_2$D 随之下降，肠道钙吸收将减少，从而引起低钙血症。肾小管分泌 1，25(OH)$_2$D 减少导致的血液中 1，25(OH)$_2$D 的缺乏和磷水平的升高还可通过直接激动甲状旁腺细胞中的钙感受器激活甲状旁腺功能。基于以上的原因，CKD 患者甲状旁腺功能普遍亢进[11, 13]。

维持性血液透析疗法在 20 世纪 60 年代开始普及，但直到 80 年代才有治疗甲状旁腺功能亢进症的有效方法。在这 20 年期间，血液透析患者大多数一定患有严重的继发性甲状旁腺功能亢进症。在这些透析患者中身高缩短、严重压缩性脊柱骨折很常见，而严重继发性甲状旁腺功能亢进症很可能是它们的致病因素，但这仅仅是推测，因为当时无法床边检测甲状旁腺功能。此外，直到 20 世纪 80 年代末，透析患者中经常观察到铁和（或）铝沉积相关的骨软化症[14, 15]。

随着治疗的进展，我们现在很少遇到严重的甲状旁腺功能亢进症伴明显的身高缩短或铁和（或）铝相关的骨软化症。那些出现在教科书中的典型表现，如胡椒征、橄榄球运动衫征、棕色肿瘤和胸部或面部骨骼畸形，在现实生活中已经不常见了。在过去的 40 年的文章里，这些曾经常见的骨骼病变已经消失了。

然而，目前仍有几个问题尚未解决。透析患者只有少数表现为轻型骨组织学改变。近年来的透析患者中，不仅有表现为骨组织细胞过度活跃的纤维性骨炎型，而且也有经常表现为骨组织细胞活性极低的无力骨型[16]。此外，虽然身高缩短的风险已经下降，但透析患者髋部骨折的风险仍然明显高于普通人群[17-20]。然而，以上骨组织学类型和临床症状之间似乎没有明确的相关性。

在过去的 40 年里，透析患者的骨骼病变类型可能已经发生了变化。40 年前，骨组织细胞活性和骨矿化速度的异常表现非常明显，而四环素标记的骨组织形态测定是评价此类骨骼病变的最佳工具。如今，四环素标记的骨组织形态测定仍是检测大多数没有临床症状的血液透析患者的骨组织细胞活性和（或）骨矿化速度的最佳工具，这是因为该检测法非常灵敏，可以识别透析患者中很轻微而不会伴有临床症状的骨代谢异常。虽然目前尚不明确透析患者髋部骨折风险升高的主要原因，但这原因必然隐藏在已知的发现背后。

结论

目前尚不清楚为什么透析患者髋部骨折的风险明显较高。通过组织学观察，似乎无法探明病因，对此已有一些研究发现过度氧化应激可能是导致骨组织功能恶化的主要原因，当然还有待进一步研究[21-24]。

参考文献

[1] Moe S, Drüeke T, Cunningham J, Goodman W, Martin K, Olgaard K, Ott S, Sprague S, Lameire N, Eknoyan G. Kidney disease: improving global outcomes (KDIGO). Definition, evaluation, and classification of renal osteodystrophy: a position statement from kidney disease: improving global outcomes (KDIGO). Kidney Int. 2006;69:1945–53.

[2] Kazama JJ, Matsuo K, Iwasaki Y, Fukagawa M. Chronic kidney disease and bone metabolism. J Bone Miner Metab. 2015;33:245–52.

[3] Nortman DF, Coburn JW. Renal osteodystrophy in end-stage renal failure. Postgrad Med. 1978;64:123–30.

[4] Christov M, Pereira R, Wesseling-Perry K. Bone biopsy in renal

osteodystrophy: continued insights into a complex disease. Curr Opin Nephrol Hypertens. 2013;22:210–5.

[5] Kazama JJ. Bone histology in chronic kidney disease-related mineral and bone disorder. Ther Apher Dial. 2011;15(Suppl 1):23–25.

[6] Ott SM. Histomorphometric measurements of bone turnover, mineralization, and volume. Clin J Am Soc Nephrol. 2008;3(Suppl 3):S151–6.

[7] KDIGO. Clinical Practice Guideline Update for the Diagnosis, Evaluation, Prevention, and Treatment of Chronic Kidney Disease-Mineral and Bone Disorder (CKD-MBD). Kidney International Supplements. 2017;7:1–59.

[8] Fukagawa M, Yokoyama K, Koiwa F, Taniguchi M, Shoji T, Kazama JJ, Komaba H, Ando R, Kakuta T, Fujii H, Nakayama M, Shibagaki Y, Fukumoto S, Fujii N, Hattori M, Ashida A, Iseki K, Shigematsu T, Tsukamoto Y, Tsubakihara Y, Tomo T, Hirakata H, Akizawa T. Clinical Practice Guideline for the Management of Chronic Kidney Disease-Mineral and Bone Disorder. Therapeutic Apheresis and Dialysis. 2013;17:247–88.

[9] Kazama JJ, Koda R, Yamamoto S, Narita I, Gejyo F, Tokumoto A. Comparison of quantitative cancellous bone connectivity analyses at two- and three-dimensional levels in dialysis patients. Calcif Tissue Int. 2009;84:38–44.

[10] Kazama JJ, Koda R, Yamamoto S, Narita I, Gejyo F, Tokumoto A. Cancellous bone volume is an indicator for trabecular bone connectivity in dialysis patients. Clin J Am Soc Nephrol. 2011;5:292–8.

[11] Kazama JJ, Wakasugi M. Parathyroid hormone and bone in dialysis patients. Ther Apher Dial. 2018;22:229–35.

[12] Nakano C, Hamano T, Fujii N, Matsui I, Tomida K, Mikami S, Inoue K, Obi Y, Okada N, Tsubakihara Y, Isaka Y, Rakugi H. Combined use of vitamin D status and FGF23 for risk stratification of renal outcome. Clin J Am Soc Nephrol. 2012;7:810–19.

[13] Fukagawa M, Nakanishi S, Kazama JJ. Basic and clinical aspects of parathyroid hyperplasia in chronic kidney disease. Kidney Int Suppl. 2006;102:S3–7.

[14] D'Haese PC, Couttenye MM, Lamberts LV, Elseviers MM, Goodman WG, Schrooten I, Cabrera WE, De Broe ME. Aluminum, iron, lead, cadmium, copper, zinc, chromium, magnesium, strontium, and calcium content in bone of end-stage renal failure patients. Clin Chem. 1999;45:1548–56.

[15] Ackrill P, Day JP, Ahmed R. Aluminum and iron overload in chronic dialysis. Kidney Int Suppl. 1988;24:S163–7.

[16] Malluche HH, Mawad HW, Monier-Faugere MC. Renal osteodystrophy in the first decade of the new millennium: analysis of 630 bone biopsies in black and white patients. J Bone Miner Res. 2011;26:1368–76.

[17] Wakasugi M, Kazama JJ, Taniguchi M, Wada A, Iseki K, Tsubakihara Y, Narita I. Increased risk of hip fracture among Japanese hemodialysis patients. J Bone Miner Metab. 2013;31:315–21.

[18] Alem AM, Sherrard DJ, Gillen DL, Weiss NS, Beresford SA, Heckbert SR, Wong C, Stehman-Breen C. Increased risk of hip fracture among patients with end-stage renal disease. Kidney Int. 2000;58:396–9.

[19] Danese MD, Kim J, Doan QV, Dylan M, Griffiths R, Chertow GM. PTH and the risks for hip, vertebral, and pelvic fractures among patients on dialysis. Am J Kidney Dis. 2006;47:149–56.

[20] Jadoul M, Albert JM, Akiba T, Akizawa T, Arab L, Bragg-Gresham JL, Mason N, Prutz KG, Young EW, Pisoni RL. Incidence and risk factors for hip or other bone fractures among hemodialysis patients in the Dialysis outcomes and practice patterns study. Kidney Int. 2006;70:1358–66.

[21] Kazama JJ, Iwasaki Y, Fukagawa M. Uremic osteoporosis. Kidney Int Suppl. 2011;3:446–50.

[22] Iwasaki Y, Kazama JJ, Yamato H, Matsugaki A, Nakano T, Fukagawa M. Altered material properties are responsible for bone fragility in rats with chronic kidney injury. Bone. 2015;81:247–54.

[23] Moe SM. Renal osteodystrophy or kidney-induced osteoporosis? Curr Osteoporos Rep. 2017;15:194–7.

[24] Wakamatsu T, Iwasaki Y, Yamamoto S, Matsuo K, Goto S, Narita I, Kazama JJ, Ito A, Ozasa R, Nakano T, Miyakoshi C, Onishi Y, Fukuma S, Fukuhara S, Yamato H, Fukagawa M, Akizawa T. Type-Ⅰ angiotensin Ⅱ receptor blockade reduces uremiainduced deterioration of bone material properties. J Bone Miner Res. 2021;36:67–79.

第 20 章　多种代谢性疾病的骨组织形态测定

Bone Histomorphometry in Miscellaneous Metabolic Diseases: Hepatic C-Associated Osteosclerosis, IgG4-Related Disease, and Ehlers-Danlos Syndrome

Noriaki Yamamoto　Taketoshi Shimakura　Hideaki E.Takahashi　Nobuhiro Miyamura　Chieko Kawakita　Masaru Kinomura　Kenichiro Asano　Masashi Uehara　Jun Takahashi　Tomoki Kosho　著

毛　莉　林　华　译

关 键 词

组织形态测定，丙型肝炎相关骨硬化，IgG₄ 相关疾病，Ehlers–Danlos 综合征

概述

骨组织形态测定的定量分析是在 20 世纪 50—60 年代发展起来的，使用的是未脱钙标本和四环素标记[1]。这项检测技术可反应骨质量和动态骨转换的信息。所有参数均由 ASBMR 命名委员会在 1987 年和 2013 年进行标准化命名[2, 3]。该方法对评估骨疾病的发病机制很有价值[4]。当临床实践中发现异常骨折或未知的骨状况时，建议进行髂骨活检[5]。组织形态测定评估为研究许多代谢性疾病的骨结构和骨代谢提供了独一无二的信息[6]。本章描述了三种特殊疾病的组织形态测定：丙型肝炎相关骨硬化、IgG₄ 相关疾病和 Ehlers–Danlos 综合征合并全身骨骼疾病。

一、方法

新潟骨科学研究所（日本新潟市）从三家医院采集了骨标本，以评估患有这些疾病且合并异常骨骼疾病的患者的骨骼。所有病例均按常规程序进行脱钙或未脱钙骨切片，并进行骨组织形态测定[7]。

二、病例报道

1. 丙型肝炎相关骨硬化

众所周知丙型肝炎病毒（hepatic C virus，HCV）是引起急性和慢性肝炎的病毒。HCV 感染通常是无症状的，但一些患者会发展成肝硬化或肝癌。当 HCV 感染转为慢性时，抗病毒治疗是必要的。然而，HCV 患者的骨骼异常目前仍不清楚。

Miyamura 等报道了 1 例 50 岁的男性丙型肝炎相关骨硬化患者，他因严重的小腿疼痛而入院[8]，症状始于 2 年前，随着日常活动逐渐加重。骨骼 X 线表现为小腿骨及骨盆弥漫性骨硬化和较厚的密质骨。该患者感染 HCV 已有 20 年之久，从未接受过治疗。实验室检查显示低血钙（8.2mg/dl），血磷正常，但碱性磷酸酶升高（1529U/L）。该患者骨代谢标志物 TRAP5b（1220mU/dl）和 P1NP（1200＜μg/L）显著升高，甲状旁腺激素（219pg/ml）升高，而 25- 羟基维生素 D（11ng/ml）水平较低。

四环素双标记后取髂骨活检，骨标本通过酒精逐级脱水，然后进行 Villanueva 骨染色，最后用甲基丙烯酸甲酯包埋，制作未脱钙的薄切片（5μm）进行骨组织形态测定。

对活检标本的骨小梁和密质骨区域进行定量骨组织形态测定，结果显示骨小梁体积分数

（BV/TV：44.1%）和骨小梁厚度（Tb.Th：256μm）增加。在骨形成参数方面，类骨质体积（OV/BV：8.4%）、类骨质表面（OS/BS：75.9%）、矿化表面（MS/BS：38.4%）和成骨率（每年 0.052mm³/mm²）与同年龄正常范围相比均增加（表 20-1）。这些发现表明，骨形成和骨量增加。在密质骨中，髂骨活检显示内外密质骨因骨小梁结构密质化而明显增厚。组织形态测定诊断为骨形成过度而骨吸收减少所致的骨硬化（图 20-1）。

表 20-1 病例 1 的髂骨组织形态测定		
参 数	数 值	参考范围（髂骨）
骨小梁体积分数（%）	44.1	25.7±6.9
骨小梁厚度（μm）	256	138±6.2
类骨质体积（%）	8.39	4.5±0.8
矿化表面（%）	38.4	7.38±3.75
矿化沉积率（μm/d）	0.37	1.02±0.5
成骨率（每年 mm³/mm²）	0.052	0.016±0.008

一般来说，骨硬化的特征是骨量增加及骨脆性增加[9]。骨硬化可分为几类，如遗传性和获得性骨硬化，局灶性和全身性骨硬化等[10]。丙型肝炎相关骨硬化（hepatic C-associated osteosclerosis,

HCAO）是一种获得性全身性硬化性骨病，1992 年首次被报道，表现为疼痛性弥漫性骨硬化[11]。HCAO 患者骨痛严重，血清碱性磷酸酶活性升高，X 线表现为广泛的骨硬化。据报道，全球 HCV 感染率为 2.8%，但 HCAO 是一种罕见疾病，此前仅报道过 20 例[12]。

HCAO 的病因和发病机制尚不清楚[13]，以往的报道给出了一些推测：HCAO 是由药物滥用相关 HCV[11]、循环中胰岛素样生长因子 II 增加[14]、OPG-RANKL 失衡（如 OPG 阳性的成骨细胞数量增多、RANKL 阳性的基质细胞增多、破骨细胞减少、血清 OPG 水平升高）[15]、未知的血清可溶性因子[16] 或 HCV 的直接作用[17] 所引起。

骨组织形态测定显示了正向的骨平衡，迅速的骨转换。观察到板层结构正常，未见原发性矿化障碍。本例的另一个发现是骨小梁内矿化不良，可能是由骨转换过高所致（图 20-2）。由于松质骨向密质骨转化，密质骨厚度显著增加。HCAO 是一种非常罕见的疾病，目前还没有建立标准疗法[18]。HCAO 的发病机制和治疗有待进一步研究。

2. IgG₄ 相关疾病

IgG₄ 相关疾病是一种慢性炎症性疾病，其特征是多器官组织内淋巴细胞和 IgG₄ 浆细胞浸润。IgG₄ 相关疾病的症状因受累的器官或组织不同而异，最常受影响的是唾液腺、泪腺、胰腺

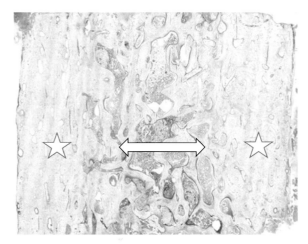

▲ 图 20-1　丙型肝炎相关骨硬化髂骨活检
显示密质骨较厚（☆），骨小梁区较小（⇔）

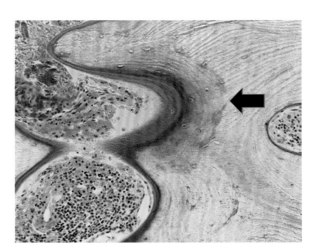

▲ 图 20-2　丙型肝炎相关骨硬化髂骨活检
箭示骨形成过度而矿化不良，这可能是由于骨形成高

第 20 章　多种代谢性疾病的骨组织形态测定

Bone Histomorphometry in Miscellaneous Metabolic Diseases: Hepatic C-Associated Osteosclerosis, IgG4-Related Disease, and Ehlers-Danlos Syndrome

和肾脏。然而，IgG$_4$ 相关疾病中的骨骼障碍仍不清楚。

Kawakita 等报道了 1 例患 IgG$_4$ 相关疾病并伴有溶骨性高钙血症的患者[19]。患者男性，40 岁，因眼周肿胀 1 年、面瘫 2 周就诊，因存在严重高血钙和肾功能不全立即入院治疗。

实验室检查提示严重高钙血症（血钙：19.2mg/dl）和高磷血症（血清磷酸盐：4.6mg/dl），血肌酐提示肾功能不全（4.76mg/dl），ALP（6699U/L）、TRAP5b（1540mU/dl）、骨钙素（210ng/ml）浓度显著升高，IgG$_4$（396mg/dl）也明显升高。尽管接受了治疗，患者入院 16 天后仍死于心搏骤停。在尸检过程中，取肋骨并进行组织形态测定，结果显示骨小梁厚度（Tb.Th：200.1μm）和类骨质表面（OS/BS：76.7%）增加，而类骨质体积（OV/BV：5.0%）和类骨质厚度（O.Th：6.4%）正常，骨吸收表面（ES/BS）和破骨细胞表面（Oc.S）未见升高（表20-2）。在密质骨区域，密质骨孔隙度显著增加，这是由哈弗管表面的过度骨吸收所致（图 20-3）。本病例的特殊发现是骨小梁内有异常的类骨质组织（图 20-4）。

表 20-2　病例 2 中肋骨的骨组织形态测定		
参　数	数　值	参考范围（髂骨）
骨小梁体积分数（%）	21.8	25.7±6.9
骨小梁厚度（μm）	200.1	138±6.2
类骨质表面（%）	76.7	27.0±2.8
类骨质体积（%）	5.0	4.5±0.8
类骨质厚度（μm）	6.4	11.1±0.7
骨吸收表面（%）	2.1	3.7±0.5

我们的骨组织形态测定经验表明，骨组织表面存在类骨质线，这可能是由钙代谢异常引起的继发性矿化障碍所致。对这一现象的解释很复杂。一种可能的解释是，由于原发性矿化障碍，类骨

质仍然存在，并且在治疗过程中类骨质表面形成了板层状钙化骨。另一种理论认为，在该疾病中钙化骨通过一种未知的机制转化为类骨质，从而导致严重的高钙血症。要弄清这一现象的发生机制，还需要进一步的研究，找到这种特殊的钙紊乱疾病的治疗方法也是有可能的。

高钙血症是甲状旁腺功能亢进症、癌症、药物不良反应等多种疾病的常见症状[20]。IgG$_4$ 相关疾病的特点是多器官内淋巴细胞和 IgG$_4$ 阳性浆细胞浸润[21]。以前已经报道过 IgG$_4$ 相关疾病累及的各种器官[22]，但骨骼疾病仍不清楚，并且 IgG$_4$ 相

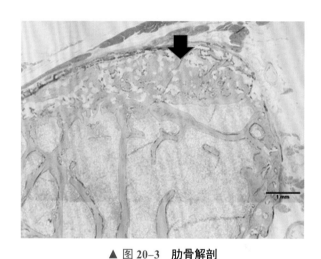

▲ 图 20-3　肋骨解剖

IgG$_4$ 相关疾病的标本：密质骨孔隙度增加，密质骨和骨小梁可见更多的类骨质线

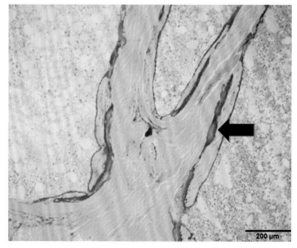

▲ 图 20-4　肋骨解剖

IgG$_4$ 相关疾病的标本：骨小梁内可见类骨质，这在正常骨代谢中是不寻常的，从成熟钙化骨到类骨质有脱矿现象

关疾病合并高钙血症的报道很少。此病例中，骨小梁内观察到异常的矿化不良骨组织。这可能导致严重的高钙血症，而钙化骨的脱矿会加速这种高钙血症的发生。IgG4 相关疾病钙代谢异常的机制可能是 RANKL 和 IL-6 活性升高[23]。IgG4 相关疾病合并高钙血症的发病机制和治疗方法有待进一步研究。

3. Ehlers–Danlos 综合征

Ehlers–Danlos 综合征（Ehlers-Danlos syndromes, EDS）是一种影响结缔组织的罕见遗传性疾病。EDS 有几种表现类型，包括关节不稳定、皮肤弹性过度、血管脆弱和脊柱后凸，而 EDS 的骨骼表现仍不清楚。

Uehara 等报道了 12 例有脊柱表现的 EDS[24]。这份报道描述了 1 例男性患者的组织形态学特征。该患者在 12 岁时因特发性脊柱侧弯到医院就诊，在 17 岁时接受了脊柱矫正手术，在手术中获得了一个了胸椎棘突标本。本例未使用四环素标记，制作了棘突未脱钙骨切片，并进行骨组织形态测定，结果显示类骨质表面（OS/BS：6.2%）和体积（OV/BV：0.62%）较低，但类骨质厚度正常（O.Th：6.2μm）。与正常髂骨相比，成骨细胞表面积（Ob.S：1.37%）和破骨细胞表面积（Oc.S：0.62%）较低。因为活检前未进行四环素标记，本例中没有其他的动态参数。这项分析表明，在没有矿化障碍时骨转换仍很低（图 20–5）。

EDS 是一种与骨骼异常相关的遗传性结缔组织疾病[25]，其特征是关节活动过度、皮肤弹性过度和组织脆性增加[26]。EDS 的脊柱表现很常见，通常是进行性的[27]。脊柱后凸是一种主要的脊柱畸形，由肌肉张力减退和韧带松弛引起[28]。另一项研究表明，EDS 患者的脊柱骨折发生率更高[29]。然而，在以往的报道中 EDS 患者的骨代谢参数尚不清楚[30]。

在这一病例中，组织形态测定结果显示，与正常人群相比，EDS 患者棘突松质骨的类骨表面和体积减小。同时，成骨细胞和破骨细胞表面

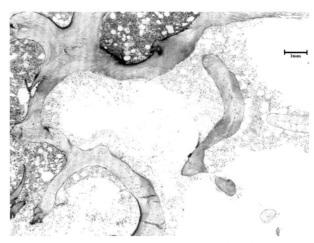

▲ 图 20–5　Ehlers–Danlos 综合征患者棘突活检
骨小梁板层骨正常，但骨转换率低，骨形成和骨吸收均弱

也较低。这表明青春期的骨转换低，可能是成年 EDS 患者骨脆性增加和骨量峰值低的一个原因。EDS 脊柱畸形的骨代谢情况尚需进一步研究。

结论

骨是一种动态结缔组织，具有机械完整性、矿物质稳态、造血和内分泌调节等多种重要功能。全身性疾病可导致异常的骨骼疾病，如甲状旁腺功能亢进症、慢性肾病、Paget 病或低磷血症。然而，无论是 DXA 扫描还是血清骨代谢标记物都无法发现骨疾病的发病机制。在临床中进行骨组织形态测定的骨活检是研究骨代谢异常的病因、发病机制和治疗方案的一种有效且成熟的方法。组织形态测定变量可显示骨组织细胞活性和骨转换率，也可以识别密质骨和松质骨的结构与动力学特征、骨重建的改变、类骨质形态的异常。在临床实践中，通常使用无创检测来诊断骨骼疾病。然而，由于骨骼具有的独特特性，普通的检测方法仅限于了解骨代谢和异常骨变化。骨活检可以直接通过显微镜观察来了解骨骼疾病的动态变化。本章中，骨组织形态测定显示，在这三种特殊疾病中发现了以往未知的骨代谢情况。在丙型肝炎相关骨硬化中，髂骨活检显示内部骨小梁过度密质化，产生了极厚的密质骨。血钙水平高的 IgG4 相关疾病患者中，肋骨活检显示骨小梁内有孤立

的脱矿病灶。在 1 名患有 Ehlers–Danlos 综合征的青春期男孩中，脊柱活检提示骨转换率较低。

骨骼疾病常伴有骨关节疼痛、骨骼畸形和脆性骨折。骨活检的组织形态测定为临床评估提供了有关骨结构和骨重建的信息，该方法为研究不明骨病的治疗方案提供了线索。在临床实践中，当遇到异常的骨折或未知的钙代谢情况时，所有临床医生都应考虑骨活检。

参考文献

[1] Takahashi H, et al. Evidence that bone resorption proceeds formation at cellular level. Henry Ford Hosp Med Bull. 1964;12:359–64.

[2] Parfitt AM, et al. Bone histomorphometry: standardization of nomenclature, symbols, and units. Report of the ASBMR Histomorphometry Nomenclature Committee. J Bone Miner Res. 1987;2:595–610.

[3] Dempster DW, et al. Standardized nomenclature, symbols, and units for bone histomorphometry: a 2012 update of the report of the ASBMR Histomorphometry Nomenclature Committee. J Bone Miner Res. 2013;28:2–17.

[4] Chavassieux P, et al. Clinical use of bone biopsy. In: Marcus R, editor. Osteoporosis. 2nd ed. Academic; 2001. p. 501–9.

[5] Recker RR. Bone biopsy and histomorphometry in clinical practice, 7th ed. Primer on the metabolic bone disease and disorders of mineral metabolism, ASBMR; 2008. p. 180–6.

[6] Recker RR, et al. Issues in modern bone histomorphometry. Bone. 2011;49:955–64.

[7] Yamamoto N, et al. Bone cell biology assessed by microscopic approach. Bone histomorphometry of remodeling, modeling and minimodeling. Clin Calcium. 2015;25:1491–7.

[8] Miyamura N, et al. A case of hepatitis C-associated osteosclerosis: accelerated bone turnover controlled by pulse steroid therapy. Endocri Diabet Metab. 2016.

[9] Beighton P, et al. A review of the osteoscleroses. Postgrad Med J. 1977;53:507.

[10] Whyte MP. Heritable metabolic and dysplastic bone disease. Endocrinol Metab Clin N Am. 1990;19:133.

[11] Villareal DT, et al. Painful diffuse osteosclerosis after intravenous drug abuse. Am J Med. 1992;93:371–81.

[12] Serraino C, et al. Hepatic C-associated osteosclerosis: a review of the literature. Intern Med. 2015;54:777–83.

[13] Epperle N, et al. An uncommon cause of acquired osteosclerosis in adults: hepatitis C-associated osteosclerosis. Skeletal Radiol. 2014;43: 1313–8.

[14] Khosla S, et al. Use of site-specific antibodies to characterize the circulating form of big insulin-like growth factor II in patients with hepatitis C-associated osteosclerosis. J Clin Endocrinol Metab. 2002;87:3867–70.

[15] Manganelli, et al. POPG/RANKL system imbalance in a case of hepatitis C-associated osteosclerosis: the pathogenetic key? 2005;24:

296–300.

[16] Kaji H, et al. Serum soluble factors induce the proliferation, alkaline phosphatase activity and transforming growth factor-beta signal in osteoblastic cells in the patient with hepatitis C-associated osteosclerosis. Exp Clin Endocrinol Diabetes. 2006;114:599–604.

[17] Javier R, et al. Skeletal recovery from hepatitis C-associated osteosclerosis (HCAO) following antiviral treatment. Joint Bone Spine. 2011;78:409–11.

[18] Hassoum AA, et al. Hepatic C-associated osteosclerosis: an unusual syndrome of acquired osteosclerosis in adults. Am J Med. 1997;103: 70–3.

[19] Kawakita C, et al. A case of fatal osteolytic hypercalcemia complicated with IgG4–related ophthalmic disease leading to renal failure. CEN Case Rep. 2019;8:23–30.

[20] Bilezikian JP. Management of acute hypercalcemia. N Engl J Med. 1992;326:1196–203.

[21] Umehara H, et al. A novel clinical entity, IgG4–related disease: general concept and details. Med Rheumatol. 2012;22:1–14.

[22] Stone JH, et al. IgG4 disease. N Engl J Med. 2012;366:539–51.

[23] Ichiki A, et al. IgG4–related disease with bone marrow involvement. Int Med. 2016;55:2295–9.

[24] Uehara M, et al. Spinal manifestations in 12 patients with musculocontractural Ehlers-Danlos syndrome caused by CHST14/D4ST1 deficiency (mcEDS-CHST14). Am L Med Genet. 2018;176:2331–41.

[25] Steinmann B, Royce PM, Superti-Furga A. The Ehlers-Danlos syndrome. In: Royce PM, Steinmann B, editors. Connective tissue and its heritable disorders. New York: Wiley-Liss; 2002. p. 431–523.

[26] Jasiewicz B, Potaczek T, Tesiorowski M, Lokas K. Spine deformities in patients with Ehlers-Danlos syndrome, type IV – late results of surgical treatment. Scoliosis. 2010;5:26.

[27] Akpinar S, et al. Surgical management of the spinal deformity in Ehlers-Danlos syndrome type VI. Eur Spine J. 12;135–140.

[28] Liu Y, et al. Posterior spinal fusion for scoliosis in Ehlers-Danlos syndrome, kyphoscoliosis type. Orthopedics. 2011;34:228.

[29] Mazziotti G, et al. High prevalence of radiological vertebral fractures in adult patients with Ehlers-Danlos syndrome. Bone. 2016;84:88–92.

[30] Eller-Vainicher C, et al. Bone involvement in adult patients affected with Ehlers-Danlos syndrome. Osteoporos Int. 2016;27:2525–31.

第六篇 抗骨质疏松药的作用
Effects of Osteoporosis Drugs

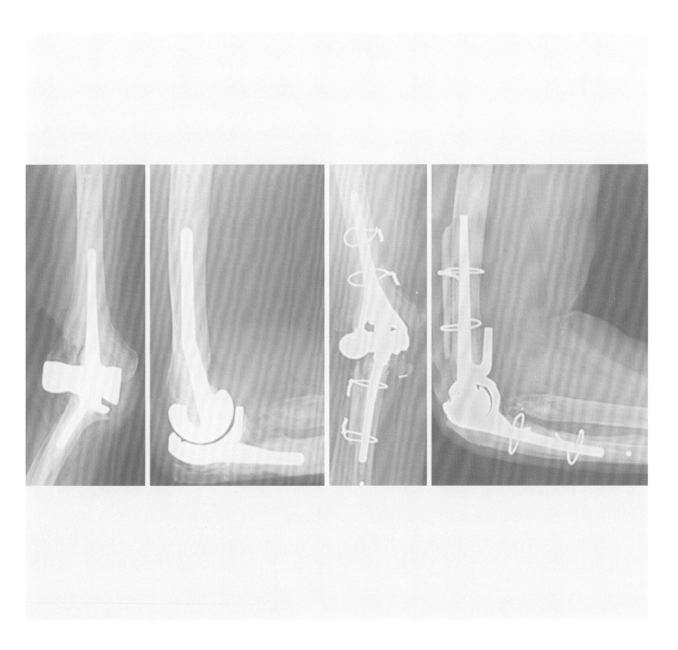

第 21 章　抗骨质疏松药的作用：形态学评估和不良反应

Effects of Osteoporosis Drugs: Morphological Assessment and Adverse Events

Donald B. Kimmel　著

王银河　林　华　译

关键词

双膦酸盐，地舒单抗，组织形态计量学，矿化，吸收，形成，类骨质，治疗中断，骨坏死，非典型股骨骨折

一、背景

骨质疏松症的特点是低骨量，脊柱、髋部和腕部脆性骨折的风险增加。脆性骨折即从相当于站立高度坠落所发生的骨折。已知的第一种降低骨质疏松性骨折风险的药物治疗是雌激素替代治疗[1]。一旦确定了雌激素的组织水平作用机制[2-4]和接受雌激素治疗人群体内测量骨密度的能力[5, 6]，就有可能概念化基于雌激素和非雌激素的专利药物，这些药物可以复制雌激素对骨骼的影响，降低骨质疏松性骨折风险。抗骨折疗效的能力达到一个已知量，制药行业可能会在复合筛选中转向更熟悉的安全性和生物利用度问题。

雌激素在骨组织水平的主要作用是通过抑制骨吸收来降低骨转换率[4]。许多学术组织试图用被称为选择性雌激素受体结合剂的雌激素受体调节剂来解决骨质疏松症问题。然而，与雌激素相关的不良事件（如静脉血栓栓塞事件、心肌梗死、脑血管意外、子宫肥大、子宫和乳腺癌）和降低髋部骨折风险的能力之间尚无可接受的安全剂量界限[7-9]。

第一种在降低骨质疏松性骨折风险方面受到

关注的非雌激素类抗吸收药是双膦酸盐。从安全性的角度来看，BP 提供了极好的前景，因为它们的骨骼特异性，使得非骨骼不良事件的风险很低。第一个经广泛检测的是第一代 BP 依替膦酸钠[10]。依替膦酸钠通常会减少骨吸收和骨形成，并增加骨量[11, 12]，但连续服用 10mg/（kg·d）以上的剂量会出现人体矿化缺陷，与临床前期研究首次发现的矿化缺陷相似[13]。尽管依替膦酸钠作为一种非雌激素化合物与雌激素对成人骨骼的组织水平效应相似，同时增加骨量和降低骨折风险，但其矿化的缺陷导致监管机构要求对所有后续的骨矿化进行广泛的安全性研究。矿化缺陷的检测需要双重荧光标记、髂骨骨活检、未脱钙骨标本切片，以及随后的组织形态计量学分析。矿化缺陷是对最终被批准用于治疗骨质疏松症的第三代含氮 BP 进行多重组织形态计量学研究的主要原因。

第一个被批准广泛用于治疗骨质疏松症的第三代含氮 BP 是阿仑膦酸钠（ALN），用于评估阿仑膦酸钠疗效的主要药效学终点是通过 DXA 测量脊柱和髋部的骨密度。通过研究发现，人体每天口服 ALN 的剂量范围在 1～40mg；在 3 年内，每天 10mg 或 20mg 对脊柱和髋部骨密度的增加作用相似，分别比安慰剂组增加了 8.8% 和 5.5%[14]，而每天 5mg 的作用明显低于每天 10mg。最终每天 10mg（每周 1 次，70mg）的 ALN 剂量，被批准用于治疗人的骨质疏松症。

早期的 ALN 组织形态计量学研究是经皮活

检标本中评估的骨表面区域大小和数量的质量控制标准。每个标本的最小区域尺寸（Tt.Ar）为 40mm²，最小骨表面（B.Pm）为 60mm。这些限制要求对于评估抗吸收药物的效果很重要，因为一些未经治疗的骨质疏松症患者在常规检查后没有荧光标记[15]，在对 BP 的组织形态计量学研究中，发现有些患者常规检查没有荧光标记，而大部分患者都有荧光标记。这些研究共同证明了一点，即"常规检查后无荧光标记"意味着骨形成活性处于非常低的水平，而不是骨形成活性缺失。

本报道的目的是总结第三代 BP 被批准用于治疗骨质疏松症的主要研究。报道包括 11 张表，以便读者对所有重要数据进行系统比较。矿化表面（MS/BS）和矿物沉积速率（MAR）两个评价抗骨转换的抗骨吸收药物最重要的变量出现在每张表的开头。后面是类骨质变量，其在所有第三代 BP 药物中不仅能用于评价抗转换效应，还是证明没有矿化缺陷的定量指示。

二、数据回顾

一项阿仑膦酸钠的剂量学研究获得了 341 名患者每天口服 0mg、1mg、2.5mg 或 5mg，持续 1年或 2年的组织形态计量学数据[16]。共获得 145 份经皮穿刺活检标本。这项研究确立了 MAR 的一般概念，其是衡量单个成骨细胞活动的指标，MS/BS 是衡量骨表面骨形成活动范围的指标，类骨质终点包括类骨质表面（OS/BS）、类骨质体积（OV/BV 和 OV/TV）和类骨质厚度（O.Th）。最重要的发现是阿仑膦钠盐没有引起矿化缺陷。虽然阿仑膦酸钠 5mg/d 不会改变类骨质厚度和矿物质沉积率，但是 1年后矿化表面减少 83%，2年后下降 87%（表 21-1）。这些组织形态计量学数据结果表明，阿仑膦酸钠通过减少成骨细胞表面活动范围而降低骨形成率，而不影响单个成骨细胞的活性。这项研究还以实际的方式介绍了这样一种想法，即骨形成被充分地减少，以至于偶然发现一些样本在常规检查中没有组织学标记。

第二项关于阿仑膦酸钠的研究，患者口服安慰剂，患者每天服用 10mg ALN，或服用 0.625mg 马结合雌激素（conjugated equine estrogen，CEE），或联合服用 ALN+CEE，为期 2年[17]。从 425 例患者中获得 92 份髂骨活检标本，在 ALN 受试者中未检测到矿化缺陷。服用 ALN、CEE 和 ALN+CEE 患者脊柱骨密度分别比安慰剂高 6.6%、6.6% 和 8.9%，总髋部骨密度分别比安慰剂高 3.7%、3.1% 和 4.4%。虽然三种治疗都没有改变矿物质沉积率，但在 18 个月后，ALN 组、CEE 组和 ALN+CEE 组的类骨质厚度减少 22%，类骨质体积分别减少 71%、71% 和 81%，矿化面积分别减少 94%、76% 和 98%（表 21-2）。这些数据表明，阿仑膦酸钠通过减少成骨细胞表面活动范围而降低骨形成率，而不影响单个成骨细胞的活性。由此推测 BP 可以减少类骨质厚度。

一项阿仑膦酸钠的不同剂量学研究获得了 516 名和 478 名患者的组织形态计量学数据，患者每天口服 0mg、5mg、10mg 或 20/5mg，持续 2年或 3年[18]。共获得 159 份经皮穿刺活检样本。最重要的发现是阿仑膦酸钠没有引起矿化缺陷。尽管阿仑膦酸钠没有改变矿物沉积率，但是 2年后矿化表面分别降低 91%、92% 和 98%，3年后分别降低 64%、96% 和 90%（表 21-3）。这些数据表明，阿仑膦酸钠通过减少成骨细胞表面活性而降低骨形成率，而不影响单个成骨细胞的活性。他们还指出，阿仑膦酸钠治疗骨质疏松症的最佳剂量为 10mg/d 或每周 70mg。实验对象为体重在 60～70kg 的女性。

一项关于阿仑膦酸钠剂量（每周 70mg）的研究获得了 89 名患者的组织形态计量学数据，治疗时间为 6 个月或 12 个月[9]。其最重要的发现是阿仑膦酸钠不会导致矿化缺陷。尽管阿仑膦酸钠不会改变矿物沉积率，但矿化表面在 6 个月和 12 个月时均降低了 95%（表 21-4）。这些数据表明，阿仑膦酸钠通过减少骨表面成骨细胞活动的范围而降低骨形成率，不影响单个成骨细胞的活性。

表 21-1 使用阿仑膦酸钠患者的脊柱和髋部骨密度[16]				
剂量（mg/d）	0	1	2.5	5
例数	90	81	85	85
脊柱骨密度 1 年（%）	0.3	1.0	2.3	4.4
脊柱骨密度 2 年（%）	0.7	1.0	+3.7[b]	+6.1[b]
股骨颈 2 年（%）	−1.5	−0.2	0.1	+1.9[b]
阿仑膦酸钠的组织形态计量学终点[16]				
剂量（mg/d）	0	1	2.5	5
1 年（n）	21	23	22	13
2 年（n）	19	11	18	18
2 年（NO 2X）	0	1	2	4
矿化表面（MS/BS）#（%）				
1 年	3.42±2.65	1.81±3.29	0.76±2.54[a]	0.58±1.04[h]
2 年	2.95±3.00	3.11±1.54	1.09±1.00[h]	0.39±0.59[h]
矿物沉积速率（MAR）（μm/d）				
1 年	0.54±0.03	0.57±0.05	0.58±0.04	0.65±0.03
2 年	0.52±0.03	0.59±0.06	0.58±0.04	0.57±0.07
类骨质厚度（μm）				
1 年	6.42±0.29	5.93±0.31	5.19±0.39	5.45±0.56
2 年	5.96±0.35	6.30±0.28	5.23±0.25	4.81±0.26

#. 基于双加半单标记的矿化面

n. 检查的骨活检样本数量

a. $P<0.01$ vs. 0

h. $P<0.001$ vs. 0

b. 标准检查后骨小梁内无双标记；7 例中有 6 例在进一步切片时有双标记

表 21-2 阿仑膦酸钠、马结合雌激素或两者联合的组织形态计量学终点（18 个月）[17]					
变 量	单 位	PBO	ALN	CEE	ALN+CEE
例数		8	23	27	34
矿化表面	%	5.0±1.0	0.3±0.1[c]	1.2±0.5[b]	0.1±0.1[a]
矿物沉积速率	μm/d	0.6±0.1	0.5±0.2*	0.5±0.2+	0.5±0.2&
类骨质厚度	μm	6.3±0.4	5.2±0.3	5.6±0.3	4.9±0.2[a]
类骨质体积 / 骨体积	%	2.1±0.4	0.6±0.1[b]	0.6±0.2[b]	0.4±0.1[c]

*. n=17；+. n=25；&. n=12

ALN（10mg/d）；CEE（0.625mg/d）

a. 与 PBO、ALN 和 CEE 不同

b. 与 PBO 不同

c. 与 PBO 和 CEE 不同

PBO. 安慰剂；ALN. 阿仑膦酸钠；CEE. 马结合雌激素

表 21–3　24 个月和 36 个月后阿仑膦酸钠对组织形态计量学终点的影响[18]				
24 个月				
变　量	单　位	安慰剂	ALN 5mg	ALN 10mg	ALN 20mg
N		31	9	9	15
MS/BS	%	7.57±3.51	0.68±0.96‡	0.58±0.66‡	0.16±0.23‡
MAR	μm/d	0.61±0.11	0.56±0.16	0.56±0.10	0.51±0.27
BFR/BS	$μm^3/(μm^2·d)$	0.043±0.004	0.004±0.001§	0.006±0.002‡	0.014±0.010*
O.Th	μm	11.10±1.72	8.13±2.30‡	7.73±2.68§	7.56±2.25§
OS/BS	%	8.86±0.89	1.25±0.28§	1.02±0.41§	1.44±0.79§
OV/BV	%	1.42（1.27）	0.15（0.20）§	0.10（0.34）§	0.09（0.07）§
Ac.F	/年	0.493±0.049	0.059±0.019§	0.065±0.025‡	0.142±0.107*
BV/TV	%	16.1±0.8	16.9±1.6	15.2±1.1	15.1±1.1
ES/BS	%	3.41±0.50	3.14±0.84	2.95±0.96	2.72±0.41
W.Th	μm	32.1±0.5	28.8±0.8*	34.4±1.0*	34.8±0.7‡
Oc.S/BS	%	0.31±0.07	0.18±0.05	0.43±0.25	0.20±0.05
N.Oc/BS	/mm	0.082±0.015	0.042±0.013	0.076±0.033	0.054±0.014
36 个月				
变　量	单　位	安慰剂	ALN 5mg	ALN 10mg	ALN 20/5mg
N		40	19	17	19
MS/BS	%	6.37±3.49	2.30±2.33‡	0.25±0.50‡	0.62±0.98‡
MAR	μm/d	0.59±0.13	0.63±0.12	0.63±0.11	0.70±0.15*
BFR/BS	$μm^3/(μm^2·d)$	0.039±0.003	0.019±0.003§	0.003±0.001§i	0.006±0.001§i
O.Th	μm	10.71±1.87	9.71±2.12	7.32±1.69§	8.44±1.84§
OS/BS	%	8.00±0.56	2.26±0.37§	1.50±0.32§	2.66±0.53§
OV/BV	%	1.12（0.73）	0.46（0.56）‡	0.12（0.20）§	0.27（0.43）§
Ac.F	/年	0.451±0.030	0.223±0.035§	0.035±0.009§i	0.077±0.017§i
BV/TV	%	14.7±0.8	14.3±1.6	16.6±1.4	12.5±1.1
ES/BS	%	1.89±0.12	2.38±0.38	1.30±0.17	2.05±0.31
W.Th	μm	31.2±0.4	30.1±0.5	32.3±0.5	30.2±0.6
Oc.S/BS	%	0.15±0.02	0.23±0.06	0.13±0.04	0.17±0.05
N.Oc/BS	/mm	0.038±0.004	0.049±0.012	0.024±0.006	0.036±0.010

结果表示为平均值 ±SEM，或中位数（OV/BV 中位数的 SE）

*. *P*＜0.05；‡. *P*＜0.01；§. *P*＜0.001 vs. 安慰剂；i. *P*＜0.0005 vs. ALN 5mg，通过 Mann-Whitney U 检验

MS/BS. 矿化表面；MAR. 矿物沉积速率；BFR/BS. 骨形成率；O.Th. 类骨质厚度；OS/BS. 类骨质表面 / 骨表面；OV/BV. 类骨质体积 / 骨体积；Ac.F. 激活频率；BV/TV. 骨体积分数；ES/BS. 骨吸收表面；W.Th. 壁厚；Oc.S/BS. 破骨细胞表面 / 骨表面；N.Oc/BS. 破骨细胞数目 / 骨表面积

变 量	单 位	基 线	6 个月	基 线	12 个月
表 21-4 阿仑膦酸钠每周 70mg 对组织形态计量学终点的影响（6 个月和 12 个月后）[9]					
N		43		46	
MS/BS	%	4.6±3.5	0.2±0.3	6.1±3.6	0.3±0.6
MAR	μm/d	0.59±0.09	0.53±0.12	0.61±0.10	0.58±0.09
BFR/BS	$\mu m^3/(\mu m^2 \cdot d)$	0.027±0.022	0.002±0.002	0.036±0.022	0.004±0.003
O.Th	μm	10.4±2.2	8.3±1.3	11.7±2.2	8.4±1.2
Ob.S/BS	%	1.7±1.9	0.09±0.2	1.7±1.6	0.05±0.14
OS/BS	%	9.1±6.3	5.8±6.8	9.0±4.9	3.2±3.2
OV/BV	%	2.2±1.7	0.9±0.9	2.3±1.5	0.5±0.6
Ac.F	/ 年	0.34±0.26	0.03±0.04	0.43±0.24	0.04±0.03
BV/TV	%	16.1±6.3	15.7±6.3	15.4±5.4	16.6±6.7
ES/BS	%	2.5±1.5	1.6±1.6	1.9±0.9	1.6±1.2
Tb.Th	μm	122±33	124±38	123±33	128±45
Tb.N	/mm	1.29±0.28	1.26±0.30	1.24±0.32	1.29±0.31
Tb.Sp	μm	696±243	733±288	743±301	700±264
W.Th	μm	29.7±3.9	28.9±3.7	30.2±3.2	30.0±3.1
Oc.N/BS	/mm	0.02±0.02	0.01±0.04	0.02±0.02	0.01±0.01
Oc.S/BS	%	0.08±0.13	0.07±0.26	0.08±0.10	0.05±0.09
Aj.AR	μm/d	0.32±0.18	0.10±0.12	0.43±0.15	0.13±0.13

MS/BS. 矿化表面；MAR. 矿物沉积速率；BFR/BS. 骨形成率；O.Th. 类骨质厚度；Ob.S/BS. 成骨细胞表面积；OS/BS. 类骨质表面 / 骨表面；OV/BV. 类骨质体积 / 骨体积；Ac.F. 激活频率；BV/TV. 骨体积分数；ES/BS. 骨吸收表面；Tb.Th. 骨小梁厚度；Tb.N. 骨小梁数量；Tb.Sp. 骨小梁间距；W.Th. 壁厚；N.Oc/BS. 破骨细胞数目 / 骨表面积；Oc.S/BS. 破骨细胞表面 / 骨表面；Aj.AR. 调整后的沉积率

一项口服利塞膦酸钠（RIS）5mg/d 或口服安慰剂 3 年的组织形态计量学研究[19]，从 2458 例患者中获得 65 份经皮穿刺活检标本，未发现矿化缺陷。而利塞膦酸钠同样不改变矿物沉积率，但类骨质厚度降低 16%，类骨质表面降低 70%，矿化表面降低 80%，活化频率降低 56%（表 21-5）。与 ALN 一样，这些数据表明利塞膦酸钠通过减少骨表面成骨细胞活动的范围来降低骨形成率，不影响单个成骨细胞活动，从而将这一发现推广到第三代 BP 类化合物中。

将使用 RIS 的患者分为早餐前口服 5mg/d（5BB），早餐前口服每周 35mg（35BB），早餐后口服每周 35mg（35FB）三组，进行组织形态计量学研究，为期 2 年[20]。在这项研究中，从 722 名完成研究的患者中获得了 45 份经皮穿刺活检标本。如上所述，每组 RIS 患者均未检测到矿化缺陷。治疗组的所有组织形态计量学终点均相同（表 21-6）。这些数据表明，与安慰剂组相比，RIS 通过减少骨表面成骨细胞活动范围而降低了骨形成率，而不影响单个成骨细胞的活性。

变　量	单　位	*n*	安慰剂	*n*	利塞膦酸钠
MS/BS	%	27	5.5（3.6～10.1）	31	1.1（0.3～3.2）[a]
MAR	μm/d	27	0.58（0.52～0.69）	19	0.55（0.49～0.63）
BFR/BV	/年	25	0.18（0.11～0.21）	18	0.085（0.04～0.11）[a]
O.Th	μm	27	11.0±2.0	27	9.2±2.0[a]
OS/BS	%	31	10（5～16）	27	3（1～8）[a]
Ac.F	/年	27	0.34±0.20	19	0.15±0.11[a]
W.Th	μm	27	41.6±5.2	31	41.6±4.9
BV/TV	%	25	19.0±8.5	28	19.3±6.0
ES/BS	%	26	5.0±1.6	30	5.3±2.8
FP	d	27	110（89～149）	19	151（90～249）
Aj.AR	μm/d	27	0.36（0.30～0.47）	19	0.30（0.15～0.46）
Mlt	d	27	31.9±14.0	19	42.4±26.3
Tb.N	/mm	25	1.3±0.5	27	1.4±0.3
Tb.Sp	μm	25	576（473～899）	27	533（478～771）
Tb.Th	μm	25	145±30	27	139±32
Ct.Th	μm	30	1004±349	35	1102±451
Ct.Po	%	30	6.1（5.0～8.9）	35	6.8（4.3～8.9）

表 21–5　利塞膦酸钠 5mg/d 3 年后的组织形态计量学终点

结果表示为平均值 ±SEM 或中位数（95%CI）

a. 与安慰剂不同（*P*＜0.01）

MS/BS. 矿化表面；MAR. 矿物沉积速率；BFR/BV. 骨形成率 / 骨体积；O.Th. 类骨质厚度；OS/BS. 类骨质表面 / 骨表面；Ac.F. 激活频率；W.Th. 壁厚；BV/TV. 骨体积分数；ES/BS. 骨吸收表面；FP. 形成期；Aj.AR. 调整后的沉积率；Mlt. 矿化迟滞时间；Tb.N. 骨小梁数量；Tb.Sp. 骨小梁间距；Tb.Th. 骨小梁厚度；Ct.Th. 密质骨厚度；Ct.Po. 密质骨孔隙度

一项关于伊班膦酸钠（IBN）组织形态计量学研究表明，口服安慰剂，口服伊班膦酸钠 2.5mg/d［替代最终上市口服剂量每月 150mg/ 次（或每季度静脉注射 3mg）］，或隔日口服 20mg，连续 24 天，然后 67 天不治疗，持续 22 个月或 34 个月[21]。在这项研究中，从 2946 名患者获取 110 份经皮穿刺活检标本，未发现矿化缺陷。而伊班膦酸钠不改变矿物质沉积率，但 2.5mg/d 组 22 个月后类骨质体积减小 77%，矿化表面积减小 81%，

激活频率减少 75%（表 21–7）。间歇给药的效果不如每天给药。这些数据表明，伊班膦酸钠通过减少骨表面成骨细胞的活动范围而降低骨形成率，但不影响单个成骨细胞的活性。

事实证明，阿仑膦酸钠、利塞膦酸钠和伊班膦酸钠适合口服给药，并附有具体说明，包括确保片剂尽可能快地从食管完全排出的措施，而唑来膦酸（ZOL）比前三种更有效，并且避免了口服药物造成不可接受的食管刺激性。因此，对静

变 量	单 位	5mg/d 平均值 ±SD	5mg/d n	每周 35mg DR FB 平均值 ±SD	每周 35mg DR FB n	每周 35mg DR BB 平均值 ±SD	每周 35mg DR BB n
MS/BS	%	1.35±1.09	17	1.34±1.55	15	1.33±1.03	12
MAR	μm/d	0.47±0.11	16	0.45±0.16	13	0.50±0.15	11
BFR/BS	$\mu m^3/(\mu m^2 \cdot d)$	0.0072±0.0055	16	0.0059±0.0076	13	0.0070±0.0043	11
O.Th	μm	5.8±0.9	17	5.2±0.8	15	5.3±0.6	12
OS/BS	%	6.38±3.54	17	8.69±8.62	15	9.21±7.60	12
OV/BV	%	0.81±0.63	17	0.99±1.22	15	0.97±0.96	12
Ac.F	/年	0.09±0.07	16	0.08±0.11	13	0.09±0.06	11
ES/BS	%	1.57±0.94	17	1.21±0.49	15	1.81±0.80	12
Mlt	d	91.8±85.0	16	108.0±91.3	13	131.7±172.7	11

表 21-6 利塞膦酸钠的组织形态计量学终点[20]

DR. 缓释片；FB. 早餐后；BB. 早餐前；MS/BS. 矿化表面；MAR. 矿物沉积速率；BFR/BS. 骨形成率；O.Th. 类骨质厚度；OS/BS. 类骨质表面 / 骨表面；OV/BV. 类骨质体积 / 骨体积；Ac.F. 激活频率；ES/BS. 骨吸收表面；Mlt. 矿化迟滞时间

表 21-7 每天口服和间歇服用伊班膦酸钠 22 个月或 34 个月后对组织形态计量学终点（中位数和 90%CI）的影响[21]

变 量	单 位	安慰剂	2.5mg/d	20mg 间歇
22 个月				
n		14	16	15
MS/BS	%	3.6（0.8~7.0）	0.7（0.2~1.8）	2.2（1.6~3.3）
MAR	μm/d	0.4（0.3~0.5）	0.5（0.4~0.5）	0.4（0.4~0.5）
BFR/BS	$\mu m^3/(\mu m^2 \cdot d)$	0.02（0.00~0.04）	0.01*（0.00~0.01）	0.01（0.01~0.02）
O.Th	μm	4.9（3.9~6.4）	3.9*（3.3~4.1）	4.6（3.8~5.0）
OV/BV	%	0.9（0.2~1.7）	0.2*（0.2~0.6）	0.4（0.2~0.9）
OS/BS	%	7.4（2.9~16.7）	4.1（2.4~6.5）	4.7（2.6~7.3）
Ac.F	/年	0.2（0.0~0.6）	0.05*（0.0~0.2）	0.1（0.1~0.2）
BV/TV	%	16.1（7.0~22.2）	15.4（7.7~16.4）	15.8（11.6~19.7）
ES/BS	%	1.2（0.6~2.5）	1.2（0.9~1.5）	1.0（0.5~2.1）
Tb.Th	μm	131（88~174）	110*（94~115）	117（96~134）
Tb.N	/mm	1.1（0.8~1.3）	1.3（0.8~1.4）	1.3（1.1~1.5）
Tb.Sp	μm	872（716~1065）	742（681~919）	792（635~861）
W.Th	μm	26.3（23.1~28.0）	25.8（23.9~26.6）	28.2（25.8~28.7）
Aj.AR	μm/d	0.2（0.1~0.4）	0.1（0.0~0.1）	0.2（0.1~0.2）
Mlt	d	19.5（12.0~43.0）	34.0（17.0~59.0）	18.0（15.0~28.0）
NOc/BS	/mm	0.1（0.0~0.1）	0.1（0.0~0.2）	0.1（0.0~0.2）

（续表）

变 量	单 位	安慰剂	2.5mg/d	20mg 间歇
34 个月				
n		19	20	16
MS/BS	%	3.1（2.4～6.1）	2.0（0.9～3.4）	2.1（1.0～2.5）
MAR	μm/d	0.4（0.4～0.5）	0.48（0.4～0.5）	0.49*（0.4～0.5）
BFR/BS	$μm^3/(μm^2 \cdot d)$	0.02（0.01～0.03）	0.01（0.01～0.02）	0.01（0.00～0.01）
O.Th	μm	4.8（4.1～5.2）	4.3*（4.1～5.0）	5.0（4.0～5.8）
OV/BV	%	0.6（0.3～0.9）	0.4*（0.3～0.5）	0.7（0.2～1.0）
OS/BS	%	5.9（3.1～8.8）	4.5（2.9～7.5）	7.2（2.8～11.4）
Ac.F	/ 年	0.2（0.1～0.4）	0.1（0.1～0.3）	0.1（0.1～0.2）
BV/TV	%	12.6（9.3～15.8）	15.3（11.8～19.4）	16.6（11.4～20.5）
ES/BS	%	1.2（1.0～1.5）	1.2（0.7～1.6）	1.0（0.4～1.5）
Tb.Th	μm	116（100～131）	124（96～148）	126（99～147）
Tb.N	/mm	1.1（1.0～1.3）	1.2（1.1～1.4）	1.3（1.1～1.4）
Tb.Sp	μm	895（766～1031）	805（722～885）	732（682～858）
W.Th	μm	24.8（23.8～26.2）	25.5（24.7～26.9）	25.8（24.2～27.0）
Aj.AR	μm/d	0.2（0.1～0.3）	0.1（0.1～0.2）	0.1（0.1～0.2）
Mlt	d	17.0（12.0～28.0）	24.0（17.0～34.0）	32.0*（22.0～57.0）
N.Oc/BS	/mm	0.1（0.0～0.2）	0.1（0.1～0.2）	0.0（0.0～0.1）

*. 与安慰剂比较 $P<0.05$；结果表示为中位数（90%CI）

20mg 间歇：20mg 隔日 1 次，持续 24 天，然后安慰剂持续 67 天

MS/BS. 矿化表面；MAR. 矿物沉积速率；BFR/BS. 骨形成率；O.Th. 类骨质厚度；OV/BV. 类骨质体积 / 骨体积；OS/BS. 类骨质表面 / 骨表面；Ac.F. 激活频率；BV/TV. 骨体积分数；ES/BS. 骨吸收表面；Tb.Th. 骨小梁厚度；Tb.N. 骨小梁数量；Tb.Sp. 骨小梁间距；W.Th. 壁厚；Aj.AR. 调整后的沉积率；Mlt. 矿化迟滞时间；N.Oc/BS. 破骨细胞数目 / 骨表面积

脉注射 ZOL 进行了一项组织形态计量学研究，患者每年使用 0mg 或 5mg，持续 33～36 个月[22]，共获得 111 份经皮穿刺活检标本。该研究最重要的发现是 ZOL 没有引起矿化缺陷。ZOL 不改变矿物沉积速率，但 33～36 个月后矿化表面降低 91%（表 21-8）。这些数据表明，与其他 BP 一样，ZOL 通过减少骨表面成骨细胞活动范围来降低骨形成速率，而不影响单个成骨细胞的活性。

两项对每年使用 ZOL 的患者给予特立帕肽的研究结果证实了上述发现的组织形态计量学数据[23, 24]。第一组获得 28 份经皮穿刺活检标本，第二组获得 58 份标本。两项研究结果显示 ZOL 不会引起矿化缺陷。ZOL 患者的矿物沉积率和矿化表面与以前报道的数据相似[22]（表 21-9 和表 21-10）。

三、双膦酸盐治疗骨质疏松症

（一）BP 在骨组织中的蓄积

BP 是钙螯合剂[25]。在骨质疏松症治疗期间，BP 分子随钙离子一起移动，集中在骨表面，特别是参与骨改建活动的表面，那里有大量的游离钙，这些钙要么被破骨细胞从骨组织中移除，要么被成骨细胞沉积在骨组织中。在吸收部位，BP 通过

表 21-8 使用唑来膦酸 33～36 个月后骨的结构、动态和静态组织形态计量学终点[22]

变 量	单 位	n	ZOL（每年 5mg）		n	PBO		P
			中位数	95%CI		中位数	95%CI	
MS/BS	%	59	0.45	0.29～1.39	52	4.79	3.17～6.83	<0.0001
MAR	μm/d	38	0.60	0.54～0.68	48	0.53	0.47～0.55	0.0002
BFR/BS	每年 mm³/mm²	38	0.05	0.01～0.13	48	0.15	0.03～0.58	<0.0001
O.Th	μm	59	5.1	4.8～5.5	52	5.7	5.3～6.0	0.009
OS/BS	%	59	5.0	3.2～7.0	52	17.8	13.5～21.0	<0.0001
OV/BV	%	59	0.5	0.26～0.85	52	1.78	1.49～2.02	<0.0001
Ac.F	/ 年	38	0.1	0.06～0.13	48	0.27	0.23～0.51	<0.0001
BV/TV	%	59	16.9	13.6～19.9	52	14.2	12.5～16.0	0.046
ES/BS	%	59	1.45	0.99～2.25	52	2.13	1.52～2.47	0.094
FP	年	38	0.68	0.54～1.05	48	0.58	0.43～0.71	0.138
RP	年	38	0.18	0.12～0.30	48	0.05	0.04～0.09	<0.0001
Ct.Th	mm	58	0.624	0.566～0.684	50	0.511	0.425～0.677	0.205
W.Th	μm	59	31.2	30.4～32.1	52	30.3	29.2～31.7	0.165

ZOL. 唑来膦酸；PBO. 安慰剂；MS/BS. 矿化表面；MAR. 矿物沉积速率；BFR/BS. 骨形成率；O.Th. 类骨质厚度；OS/BS. 类骨质表面 / 骨表面；OV/BV. 类骨质体积 / 骨体积；Ac.F. 激活频率；BV/TV. 骨体积分数；ES/BS. 骨吸收表面；FP. 形成期；RP. 重建期；Ct.Th. 密质骨厚度；W.Th. 壁厚

表 21-9 每年 1 次唑来膦酸治疗对特立帕肽治疗前后组织形态计量学终点的影响[23]

变 量	(n=14)	ZOL	ZOL+PBO	P
MS/BS	%	0.594±0.154	0.684±0.159	NS
MAR	μm/d	0.495±0.059	0.497±0.062	NS
BFR/BS	μm²/(μm·d)	0.005±0.001	0.005±0.001	NS

变 量	(n=14)	ZOL	ZOL+PTH	P
MS/BS	%	0.741±0.269	3.635±0.969	0.003
MAR	μm/d	0.469±0.043	0.622±0.042	0.006
BFR/BS	μm²/(μm·d)	0.005±0.002	0.024±0.006	0.01

结果表示为平均值 ±SD

MS/BS. 矿化表面；MAR. 矿物沉积速率；BFR/BS. 骨形成率；ZOL. 唑来膦酸；PBO. 安慰剂；PTH. 甲状旁腺激素

抑制法尼基二磷酸合成酶（FPP）降低破骨细胞活性[25]。在骨形成部位，BP 对成骨细胞没有直接作用，而是与钙螯合，并结合到矿化骨中。一旦在骨组织中沉积钙，BP 就会被包埋在骨基质中，并随着骨形成的持续而被埋得更深。

结合至骨组织中的 BP 保留直到骨组织在随

表 21-10　使用 ZOL（*n*=58）的患者服用或不服用特立帕肽 6 个月时的组织形态计量学指标[24]

变量	单位	ZOL		TPTD	
		中位数	95%CI	中位数	95%CI
n		30		28	
MS/BS	%	0.16	0.00～0.58	5.60	3.00～11.75
MAR	μm/d	0.49[+]	0.37～0.51	0.56	0.48～0.62
BFR/BS	每年 mm^3/mm^2	0.0002	0.0000～0.0010	0.0116	0.0051～0.0265
O.Th	μm	3.77	3.51～4.22	4.92	4.29～6.68
OS/BS	%	2.51	1.27～4.58	11.34	6.58～16.52
Ac.F	/ 年	0.01	0.00～0.03	0.37	0.17～0.82
ES/BS	%	2.71	1.73～3.21	4.59	3.14～6.01
W.Th	μm	28.63	27.16～30.43	31.29	28.80～33.26

+. *n*=18

MS/BS. 矿化表面；MAR. 矿物沉积速率；BFR/BS. 骨形成率；O.Th. 类骨质厚度；OS/BS. 类骨质表面 / 骨表面；Ac.F. 激活频率；ES/BS. 骨吸收表面；W.Th. 壁厚；ZOL. 唑来膦酸；TPTD. 特立帕肽

后的骨吸收活动中被吸收，从而导致 BP 最终进入血清，在那里发挥其特有的生物作用。由于 BP 在开始治疗的 6 个月内降低了 70%～90% 的骨重建率[14, 26]，所以在口服治疗的前 6 个月中，包埋在骨形成部位的 BP 总量最大。在较长的时间里，当持续稳定的 BP 治疗已经诱导了较低的骨重建率时，结合和随后包埋入骨形成点的 BP 就会很少。包埋入骨形成部位的 BP 会延迟释放，这导致即使 BP 停用后残留的 BP 仍会起效[27, 28]。骨质疏松症患者每年一次静脉滴注 ZOL 停药后的疗效保持[29-31]，强调了在开始 BP 治疗后其很快包埋入骨组织的重要性，其中所有 BP 都是在重建率高的情况下使用。在口服 BP 治疗的第 1 年，当重建率较低时，给予一半以上的 BP 治疗。

（二）实际使用

抗吸收治疗是骨质疏松症的一线治疗。BP 和 RANK 配体抑制药地舒单抗是目前主要的抗吸收治疗方案。BP 由口服或静脉注射给药，需要不同的剂量和频率。口服治疗为每周 1 次（阿仑膦酸钠 70mg，利塞膦酸钠 35mg）或每月 1 次（伊班膦酸钠 150mg，米诺膦酸 50mg）。静脉注射治疗每季度 ICI（伊班膦酸钠 3mg）或每年 1 次（唑来膦酸 5mg）。最重要的髋部和脊柱骨折风险数据降低（髋部约为 50%，脊柱约为 70%）已通过 3 年 ALN 和 ZOL 的Ⅲ期试验正式证实[14, 26]。通过上述途径和频率使用的利塞膦酸钠、伊班膦酸钠和米诺膦酸，抗吸收生物活性表明，它们具有相似的降低骨折风险的效果。BP 口服使用的说明很复杂，导致了依从性问题。他们规定患者在一天的早餐前服用药片，在接下来的 5～10min 内喝 16 盎司（约 454g）水；然后只喝水或咖啡，并保持直立 90min。如果不遵循这些说明，可能会发生胃肠道不适，BP 的吸收可能会受到影响，预计会降低抗骨折疗效。静脉注射给药则没有这样的担忧。

BP 治疗的目标是提高脊柱和髋部的骨密度，以及降低脊柱和髋部骨折的风险。在诊断骨质疏松症的过程中，通常需要获取脊柱 / 髋部骨密度数据。在开始 BP 治疗前，要获得骨吸收活性的血清标志物的值，无论是 s-CTX 还是 s-NTX。

根据口服 BP 给药说明，接受口服 BP 治疗患者的疗效和依从性要被检查。BP 治疗可改变血清标志物和 BMD，但变化的程度和速率以及检测精度不同。血清标志物对 BP 的反应比 BMD 更快、变化幅度更大。在 50 岁以上患者组中，标准剂量的 BP 在治疗开始后 3~6 个月内骨吸收血清标志物降低 60%~80%[14, 26]。因此，应在口服 BP 治疗开始后 3~6 个月重复检测患者 s-CTX 或 s-NTX，以确保对 BP 治疗的典型生物反应（降低>40%，考虑生物反应和实验室检查的变化）和患者对口服给药指导的依从性。

（三）双膦酸盐治疗的最佳持续时间

有关 BP 治疗最佳持续时间的数据和意见来自一系列相对较小的临床试验和基于这些数据的专家意见。该算法基于大多数高加索绝经后女性的证据，并且可能适用于男性和糖皮质激素诱导的骨质疏松症患者[32-40]。在暂停药物治疗（"药物假期"）期间，没有足够规模的试验来评估骨折风险。

考虑暂停 BP 治疗的三个原因是：①考虑持续 5 年以上的 BP 试验中出现的抗骨折疗效下降；②预防重大不良事件、药物相关的颌骨坏死（medication-related osteonecrosis of the jaw，MRONJ）和非典型股骨骨折；③遵守 BP 使用说明标注"重要限制使用"部分中体现的监管机构的要求。他们声称"最佳使用时间尚未确定"，这直接意味着应该在口服 BP 治疗 5 年或静脉注射 ZOL 治疗 3 年后，考虑暂停治疗来重新评估患者状态。

暂停 BP 治疗的决定应基于对患者个体当前椎体骨折风险的评估（图 21-1）。如果患者有脆性骨折病史或继发性因素（如糖皮质激素引起的骨质疏松症）导致脆性骨折的高风险，或曾服用骨合成代谢药治疗中，应继续进行 BP 治疗。如果患者没有脆性骨折的流行病史，治疗期间无骨折，目前髋部总 BMD T 值在 -2.5 分以上，并且从未接受过骨合成治疗，则应暂停 BP 治疗，并在 1.5~3 年重新评估。暂停 BP 治疗可降低已经发生单侧 AFF 患者发生对侧 AFF 的风险[41, 42]。没有数据表

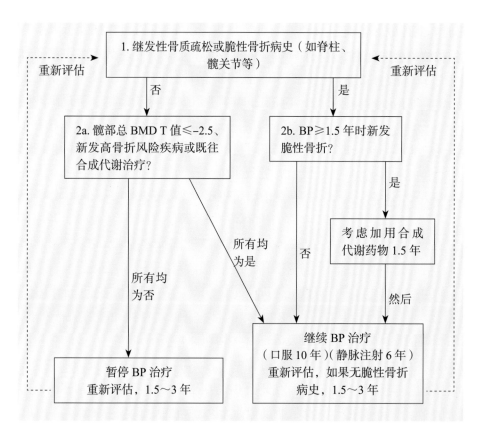

◀ 图 21-1　暂停双膦酸盐（BP）治疗（"药物假期"）的决策流程图

一名绝经后骨质疏松女性口服 BP ≥ 5 年或静脉注射 BP ≥ 3 年提交评估。提出了两个层次的问题。第一个涉及开始 BP 治疗之前或之后的骨折史。如果答案是肯定的，患者继续 BP 治疗，如果在 BP 治疗中发生新的脆性骨折，则考虑进行骨合成代谢治疗。如果答案是否定的，当髋部总 BMD 高于 -2.5 且没有发现额外的骨折风险时，BP 治疗将暂停并每 1.5~3 年重新评估一次。如果髋部总 BMD 低于 -2.5，则患者继续 BP 治疗，每 1.5~3 年重新评估一次。BMD. 骨密度

明在暂停 BP 治疗的时机是否会降低 MRONJ 的风险。没有数据支持测量骨转换标志物作为决定是否暂停 BP 治疗的依据。

四、不良事件

（一）药物相关性颌骨坏死

MRONJ 是一种潜在的重度不良事件，主要与强大的抗吸收（powerful anti-resorptive，pAR）药物有关，包括 BP[43-47] 和 RANKL 抗体[48, 49]，这两种药物都用于治疗骨质疏松症和癌症患者。MRONJ 还与全身性抗血管生成治疗有关，如酪氨酸激酶和血管内皮生长因子 A 抑制药，这些药物仅用于治疗癌症患者[50, 51]。专业组织将 MRONJ 定义为正在接受或既往接受过 pAR 和（或）抗血管生成治疗，颌面部存在暴露骨，或可通过瘘管探测到，持续 8 周，没有颌骨放射治疗史且无明显的颌骨转移性疾病[52, 53]。MRONJ 与多类 pAR（如 BP 和 RANKL 抑制药）的相关性表明，不是药物本身独特的化学性质，而是抗骨吸收活性是与 MRONJ 关联的主要机制。尽管有倾向将 MRONJ 和其他不良事件归咎于 BP 在骨中的累积，但事实上，不在骨中积聚的 RANK 配体抗体也会以与 BP 相似的频率导致这些不良事件，这意味着 BP 的骨累积不太可能是任何因果关系的核心[54-56]。

虽然 MRONJ 在服用 BP 的骨质疏松症患者中很少见，发生率为 0.01%～0.03%，但在肿瘤患者中很常见，发生率为 2%～5%。有两个很重要的原因。首先，服用 BP 的骨质疏松症患者的数量是服用 BP 的肿瘤科患者的 10～50 倍。虽然 MRONJ 在服用 BP 的骨质疏松症患者中很少见，但骨质疏松症患者的护理人员应该熟悉 MRONJ，因为他们遇到了大量接受 BP 治疗的骨质疏松症患者。其次，骨质疏松症患者的 BP 累积剂量低于肿瘤患者，与 MRONJ 的发生率较低相关，这支持了 BP 与 MRONJ 的剂量 - 效应关系。例如，ZOL 的抗骨质疏松药剂量是每年 5mg 静脉注射，而 ZOL 的肿瘤剂量为每月 4mg 静脉注射。骨质疏松症患者

的 MRONJ 发生率比上述肿瘤患者低 200 倍，部分原因可能是骨质疏松症患者每单位时间服用的 BP 量约为肿瘤患者的 1/10。此外，当考虑到治疗骨质疏松症的所有四种口服 BP 的推荐剂量，并调整约 1% 的口服 BP 的生物利用度和每种口服 BP 的相对抗吸收效力时，实际上，服用口服 BP 治疗骨质疏松的患者吸收的比肿瘤患者少约 10 倍。

1. 病因学

ZOL 的 III 期肿瘤学试验 AZURE 的数据强烈表明 BP 导致 MRONJ[54-56]。然而，这种因果关系是复杂的，因为 ZOL 组的 MRONJ 发生率只有约 2%，这表明很可能仅在少数患者中发现的共病因素也是导致 MRONJ 的必需要素。事实上，可识别的口腔事件（如拔牙、口腔手术）和先前存在的慢性口腔疾病（如严重的牙周炎、使用可摘局部义齿）均与服用 pAR 的癌症患者发生 MRONJ 的风险增加有关，这两个因素都可能是此类共病因素。BP 治疗引起的密质骨和松质骨低转换状态似乎不太可能在 MRONJ 中起直接作用[57]。目前，对大多数 MRONJ 病例最有希望的假说认为，大多数拔牙或慢性重度牙周炎相关的感染 / 炎症会杀死口腔中的骨骼。在未接受 pAR 的患者中，这种坏死的口腔骨可通过炎症诱导的骨吸收活动有效去除，从而防止其累积。然而，在 pAR 存在的情况下，它们的抗吸收活性减慢了死骨的清除速度，以至于发生坏死性牙槽骨堆积，导致死骨暴露在口腔中[58-61]。目前还没有正式的假设来解释可摘局部义齿在 MRONJ 中的作用。

2. 防治

骨质疏松患者的 MRONJ 是既可预防又可治疗的。鉴于炎症性牙病在 MRONJ 中的可能作用，要确定即将开始 BP 治疗的骨质疏松症患者的牙齿健康状况良好，并接受常规的预防性牙科护理，因为具有这些特征的患者不太可能有与 MRONJ 相关的局部口腔风险因素（如拔除感染牙齿、严重牙周炎）。在即将开始 BP 治疗的肿瘤患者的临床试验中，消除与感染相关的口服风险因素可降低

MRONJ 的风险[62-67]。此外，如果 MRONJ 发生在接受常规预防性牙科护理的患者身上，MRONJ 更有可能在早期阶段被注意到，因为较少的参与治疗更有可能稳定或完全治愈。

任何怀疑患有 MRONJ 的患者都应该立即转诊给熟悉这种情况的牙科专业人士，最有可能的是口腔外科医生，以进行诊断和随后的护理。有症状、未经治疗的脓肿牙齿是一种潜在的危及生命的情况。当任何使用 BP 或地舒单抗的患者出现牙齿急性脓肿时，应建立强有力的全身抗生素覆盖范围，并应尽快对牙齿进行根管治疗或拔除。没有证据支持中断 BP 治疗会改变拔牙后结果的观点。

根据症状、感染程度和骨病变暴露程度，MRONJ 在临床上分为三个阶段[52, 53]。在 1 期，出现无症状、未感染、裸露的骨或瘘管。虽然 1 期患者没有活动性感染，但他们最好每天使用口服抗菌漱口液（0.12% 氯己定），以防止裸露的骨骼继发细菌附着。这种治疗的目的是防止进行性改变，并用新的牙龈覆盖物使裸露的骨头愈合。可摘局部义齿 MRONJ 通常为 1 期，建议停止使用可摘局部义齿直到愈合，并在继续使用前评估义齿的适合性。在这些治疗下，超过 50% 的 1 期病例完全愈合，更多的病例稳定下来。但是，从 1 期开始进行性改变是可能的。在 2 期，出现有症状的裸骨，在裸露的骨头或瘘管周围的牙龈边缘有感染/炎症，并局限于牙槽突。2 期患者最好每天口服抗菌漱口液，必要时服用止痛药，并根据活动性感染的程度和特殊性质进行适当的抗生素治疗。偶尔需要对裸露骨边缘的坏死软组织进行轻微清创。通常会出现逐渐完全愈合的情况，许多患者会回到 1 期。但是，从 2 期开始进行性改变也是可能的。在 3 期，有症状的裸露骨延伸到牙槽突外。这些患者最好的治疗方法是每天口服抗菌漱口液，根据需要服用止痛药物，根据感染的程度和具体性质进行积极的抗生素治疗，并根据需要进行手术。经常需要刮除牙龈边缘，偶尔还需要更广泛的手术。严重程度通常会逆转到 1 期或 2 期[52, 53]。

（二）非典型股骨骨折

非典型股骨骨折是与 pAR 相关的重度不良事件，包括 BP[41, 42, 68-71] 和 RANKL 抗体[72-75]。AFF 定义为：①位于股骨干，从大转子远端到髁上近端；②与创伤有关，无外力或从站立高度坠落损伤；③骨折起源于外侧密质骨，可能局限于外侧密质骨的不完全（单密质骨断裂）骨折或完全骨折；④如果完全骨折，则骨折线一般横向或轻度穿过内侧密质骨，一般无粉碎性；⑤外侧密质骨局部骨膜（更可能）或骨内膜反应。局部性痛，70% 的 AFF 患者伴有大腿前驱疼痛[41]。相对于 MRONJ 来说，AFF 与多种 pAR 的相关性表明抗吸收活性是 pAR 与 AFF 关联的主要机制，而不是特定的化合物特性。

1. 病因学

AFF 发生在骨质疏松症和肿瘤科患者中，服用 BP 的年发生率为每 10 万人 10～35 人。高达 30% 的 AFF 病例是双侧的。在 BP 患者中，AFF 不如 MRONJ 常见。AFF 的非 pAR 风险因素主要有：①对侧 AFF；②股骨弯曲[76-81]；③亚洲种族[41, 68-71]；④糖皮质激素治疗[41, 68-71]；⑤长期药物治疗史[43, 71]。

与 MRONJ 不同的是，目前还没有建立 BP 和 AFF 之间的因果关系。与 BP 相关的 AFF 发病率极低，表明这是一种复杂的关系，在这种关系中，需要上面提到的共病因素，或许还有其他因素。AFF 的病因尚不清楚。已经提出了许多观点[41, 42, 68-71]。与 MRONJ 不同的是，BP 引起的密质骨内低骨转换似乎起到了一定作用。目前最吸引人的观点是，大转子和髁上之间的股骨外侧密质骨的应力集中（无明显创伤）首先会产生微小损伤或部分单密质骨断裂（应力性骨折）。虽然正常的骨膜反应（即骨痂形成）发生在外侧密质骨以开始愈合骨折，未使用 BP 患者通常可修复应力性骨折，但由于 BP 诱导的低密质骨内骨转换状态，密质骨内重塑的继发性加速并未发生。因此，骨膜应力反应仍然存在，甚至增大，而原本可以通过正常密质骨内重塑愈合的部分单侧密质骨断裂进展为完全的单密质骨断裂，然后是累及内侧密质骨的完全 AFF[41, 42, 68-71]。

2. 防治

股骨突然完全性骨折是一种灾难性的事件，可能会导致跌倒，并可能产生其他的并发症。在每年体检时，需要询问有上述风险因素的 BP 使用患者有无大腿疼痛。任何有大腿疼痛或其他 AFF 体征的 BP 患者都应该立即转诊到熟悉这种情况的骨科医生那里进行诊断和后续护理。诊断 AFF 后的第一步是在医学上可行的情况下中断 BP 治疗。不完全性和完全性 AFF 的最终治疗方法是股骨髓内钉。保守治疗，如减少患肢负重，通常会失败[42, 68-71]。由于高达 30% 的 AFF 病例是双侧的，当一个股骨被诊断为 AFF 时，对侧股骨的 X 线和

MRI 成像可以排除对侧 AFF 的早期迹象。

结论

完成第三代 BP 的动态组织形态计量学研究的主要原因是确保不存在矿化缺陷是否是第一代 BP 即依替膦酸钠特有的，最后表明是所有该类药物的共有现象。这些研究涉及 1000 多名服用第三代 BP 的患者的骨活检，提供了第三代 BP 不会导致矿化缺陷的确凿证据。

进行这些研究的第二个原因是为了尽可能多地了解降低骨转换的制剂的组织水平效应。明显一致的是，当给予 BP 时，矿物沉积速率没有变化，而矿化表面的程度发生了较大的降低（表 21-11）。在骨质疏松症治疗剂量下，最有效的 BP、阿仑膦酸

表 21–11 用于重要组织形态计量学终点的第三代双膦酸盐的比较							
Vbl				**vs. 安慰剂**			
研 究	药 物	剂 量	时 间	**MS/BS**	**MAR**	**O.Th**	**ES/BS**
16	ALN	5mg/d	1 年	−84[a]	+19	−15	—
16	ALN	5mg/d	2 年	−87[a]	+10	−19	—
17	ALN	10mg/d	1.5 年	−94[a]	−16	−17	—
18	ALN	5mg/d	2 年	−91[a]	−8	−27b[c]	−8
18	ALN	10mg/d	2 年	−92[a]	−8	−30c[b]	−13
18	ALN	5mg/d	3 年	−64[b]	+7	−9	+26
18	ALN	10mg/d	3 年	−96[a]	+7	−31[c]	−31
19	ALN	每周 70mg	0.5 年	−96[a]	−10	−18[b]	−36
19	ALN	每周 70mg	1 年	−95[a]	−5	−28[b]	−16
20	RIS	每周 5mg	3 年	−80[a]	−5	−16[b]	+6
22	IBN	2.5mg/d	22 个月	−81[a]	+25	−21[b]	0
22	IBN	2.5mg/d	34 个月	−35	+20	−11[c]	0
23	ZOL	每年 5mg	3 年	−91[a]	−12	+11	+47

a. $P < 0.001$

b. $P < 0.01$

c. $P < 0.05$

ALN. 阿仑膦酸钠；RIS. 利塞膦酸钠；IBN. 伊班膦酸钠；ZOL. 唑来膦酸；MS/BS. 矿化表面；MAR. 矿物沉积速率；O.Th. 类骨质厚度；ES/BS. 骨吸收表面

钠和唑来膦酸，减少矿化表面 90% 以上。当骨转换率下降时，常可见类骨质端点的轻微减少。

提出了暂停 BP 治疗的决策流程图（图 21-1）。有脆性骨折病史的患者不应考虑暂停 BP 治疗。与 BP 治疗相关的不良反应主要是 ONJ 和 AFF。虽然这两种不良事件在骨质疏松症患者中的患病率都在 0.01% 或更低，但都具有潜在的破坏性。对这两种药物的临床和临床前研究都在进行

中。人们对 ONJ 的了解比对 AFF 的了解更多。对于 ONJ 来说，最有可能的是由于 BP 引起的吸收受到强烈抑制而没有及时移除局部炎症 / 感染引起的牙槽骨中坏死的骨组织，最终导致坏死的裸露的颌骨堆积。通过保持良好的口腔卫生，服用 BP 的骨质疏松症患者发生 ONJ 的风险降低到 0.01% 以下。以上讨论了 AFF 的病因和治疗的最新数据。

参考文献

[1] Reifenstein EC Jr, Albright F. The metabolic effects of steroid hormones in osteoporosis. J Clin Invest. 1947 Jan;26(1):24–56.

[2] Heaney RP, Recker RR, Saville PD. Menopausal changes in calcium balance performance. J Lab Clin Med. 1978;92:953–63.

[3] Recker RR, Heaney RP, Saville PD. Menopausal changes in remodeling. J Lab Clin Med. 1978;92:964–71.

[4] Recker RR, Saville PD, Heaney RP. Effects of estrogens and calcium carbonate on bone loss in postmenopausal women. Ann Intern Med. 1977;87:649–55.

[5] Lindsay R, Hart DM, MacLean A. Bone response to termination of estrogen treatment. Lancet. 1978;1:1325–7.

[6] Lindsay R, Hart DM, Sweeney A, Coutts JRT, Clarke A. Osteopenia and osteoporosis: endogenous estrogen and bone loss following oophorectomy. Calc Tiss Res. 1977;22:213–6.

[7] Cummings SR, Ensrud K, Delmas PD, LaCroix AZ, Vukicevic S, Reid DM, Goldstein S, Sriram U, Lee A, Thompson J, Armstrong RA, Thompson DD, Powles T, Zanchetta J, Kendler D, Neven P. Eastell R; PEARL study investigators. Lasofoxifene in postmenopausal women with osteoporosis. N Engl J Med. 2010 Feb 25;362(8):686–96. https://doi.org/10.1056/ NEJMoa0808692.

[8] Lewiecki EM. Lasofoxifene for the prevention and treatment of postmenopausal osteoporosis. Ther Clin Risk Manag. 2009;5:817–27.

[9] Chavassieux P, Meunier PJ, Roux JP, Portero-Muzy N, Pierre M, Chapurlat R. Bone histomorphometry of transiliac paired bone biopsies after 6 or 12 months of treatment with oral strontium ranelate in 387 osteoporotic women: randomized comparison to alendronate. J Bone Miner Res. 2014 Mar;29(3):618–28. https://doi.org/10.1002/jbmr.2074.

[10] Dunn CJ, Fitton A, Sorkin EM. Etidronate. A review of its pharmacological properties and therapeutic efficacy in resorptive bone disease. Drugs Aging. 1994 Dec;5(6):446–74.

[11] Watts NB, Harris ST, Genant HK, Wasnich RD, Miller PD, Jackson RD, Licata AA, Ross P, Woodson GC 3rd, Yanover MJ, et al. Intermittent cyclical etidronate treatment of postmenopausal osteoporosis. N Engl J Med. 1990 Jul 12;323(2):73–9.

[12] Storm T, Thamsborg G, Steiniche T, Genant HK, Sørensen OH. Effect of intermittent cyclical etidronate therapy on bone mass and fracture rate in women with postmenopausal osteoporosis. N Engl J Med. 1990 May 3;322(18):1265–71.

[13] Schenk R, Merz WA, Fleisch HA, Muhlbauer RC, Russell RGG. Effects of ethane-1-hydroxy-1,1-diphosphonate (EHDP) and dichloromethylene diphosphonate (Cl_2MDP) on the calcification and resorption of cartilage and bone in the tibial epiphysis and metaphysis of rats. Calc Tiss Res. 1973;11:196–214.

[14] Liberman UA, Weiss SR, Broll J, et al. Effect of oral alendronate on bone mineral density and the incidence of fractures in postmenopausal osteoporosis. N Engl J Med. 1995;333:1437–43.

[15] Kimmel DB, Recker RR, Gallagher JC, Vaswani A, Aloia JL. A comparison of iliac bone histomorphometry in post-menopausal osteoporotic and normal subjects. Bone Miner. 1990;11:217–35.

[16] Bone HG, Downs RW Jr, Tucci JR, Harris ST, Weinstein RS, Licata AA, McClung MR, Kimmel DB, Gertz BJ, Hale E, Polvino WJ. Dose-response relationships for alendronate treatment in osteoporotic elderly women. Alendronate elderly osteoporosis study centers. J Clin Endocrinol Metab. 1997;82(1):265–74.

[17] Bone HG, Greenspan SL, McKeever C, Bell N, Davidson M, Downs RW, Emkey R, Meunier PJ, Miller SS, Mulloy AL, Recker RR, Weiss SR, Heyden N, Musliner T, Suryawanshi S, Yates AJ, Lombardi A. Alendronate and estrogen effects in postmenopausal women with low bone mineral density. Alendronate/estrogen study group. J Clin Endocrinol Metab. 2000;85(2):720–6.

[18] Chavassieux PM, Arlot ME, Reda C, Wei L, Yates AJ, Meunier PJ. Histomorphometric assessment of the long-term effects of alendronate on bone quality and remodeling in patients with osteoporosis. J Clin Invest. 1997 Sep 15;100(6):1475–80.

[19] Eriksen EF, Melsen F, Sod E, Barton I, Chines A. Effects of long-term risedronate on bone quality and bone turnover in women with postmenopausal osteoporosis. Bone. 2002 Nov;31(5):620–5.

[20] McClung MR, Balske A, Burgio DE, Wenderoth D, Recker RR. Treatment of postmenopausal osteoporosis with delayed-release risedronate 35 mg weekly for 2 years. Osteoporos Int. 2013 Jan;24(1):301–10. https://doi.org/10.1007/s00198–012– 2175–7.

[21] Recker RR, Weinstein RS, Chesnut CH 3rd, Schimmer RC, Mahoney P, Hughes C, Bonvoisin B, Meunier PJ. Histomorphometric evaluation of daily and intermittent oral ibandronate in women with postmenopausal osteoporosis: results from the BONE study. Osteoporos Int. 2004 Mar;15(3):231–7.

[22] Recker RR, Delmas PD, Halse J, Reid IR, Boonen S, García-Hernandez PA, Supronik J, Lewiecki EM, Ochoa L, Miller P, Hu H, Mesenbrink P, Hartl F, Gasser J, Eriksen EF. Effects of intravenous zoledronic acid once yearly on bone remodeling and bone structure. J Bone Miner Res. 2008 Jan;23(1):6–16.

[23] Dempster DW, Cosman F, Zhou H, Nieves JW, Bostrom M, Lindsay R. Effects of daily cyclic teriparatide on bone formation in the iliac crest in women on no prior therapy and in women on alendronate. J Bone Miner Res. 2016a Aug;31(8):1518–26. https://doi.org/10.1002/jbmr.2822.

[24] Dempster DW, Zhou H, Recker RR, Brown JP, Bolognese MA, Recknor CP, Kendler DL, Lewiecki EM, Hanley DA, Rao SD,

Miller PD, Woodson GC 3rd, Lindsay R, Binkley N, Alam J, Ruff VA, Gallagher ER, Taylor KA. A longitudinal study of skeletal histomorphometry at 6 and 24 months across four bone envelopes in postmenopausal women with osteoporosis receiving teriparatide or zoledronic acid in the SHOTZ trial. J Bone Miner Res. 2016c Jul;31(7):1429–39. https://doi.org/10.1002/jbmr.2804.

[25] Roelofs AJ, Thompson K, Ebetino FH, Rogers MJ, Coxon FP. Bisphosphonates: molecular mechanisms of action and effects on bone cells, monocytes and macrophages. Curr Pharm Des. 2010;16(27):2950–60.

[26] Black DM, Delmas PD, Eastell R, et al. HORIZON pivotal fracture trial. Once-yearly zoledronic acid for treatment of postmenopausal osteoporosis. N Engl J Med. 2007 May 3;356(18):1809–22.

[27] Ström O, Landfeldt E, Garellick G. Residual effect after oral bisphosphonate treatment and healthy adherer effects--the Swedish adherence register analysis (SARA). Osteoporos Int. 2015 Jan;26(1):315–25.https://doi.org/10.1007/s00198–014– 2900–5.

[28] Deas CM, Murphy P, Iranikhah M, Freeman MK. Retained skeletal effects of zoledronic acid following discontinuation of treatment: a review of the literature. Consult Pharm. 2017 Mar 1;32(3):144–55. https://doi.org/10.4140/TCP.n.2017.144.

[29] Black DM, Reid IR, Cauley JA, Cosman F, Leung PC, Lakatos P, Lippuner K, Cummings SR, Hue TF, Mukhopadhyay A, Tan M, Aftring RP, Eastell R. The effect of 6 versus 9 years of zoledronic acid treatment in osteoporosis: a randomized second extension to the HORIZON-pivotal fracture trial (PFT). J Bone Miner Res. 2015 May;30(5):934–44. https://doi.org/10.1002/ jbmr.2442.

[30] Cosman F, Cauley JA, Eastell R, Boonen S, Palermo L, Reid IR, Cummings SR, Black DM. Reassessment of fracture risk in women after 3 years of treatment with zoledronic acid: when is it reasonable to discontinue treatment? J Clin Endocrinol Metab. 2014 Dec;99(12):4546–54. https://doi.org/10.1210/jc.2014–1971.

[31] Black DM, Reid IR, Boonen S, Bucci-Rechtweg C, Cauley JA, Cosman F, et al. The effect of 3 versus 6 years of zoledronic acid treatment of osteoporosis: a randomized extension to the HORIZON-pivotal fracture trial (PFT). J Bone Miner Res. 2012;7(2):243–54.

[32] Marchand D, Loshak H. Duration of bisphosphonate treatment for patients with osteoporosis: a review of clinical effectiveness and guidelines. Ottawa (ON): Canadian Agency for Drugs and Technologies in Health; 2019. CADTH Rapid Response Reports

[33] Dennison EM, Cooper C, Kanis JA, Bruyère O, Silverman S, McCloskey E, Abrahamsen B, Prieto-Alhambra D. Ferrari S; IOF epidemiology/quality of life working group. Fracture risk following intermission of osteoporosis therapy. Osteoporos Int. 2019 Sep;30(9):1733–43. https://doi.org/10.1007/s00198–019– 05002– w.

[34] Adler RA, El-Hajj Fuleihan G, Bauer DC, Camacho PM, Clarke BL, Clines GA, Compston JE, Drake MT, Edwards BJ, Favus MJ, Greenspan SL, McKinney R Jr, Pignolo RJ, Sellmeyer DE. Managing osteoporosis in patients on long-term bisphosphonate treatment: report of a task force of the American Society for Bone and Mineral Research. J Bone Miner Res. 2016 Jan;31(1):16–35. https://doi. org/10.1002/jbmr.2708.

[35] Adams AL, Adams JL, Raebel MA, Tang BT, Kuntz JL, Vijayadeva V, McGlynn EA, Gozansky WS. Bisphosphonate drug holiday and fracture risk: a population-based cohort study. J Bone Miner Res. 2018 Jul;33(7):1252–9. https://doi.org/10.1002/jbmr.3420.

[36] Anagnostis P, Paschou SA, Mintziori G, Ceausu I, Depypere H, Lambrinoudaki I, Mueck A, Pérez-López FR, Rees M, Senturk LM, Simoncini T, Stevenson JC, Stute P, Trémollieres FA, Goulis DG. Drug holidays from bisphosphonates and denosumab in postmenopausal osteoporosis: EMAS position statement. Maturitas. 2017 Jul;101:23–30. https://doi.org/10.1016/j. maturitas.2017.04.008.

[37] Fink HA, MacDonald R, Forte ML, Rosebush CE, Ensrud KE,

Schousboe JT, Nelson VA, Ullman K, Butler M, Olson CM, Taylor BC, Brasure M, Wilt TJ. Longterm drug therapy and drug holidays for osteoporosis fracture prevention: a systematic review. Ann Intern Med. 2019 Jul 2;171(1):37–50. https://doi.org/10.7326/M19–0533.

[38] McClung MR. Drug holidays in women treated for postmenopausal osteoporosis. Menopause. 2018 Oct;25(10):1152–4. https://doi.org/ 10.1097/GME.0000000000001141.

[39] Vannucci L. Brandi ML1. Pharmacological management of osteoporosis – when to treat and when to stop. Expert Rev Clin Pharmacol. 2016 Oct;9(10):1315–22. https://doi.org/10.108 0/17512433.20161203252.

[40] Gatti D, Adami S, Viapiana O, Rossini M. The use of bisphos- phonates in women: when to use and when to stop. Expert Opin Pharmacother. 2015;16(16):2409–21. https://doi.org/10.151 7/14656566.2015.1087506.

[41] Shane E, Burr D, Abrahamsen B, Adler RA, Brown TD, Cheung AM, et al. Atypical subtrochanteric and diaphyseal femoral fractures: second report of a task force of the American Society for Bone and Mineral Research. J Bone Miner Res. 2014;29(1):1–23. https://doi. org/10.1002/jbmr.1998.

[42] Toro G, Ojeda-Thies C, Calabrò G, Toro G, Moretti A, Guerra GM, Caba-Doussoux P, Iolascon G. Management of atypical femoral fracture: a scoping review and comprehensive algorithm. 2016 May 23;17:227. https://doi.org/10.1186/s12891–016– 1086–8.

[43] Bilezikian JP. Osteonecrosis of the jaw--do bisphosphonates pose a risk? N Engl J Med. 2006;355:2278–81.

[44] Khan AA, Morrison A, Hanley DA, et al. Diagnosis and management of osteonecrosis of the jaw: a systematic review and international consensus. J Bone Miner Res. 2015;30:3–23.

[45] Khosla S, Burr D, Cauley J, Dempster DW, Ebeling PR, Felsenberg D, et al. Bisphosphonate-associated osteonecrosis of the jaw: report of a task force of the American Society for Bone and Mineral Research. J Bone Miner Res. 2007;22(10):1479–91.

[46] Marx RE, Sawatari Y, Fortin M, Broumand V. Bisphosphonate- induced exposed bone (osteonecrosis/ osteopetrosis) of the jaws: risk factors, recognition, prevention, and treatment. J Oral Maxillofac Surg. 2005;63:1567–75.

[47] Woo SB, Hellstein JW, Kalmar JR. Narrative [corrected] review: bisphosphonates and osteonecrosis of the jaws. Ann Intern Med. 2006;144:753–61.

[48] Van den Wyngaert T, Wouters K, Huizing MT, Vermorken JB. RANK ligand inhibition in bone metastatic cancer and risk of osteonecrosis of the jaw (ONJ): non bis in idem? Support Care Cancer. 2011;19:2035– 40.

[49] Stopeck AT, Lipton A, Body JJ, Steger GG, Tonkin K, de Boer RH, et al. Denosumab compared with zoledronic acid for the treatment of bone metastases in patients with advanced breast cancer: a randomized, double-blind study. J Clin Oncol. 2010;28:5132–9.

[50] Fusco V, Santini D, Armento G, Tonini G, Campisi G. Osteonecrosis of jaw beyond antiresorptive (bone-targeted) agents: new horizons in oncology. Expert Opin Drug Saf. 2016;15:925–35.

[51] Ramirez L, Lopez-Pintor RM, Casanas E, Arriba L, Hernandez G. New non-bisphosphonate drugs that produce osteonecrosis of the jaw. Oral Health Prev Dent. 2015;13:385–93.

[52] Ruggiero SL, Dodson TB, Fantasia J, Goodday R, Aghaloo T, Mehrotra B, et al. American Association of Oral and Maxillofacial Surgeons position paper on medication-related osteonecrosis of the jaw–2014 update. J Oral Maxillofac Surg. 2014;72:1938–56.

[53] Hasegawa T, Hayashida S, Kondo E, Takeda Y, Miyamoto H, Kawaoka Y, Ueda N, Iwata E, Nakahara H, Kobayashi M, Soutome S, Yamada SI, Tojyo I, Kojima Y, Umeda M, Fujita S, Kurita H, Shibuya Y, Kirita T. Komori T; Japanese study Group of co-operative Dentistry with medicine (JCDM). Medication-related osteonecrosis of the jaw after tooth extraction in cancer patients: a multicenter retrospective study. Osteoporos Int. 2019

Jan;30(1):231–9. https://doi.org/10.1007/s00198–018– 4746–8.

[54] Coleman RE, Marshall H, Cameron D, Dodwell D, Burkinshaw R, Keane M, Gil M, Houston SJ, Grieve RJ, Barrett-Lee PJ, Ritchie D, Pugh J, Gaunt C, Rea U, Peterson J, Davies C, Hiley V, Gregory W, Bell R. Breast-cancer adjuvant therapy with zoledronic acid. N Engl J Med. 2011;365:1396–405.

[55] Coleman R, Woodward E, Brown J, Cameron D, Bell R, Dodwell D, Keane M, Gil M, Davies C, Burkinshaw R, Houston SJ, Grieve RJ, Barrett-Lee PJ. Thorpe H afety of zoledronic acid and incidence of osteonecrosis of the jaw (ONJ) during adjuvant therapy in a randomised phase III trial (AZURE: BIG 01–04) for women with stage II/III breast cancer. Breast Cancer Res Treat. 2011;127:429–38.

[56] Rathbone EJ, Brown JE, Marshall HC, Collinson M, Liversedge V, Murden GA, Cameron D, Bell R, Spensley S, Agrawal R, Jyothirmayi R, Chakraborti P, Yuille F, Coleman RE. Osteonecrosis of the jaw and oral health-related quality of life after adjuvant zoledronic acid: an adjuvant zoledronic acid to reduce recurrence trial subprotocol (BIG01/04). J Clin Oncol. 2013;31:2685–91.

[57] Ristow O, Gerngroß C, Schwaiger M, Hohlweg-Majert B, Kehl V, Jansen H, Hahnefeld L, Otto S, Pautke C. Is bone turnover of jawbone and its possible over suppression by bisphosphonates of etiologic importance in pathogenesis of bisphosphonate-related osteonecrosis? J Oral Maxillofac Surg. 2014;72(5):903–10. https://doi.org/10.1016/j.joms.2013.11.005.

[58] Messer JG, Mendieta-Calle JL, Jiron JM, Castillo EJ, Van Poznak C, Bhattacharyya N, Kimmel DB, Aguirre JI. Zoledronic acid increases the prevalence of medication-related osteonecrosis of the jaw (*Oryzomys palustris*) in a dose dependent manner in rice rats with localized periodontitis. Bone. 2018;108:79–88.

[59] Messer JG, Jiron JM, Mendieta Calle JL, Castillo EJ, Phillips EG, Yarrow JF, Van Poznak C, Kesavalu L, Kimmel DB, Aguirre JI. Zoledronate treatment duration is linked to bisphosphonate-related osteonecrosis of the jaw prevalence in rice rats with generalized periodontitis. Oral Dis. 2019 May;25(4):1116–35. https://doi.org/10.1111/odi.13052.

[60] Otto S, Tröltzsch M, Jambrovic V, Panya S, Probst F, Ristow O, Ehrenfeld M, Pautke C. Tooth extraction in patients receiving oral or intravenous bisphosphonate administration: a trigger for BRONJ development? J Craniomaxillofac Surg. 2015;43(6):847–54. https://doi.org/10.1016/j. jcms.2015.03.039.

[61] Hadaya D, Soundia A, Gkouveris I, Dry SM, Aghaloo TL, Tetradis S. Development of MRONJ after extraction of teeth with experimental periapical disease. J Oral Maxillofac Surg. 2019;77(1):71–86.

[62] Dimopoulos MA, Kastritis E, Bamia C, Melakopoulos I, Gika D, Roussou M, Migkou M, Eleftherakis-Papaiakovou E, Christoulas D, Terpos E, Bamias A. Reduction of osteonecrosis of the jaw (ONJ) after implementation of preventive measures in patients with multiple myeloma treated with zoledronic acid. Ann Oncol. 2009;20:117–20.

[63] Hoefert S, Eufinger H. Relevance of a prolonged preoperative antibiotic regime in the treatment of bisphosphonate-related osteonecrosis of the jaw. J Oral Maxillofac Surg. 2011;69:362–80.

[64] Montefusco V, Gay F, Spina F, Miceli R, Maniezzo M, Teresa AM, Farina L, Piva S, Palumbo A, Boccadoro M, Corradini P. Antibiotic prophylaxis before dental procedures may reduce the incidence of osteonecrosis of the jaw in patients with multiple myeloma treated with bisphosphonates. Leuk Lymphoma. 2008;49:2156–62.

[65] Ripamonti CI, Maniezzo M, Campa T, Fagnoni E, Brunelli C, Saibene G, Bareggi C, Ascani L, Cislaghi E. Decreased occurrence of osteonecrosis of the jaw after implementation of dental preventive measures in solid tumour patients with bone metastases treated with bisphosphonates. The experience of the National Cancer Institute of Milan. Ann Oncol. 2009;20:137–45.

[66] Saia G, Blandamura S, Bettini G, Tronchet A, Totola A, Bedogni G, Ferronato G, Nocini PF, Bedogni A. Occurrence of bisphosphonate-related osteonecrosis of the jaw after surgical tooth extraction. J Oral Maxillofac Surg. 2010;68:797–804.

[67] Vandone AM, Donadio M, Mozzati M, Ardine M, Polimeni MA, Beatrice S, Ciuffreda L, Scoletta M. Impact of dental care in the prevention of bisphosphonate-associated osteonecrosis of the jaw: a single-center clinical experience. Ann Oncol. 2012;23:193–200.

[68] Ettinger B, Burr DB, Ritchie RO. Proposed pathogenesis for atypical femoral fractures: lessons from materials research. Bone. 2013;55(2):495–500. https://doi.org/10.1016/j. bone.2013.02.004.

[69] Starr J, Tay YKD, Shane E. Current understanding of epidemiology, pathophysiology, and management of atypical femur fractures. Curr Osteoporos Rep. 2018 Aug;16(4):519–29. https://doi.org/10.1007/s11914–018– 0464–6.

[70] Black DM, Abrahamsen B, Bouxsein ML, Einhorn T, Napoli N. Atypical femur fractures: review of epidemiology, relationship to bisphosphonates, prevention, and clinical management. Endocr Rev. 2019 Apr 1;40(2):333–68. https://doi.org/10.1210/er.2018–00001.

[71] Zheng N, Tang N, Qin L. Atypical femoral fractures and current management. J Orthop Translat. 2016 Jul 5;7:7–22. https://doi.org/10.1016/j.jot.2016.06.029.

[72] Yang SP, Kim TW, Boland PJ, Farooki A. Retrospective review of atypical femoral fracture in metastatic bone disease patients receiving denosumab therapy. Oncologist. 2017 Apr;22(4):438–44. https://doi.org/10.1634/theoncologist.2016–0192.

[73] Lockwood M, Banderudrappagari R, Suva LJ, Makhoul I. Atypical femoral fractures from bisphosphonate in cancer patients–review. J Bone Oncol. 2019 Aug 22;18:100259. https://doi.org/10.1016/j.jbo.2019.100259.

[74] Hayashi K, Aono M, Shintani K, Kazuki K. Bisphosphonate-related atypical femoral fracture with bone metastasis of breast cancer: case report and review. Anticancer Res. 2014;34(3):1245–9.

[75] Puhaindran ME, Farooki A, Steensma MR, Hameed M, Healey JH, Boland PJ. Atypical subtrochanteric femoral fractures in patients with skeletal malignant involvement treated with intravenous bisphosphonates. J Bone Joint Surg Am. 2011;93(13):1235–42. https://doi.org/10.2106/JBJS.J.01199.

[76] Haider IT, Schneider PS, Edwards WB. The role of lower-limb geometry in the pathophysiology of atypical femoral fracture. Curr Osteoporos Rep. 2019 Oct;17(5):281–90. https://doi.org/10.1007/s11914–019– 00525– x.

[77] Oh Y, Wakabayashi Y, Kurosa Y, Ishizuki M, Okawa A. Stress fracture of the bowed femoral shaft is another cause of atypical femoral fracture in elderly Japanese: a case series. J Orthop Sci. 2014;19:579–86.

[78] Oh Y, Wakabayashi Y, Kurosa Y, Fujita K, Okawa A. Potential pathogenic mechanism for stress fractures of the bowed femoral shaft in the elderly: mechanical analysis by the CT-based finite element method. Injury. 2014;45:1764–71.

[79] Hagen JE, Miller AN, Ott SM, Gardner M, Morshed S, Jeray K, et al. Association of atypical femoral fractures with bisphosphonate use by patients with varus hip geometry. J Bone Jt Surg. 2014;96:1905–9.

[80] Sasaki S, Miyakoshi N, Hongo M, Kasukawa Y, Shimada Y. Low-energy diaphyseal femoral fractures associated with bisphosphonate use and severe curved femur: a case series. J Bone Miner Metab. 2012;30:561–7.

[81] Saita Y, Ishijima M, Mogami A, Kubota M, Baba T, Kaketa T, et al. The fracture sites of atypical femoral fractures are associated with the weight-bearing lower limb alignment. Bone. 2014;66:105–10.

第22章 特立帕肽

Teriparatide

Fernando Marin　Yanfei L.Ma　著

徐三中　林　华　译

关 键 词

骨合成代谢，骨脆性，骨折，骨折愈合，骨折预防，骨折风险，骨质疏松，甲状旁腺激素，特立帕肽

缩 略 语

aBMD	areal bone mineral density	面积骨密度
AR	anti-resorptives	抗吸收
b-ALP	bone-specific alkaline phosphatase	骨特异性碱性磷酸酶
BMD	bone mineral density	骨密度
BMP	bone morphogenic proteins	骨形态发生蛋白
BMU	bone multicellular units	骨多细胞单元
cAMP	cyclic-adenosine monophosphate	环磷酸腺苷
CTX- I	C-terminal cross-linking telopeptide of type I collagen	I 型胶原交联 C 端肽
DNA	deoxyribonucleic acid	脱氧核糖核酸
DXA	dual-energy X-ray absorptiometry	双能 X 线吸收仪
EuroFORS	European Forsteo Study	欧洲 Forsteo 研究
FEA	finite elements analysis	有限元分析
FPT	Fracture Prevention Trial	骨折预防试验
FTIRI	fourier transform infrared imaging	傅里叶变换红外成像
hPTH	human parathyroid hormone	人甲状旁腺激素
HR-QCT	high resolution quantitative computerized tomography	高分辨率定量计算机断层扫描
IGF-1	insulin-like growth factor type 1	胰岛素样生长因子 1
IGF-2	insulin-like growth factor type 2	胰岛素样生长因子 2

MS/BS%	mineralizing surface %	矿化表面百分比
PICP	procollagen type Ⅰ carboxy-terminal propeptide	Ⅰ型前胶原 C 端前肽
P1NP	procollagen type Ⅰ amino-terminal propeptide	Ⅰ型前胶原 N 端前肽
PKA	protein kinase A	蛋白激酶 A
PKC	protein kinase C	蛋白激酶 C
PTH	parathyroid hormone	甲状旁腺素
PTH1R	PTH/PTH-related peptide receptor	甲状旁腺素 / 甲状旁腺素相关肽受体
QCT	quantitative computerized tomography	定量计算机断层扫描
RANKL	receptor activator of nuclear factor kappa- B ligand	核因子 κB 配体受体激活剂
RUNX2	RUNT-related transcription factor 2	RUNT 相关转录因子 2
TNF-ß	tumor necrosis factor-ß	肿瘤坏死因子 –ß
vBMD	volumetric bone mineral density	体积骨密度
VERO	vertebral fracture treatment comparisons in osteoporotic women	骨质疏松女性椎体骨折治疗的比较
μCT	microcomputed tomography	微型计算机断层扫描

概述

人甲状旁腺激素是由甲状旁腺产生的一种由 84 个氨基酸组成的多肽，在钙、磷代谢的调节中起着重要作用。甲状旁腺通过甲状旁腺细胞膜上的钙离子感应器感知细胞外低钙水平，从而产生甲状旁腺素。在骨骼中，甲状旁腺激素通过刺激破骨细胞活动来触发钙和磷的释放。在肾脏中，甲状旁腺激素导致肾小管中钙的重吸收增加，而磷的排泄增加。甲状旁腺素通过增加对肾脏 1α- 羟化酶的刺激作用，刺激小肠对食物中钙和磷的吸收。

甲状旁腺素及其类似物是一类治疗重度骨质疏松症的骨合成代谢药物。特立帕肽又称 hPTH（1～34），其序列与 84 个氨基酸组成的人甲状旁腺激素的 1～34N 端氨基酸序列（生物活性区）完全相同。间断注射特立帕肽可促使新骨形成，恢复骨的微结构，包括改善骨小梁连通性和增加密质骨厚度。骨膜外表面也可诱导骨形成，可能影响骨的大小和几何形状，对提升骨强度和减少骨折发生有额外的益处。特立帕肽有两种生产方式，一种是利用转基因大肠杆菌菌株使用重组 DNA 技术生产的，用于每天皮下注射；另一种采用化学合成方法，用于每周皮下注射。

特立帕肽（重组 DNA 来源）20μg/d（Forteo®；Lilly）的治疗方案于 2002 年 11 月在美国首次获得批准，用于治疗绝经后高骨折风险女性骨质疏松症。特立帕肽于 2003 年 4 月在欧洲上市。在日本，每天注射特立帕肽的方案于 2010 年获得监管部门批准。化学合成醋酸特立帕肽（Teribone® 皮下注射 56.5μg）每周注射制剂（Asahi Kasei Pharma）自 2011 年起在日本获批用于临床。

本文回顾了甲状旁腺激素的基础和临床研究数据，并重点介绍了重组人特立帕肽用于骨质疏松症治疗的最新临床结果和文献。特立帕肽通常是指由礼来制药公司生产的重组人 PTH（1～34）片段；"每周治疗用醋酸特立帕肽"是由生化合成方法制备的人 PTH 氨基末端片段（Asahi Kasei Pharma）；而 PTH（1～84）是指全长分子的 PTH。"PTH"这个名称仅代表这三种复合物。

一、历史

Albright 等[1] 在 90 年前首次证明了礼来制药公司在 20 世纪 20 年代早期生产的用于治疗甲状旁腺功能减退性手足搐搦的 PTH 提取物可导致网状骨形成，并且 Seyle[2] 采用一系列动物模型也进行了研究证实。PTH 的药理用途几十年未被重视，直到 70 年代后期[3]，在明确人源 PTH 的结构、氨基酸序列和化学合成后，Reeve 等进行了第一项人体研究[4]。在 Reeve 的研究中，骨质疏松患者每天一次皮下注射合成 PTH（1～34）6～24 个月。治疗后，髂骨小梁体积增加 70%，骨小梁表面积和骨吸收表面积显著增加。PTH（1～34）给药期间，骨形成和骨吸收的生化标志物均增加[3]。随后，Hodsman 等的研究首次显示这些升高很早就发生在特立帕肽治疗早期，即治疗后 28 天内[5]。

最近，Dempster 等首次报道了应用合成甲状旁腺素（1～34）治疗的患者的双侧髂骨活检的骨结构扫描电镜观察[6, 7]。发现松质骨指数的定量改善，以及骨小梁连通性和密质骨厚度的重大改善[7]。Dobnig 和 Turner 在大鼠中进行的一项关键实验研究（控制合成 PTH 给药速率）表明，PTH 的治疗时间对于诱导骨形成和刺激成骨细胞至关重要[8]。间断给药（暴露于 PTH 小于 2h）引起合成代谢反应，而长期或持续给药会导致继发性破骨细胞活性增加的分解代谢反应[8]。

礼来制药公司引进重组 DNA 技术大量生产人甲状旁腺素（1～34）（特立帕肽），使大规模临床试验得以实施。这项关键的 3 期人类临床试验涉及 1600 多名既往发生过椎体骨折的绝经后女性。与安慰剂组相比，特立帕肽显著降低了椎体和非椎体骨折的发生率[9]，美国食品药品管理局在 2002 年批准特立帕肽通过每天注射治疗骨质疏松症。更关键的是，男性骨质疏松症患者[10] 和糖皮质激素诱发的骨质疏松症患者[11] 的注册临床药理试验促进了监管部门批准增加特立帕肽（每天注射型）的适应证。

合成的每周注射型醋酸特立帕肽（Asahi Kasei Pharma）于 2011 年首次被引入日本，用于治疗绝经后骨质疏松症，此前有证据表明，每周一次皮下注射 56.5μg 的特立帕肽可以降低骨质疏松症患者椎体骨折的风险，但不能降低非椎体骨折的风险[12]。

尽管临床病例报道和一项概念验证试验支持特立帕肽可加速骨折愈合的理论[13]，但两项特立帕肽治疗股骨颈骨折愈合的注册临床试验，每项试验计划入选 1220 例患者，由于患者入组非常缓慢而被提前停止，仅入组了约 10% 的受试者[14]。这些问题凸显了在近期髋部骨折的老年患者中进行大型安慰剂对照临床试验的困难，因为往往涉及频繁、烦琐的术后评估。

二、PTH 间断使用对骨骼合成代谢效应的细胞学基础

PTH 在骨中的主要靶细胞是成骨细胞系，包括前成骨细胞、骨衬细胞和骨细胞。尽管报道了相互矛盾的结果，但一般认为破骨细胞不含有 PTH 受体，因此，PTH 通过其对成骨细胞和骨细胞的作用来间接增强骨吸收[15]。

PTH 通过与 G 蛋白偶联的 PTH/PTH 相关肽受体（PTH1R）结合发挥作用，PTH1R 在许多组织中表达，包括成骨细胞、骨细胞、肾小管细胞、T 细胞和巨噬细胞的表面[16]。位于肽链 N 端的 PTH 的前 34 个氨基酸可以激活 PTH1R 信号，其激活程度与完整的 PTH（1～84）激素相同。

刺激 PTH1R 可激活多种信号通路，其中包括 $G\alpha_s$ 蛋白依赖性 cAMP/PKA 通路、PKC 通路和细胞内 Ca^{2+} 浓度的增加。cAMP-PKA 对 PTH1R 激活的应答是 PTH 启动合成代谢作用的主要机制，其通过瞬时上调编码转录因子、细胞因子和生长因子（如 TGF-ß、IGF-1 和 IGF-2）等基因来驱动 PTH 合成代谢作用。Notch 配体 jagged-1 和原癌基因 c-fos 在 PTH 治疗对成骨细胞增殖中均发挥重要作用[17, 18]。PTH 与 PTH1R 的结合还可将 ß-arrestins

转位至细胞膜，进而下调 PTH 诱导的 cAMP 活化，并刺激 ERK1/2 信号级联反应，促进 PTH 对骨的合成代谢作用，而不依赖经典的 G 蛋白信号[19]。

成骨细胞中 PTH 受体的激活直接诱导了对成骨细胞增殖和分化至关重要的经典 Wnt 信号通路。这种促成骨细胞的信号被骨细胞内的 Wnt 拮抗物硬骨抑素进一步放大[20]。PTH 在体外诱导的硬骨抑素 mRNA 水平抑制似乎是通过激活 PTH1R 下游的 cAMP 信号通路介导的[21]。接受间断 PTH 治疗的绝经后女性的血清硬骨抑素水平较低[22]。

间断给予 PTH 也可诱导成骨细胞中 Runt 相关转录因子 2（RUNX2）的表达，RUNX2 是干细胞沿成骨细胞谱系分化所必需的[23, 24]。此外，体外和体内研究显示，PTH 可刺激其他成骨细胞特异性转录因子，如 Osterix、骨钙素、骨特异性碱性磷酸酶、I 型胶原 α_1（COL1A1）、骨形态发生蛋白、整合素结合唾液蛋白和 Tmem 119[23, 25-28]。

综上所述，PTH 间断给药直接作用于成骨前细胞和成骨细胞，诱导成骨细胞前体分化，增加成骨细胞活性，并通过减少成骨细胞凋亡来延长成骨细胞存活时间，激活静息的骨衬细胞[8, 29, 30]。也有证据表明，破骨细胞通过骨基质释放储存的生长因子（IGF、BMP）或通过瞬时活化破骨细胞释放的因子来促进 PTH 的合成代谢作用[31]。

三、PTH 间断使用对骨组织形态计量学和骨基质成分的影响

在骨组织水平，每天间断给药可以通过激活现有的骨多细胞单位来促进骨形成，或通过骨吸收启动新的骨重建（基于重建的骨形成），或通过在没有先前骨吸收的情况下在静息的骨表面产生骨塑建（基于塑建的骨形成）。一般认为，正向的骨重建平衡是由单个 BMU 内的骨量沉积增加所致。基于骨塑建的骨形成可能是骨衬细胞被 PTH 直接激活形成活性成骨细胞的结果。Hodsman 等[32]在患有绝经后骨质疏松症女性中使用周期性每天 hPTH（1～34）治疗首次揭示了间歇性 PTH

给药存在相关的基于骨塑建的骨形成证据，并由其他作者进一步证实[33-35]。据估计，特立帕肽 70%～78% 的骨合成代谢作用分别对松质骨和密质骨进行骨重建，其余 20%～30% 依赖于骨塑建[33]。

此外，研究还表明，超出吸收腔限制的额外骨形成占每天特立帕肽诱导的基于塑建的骨形成的很大部分。这些混合的塑建 - 重建半骨单位，也被称为基于骨塑建外溢的骨形成[35]，正常情况下在成年人中非常少见。它们被解释为在吸收表面上的活性重建位点起始骨形成的指标，然后在骨形成期间延伸超出先前的吸收表面，从而增强每个重建单元处的正向重建平衡。最近，特立帕肽与地舒单抗[35]和唑来膦酸[36]的活性对照试验结果显示，在特立帕肽治疗 3 个月和 6 个月后，可以在 3 个骨部位（松质骨、密质骨和骨膜）检测到基于骨塑建的骨形成。

这些机制（即骨形成、骨塑建和外溢等骨重建的正向平衡）有助于松质骨和密质骨结构的改善，这在每天甲状旁腺素治疗后的髂骨配对活检研究中已经得到证实[3, 7, 37-41]。这些研究表明，经特立帕肽治疗后松质骨体积、骨小梁厚度和连通性增加，促进骨小梁结构从棒状向板状的形态转变，这与提高生物力学性能有关（图 22-1）。通过二维和三维微型计算机断层扫描分析发现密质骨厚度增加是骨膜周围和骨内新骨形成的结果[7, 38-42]。考虑到圆柱体的强度与其半径的 4 次方成正比，特立帕肽可能能够增加骨骼大小（密质骨增厚）具有重大意义。因此，少量骨骼大小的增加（密质骨增厚）可能会对骨骼强度产生更大比例的重大影响[43]。

与基线相比，曾接受阿仑膦酸钠治疗的患者经特立帕肽治疗 24 个月后在密质骨内和骨膜表面的矿化面积（MS/BS%）增加[39]。松质骨微结构的改善（包括骨小梁厚度和骨体积 / 组织体积）与先前的抗吸收（AR）治疗无关，但与 P1NP 浓度升高相关，P1NP 是骨形成的生化标志物[44]。然而，在研究结束时，与未经抗骨质疏松药治疗组相比，阿仑膦酸钠预处理组的大多数骨形成组织形态学

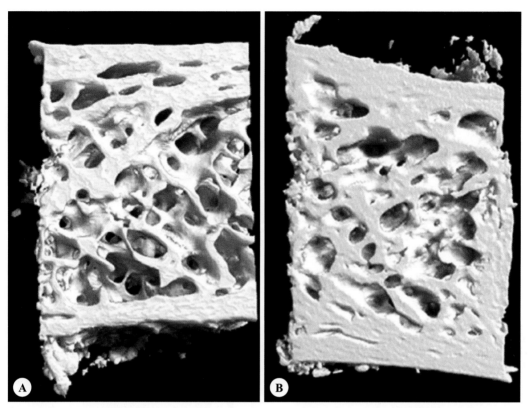

▲ 图 22-1　**Prague-Graz 临床试验的一名 77 岁绝经后女性，在使用每天 20μg 特立帕肽治疗 24 个月之前（A）和之后（B）的髂嵴配对活检样本的微型计算机断层扫描图像[39]。注意骨小梁结构的改善和密质骨的增厚**

指标仍然较低[39, 40]。

在重建周期的早期阶段，特立帕肽促进骨细胞产生 RANKL，从而促进破骨细胞形成和骨吸收[31]。此效果最初会增加松质骨内、密质骨内和骨小梁表面上的吸收腔隙数量。密质骨内骨重建的增加会导致密质骨孔隙度暂时增加，主要在与密质骨表面相邻的区域，如猴和家兔研究[45-47]所示，该位置与管状骨的生物力学强度关系不大。如治疗 6 个月和 24 个月后的对照活检研究所示[41]（图 22-2），在特立帕肽治疗的早期阶段形成的密质孔显示为四环素双标记。这一点很重要，因为特立帕肽激活频率的增加导致了密质骨孔隙度的增加，这将会随着治疗时间减少哈弗管重建速率继而关闭重建空间。因此，这些因重建而产生的孔隙是暂时的，仅占密质骨截面面积的一小部分，导致了用新的有机质替换较旧的和可能受损的骨骼，从而改善骨骼微结构并减少微裂纹积累[41, 48]。最终，这可能有助于增加骨骼强度和长期预防非

椎体骨折（见第 7 章）。

所有之前关于特立帕肽对人体骨组织影响的结果都来自髂骨活检。然而，一项组织形态计量学研究也可用于评估特立帕肽在人类股骨近端的疗效。Cosman 等在骨性关节炎患者中进行了一项安慰剂对照的双盲试验，从全髋关节置换手术的患者中获得股骨颈样本[49]。参与者在髋关节手术前平均接受了 40 天的治疗，在髋关节置换前行四环素标记，以便于动态组织形态计量学评估。与安慰剂相比，特立帕肽在松质骨和密质骨中的激活频率增加了大约 2 倍。平均而言，与安慰剂相比，在特立帕肽治疗的患者中，松质骨（组差异 120%）和密质骨（组差异 85%）中参与活性形成的骨表面（MS/BS%）比对照组要大得多[49]。

特立帕肽对骨基质成分促进激活的能力也很明显。基质矿化和胶原交联对骨强度和骨质量的提升与骨量和骨结构无关[50]。在髂骨活检中使用定量背向散射电子成像和小角度 X 线散射进行研

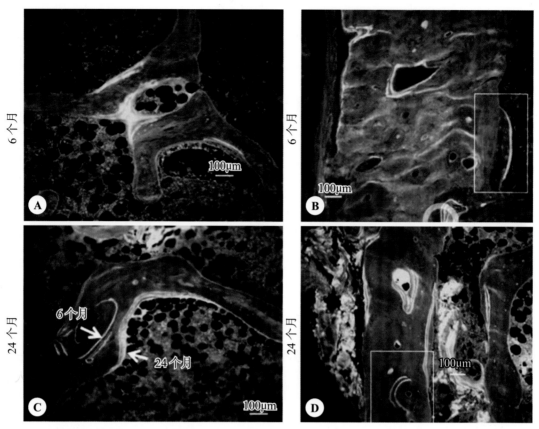

▲ 图 22-2　四环素在松质骨（A）和密质骨（B）中的标记，图像来自 Shotz 试验的绝经后骨质疏松症女性的配对活检中，特立帕肽治疗 6 个月和 24 个月时的密质骨内和骨膜表面[41]

A 和 C. 可以看到在 6 个月和 24 个月时使用的标记，从而可以直观地看到在其间 18 个月内沉积的新骨。B. 请注意密质骨内包膜上新生骨凸包下面光滑的黏合线。这表明这块骨是通过基于塑建而不是基于重建的形成来形成的。D. 有一个哈佛系统，它在 6 个月时处于周期的形成期，但在第 24 个月时关闭（经许可转载，引自 John Wiley and Sons.[41]）

究表明，PTH 和特立帕肽间断治疗能刺激新形成的骨沉积，明显降低骨基质矿化密度、矿物质结晶度并增加异质性[51-53]，这与以前口服双膦酸盐治疗无关[54, 55]。这些对基质矿物的影响发生在所有 3 个骨包膜上的吡啶啉 / 二价胶原交联比率（胶原成熟度的标志）明显降低，表明特立帕肽的成骨作用导致年轻的机械纯骨的存在增加。这些对骨基质矿化的影响发生在所有 3 个骨包膜上的吡啶啉 / 二价胶原交联比率（胶原成熟的标志物）显著降低[52, 55]，表明特立帕肽的成骨作用导致了力学性能较好的新生骨的增加。

上述组织学机制与密质骨孔隙度的短暂增加和新的骨基质的沉积有助于解释使用区域双能 X 线骨密度仪在松质骨丰富部位（如股骨近端或桡骨远端）观察到的骨密度的早期降低，在先前接受强效抗骨吸收药物治疗并改用特立帕肽治疗的患者中更为明显[56, 57]。在使用强效 AR 药物治疗期间，重建空间缩小，二次矿化使骨骼更加矿化。在特立帕肽治疗期间，重建空间被重新打开，较老的、矿化较多的骨被移除，取而代之的是较新的矿化度较低的骨。最近对一项关于骨密度评估是否能充分反映绝经后未接受治疗或长期接受阿仑膦酸钠治疗的女性密质骨和松质骨中矿物质和有机质含量的变化进行了调查分析[58]，结果表明，在其他骨骼部位使用常规面积 BMD 测量未能检测到髂嵴活检中骨有机质和矿物质含量那样的增加幅度。这些研究结果表明，在特立帕肽治疗的早期阶段对 aBMD 进行早期评估可能会导致对骨量增长的低估。

四、PTH 间断使用对骨转换生化标志物的影响

骨转换生化标志物对从细胞水平评价骨活性药物的作用机制具有重要意义。监测骨转换标志物反映了人体对特立帕肽的生物学反应,治疗短短几周后即可提供有用的临床信息以评估该药物的效果。骨标志物检测价格低廉且无创,并且可以在一个人身上多次测量。国际骨质疏松基金会、国际临床化学联合会和美国国家骨骼健康联盟已推荐 P1NP 作为骨形成的参考生化标志物[59]。近期有研究回顾性分析了特立帕肽对该标志物的影响[60],血清 P1NP 监测可能对常规临床使用特别有用,因为该标志物对食物、季节和昼夜节律影响相对不敏感。此外,发现 P1NP 对特立帕肽(信号)的反应(作用)与变异性(干扰或波动,与安慰剂比)相比较,P1NP 对特立帕肽(信号)的反应更大,与其他骨转换生化标志物(包括游离脱氧吡啶啉、N 端肽、骨特异性碱性磷酸酶和 P1CP)相比,信噪比明显更高[61]。在本研究中,对合成代谢骨质疏松症治疗的生物学有效反应被定义为 P1NP 浓度与基线相比升高>10μg/L,这与该骨形成标志物的最小变化值相对应。P1NP 浓度的绝对变化值很容易计算,并且不受因患者基线 P1NP 浓度非常低而导致百分比计算困难的影响[60, 61]。有趣的是,无论以前如何使用 AR 药物治疗,每天使用特立帕肽治疗都能观察到较高的信噪比[62]。

在特立帕肽治疗的前 4 周,骨形成的生化标志物迅速上升,反映了 BMU 在其形成阶段刺激类骨质形成,直接的基于骨塑建的骨形成,或两者(骨塑建和骨重建)兼而有之,而没有伴随骨吸收的增加,因此在治疗过程的早期,骨形成远远超过骨吸收[63-65]。随后,由于骨髓基质细胞的活性和骨细胞产生 RANKL 的增加,血清 P1NP 和 CTX 的水平在特立帕肽治疗 6~12 个月后达到峰

值,随后这两个值都逐渐下降[39, 66, 67]。临床试验数据显示,骨形成的生化标志物在特立帕肽治疗的全部 24 个月内都超过了骨吸收的生化标志物[68],这与以前是否长期服用阿仑膦酸钠无关[39],甚至在长期糖皮质激素治疗后继发的骨质疏松症患者也是如此[66]。每天特立帕肽给药引起的骨转换标志物的改变与随后的骨密度[62, 69]和骨骼微结构改善[44]有关。此外,每天应用特立帕肽治疗糖皮质激素性男性骨质疏松症,早期的 P1NP 变化提示在有限元分析中脊柱强度(包括前屈、轴向压缩和轴向扭转)增强[70]。然而,与将骨吸收标志物的变化与 AR 药物的骨折结果相关联的结果相反,将 P1NP 指定为降低骨折风险的替代终点是不现实的。没有数据证明特立帕肽治疗期间 P1NP 的变化与骨折风险降低之间存在明确联系,因为大型 3 期特立帕肽骨折试验仅在有限的患者人群中进行了 P1NP 评估[59]。

尽管接受过 AR 治疗的受试者在接受特立帕肽治疗 1 个月后的骨转换指标绝对值低于未接受过 AR 治疗的受试者,但无论之前的 AR 治疗如何,骨标志物的增加都会发生[39, 62]。接受过 AR 治疗的患者骨形成标志物的滞后升高可能与长期 AR 治疗引起的骨转换抑制有关,与未接受 AR 治疗的患者相比,基线访视时骨标志物的值较低。然而,最快在治疗 6 个月时,特立帕肽就能逆转先前 AR 治疗引起的骨重建抑制[39, 55, 62, 71]。

五、PTH 间断使用对骨密度、几何结构和骨强度的影响

通过 DXA 测量,PTH 治疗持续增加以骨小梁为主的骨骼部位(如腰椎)的 aBMD,在密质骨/骨小梁混合的部位(如髋部),aBMD 的增加程度较小,而在以密质骨为主的部位(如桡骨远端),aBMD 会减少[9, 72]。对密质骨部位 aBMD 变化的解释很复杂,因为它们不仅受体积骨密度变化的影响,还受密质骨宽度、密质骨孔隙度、基质矿化和骨大小的影响,这些因素对骨强度有独立和不

同的影响[73, 74]。事实上，特立帕肽介导的 aBMD 增加仅占脊椎骨折风险降低的 30%～41%，大部分风险降低是由于非 BMD 因素导致的骨强度改善[75]。

Paschalis 等在一项为期 24 个月的绝经后女性应用特立帕肽后在髂骨嵴活检研究中，对传统 aBMD 测量低估了特立帕肽成骨作用的假设进行了评估[58]。傅里叶变换红外成像（Fourier transform infrared imaging，FTIRI）测定的密质骨和骨小梁矿物质及有机质参数、μCT 测定的密质骨和骨小梁体积、腰椎和股骨颈体积 BMD 增加，高分辨率定量计算机断层扫描测定的骨小梁体积始终超过 aBMD 的 4～6 倍。与传统 aBMD 相比，脊柱 vBMD 和骨强度的增加幅度更大，这一点之前已在欧洲 Forsteo 研究（EuroFORS）中得到证实[76]。24 个月后，压缩负荷下的椎骨强度增加了 +28.1%，BV/TV 增加了 +54.7%，vBMD 增加了 +19.1%，而腰椎 aBMD 仅增加了预期的 +10.2%[76]。这些结果令人欣喜，因为已经证明，基于 QCT 的 FEA 整合了来自椎体的宏观结构和局部微观结构信息，以改进对基于 DXA 的 aBMD 结果对椎体骨骼强度的预测[77]。

如第 3 章所述，从使用强效抗吸收药物转向使用特立帕肽的绝经后女性的 aBMD 反应减弱[56, 57, 71, 78, 79]。这种效应似乎常见于密质骨丰富的骨骼，但仅限于使用特立帕肽治疗的前 6～12 个月，之后在治疗的第 2 年有一个追赶期，出现的效果类似于骨质疏松症初治患者的反应。因此，在 EuroFORS 试验中，503 名绝经后骨质疏松症女性（无论是骨质疏松症初治患者还是先前接受过 AR 药物治疗）接受了 24 个月的特立帕肽治疗[56, 71, 79]。骨质疏松症初治患者从基线检查到 24 个月的腰椎骨密度变化为 +13.1%，而之前接受 AR 治疗的患者为 +9.8% 到 +10.2%[79]。从基线检查到 24 个月的股骨颈 BMD 变化，所有接受特立帕肽治疗的患者的平均值为 +3.9%，骨质疏松症初治患者组和 AR 治疗过患者组的平均值分别为 +4.8% 和 +3.9%。在全髋骨密度方面也观察到

了类似的结果。最相关的是，在每天应用特立帕肽的 18～24 个月，BMD 值在统计学上显著增加。事实上，在 AR 治疗过的受试者中，髋部和股骨颈 18～24 个月的 BMD 增量与治疗前 18 个月的增量大致相同[79]。这些结果强调了特立帕肽全疗程对增加密质骨 BMD 的重要性，尤其是在先前接受过 AR 长期治疗的受试者中[80]。在用特立帕肽治疗前应用双膦酸盐治疗后的清除期似乎不会影响治疗效果，因此，在停止使用这些药物治疗后，可以立即开始使用特立帕肽进行治疗[70, 78]。事实上，在最近的 VERO 试验亚组分析中，与骨质疏松症初治患者受试者相比，先前接受过 AR 治疗的患者在骨折预防方面表现出相似的疗效[81]。因此，AR 治疗后立即过渡到特立帕肽治疗可以为高骨折风险患者提供立竿见影的疗效。

Poole 等对 EuroFORS 试验中的股骨 QCT 扫描数据进行了额外分析，用一种创新的图像处理技术评估密质骨厚度的变化[82]。他们发现，在特立帕肽治疗期间，股骨近端皮质厚度增加，这些部位通常涉及承担人体大部分机械负荷。没有发现密质骨变薄的区域。这一结果支持长期应用特立帕肽治疗导致的股骨近端 FEA 骨强度增加的发现（Eriksen 等综述[83]）。

六、骨折疗效结果

骨折预防试验（Fracture Prevention Trial，FPT）是特立帕肽的关键性 3 期骨折试验。这是一项随机、双盲、安慰剂对照研究，对 1637 例有骨折病史的绝经后女性进行了每天皮下注射特立帕肽 20μg 或 40μg 或安慰剂治疗[9]。所有患者每天补充钙和维生素 D。中位治疗时间为 19 个月，中位观察时间为 21 个月，研究提前终止，大大短于计划的 3 年试验，是因为在同时进行的大鼠毒理学研究中出现了骨肿瘤（见第 8 章）。

在 FPT 试验中，安慰剂组 14% 的患者和特立帕肽 20μg/d 组 5% 的患者有新的椎骨骨折发生。特立帕肽 20μg/d 组的总体相对风险降低了 65%，

绝对风险降低了 9%[9]。采用更严格的椎体骨折定义通过定量形态计量法实施进一步盲法分析显示，安慰剂组 11.4% 的患者有新的椎体骨折，而特立帕肽 20μg/d 组为 1.8%，相比较相对风险降低 84%，绝对风险降低 9.6%[84]。此外，20μg/d 特立帕肽治疗可将 2 处或更多处新的椎体骨折的风险降低 77%，新的中度或重度椎体骨折风险降低 90%[9]。在包括 578 名日本男性和绝经后女性的特立帕肽每周一次有效性研究（Teriparatide Once-Weekly Efficacy Research，TOWER）试验中，与安慰剂相比，每周一次使用合成醋酸特立帕肽 56.5μg 治疗使新发椎体骨折的风险降低了 80%[12]。

与安慰剂相比，在平均治疗 19 个月后，每天注射 20μg 特立帕肽的非椎体脆性骨折的风险降低了 53%（P=0.02），所有非椎体骨折的风险降低了 35%[9]（无论创伤程度如何）。FPT 不能检测单个非椎体骨折部位的显著差异。相比之下，每周一次的 TOWER 研究发现，特立帕肽并未引起非椎体骨折的风险降低[12]。然而，这项研究并没有被设计成有足够的统计能力来检测这种影响。

在 FPT 中停止研究药物后，1262 例患者参加了随访研究，并在 18 个月后复查了脊柱 X 线。在这一随访期间，先前安慰剂组中使用其他抗骨质疏松药的患者比先前使用特立帕肽组的患者更多。即便如此，在随访研究中，以前每天用特立帕肽 20μg 治疗的患者椎体骨折风险降低了 41%（P=0.004）[85]。此外，在停药后 30 个月的随访分析了对非椎体骨折的影响。双盲安慰剂治疗组发生非椎体脆性骨折 55 例（13.3%），特立帕肽 20μg 治疗组发生 37 例（8.5%），相对风险降低 38%[86]。

在最近发表的 VERO 试验中，研究了特立帕肽与利塞膦酸钠对 1260 名患有重度骨质疏松症的女性发生骨折的影响[87]。24 个月后，主要研究终点，即新发椎体骨折发生率在特立帕肽组为 5.4%，利塞膦酸钠组为 12.0%，相对风险降低 56%（P＜0.0001）。与利塞膦酸钠（9.8%）相比，临床骨折（包括临床椎体和非椎体骨折）的发生率在使用特立帕肽后显著降低（4.8%），相对风险也降低 52%（P=0.0009）。新发非椎体脆性骨折的女性百分比降低（特立帕肽组 4.0%，利塞膦酸钠组 6.1%）未达到统计学意义（HR=0.66，95%CI 0.39～1.10，P=0.10）。然而，预先计划的分析显示，使用 Poisson 回归模型估计的特立帕肽组（25 例患者 27 处骨折）和利塞膦酸钠组（38 例患者 48 处骨折）之间所有非椎体脆性骨折的发生率比较有统计学意义（RR=0.56，95%CI 0.35～0.90，P=0.017）[87]。

具有临床意义的是，预先计划的亚组分析表明，两种药物组的骨折降低效果在治疗骨质疏松初治患者和之前接受过双膦酸盐治疗的患者中相似，并且与骨质疏松症的严重程度和既往新近发生的临床椎体骨折无关[81]。

VERO 试验的结果证实了之前的假设，在对糖皮质激素诱导的骨质疏松患者和伴有背痛重度绝经后骨质疏松患者的双盲研究中发现[11]，接受特立帕肽治疗的患者新发椎体骨折的风险低于接受阿仑膦酸钠或利塞膦酸钠治疗的患者[88]。VERO 试验结果也强调了完成整个 24 个月疗程对于骨折高风险患者获得最佳临床结果的重要性，许多以不同骨质量标准为终点的不同研究证明了这点（由 Lindsay 等综述）[80]。

最近，Díez-Pérez 等[89] 对包含 8644 例受试者的 23 项随机临床试验进行 Meta 分析，其中 3893 例受试者接受了特立帕肽治疗，分析显示在有特立帕肽使用适应证的患者中，与积极接受其他抗骨质疏松药治疗的对照组相比，使用特立帕肽骨合成代谢药物（以 20μg/d 的批准剂量）治疗 24 个月可显著降低髋部骨折的风险（OR=0.44，95%CI 0.22～0.87，P=0.019）。对非负重骨 { 如肱骨 [1.02（0.50～2.08）]、前臂 [0.53（0.26～1.08）]、手腕 [1.21（0.72～2.04）] } 骨折风险的影响无统计学意义。这项 Meta 分析包含了 34 例髋部骨折，超过了以往特立帕肽临床研究的局限性，即髋部骨折的患者数量太少，无法显示组间有统计学意义的差异。

在实际临床实践中使用该药物的几项研究中也观察到了每天使用特立帕肽治疗的骨折风险降低效果。在对来自欧洲、美国和日本的 4 项观察性研究的 8828 例患者进行的汇总分析中，与治疗的前 6 个月相比，12～18 个月（-47.7%）和 >18 个月（-85.2%）的髋部骨折发生率显著降低。与第一个 0～6 个月治疗参考期相比，非椎体骨折、临床椎体骨折和所有临床骨折发生率也显著降低，骨折风险（>18 个月治疗）的最大降低分别为 -52.7%、-69.4% 和 -61.2%，腕部骨折发生率未见明显降低[90]。

七、安全性

总的来说，特立帕肽治疗耐受性良好，不良反应相对较小。在 FPT 中，唯一导致停药的事件是恶心，但是这只发生在特立帕肽 40μg/d 组。在每天接受 20μg 的女性中，只有头晕和腿抽筋比安慰剂组常见（分别为 9% vs. 6% 和 3% vs. 1%）[9]。在 FPT 中，随机接受 20μg/d 特立帕肽组的患者发生中度或重度背痛的相对风险降低了 31%，背痛在安慰剂组和治疗组（16.5% vs. 11.5%，P=0.016）中被作为不良事件而记录[91]。

每天特立帕肽注射与其注射后 4～6h 血清钙浓度的小幅但有统计学意义的增加有关（约 0.2mmol/L）。这是短暂的，给药后 24h 的血清钙与服用安慰剂的患者没有显著差异。然而，在 FPT[9] 内，当在给药后 6h 内采集血样时，在接受特立帕肽 20μg/d 的患者中，11% 的患者至少有一次血清钙高于正常上限。仅 3% 的患者重复血清钙测定证实出现了高钙血症[9]。尽管特立帕肽 20μg/d 组 24h 尿钙排泄显著增加，平均为 0.75mmol（32mg）/d[92]，但两个治疗组的高钙尿症发生率均未增加。在接受 20μg/d 治疗的女性中，特立帕肽使血尿酸浓度增加 13%～20%，但没有出现不良的临床后遗症。停止研究药物后，实验室指标的变化回归正常。特立帕肽治疗期间会出现其他实验室检查异常的结果，包括无症状低镁血症出现频率增加

（5.2% vs. 0.7%），血 25- 羟维生素 D 降低[87]，这可能是由于 1α- 羟化酶的活性增强，导致 25- 羟维生素 D 转化为主要生物活性代谢物 1, 25- 双羟维生素 D 的能力增强[93]。每天接受 20μg 的女性中，有 3% 的女性产生了对特立帕肽的循环抗体，但这些抗体对任何测量的临床结果都没有明显影响[9]。

在临床前研究中，一项大鼠致癌性研究显示，在使用特立帕肽治疗 2 年后，骨增生性病变（包括骨肉瘤）的发生率很高[94]。这一发现出现在 Ⅲ 期试验中，导致绝经后女性骨质疏松和男性骨质疏松的临床试验提前终止。啮齿类动物骨肿瘤的发生并非特立帕肽所独有，在其他 PTH 片段，PTH 相关肽和全长 PTH（1～84）上也被观察到[95]。

多种因素表明，这些影响不太可能提示接受特立帕肽治疗的人患骨肉瘤的风险增加。首先，试验是在大鼠轴向骨骼生长的快速阶段，并在其 80%～90% 的生命周期内进行，而且对大鼠使用非常高的特立帕肽治疗剂量，相当于 30～4500μg/d 给 60kg 的人类受试者应用。大鼠的治疗持续时间从 25～30 个骨转换周期（与人类用特立帕肽治疗骨质疏松症的预期持续时间内 3～4 个骨转换周期形成对比[96]）。其次，生长期大鼠的骨转换比骨质疏松症患者快得多。第三，在大鼠身上观察到的合成代谢效应远远大于在人类身上观察到的。此外，没有实质性证据表明，在 PTH 分泌量高且持续时间长的临床状态下，如甲状旁腺功能亢进，会诱发骨肉瘤[97]。随后的研究表明，大鼠的治疗剂量"无致瘤效应"[98]。在对食蟹猴的长期研究中，未观察到骨肿瘤[99]。这些数据表明，不仅剂量和治疗持续时间与特立帕肽诱导的骨增生性病变的发生率有关，啮齿类动物和灵长类动物对特立帕肽的反应也存在显著差异[96]。事实上，长期的上市后监测研究、对美国和斯堪的纳维亚（欧洲西北部文化区）骨肉瘤登记处登记、自批准以来治疗的约 220 万例患者分析表明，根据现有可用的

人类数据，没有明显增加骨肉瘤的风险[100, 101]。

除了成骨细胞和肾小管细胞外，PTH 受体还存在于其他几种细胞类型上，包括免疫细胞，以及一些实体瘤中。然而，没有临床数据支持 PTH 治疗增加患者恶性肿瘤风险。对于原发性骨癌、骨转移或骨骼或骨骼端口暴露的软组织曾接受过放射治疗的患者，不应使用特立帕肽，通常建议有恶性疾病病史的患者谨慎使用。特立帕肽禁忌证还包括 Paget 病、骨或钙代谢紊乱，以及孕妇和严重肾或肝损伤的患者。由于没有针对儿科人群的研究，特立帕肽只被批准用于成人。

八、特立帕肽的临床应用

特立帕肽治疗的对象是那些将来有发生骨质疏松相关骨折高风险的女性和男性，包括那些新近、严重或多发性椎体骨折的患者，以及其他低骨密度骨质疏松相关骨折。

鉴于其作用机制，特立帕肽应被推荐作为骨转换指标较低患者的一线治疗药物，如长期使用糖皮质激素治疗后继发的骨质疏松，以及曾应用过 AR 药物，临床疗效不佳的患者（定义为治疗期间发生骨折或持续性骨量丢失），或对可用的 AR 不耐受的患者的一线治疗药物。现有信息表明，完整的 24 个月疗程对于达到最佳临床效果非常重要[80]。已完成特立帕肽疗程的患者应接受 AR 骨质疏松症治疗，以维持 BMD 增加和持续降低骨折风险保护。在脊柱融合、下颌骨坏死、关节成形术和骨折愈合（包括非典型股骨骨折）等其他非适应证中使用特立帕肽应被认为是实验性的，有必要进一步进行充足的前瞻性对照研究，以证实该药物在这些领域的使用。

致谢

我们感谢礼来研究实验室的 Venkatesh（Gary）Krishnan 博士对该章节的批判性审查。

参考文献

[1] Bauer W, Aub JC, Albright F. Studies of calcium and phosphorus metabolism: a study of bone trabeculae as readily available reserve supply of calcium. J Exp Med. 1929;49:145–62.

[2] Selye H. On the stimulation of new bone formation with parathyroid extract and irradiated ergosterol. Endocrinology. 1932;16:547–58.

[3] Reeve J, Meunier PJ, Parsons JA, et al. Anabolic effect of human parathyroid hormone fragment on trabecular bone in involutional osteoporosis: a multicentre trial. Br Med J. 1980;280:1340–4.

[4] Potts J. Parathyroid hormone: past and present. J Endocrinol. 2005;187:311–25.

[5] Hodsman AB, Fraher LJ, Ostbye T, et al. An evaluation of several biochemical markers for bone formation and resorption in a protocol utilizing cyclical parathyroid hormone and calcitonin therapy for osteoporosis. J Clin Invest. 1993;91:1138–48.

[6] Lindsay R, Nieves J, Formica C, et al. Randomised controlled study of effect of parathyroid hormone on vertebral-bone mass and fracture incidence among postmenopausal women on oestrogen with osteoporosis. Lancet. 1997;350:550–5.

[7] Dempster DW, Cosman F, Kurland ES, et al. Effects of daily treatment with parathyroid hormone on bone microarchitecture and turnover in patients with osteoporosis: a paired biopsy study. J Bone Miner Res. 2001;16:1846–53.

[8] Dobnig H, Turner RT. The effects of programmed administration of human parathyroid hormone fragment (1–34) on bone histomorphometry and serum chemistry in rats. Endocrinology. 138:4607–12.

[9] Neer RM, Arnaud CD, Zanchetta JR, et al. Effect of parathyroid hormone (1–34) on fractures and bone mineral density in postmenopausal women with osteoporosis. N Engl J Med. 2001;344:1434–41.

[10] Orwoll ES, Scheele WH, Paul S, et al. The effect of teriparatide [human parathyroid hormone (1–34)] therapy on bone density in men with osteoporosis. J Bone Miner Res. 2003;18:9–17.

[11] Saag KG, Shane E, Boonen S, et al. Teriparatide or alendronate in glucocorticoid-induced osteoporosis. N Engl J Med. 2007;357:2028–39.

[12] Nakamura T, Sugimoto T, Nakano T, et al. Randomized teriparatide [human parathyroid hormone (PTH) 1–34] once-weekly efficacy research (TOWER) trial for examining the reduction in new vertebral fractures in subjects with primary osteoporosis and high fracture risk. J Clin Endocrinol Metab. 2012;97:3097–106.

[13] Aspenberg P, Genant HK, Johansson T, et al. Teriparatide for acceleration of fracture repair in humans: a prospective, randomized, double-blind study of 102 postmenopausal women with distal radial fractures. J Bone Miner Res. 2010;25:404–14.

[14] Bhandari M, Jin L, See K, et al. Does teriparatide improve femoral neck fracture healing: results from a randomized placebo-controlled trial. Clin Orthop Relat Res. 2016;474:1234–44.

[15] McSheehy PM, Chambers TJ. Osteoblastic cells mediate osteoclastic responsiveness to parathyroid hormone. Endocrinology. 1986;118:824–8.

[16] Terauchi M, Li JY, Bedi B, et al. T lymphocytes amplify the anabolic activity of parathyroid hormone through Wnt10b signaling. Cell Metab. 2009;10:229–40.

[17] McCauley LK, Koh AJ, Beecher CA, et al. Proto-oncogene c-fos is transcriptionally regulated by parathyroid hormone (PTH) and PTH-related protein in a cyclic adenosine monophosphate-dependent manner in osteoblastic cells. Endocrinology. 1997;138:5427–33.

[18] Nobta M, Tsukazaki T, Shibata Y, et al. Critical regulation of bone morphogenetic proteininduced osteoblastic differentiation by Delta1/

Jagged1–activated Notch1 signaling. J Biol Chem. 2005;280:15842–8.

[19] Gesty-Palmer D, Flannery P, Yuan L, et al. A beta-arrestin-biased agonist of the parathyroid hormone receptor (PTH1R) promotes bone formation independent of G protein activation. Sci Transl Med. 2009;1:1ra1. https://doi.org/10.1126/scitranslmed.3000071.

[20] Kulkarni NH, Halladay DL, Miles RR, et al. Effects of parathyroid hormone on Wnt signaling pathway in bone. J Cell Biochem. 2005;95:1178–90.

[21] Saini V, Marengi DA, Barry KJ, et al. Parathyroid hormone (PTH)/PTH-related peptide type 1 receptor (PPR) signaling in osteocytes regulates anabolic and catabolic skeletal responses to PTH. J Biol Chem. 2013;288:20122–34.

[22] Drake MT, Srinivasan B, Modder UI, et al. Effects of parathyroid hormone treatment on circulating sclerostin levels in postmenopausal women. J Clin Endocrinol Metab. 2010;95:5056–62.

[23] Onyia JE, Helvering LM, Gelbert L, et al. Molecular profile of catabolic versus anabolic treatment regimens of parathyroid hormone (PTH) in rat bone: an analysis by DNA microarray. J Cell Biochem. 2005;95:403–18.

[24] Krishnan V, Moore TL, Ma YL, et al. Parathyroid hormone bone anabolic action requires Cbfa1/Runx2–dependent signaling. Mol Endocrinol. 2003;17:423–35.

[25] Hisa I, Inoue Y, Hendy GN, et al. Parathyroid hormone- responsive Smad3–related factor, Tmem119, promotes osteoblast differentiation and interacts with the bone morphogenetic protein–Runx2 pathway. J Biol Chem. 2011;286:9787–96.

[26] Yu B, Zhao X, Yang C, et al. Parathyroid hormone induces differentiation of mesenchymal stromal/stem cells by enhancing bone morphogenetic protein signaling. J Bone Miner Res. 2012;27:2001–14.

[27] Casado-Díaz A, Dorado G, Giner M, et al. Proof of concept on functionality improvement of mesenchymal stem-cells in postmenopausal osteoporotic women treated with teriparatide (PTH1–34) after suffering atypical fractures. Calcif Tissue Int. 2019;104:631–40.

[28] Wang BL, Dai CL, Quan JX, et al. Parathyroid hormone regulates osterix and Runx2 mRNA expression predominantly through protein kinase a signaling osteoblast-like cells. J Endocrinol Investig. 2006;29:101–8.

[29] Bellido T, Ali AA, Plotkin LI, et al. Proteasomal degradation of Runx2 shortens parathyroid hormone-induced anti-apoptotic signaling in osteoblasts. A putative explanation for why intermittent administration is needed for bone anabolism. J Biol Chem. 2003;278:50259–72.

[30] Kim SW, Pajevic PD, Selig M, et al. Intermittent parathyroid hormone administration converts quiescent lining cells to active osteoblasts. J Bone Miner Res. 2012;27:2075–84.

[31] Jilka RL. Molecular and cellular mechanisms of the anabolic effect of intermittent PTH. Bone. 2007;40:1434–46.

[32] Hodsman AB, Steer B. Early histomorphometric changes in response to parathyroid hormone in osteoporosis: evidence for de novo bone formation on quiescent surfaces. Bone. 1993;14:523–7.

[33] Lindsay R, Cosman F, Zhou H, et al. A novel tetracycline labeling schedule for longitudinal evaluation of the short-term effects of anabolic therapy with a single iliac crest bone biopsy: early actions of teriparatide. J Bone Miner Res. 2006;21:366–73.

[34] Ma YL, Zeng O, Donley DW, et al. Teriparatide increases bone formation in modeling and remodeling osteons and enhances IGF- II immunoreactivity in postmenopausal women with osteoporosis. J Bone Miner Res. 2006;21:855–64.

[35] Dempster DW, Zhou H, Recker RR, et al. Remodeling- and modeling-based bone formation with teriparatide versus denosumab: a longitudinal analysis from baseline to 3 months in the AVA study. J Bone Miner Res. 2018;33:298–306.

[36] Dempster DW, Zhou H, Ruff VA, et al. Longitudinal effects of teriparatide or zoledronic acid on bone modeling- and remodeling- based formation in the SHOTZ study. J Bone Miner Res. 2018;33:627–33.

[37] Hodsman AB, Kisiel M, Adachi JD, et al. Histomorphometric evidence for increased bone turnover without change in cortical thickness or porosity after 2 years of cyclical hPTH(1–34) therapy in women with severe osteoporosis. Bone. 2000;27:311–8.

[38] Jiang Y, Zhao JJ, Mitlak BH, et al. Recombinant human parathyroid hormone (1–34) [teriparatide] improves both cortical and cancellous bone structure. J Bone Miner Res. 2003;18:1932–41.

[39] Stepan JJ, Burr DB, Li J, et al. Histomorphometric changes by teriparatide in alendronate-pretreated women with osteoporosis. Osteoporos Int. 2010;21:2027–36.

[40] Ma YL, Zeng QQ, Chiang AY, et al. Effects of teriparatide on cortical histomorphometric variables in postmenopausal women with or without prior alendronate treatment. Bone. 2014;59:139–47.

[41] Dempster DW, Zhou H, Recker RR, et al. A longitudinal study of skeletal histomorphometry at 6 and 24 months across four bone envelopes in postmenopausal women with osteoporosis receiving teriparatide or zoledronic acid in the SHOTZ trial. J Bone Miner Res. 2016;31:1429–39.

[42] Ma YL, Marin F, Stepan J, et al. Comparative effects of teriparatide and strontium ranelate in the periosteum of iliac crest biopsies in postmenopausal women with osteoporosis. Bone. 2011;48:972–8.

[43] Turner CH. Biomechanics of bone: determinants of skeletal fragility and bone quality. Osteoporos Int. 2002;13:97–104.

[44] Fahrleitner-Pammer A, Burr D, Dobnig H, et al. Improvement of cancellous bone microstructure in patients on teriparatide following alendronate pretreatment. Bone. 2016;89:16–24.

[45] Burr DB, Hirano T, Turner CH, et al. Intermittently administered human parathyroid hormone(1–34) treatment increases intracortical bone turnover and porosity without reducing bone strength in the humerus of ovariectomized cynomolgus monkeys. J Bone Miner Res. 2001;16:157–65.

[46] Sato M, Westmore M, Ma YL, et al. Teriparatide [PTH(1–34)] strengthens the proximal femur of ovariectomized nonhuman primates despite increasing porosity. J Bone Miner Res. 2004;19:623–9.

[47] Mashiba T, Burr DB, Turner CH, Sato M, Cain RL, Hock JM. Effects of human parathyroid hormone (1–34), LY333334, on bone mass, remodeling, and mechanical properties of cortical bone during the first remodeling cycle in rabbits. Bone. 2001;28:538–47.

[48] Dobnig H, Stepan JJ, Burr DB, et al. Teriparatide reduces bone microdamage accumulation in postmenopausal women previously treated with alendronate. J Bone Miner Res. 2009;24:1998–2006.

[49] Cosman F, Dempster DW, Nieves JW, et al. Effect of teriparatide on bone formation in the human femoral neck. J Clin Endocrinol Metab. 2016;101:1498–505.

[50] Chappard D, Baslé MF, Legrand E. At al. New laboratory tools in the assessment of bone quality. Osteoporos Int. 2011;22:2225–40.

[51] Misof BM, Roschger P, Cosman F, et al. Effects of intermittent parathyroid hormone administration on bone mineralization density in iliac crest biopsies from patients with osteoporosis: a paired study before and after treatment. J Clin Endocrinol Metab. 2003;88:1150–6.

[52] Paschalis EP, Glass EV, Donley DW, et al. Bone mineral and collagen quality in iliac crest biopsies of patients given teriparatide: new results from the fracture prevention trial. J Clin Endocrinol Metab. 2005;90:4644–9.

[53] Dempster DW, Roschger P, Misof BM, et al. Differential effects of teriparatide and zoledronic acid on bone mineralization density distribution at 6 and 24 months in the SHOTZ study. J Bone Miner Res. 2016;31:1527–35.

[54] Misof BM, Paschalis E, Blouin S, et al. Effects of 1 year of daily teriparatide treatment on iliacal bone mineralization density distribution (BMDD) in postmenopausal osteoporotic women previously treated with alendronate or risedronate. J Bone Miner Res. 2010;25:2297–303.

[55] Hofstetter B, Gamsjaeger S, Varga F, et al. Bone quality of the newest bone formed after two years of teriparatide therapy in patients who were previously treatment-naive or on long-term alendronate therapy. Osteoporos Int. 2014;25:2709–19.

[56] Boonen S, Marin F, Obermayer-Pietsch B, et al. Effects of prior antiresorptive therapy on the bone mineral density response to two years of teriparatide treatment in postmenopausal women with osteoporosis. J Clin Endocrinol Metab. 2008;93:852–60.

[57] Tsai JN, Nishiyama KK, Yuan A, et al. Effects of denosumab and teriparatide transitions on bone microarchitecture and estimated strength: the DATA-switch HR-pQCT study. J Bone Miner Res. 2017;32:2001–9. Erratum (15 April 2019): https://onlinelibrary.wiley.com/doi/10.1002/jbmr.3707

[58] Paschalis EP, Krege JH, Gamsjaeger S, et al. Teriparatide treatment increases mineral content and volume in cortical and trabecular bone of iliac crest: a comparison of infrared imaging with X-ray–based bone assessment techniques. J Bone Miner Res. 2018;33:2230–5.

[59] Morris HA, Eastell R, Jorgensen NR, et al. Clinical usefulness of bone turnover marker concentrations in osteoporosis. Clin Chim Acta. 2017;467:34–41.

[60] Krege JH, Lane NE, Harris JM, et al. PINP as a biological response marker during teriparatide treatment for osteoporosis. Osteoporos Int. 2014;25:2159–71.

[61] Eastell R, Krege JH, Chen P, et al. Development of an algorithm for using PINP to monitor treatment of patients with teriparatide. Curr Med Res Opin. 2006;22:61–6.

[62] Blumsohn A, Marin F, Nickelsen T, et al. Early changes in biochemical markers of bone turnover and their relationship with bone mineral density changes after 24 months of treatment with teriparatide. Osteoporos Int. 2011;22:1935–46.

[63] Arlot M, Meunier PJ, Boivin G, et al. Differential effects of teriparatide and alendronate on bone remodeling in postmenopausal women assessed by histomorphometric parameters. J Bone Miner Res. 2005;20:1244–53.

[64] Glover SJ, Eastell R, McCloskey EV, et al. Rapid and robust response of biochemical markers of bone formation to Teriparatide therapy. Bone. 2009;45:1053–8.

[65] Recker RR, Marin F, Ish-Shalom S, et al. Comparative effects of teriparatide and strontium ranelate on bone biopsies and biochemical markers of bone turnover in postmenopausal women with osteoporosis. J Bone Miner Res. 2009;24:1358–68.

[66] Saag KG, Zanchetta JR, Devogelaer JP, et al. Effects of Teriparatide versus alendronate for treating glucocorticoid-induced osteoporosis: thirty-six-month results of a randomized, double-blind, controlled trial. Arthritis Rheum. 2009;60:3346–55.

[67] Pazianas M. Anabolic effects of PTH and the 'anabolic window'. Trends Endocrinol Metab. 2015;26:111–3.

[68] Leder BZ, Tsai JN, Uihlein AV, et al. Two years of denosumab and teriparatide administration in postmenopausal women with osteoporosis (the DATA extension study): a randomized controlled trial. J Clin Endocrinol Metab. 2014;99:1694–700.

[69] Chen P, Satterwhite JH, Licata AA, et al. Early changes in biochemical markers of bone formation predict BMD response to teriparatide in postmenopausal women with osteoporosis. J Bone Miner Res. 2005;20:962–70.

[70] Farahmand P, Marin F, Hawkins F, et al. Early changes in biochemical markers of bone formation during teriparatide therapy correlate with improvements in vertebral strength in men with glucocorticoid-induced osteoporosis. Osteoporos Int. 2013;24:2971–81.

[71] Miller PD, Delmas PD, Lindsay R, et al. Early responsiveness of women with osteoporosis to teriparatide after therapy with alendronate or risedronate. J Clin Endocrinol Metab. 2008;93:3785–93.

[72] Leder BZ, Tsai JN, Uihlein AV, et al. Denosumab and teriparatide transitions in postmenopausal osteoporosis (the DATA-switch study): extension of a randomised controlled trial. Lancet. 2015;386:1147–55.

[73] Burr DB. Does early PTH treatment compromise bone strength? The balance between remodeling, porosity, bone mineral, and bone size. Curr Osteoporos Rep. 2005;3:19–24.

[74] Seeman E. Is a change in bone mineral density a sensitive and specific surrogate of anti-fracture efficacy. Bone. 2007;41:308–17.

[75] Chen P, Miller PD, Delmas PD, et al. Change in lumbar spine BMD and vertebral fracture risk reduction in teriparatide-treated postmenopausal women with osteoporosis. J Bone Miner Res. 2006;21:1785–90.

[76] Graeff C, Chevalier Y, Charlebois M, et al. Improvements in vertebral body strength under Teriparatide treatment assessed in vivo by finite element analysis: results from the EUROFORS study. J Bone Miner Res. 2009;24:1672–80.

[77] Graeff C, Marin F, Petto H, et al. High resolution quantitative computed tomography-based assessment of trabecular microstructure and strength estimates by finite-element analysis of the spine, but not DXA, reflects vertebral fracture status in men with glucocorticoid-induced osteoporosis. Bone. 2013;52:568–77.

[78] Ettinger B, San Martin J, Crans G, et al. Differential effects of teriparatide on BMD after treatment with raloxifene or alendronate. J Bone Miner Res. 2004;19:745–51.

[79] Obermayer-Pietsch BM, Marin F, McCloskey EV, et al. Effects of two years of daily teriparatide treatment on BMD in postmenopausal women with severe osteoporosis with and without prior antiresorptive treatment. J Bone Miner Res. 2008;23:1591–600.

[80] Lindsay R, Krege JH, Marin F, et al. Teriparatide for osteoporosis: importance of the full course. Osteoporos Int. 2016;27:2395–410.

[81] Geusens P, Marin F, Kendler DL, et al. Effects of teriparatide compared with risedronate on the risk of fractures in subgroups of postmenopausal women with severe osteoporosis: the VERO trial. J Bone Miner Res. 2018;33:783–94.

[82] Poole KE, Treece GM, Ridgway GR, et al. Targeted regeneration of bone in the osteoporotic human femur. PLoS One. 2011;6:e16190.

[83] Eriksen EF, Keaveny TM, Gallagher ER, et al. Literature review: the effects of teriparatide at the hip in patients with osteoporosis. Bone. 2014;67:246–56.

[84] Prevrhal S, Krege JH, Chen P, et al. Teriparatide vertebral fracture risk reduction determined by quantitative and qualitative radiographic assessment. Curr Med Res Opin. 2009;25:921–8.

[85] Lindsay R, Scheele WH, Neer R, et al. Sustained vertebral fracture risk reduction after withdrawal of teriparatide in postmenopausal women with osteoporosis. Arch Intern Med. 2004;164:2024–30.

[86] Prince R, Sipos A, Hossain A, et al. Sustained nonvertebral fragility fracture risk reduction after discontinuation of teriparatide treatment. J Bone Miner Res. 2005;20:1507–13.

[87] Kendler DL, Marin F, Zerbini CAF, et al. Effects of teriparatide and risedronate on new fractures in postmenopausal women with severe osteoporosis (VERO): a multicentre, double-blind, double-dummy, randomised controlled trial. Lancet. 2018;391:230–40.

[88] Hadji P, Zanchetta JR, Russo L, et al. The effect of teriparatide compared with risedronate on reduction of back pain in postmenopausal women with osteoporotic vertebral fractures. Osteoporos Int. 2012;23:2141–50.

[89] Diez-Perez A, Marin F, Eriksen EF, et al. Effects of teriparatide on hip and upper limb fractures in patients with osteoporosis: a systematic review and meta-analysis. Bone. 2019;120:1–8.

[90] Silverman S, Langdahl BL, Fujiwarac S, et al. Reduction of hip and other fracture rates in patients receiving teriparatide in real-world clinical practice: integrated analysis of four prospective observational studies. Calcif Tissue Int. 2019;104:193–200.

[91] Genant HK, Halse J, Briney WG, et al. The effects of teriparatide on the incidence of back pain in postmenopausal women with

osteoporosis. Curr Med Res Opin. 2004;21:1027–34.

[92] Miller PD, Bilezikian JP, Diaz-Curiel M, et al. Occurrence of hypercalciuria in patients with osteoporosis treated with teriparatide. J Clin Endocrinol Metab. 2007;92:3535–41.

[93] Cosman F, Dawson-Hughes B, Wan X, et al. Changes in vitamin D metabolites during teriparatide treatment. Bone. 2012;50:1368–71.

[94] Vahle JL, Sato M, Long GG, et al. Skeletal changes in rats given daily subcutaneous injections of recombinant human parathyroid hormone(1–34) for 2 years and relevance to human safety. Toxicol Pathol. 2002;30:312–21.

[95] Jolette J, Attalia B, Varela A, et al. Comparing the incidence of bone tumors in rats chronically exposed to the selective PTH type 1 receptor agonist abaloparatide or PTH(1–34). Regul Toxicol Pharmacol. 2017;86:356–65.

[96] Eriksen EK. Cellular mechanisms of bone remodeling. Rev Endocr Metab Disord. 2010;11:219–27.

[97] Tashjian AH, Chabner BA. Commentary on clinical safety of recombinant human parathyroid hormone 1–34 in the treatment of osteoporosis in men and postmenopausal women. J Bone Miner Res. 2002;17:1151–61.

[98] Vahle JL, Long GG, Sandusky G, et al. Bone neoplasms in F344 rats given teriparatide [rhPTH(1–34)] are dependent on duration of treatment and dose. Toxicol Pathol. 2004;32:426–38.

[99] Vahle JL, Zuehlke U, Schmidt A, et al. Lack of bone neoplasms and persistence of bone efficacy in cynomolgus macaques after long-term treatment with teriparatide [rhPTH(1–34)]. J Bone Miner Res. 2008;23:2033–9.

[100] Andrews EB, Gilsenan AW, Midkiff K, et al. The US post-marketing surveillance study of adult osteosarcoma and teriparatide: study design and findings from the first 7 years. J Bone Miner Res. 2012;27:2429–37.

[101] Gilsenan A, Harding A, Kellier-Steele N, et al. The Forteo patient registry linkage to multiple state cancer registries: study design and results from the first 8 years. Osteoporos Int. 2018;29:2335–43.

第23章 特立帕肽每周一次治疗对去卵巢食蟹猴腰椎骨小梁微损伤累积和密质骨结构的影响

Effects of Once-Weekly Teriparatide Treatment on Trabecular Bone Microdamage Accumulation and Cortical Structure in the Lumbar Vertebrae of Ovariectomized Cynomolgus Monkeys

Tasuku Mashiba　Ryuji Fujihara　Shingo Yoshitake　Ken Iwata　Ryoko Takao-Kawabata　Tetsuji Yamamoto 著

陈剑明　林　华 译

关 键 词

特立帕肽，骨微损伤，椎体密质骨，骨力学性能，食蟹猴

概述

特立帕肽是一种合成代谢药物，用于治疗具有较高骨折风险的骨质疏松症患者[1]。通过绝经后女性的髂骨组织活检[2-4]和切除动物卵巢后的实验[5-8]已经证明了特立帕肽对松质骨的合成代谢作用。特立帕肽可同时加速骨形成与骨吸收，从而加快骨重建。患者通常需每天注射特立帕肽进行治疗。但在日本[9]和韩国[10]，每周一次的特立帕肽治疗方案已被用于治疗高骨折风险的骨质疏松症患者。该方案可以将绝经后女性再发骨质疏松性椎体骨折的发生率降低78%[10]。在去卵巢的食蟹猴中，持续18个月每周注射一次特立帕肽，可以通过增加松质骨量和恢复胶原交联的平衡来增加腰椎的强度。其中酶促未成熟和成熟的交联含量较高，非酶促高级糖基化终产物交联的含量较低[5]。

虽然胶原交联对骨的材料性能很重要[5, 11-14]，但也不能忽略其他因素对其的影响[3, 6-8, 15-18]。例如，生理负荷可通过骨疲劳引起骨微损伤累积[18-20]，进

而导致骨脆性增加[4, 13, 15, 17, 18]。整体微损伤负担是产生的损伤量与骨重建[18, 21]修复量之差[17, 18, 21, 22]。因此，特立帕肽治疗可以增强骨重建，加速微损伤修复，从而减少微损伤累积。遗憾的是，很少有研究探讨特立帕肽对骨微损伤累积的影响[4]。此外，尚无关于特立帕肽每周一次治疗对微损伤累积影响的动物实验或者临床试验数据。

学界普遍认为特立帕肽对椎体骨的影响主要发生在松质骨，很少有研究评估特立帕肽对椎体密质骨的影响。然而后者在椎体机械强度中起着重要作用[23, 24]。Chen等曾报道每天对食蟹猴进行特立帕肽治疗18个月后，其腰椎密质骨的厚度增加，进而导致其椎体抗压强度增加[25]。该研究不足的是，他们并没有检查骨转换指标，并且仅在一个平面上评估椎体密质骨。此外，他们也未评估每周服用特立帕肽对椎体密质骨的影响。

这项使用去卵巢食蟹猴的动物研究主要有两个目的。首先是研究每周一次的特立帕肽治疗对腰椎骨小梁微损伤累积的影响。其次是利用多平面micro-CT重建研究每周一次的特立帕肽治疗对椎体密质骨合成代谢效应的影响，并确定其与腰椎椎体骨力学性能的关系。

一、方法

（一）动物与实验设计

根据体重、脊柱骨密度、年龄，将骨骼发育成熟的雌性食蟹猴［年龄（12.0±1.5）岁］分为四组（$n=19\sim20$）：①对照组；②去卵巢组；③去卵巢加低剂量特立帕肽（1.2μg/kg，每周一次）组（低剂量组）；④去卵巢加高剂量特利帕肽（6.0μg/kg，每周一次）组（高剂量组）[5, 26, 27]。在开始治疗前1周，对3个治疗组的猴进行卵巢切除；对照组的猴进行假手术。低剂量组和高剂量组的猴每周皮下注射一次醋酸特立帕肽（Asahi Kasei Pharma Corp.，Tokyo，Japan），剂量分别为1.2μg/kg（估计临床剂量）和6.0μg/kg体重，持续18个月。对照组和去卵巢组的猴每周皮下注射一次含有牛血清白蛋白的0.1%生理盐水。为观察骨组织形态，在处死前21天和7天对所有猴都用静脉注射钙黄绿素（4mg/kg）（Dojindo Laboratories，Kumamoto，Japan）进行双重标记。

所有实验方案均由 Asahi Kasei Pharma Co. 实验动物伦理委员会批准，并按照实验动物管理和处理指南进行。

（二）骨样本制备

在尸体解剖后，收集腰椎（L₃、L₄、L₇）。L₃和L₄用盐水浸泡的纱布包裹，并在测试前保存在 –20℃ 环境中。L₇用70%乙醇固定后再予1%碱性品红染色3天，然后包埋入甲基丙烯酸甲酯基塑料中。

（三）micro-CT 的测量

采用两种类型的锥形束X线micro-CT分别扫描原始L₃和被包埋的L₇椎体（L₃：MCT-CB100MF，Hitachi Medico Technology，Kashima，Japan；L₇：ScanXmate-RB090SS150，Comscantecno，Kanagawa，Japan），其设置如下：管电压，55kV 和 70kV；管电流，0.1mA 和 0.1mA；各向同性体素大小分别为32μm 和34μm。

我们测量了L₃椎体中心部分的松质骨，轴向截面高度约为4.5mm，并手动勾勒了距密质骨表面约0.2mm的骨小梁区域。同时测量了L₇椎体的松质骨，以椎体的中矢状截面为中心，每层厚度为1mm，并描绘出距终板2mm、距内密质骨表面1mm的矩形范围。根据micro-CT骨微结构评估指南[28]，我们使用TRI/3D-BON软件（RATOC System Engineering Corp.，Tokyo，Japan）构建并使用三维图像半自动确定松质骨体积（BV/TV，%）和骨小梁厚度（Tb.Th，μm）。

使用ImageJ软件（National Institutes of Health，USA）[29]测量L₃的正中轴切面图像和L₇的正中矢状切面图像（图23-1）来获得密质骨结构参数。L₃正中轴位的组织面积（T.Ar）为横突腹侧的区域，并从T.Ar内测量前部密质骨面积（Ct.Ar）。同时把L₇正中矢状截面的T.Ar定义为整个椎体，在颅板和尾板之间测量前部Ct.Ar。参考之前分析股骨颈密质骨边界的研究，手动确定密质骨和松质骨之间的边界[30]。如果边界的孔隙的最短直径小于或等于孔隙到预计密质线的距离，则将其视为密质骨。前部Ct.Ar分数（Ct.Ar/T.Ar，%）通过Ct.Ar除以T.Ar获得。

（四）松质骨的骨组织形态计量学和微损伤分析

用金刚石锯切割L₇椎体的两个正中矢状面，并分别研磨至约30μm和100μm厚度。

对于100μm厚度的切片，使用半自动数字化图像分析仪对松质骨进行结构评估和微损伤分析，该仪器由一个放大倍数为100×的光学或荧光显微镜和一个连接到带有组织形态计量软件的计算机（System Supply Co.，Nagano，Japan）的数字化垫组成，同时利用偏振光识别板层结构以检测骨小梁数据包。所有测量均由一名组织形态测量师盲法进行。测量L₇椎体松质骨区域中心部分的正方形（5mm×5mm）面积。

骨微损伤定义为位于骨基质中的可以明显区别于骨小管或血管通道碱性品红染色的线性形状。

一般来说，微裂纹被认为具有锐利的边缘。但根据该领域以前的报道，为确保足够的微损伤量，没有锐边的层状脱粘裂纹也被纳入其中[17]（图 23-2）。所有的微损伤都有一定的深度，并且染料也会渗透到裂纹壁中[17, 22]。测量平均裂纹长度（Cr.Le，μm）、裂纹密度（Cr.Dn=Cr.N/B.Ar，#/mm²）和裂纹表面密度（Cr.S.Dn=Cr.N×Cr.Le/B.Ar μm/mm²）。

骨小梁结构分析中测量了骨小梁体积（BV/TV，%）、骨小梁厚度（Tb.Th，μm）、骨小梁数量（Tb.N，#/mm²）和骨小梁间距（Tb.Sp，μm）等数据。

（五）前部密质骨组织形态计量学

使用荧光相差显微镜（FSX100，Olympus，Tokyo，Japan）以 4.2 倍放大倍数获得每个椎骨生长板之间前密质骨的数字图像，并使用图形软件

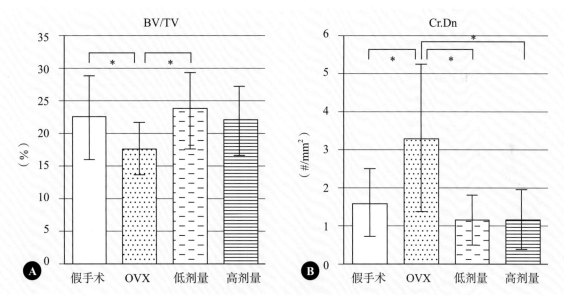

▲ 图 23-1　每周一次特立帕肽治疗对去卵巢食蟹猴骨小梁量和微裂纹密度的影响
A. 骨小梁体积；B. 微裂纹密度。*$P < 0.05$
BV/TV. 骨体积分数；Cr.Dn. 裂纹密度；OVX. 去卵巢

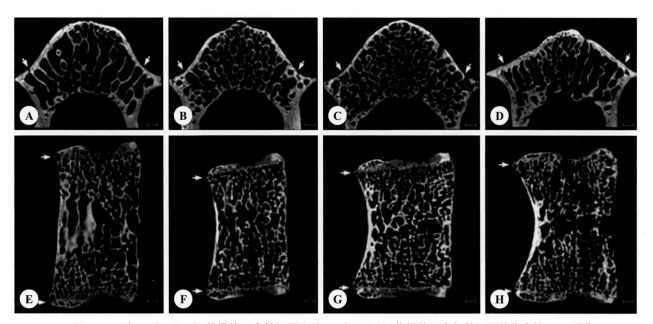

▲ 图 23-2　从 L_3（A 至 D）获得的正中轴切面和从 L_7（E 至 H）获得的正中矢状切面的代表性 μCT 图像

（WinROOF2015，Mitani Corporation）手动测量。

矿化表面（MS/BS，%）为双标记表面与单标记表面的一半的总和。矿物沉积率（MAR，μm/d）为两个连续标记之间的平均距离除以标记间隔。对于每一个双标记，随机间隔测量三个以上的标记厚度。骨形成率［BFR/BS，$\mu m^3/(\mu m^2 \cdot d)$］等于MS/BS和MAR的乘积。这些动态参数是在骨膜（Ps）、内侧密质骨（Ec）和哈弗系统（H）表面获得的。

为了对哈弗管复杂结构进行评估，我们采用L_7椎体矢状切面评估了哈弗管的结构和密质骨内重建。虽然传统的密质骨内组织形态测量通常在横向（横切面）平面进行，但这种方法只能提供关于密质骨孔隙度的有限信息。在腰椎的矢状切面上，哈弗管与前部密质骨中的骨小梁具有相似的结构，并且在荧光灯下偶尔可以观察到沿着哈弗管表面的钙黄绿素标记。因此，我们尝试将传统的骨小梁组织形态计量测量技术应用于评估哈弗管结构和密质骨内重建。

密质骨孔隙度（H.Ar/Ct.Ar，%）等于将哈弗区面积除以密质骨区面积。根据平板模型[31-33]并基于Tb.Th、Tb.N和Tb.Sp的标准计算，可使用哈弗区面积和周长计算哈弗管的参数。所需计算的参数如下：哈弗管密度（H.Th，μm）、哈弗管数量（H.N，/μm）和哈弗管间距（H.Sp，μm）。使用的命名法和符号符合美国骨骼与矿物研究学会组织形态计量学命名委员会的报告[34]。

（六）压缩力学试验

使用Exakt锯（EXAKT，Oklahoma City，OK，USA）将每个L_4椎体的后椎弓根、棘突、头端和尾端移除，并用电子卡尺测量以获得具有两个平行表面和高度约7mm的椎体样本。使用外周定量CT（XCT-RM，Norland Corp.，Fort Atkinson，WI，USA）从椎体中轴图像测量其横截面积。在Instron机械试验机（Instron 4465 retrofitted to 5500）中，将样本放置在两个压板之间，并以6mm/min的位移率施加负荷直到样本发生塌陷。负荷和位移曲线由试验机软件（Merlin Ⅱ，Instron）记录，并从负荷和位移曲线中手动选择塌陷时的最大负荷（N）、刚度（N/mm）和能量吸收（mJ）。根据这些参数，我们通过试验机软件（Merlin Ⅱ，Instron）计算了样本的内在特性，包括极限应力（N/mm^2）、弹性模量（MPa）和韧性（MJ/m^3）。

（七）统计分析

使用SPSS v22（IBM Corp.，Armonk，NY，USA）进行统计分析。各组之间的差异通过单因素方差分析进行分析。如果发现有显著差异，则使用Fisher最小显著极差法分析各组之间的差异。使用皮尔逊积矩相关系数和线性回归分析，评估了所有样本的结构和生物力学参数之间的关系。进行多元回归分析以确定影响骨强度的决定因素。当$P < 0.05$时，差异被认为是显著的。

二、结果

（一）骨小梁结构参数

去卵巢组的BV/TV和Tb.Th显著低于假手术组。在治疗组中，低剂量组的BV/TV（图23-1A）和Tb.Th显著高于OVX组，高剂量组的Tb.Th也显著高于OVX组。各组之间在Tb.N与Tb.Sp上未发现显著差异。假手术组和特立帕肽治疗组之间，低剂量组和高剂量组之间无显著差异（表23-1）。

（二）骨小梁微损伤参数

各组之间的Cr.Le没有显著差异。去卵巢组的Cr.Dn和Cr.S.Dn显著高于其他组。特立帕肽治疗组的这些参数与假手术组的值相似（图23-1B）。低剂量组和高剂量组之间无显著差异（表23-2）。

（三）前部密质骨micro-CT的结构参数

轴位与矢状位前部密质骨的Ct.Ar和Ct.Th在切除卵巢后显著降低（图23-2）。

特立帕肽治疗显著增加了L_7矢状切面前部密质骨的Ct.Ar与Ct.Th，并且呈现出剂量依赖性。L_3轴切面前部密质骨的Ct.Ar与Ct.Th有剂量依赖

表 23-1　L₇骨小梁的结构参数			
	假手术（*n*=19）	OVX（*n*=18）	低剂量（*n*=20）	高剂量（*n*=20）
BV/TV（%）	22.6±6.4	17.6±4.1*	23.7±5.9#	22.0±5.2
Tb.Th（μm）	139.9±32.9	113.0±17.7*	144.9±19.7#	137.5±25.9#
Tb.N（/mm）	1.62±0.27	1.55±0.25	1.64±0.31	1.60±0.26
Tb.Sp（μm）	496.7±120.4	553.3±146.9	489.8±137.6	503.1±101.4

数据以平均值 ± 标准差表示。*. *P*＜0.05 vs. 假手术组。#. *P*＜0.05 vs. OVX
BV/TV. 骨体积分数；Tb.Th. 骨小梁厚度；Tb.N. 骨小梁数量；Tb.Sp. 骨小梁间距；OVX. 去卵巢

表 23-2　L₇骨小梁的微损伤参数			
	假手术（*n*=19）	OVX（*n*=18）	低剂量（*n*=20）	高剂量（*n*=20）
Cr.Le（μm）	63.4±10.5	57.2±7.9	65.2±12.5	61.8±19.3
Cr.Dn（#/mm²）	1.61±0.86	3.33±1.97*	1.16±0.67#	1.17±0.78#
Cr.S.Dn（μm/mm²）	102.7±61.6	185.0±101.8*	72.5±40.2#	77.4±52.6#

数据以平均值 ± 标准差表示。*. *P*＜0.05 vs. 假手术组；#. *P*＜0.05 vs. OVX
Cr.Le. 裂纹长度；Cr.Dn. 裂纹密度；Cr.S.Dn. 裂纹表面密度；OVX. 去卵巢

性增加的趋势，但未达到统计学意义（图 23-3）。

（四）前部密质骨组织形态计量学

与假手术组相比，去卵巢 18 个月后，密质骨表面或密质骨内哈弗表面的所有动态骨形成参数均无显著变化（表 23-3）。与去卵巢组相比，每周高剂量特立帕肽治疗 18 个月后，只有哈弗管 MAR 增加。

哈弗结构发生了一些重大变化。卵巢切除术会降低 H.N，并且这种降低可以通过特立帕肽治疗以剂量依赖性方式维持。虽然 H.Th 未观察到显著变化，但卵巢切除术会降低 H.Ar/Ct.Ar，并且这种降低可以通过特立帕肽治疗来纠正（表 23-3）。

（五）腰椎椎体的力学性能

卵巢切除术后，椎体的力学性能弱化，并且可通过特立帕肽治疗改善。除弹性模量外，去卵巢组的所有参数均低于假手术组（表 23-4）。高剂量组的能量吸收和韧性显著高于去卵巢组（*P* 值分别为 0.009 和 0.02）。

（六）结构和力学参数之间的相关性

与椎体力学性能相关的所有参数均与前部 Ct.Ar 分数和从 μCT 获得的松质骨体积显著相关（表 23-5 和图 23-4）。然而，密质骨孔隙度（H.Ar/Ct.Ar）与任何力学参数均不相关。

在 L₃ 轴向或 L₇ 矢状切面上，前部 Ct.Ar 分数与韧性的相关性高于松质骨 BV。

三、讨论

在本研究的第一部分中，我们研究了特立帕肽治疗每周一次对去卵巢食蟹猴骨小梁结构和骨微损伤累积的影响。我们的结果表明，特立帕肽可增加厚骨小梁厚度，减少微损伤累积。虽然有几项动物研究表明，特立帕肽治疗可通过加速骨形成增加骨量和改善骨小梁结构[5-8, 35]，但很少有研究评估特立帕肽治疗对微损伤累积的影响[4]。据我们所知，本研究是第一项研究特立帕肽治疗对椎体骨小梁微损伤累积影响的动物研究。

在本研究中，去卵巢组的微损伤累积显著

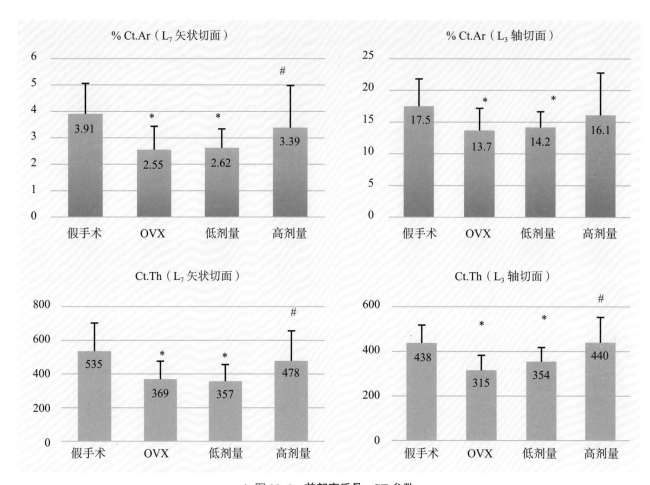

▲ 图 23-3　前部密质骨 μCT 参数

数据以平均值 ± 标准差表示。*. $P < 0.05$ vs. 假手术组；#. $P < 0.05$ vs. OVX

Ct.Ar. 密质骨面积；Ct.Th. 密质骨厚度；OVX. 去卵巢

高于假手术组。这出乎了我们的预料，因为一般认为卵巢切除后骨重建加剧会导致损伤修复的增加 [17, 18, 22]。对这种现象有以下可能的解释。首先，卵巢切除后骨转换的增加导致骨小梁体积减小，这可能导致每个骨小梁上的应力集中。因此，微损伤的产生可能超过损伤的修复。其次，在食蟹猴中，卵巢切除后的骨转换加强可能不会持续很久 [8, 36]。通过卵巢切除术增加的骨转换可能在术后18个月已经恢复到正常水平。这种随时间变化而减少的骨转换可能通过减少损伤修复来加速微损伤的累积。最后在一项早期研究中也发现在去卵巢组观察到的代表晚期糖基化终产物的戊糖苷含量升高可能会增加骨脆性 [5] 和微损伤的产生 [13]。

本研究发现，特立帕肽每周一次治疗可减少椎体松质骨中的微损伤累积，这可能与胶原交联平衡的改善（酶催化未成熟、成熟交联与酶未催化交联）有关。Saito 等 [5] 之前用同样的实验动物得出过类似的推论。特立帕肽每周一次治疗增加了未成熟和成熟交联酶的总含量，这有助于增加脊椎骨强度。随着组织衰老、时间依赖性氧化和糖基化而累积的AGE 标志物戊糖苷减少，导致微损伤和骨脆性增加。在他们的研究中 [5]，未成熟和成熟胶原交联的数量与 L_3 椎体的最终负荷、刚度和断裂能量呈显著正相关，而戊糖苷含量与腰椎刚度呈显著负相关。

从理论上讲，增加的骨转换可以解释特立帕肽通过增强靶向骨重建加快损伤修复，从而减少微损伤的累积 [17, 18, 21, 22]。目前的研究尚无涉及评估松质骨的转换，可能是因为很难检测到微损伤累积与骨

第 23 章　特立帕肽每周一次治疗对去卵巢食蟹猴腰椎骨小梁微损伤累积和密质骨结构的影响

Effects of Once-Weekly Teriparatide Treatment on Trabecular Bone Microdamage Accumulation and Cortical Structure in the Lumbar Vertebrae of Ovariectomized Cynomolgus Monkeys

表 23-3　前部密质骨组织形态计量学							
	假手术（*n*=19）		OVX（*n*=19）		低剂量（*n*=19）		高剂量（*n*=20）
骨膜（Ps）（动态参数）							
Ps.MAR（μm/d）	0.31	±0.66	0.11	±0.35	0.11	±0.34	0.17 ±0.43
Ps.MS/BS（%）	3.4	±4.1	5.6	±7.5	4.5	±4.8	8.1 ±11.3
Ps.BFR/BS［μm³/（μm²·d）］	0.033	±0.083	0.029	±0.10	0.006	±0.019	0.046 ±0.12
内侧密质骨（Ec）（动态参数）							
Ec.MAR（μm/d）	0.56	±0.61	0.74	±0.63	0.88	±0.55	0.84 ±0.56
Ec.MS/BS（%）	7.0	±4.6	9.1	±4.9	8.5	±4.5	11.8 ±11.7[*]
Ec.BFR/BS［μm³/（μm²·d）］	0.047	±0.054	0.092	±0.089	0.088	±0.074	0.12 ±0.15[*]
哈弗系统（H）（动态参数）							
H.MAR（μm/d）	0.61	±0.59	0.38	±0.68	0.59	±0.58	0.85 ±0.58[#]
H.MS/BS（%）	11.8	±7.3	13.7	±8.2	13.8	±9.6	15.8 ±11.5
H.BFR/BS［μm³/（μm²·d）］	0.086	±0.097	0.086	±0.17	0.11	±0.14	0.16 ±0.15
结构参数							
H.th（μm）	43.3	±15.3	35.9	±15.5	39.4	±13.1	40.0 ±15.6
H.N（/mm）	1.0	±0.24	0.85	±0.31[*]	0.96	±0.25	1.0 ±0.35[#]
H.Sp（μm）	958.1	±243.2	1352.0	±710.8[*]	1040.7	±295.8	1069.8 ±524.9
H.ar/Ct.Ar（%）	4.76	±2.57	3.16	±1.83[*]	3.82	±1.77	4.37 ±2.63

数据以平均值 ± 标准差表示。*. *P*＜0.05 vs. 假手术组；#. *P*＜0.05 vs. OVX

MAR. 矿物沉积速率；MS/BS. 矿化表面；BFR/BS. 骨形成率；th. 厚度；N. 数量；Sp. 间距；ar. 面积；Ct.Ar. 密质骨面积

表 23-4　力学性能							
	假手术（*n*=19）		OVX（*n*=19）		低剂量（*n*=19）		高剂量（*n*=20）
最大负荷（N）	2412.6	±360.2	2018.0	±467.9[*]	2195.4	±292.7	2205.5 ±502.2
刚度（N/mm）	8962.3	±1328.6	7683.6	±1336.2[*]	8492.2	±1382.1	7749.6 ±1558.7[*]
能量吸收（mJ）	618.3	±146.9	473.1	±163.4[*]	545.9	±129.8	615.3 ±214.3[#]
极限应力（N/mm²）	25.0	±4.64	21.5	±5.05[*]	24.1	±4.94	23.7 ±5.72
弹性模量（MPa）	569.3	±119.8	508.5	±111.2	570.3	±121.0	518.8 ±126.1
韧性（MJ/m³）	1.06	±0.32	0.81	±0.28[*]	0.99	±0.31	1.07 ±0.37[#]

数据以平均值 ± 标准差表示。*. *P*＜0.05 vs. 假手术组；#. *P*＜0.05 vs. OVX

OVX. 去卵巢

表 23-5 密质骨结构与力学参数之间的相关性						
	最大负荷（N）	刚度（N/mm）	能量吸收（mJ）	极限应力（N/mm²）	弹性模量（MPa）	韧性（MJ/m³）
L₃ Ct.Ar/T.ar（%）	0.505***	0.448***	0.510***	0.678***	0.563***	0.639***
L₇ Ct.Ar/T.ar（%）	0.563***	0.406***	0.682***	0.594***	0.412***	0.684***
L₇ H.ar/Ct.Ar（%）	0.116	0.021	0.184	0.123	0.051	0.169

数值为 Pearson 积差相关系数。*. $P<0.05$，**. $P<0.01$，***. $P<0.001$
Ct.Ar. 密质骨面积；H.ar. 哈弗系统面积；T.ar. 组织面积

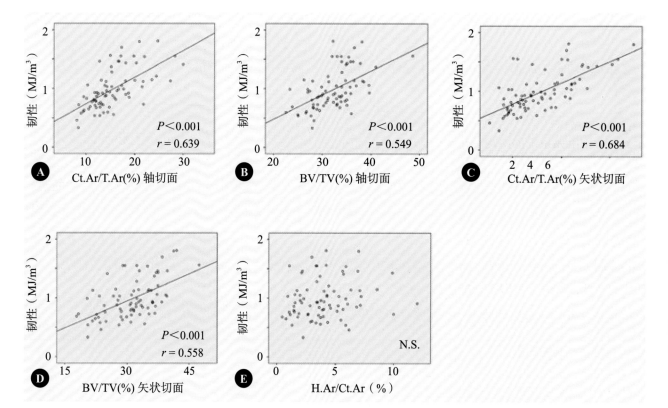

▲ 图 23-4 韧性与前部密质骨面积分数（Ct.Ar/Tt.Ar）、松质骨体积（BV/TV）和密质骨孔隙度（H.Ar/Ct.Ar）之间的相关性
BV/TV 与 Ct.AR/T.Ar 不论在矢状切面还是轴切面，均与椎体韧性显著相关，而 H.Ar/Ct.Ar 与韧性无关

转换参数之间的关系。特立帕肽每天一次治疗对骨重建增加在治疗早期最为明显，其效果随时间而变弱，最终将会稳定在某一水平[37-39]。根据组织形态计量学动力学参数，18 个月的每周一次特立帕肽治疗期可能太长，无法检测出骨转换的加速，更不用说在治疗的早期阶段评估骨动态参数和微损伤来评估有关骨转换和微损伤累积之间关系。

本研究的另一个目的是研究为期 18 个月的每周服用特立帕肽对去卵巢食蟹猴密质骨骨量、结构和腰椎椎体力学性能的影响。结果表明，每周服用特立帕肽后前部密质骨的骨量和腰椎椎体的机械强度显著增加，并且呈剂量依赖性。虽然特立帕肽治疗后松质骨体积也增加，但力学性能的增加往往更多地与前部密质骨的骨量增加有关。此外，H.N 的变化反映了特立帕肽治疗还改善了密质骨内管道网络，这可能是由于密质骨内重建的增加导致的（表 23-3）。

很少有研究使用去卵巢食蟹猴展示特立帕肽对椎体密质骨的代谢作用。在 Chen 等[25] 报道的研究中，去卵巢食蟹猴每天注射 1.0μg/kg 或 5.0μg/kg 特立帕肽 18 个月，腰椎的密质骨体积和椎体抗压强度呈现出剂量依赖性的增加。这与我们的发现一致，即腰椎前密质骨体积增加与其韧性的相关性最强。这些发现表明，前部密质骨是椎体抗压强度的重要决定因素。这将会对特立帕肽治疗的益处产生重要影响，因为特立帕肽主要通过在有效区域构建骨骼来增加骨骼的整体强度（图 23-4）。迄今为止，与各种抗骨质疏松药的对比测试也反映出了特立帕肽对脊柱具有最有效的骨折预防功效[9, 40]。

每天和每周使用特立帕肽治疗的关键区别在于密质骨中哈弗系统的结构变化。之前的一份报道显示，在等效剂量的情况下，每天的特立帕肽治疗下密质骨孔隙度会增加，每周的特立帕肽治疗则不会[41]。事实上，我们发现只是每周特立帕肽治疗组的密质骨孔隙度变化不显著。相比之下，卵巢切除术将会降低 H.N，而高剂量的特立帕肽治疗可抑制 H.N 的降低，这表明每周接受特立帕肽治疗的食蟹猴的椎体前部密质骨中的哈弗管网络受到了保护。由于哈弗管在密质骨内重建中起着重要作用[42, 43]，因此一个完整的管网可以保护椎体密质骨，并为密质骨内重建提供环境。以前的研究中仅根据轴向或横向平面上密质骨孔隙度的变化来评估密质骨内的组织结构还有所不足。相比之下，我们使用平板模型分析了前部密质骨矢状面的哈弗结构[33]。虽然从平板模型中获得的哈弗指数还需与使用直接方法获得的参数进行比较验证研究（如骨组织计量学早期的方法）[30]，但这种体视学方法对于量化沿密质骨内重建基本多细胞单元方向的纵向平面上的哈弗管内网络非常有用[42, 43]。

这项研究也有局限性。目前尚不清楚特立帕肽治疗后的微损伤减少是否是通过增加微损伤修复或防止微损伤产生来实现的。由于我们仅在给药结束时检测了微损伤累积，检测给药前后微损伤参数可能有助于阐明特立帕肽减少微损伤的机制。此外，在解释数据的临床相关性时需要谨慎，因为只有在高剂量治疗组中观察到椎体前部密质骨增厚。在高剂量治疗组中，食蟹猴接受的剂量是人类骨质疏松症治疗中使用的临床剂量的 5 倍。临床剂量的特立帕肽是否能增加椎体密质骨的厚度或提高整个脊柱的强度将是未来研究的方向。

基于本研究的结果，我们得出：①特立帕肽每周一次治疗 18 个月可改善去卵巢食蟹猴的腰椎骨小梁骨量和结构，同时减少腰椎微损伤的累积；②特立帕肽治疗显著增加前部密质骨骨量和腰椎椎体的力学强度，并且呈现出剂量依赖性；③整个腰椎力学性能的提高与前部密质骨骨量的增加和松质骨体积的增加有关。这些发现有力地证明特立帕肽每周一次治疗可改善腰椎的骨结构和骨质量，同时在临床骨质疏松症治疗中，特立帕肽具有很强的抗骨折功效。

致谢

这项工作由 Asahi Kasei Pharma Corporation 资助。作者希望对 M.Higashihara 女士和 Y.Agawa 女士准备未脱钙骨切片表示感谢。

参考文献

[1] Camacho PM, Petak SM, Binkley N, et al. American association of clinical endocrinologists and American college of endocrinology clinical practice guideline for the diagnosis and treatment of postmenopausal osteoporosis – 2016. Endocr Pract. 2016;22:1–42.

[2] Recker RR, Bare SP, Smith SY, et al. Cancellous and cortical bone architecture and turnover at the iliac crest of postmenopausal osteoporotic women treated with parathyroid hormone 1–84. Bone. 2009;44:113–9.

[3] Jiang Y, Zhao JJ, Mitlak BH, et al. Recombinant human parathyroid hormone (1–34) [teriparatide] improves both cortical and cancellous bone structure. J Bone Miner Res. 2003;18:1932–41.

[4] Dobnig H, Stepan JJ, Burr DB, et al. Teriparatide reduces bone microdamage accumulation in postmenopausal women previously treated with alendronate. J Bone Miner Res. 2009;24:1998–2006.

[5] Saito M, Marumo K, Kida Y, et al. Changes in the contents of enzymatic immature, mature, and non-enzymatic senescent cross-links of collagen

after once-weekly treatment with human parathyroid hormone (1–34) for 18 months contribute to improvement of bone strength in ovariectomized monkeys. Osteoporos Int. 2011;22:2373–83.

[6] Chen P, Jerome CP, Burr DB, et al. Interrelationships between bone microarchitecture and strength in ovariectomized monkeys treated with teriparatide. J Bone Miner Res. 2007;22:841–8.

[7] Takao-Kawabata R, Isogai Y, Takakura A, et al. Three-times-weekly administration of teriparatide improves vertebral and peripheral bone density, microarchitecture, and mechanical properties without accelerating bone resorption in ovariectomized rats. Calcif Tissue Int. 2015;97:156–68.

[8] Jerome CP, Burr DB, Van Bibber T, et al. Treatment with human parathyroid hormone (1–34) for 18 months increases cancellous bone volume and improves trabecular architecture in ovariectomized cynomolgus monkeys (Macaca fascicularis). Bone. 2001;28:150–9.

[9] Nakamura T, Sugimoto T, Nakano T, et al. Randomized Teriparatide [human parathyroid hormone (PTH) 1–34] once-weekly efficacy research (TOWER) trial for examining the reduction in new vertebral fractures in subjects with primary osteoporosis and high fracture risk. J Clin Endocrinol Metab. 2012;97:3097–106.

[10] Kim KM, Lee SY, Rhee Y. Influence of dosing interval and administration on the bone metabolism, skeletal effects, and clinical efficacy of parathyroid hormone in treating osteoporosis: a narrative review. JBMR plus. 2017;1:36–45.

[11] Saito M, Fujii K, Marumo K. Degree of mineralization-related collagen crosslinking in the femoral neck cancellous bone in cases of hip fracture and controls. Calcif Tissue Int. 2006;79:160–8.

[12] Banse X, Sims TJ, Bailey AJ. Mechanical properties of adult vertebral cancellous bone: correlation with collagen intermolecular cross-links. J Bone Miner Res. 2002;17:1621–8.

[13] Tang SY, Vashishth D. Non-enzymatic glycation alters microdamage formation in human cancellous bone. Bone. 2010;46:148–54.

[14] Oxlund H, Mosekilde L, Ortoft G. Reduced concentration of collagen reducible cross links in human trabecular bone with respect to age and osteoporosis. Bone. 1996;19:479–84.

[15] Fazzalari NL, Forwood MR, Smith K, et al. Assessment of cancellous bone quality in severe osteoarthrosis: bone mineral density, mechanics, and microdamage. Bone. 1998;22:381–8.

[16] Yamagami Y, Mashiba T, Iwata K, et al. Effects of minodronic acid and alendronate on bone remodeling, microdamage accumulation, degree of mineralization and bone mechanical properties in ovariectomized cynomolgus monkeys. Bone. 2013;54:1–7.

[17] Mashiba T, Turner CH, Hirano T, et al. Effects of suppressed bone turnover by bisphosphonates on microdamage accumulation and biomechanical properties in clinically relevant skeletal sites in beagles. Bone. 2001;28:524–31.

[18] Schaffler MB. Role of bone turnover in microdamage. Osteoporos Int. 2003;14(Suppl 5):S73–7. discussion S77–80

[19] Carter DR, Caler WE. Cycle-dependent and time-dependent bone fracture with repeated loading. J Biomech Eng. 1983;105:166–70.

[20] Carter DR, Hayes WC. Fatigue life of compact bone--I. effects of stress amplitude, temperature and density. J Biomech. 1976;9:27–34.

[21] Burr DB. Targeted and nontargeted remodeling. Bone. 2002;30:2–4.

[22] Li J, Mashiba T, Burr DB. Bisphosphonate treatment suppresses not only stochastic remodeling but also the targeted repair of microdamage. Calcif Tissue Int. 2001;69:281–6.

[23] Vesterby A, Mosekilde L, Gundersen HJG, Melsen F, Mosekilde L, Holme K, Sørensen S. Biologically meaningful determinants of the in vitro strength of lumbar vertebrae. Bone. 1991;12:219–24.

[24] Haidekker MA, Andresen R, Werner HJ. Relationship between structural parameters, bone mineral density and fracture load in lumbar vertebrae, based on high-resolution computed tomography, quantitative computed tomography and compression tests. Osteoporos Int. 1999;9:433–40.

[25] Chen P, Jerome CP, Burr DB, Turner CH, Ma YL, Rana A, Sato M. Interrelationships between bone microarchitecture and strength in ovariectomized monkeys treated with teriparatide. J Bone Miner Res. 2007;22:841–8.

[26] Yoshitake S, Mashiba T, Saito M, et al. Once-weekly teriparatide treatment prevents microdamage accumulation in the lumbar vertebral trabecular bone of ovariectomized cynomolgus monkeys. Calcif Tissue Int. 2019;104:402–10.

[27] Fujihara R, Mashiba T, Yoshitake S, et al. Weekly teriparatide treatment increases vertebral body strength by improving cortical shell architecture in ovariectomized cynomolgus monkeys. Bone. 2019;121:80–8.

[28] Bouxsein ML, Boyd SK, Christiansen BA, Guldberg RE, Jepsen KJ, Müller R. Guidelines for assessment of bone microstructure in rodents using micro-computed tomography. J Bone Miner Res. 2010;25:1468–86.

[29] W.S. Rasband, Image J, U. S. Natl. Institutes Heal. Bethesda, Maryland, USA. 2018. https:// imagej.nih.gov/ij/. Accessed October 12, 2018.

[30] Tong XY, Malo M, Tamminen IS, Isaksson H, Jurvelin JS, Kröger H. Development of new criteria for cortical bone histomorphometry in femoral neck: intra- and inter-observer reproducibility. J Bone Miner Metab. 2015;33:109–18.

[31] Merz WA, Schenk RK. Quantitative structural analysis of human cancellous bone. Acta Anat (Basel). 1970;75:54–66.

[32] Whitehouse WJ. The quantitative morphology of anisotropic trabecular bone. J Microsc. 1974;101:153–68.

[33] Parfitt AM, Mathews CH, Villanueva AR, Kleerekoper M, Frame B, Rao DS. Relationships between surface, volume, and thickness of iliac trabecular bone in aging and in osteoporosis. Implications for the microanatomic and cellular mechanisms of bone loss. J Clin Invest. 1983;72:1396–409.

[34] Dempster DW, Compston JE, Drezner MK, Glorieux FH, Kanis JA, Malluche H, Meunier PJ, Ott SM, Recker RR, Parfitt AM. Standardized nomenclature, symbols, and units for bone histomorphometry: a 2012 update of the report of the ASBMR Histomorphometry nomenclature committee. J Bone Miner Res. 2013;28:2–17.

[35] Gunness-Hey M, Hock JM. Increased trabecular bone mass in rats treated with human synthetic parathyroid hormone. Metab Bone Dis Relat Res. 1984;5:177–81.

[36] Jerome CP, Power RA, Obasanjo IO, et al. The androgenic anabolic steroid nandrolone decanoate prevents osteopenia and inhibits bone turnover in ovariectomized cynomolgus monkeys. Bone. 1997;20:355–64.

[37] Finkelstein JS, Leder BZ, Burnett S-AM, et al. Effects of teriparatide, alendronate, or both on bone turnover in osteoporotic men. J Clin Endocrinol Metab. 2006;91:2882–7.

[38] McClung MR, San Martin J, Miller PD, et al. Opposite bone remodeling effects of teriparatide and alendronate in increasing bone mass. Arch Intern Med. 165:1762–8.

[39] Finkelstein JS, Klibanski A, Schaefer EH, et al. Parathyroid hormone for the prevention of bone loss induced by estrogen deficiency. N Engl J Med. 1994;331:1618–23.

[40] Prevrhal S, Krege JH, Chen P, Genant H, Black DM. Teriparatide vertebral fracture risk reduction determined by quantitative and qualitative radiographic assessment. Curr Med Res Opin. 2009;25:921–8.

[41] Zebaze R, Takao-Kawabata R, Peng Y, Zadeh AG, Hirano K, Yamane H, Takakura A, Isogai Y, Ishizuya T, Seeman E. Increased cortical porosity is associated with daily, not weekly, administration of equivalent doses of teriparatide. Bone. 2017;99:80–4.

[42] Parfitt AM. Osteonal and hemi-osteonal remodeling: the spatial and temporal framework for signal traffic in adult human bone. J Cell Biochem. 1994;55:273–86.

[43] Lassen NE, Andersen TL, Pløen GG, Søe K, Hauge EM, Harving S, Eschen GET, Delaisse JM. Coupling of bone resorption and formation in real time: new knowledge gained from human Haversian BMUs. J Bone Miner Res. 2017;32:1395–405.

第 24 章　地舒单抗治疗女性绝经后骨质疏松症：骨折结局、骨密度和形态学评估

Denosumab in the Treatment of Postmenopausal Women with Osteoporosis: Fracture Outcomes, BMD, and Morphological Assessment

Rachel B.Wagman　著

刘宏建　林 华　译

关键词

地舒单抗，骨质疏松症，骨折，骨密度，组织形态计量学

概述

地舒单抗是一种骨吸收抑制药，主要用于治疗男性和绝经后女性骨质疏松症、糖皮质激素诱导骨质疏松相关的骨质流失，以及与男性前列腺癌和女性乳腺癌激素消融疗法（hormone-ablation therapy，HALT）相关的骨质流失。它已在美国、欧盟、澳大利亚、加拿大和日本等全球 80 多个国家和行政区获得批准。该药商品名为 Prolia®、Pralia®（仅限日本）和 Corora®（仅限印度尼西亚），质量浓度 60mg/ml，治疗方案为每 6 个月一次（Q6M），每次 60mg。本章将对地舒单抗相关作用机制，作为治疗绝经后骨质疏松症，以及经髂嵴活检组织形态学评估依据进行综述。

一、作用机制

地舒单抗是一种人源性单克隆抗体，可以特异性的结合 RANK 配体，并且亲和力［解离平衡常数（K_d）3×10^{-12}M］高，能够有效阻止其受体 RANK 在破骨细胞前体细胞及破骨细胞表面的活化[1]。对于骨质疏松症患者，抑制 RANKL 可以使破骨细胞数量减少，功能下降，从而减少骨质流失并增加密质骨和骨小梁的质量、体积和强度[1, 2]。地舒单抗具有高度特异性，它仅与 RANKL 结合，而不与 TNF-α、TNF-β、TNF 相关凋亡诱导配体和 CD40 配体等 TNF 家族的其他成员结合[3]。由于地舒单抗特异性的作用机制和独特的抗骨质吸收能力，被用于绝经后骨质疏松症和其他骨质丢失相关疾病的治疗。

二、用于绝经后骨质疏松症治疗的批准依据：骨折结局

（一）全球研究

全球绝经后骨质疏松症临床开发计划包括多项 Ⅰ 期、Ⅱ 期和 Ⅲ 期试验。在关键的 Ⅲ 期临床试验中，即 FREEDOM，研究评估了地舒单抗对骨折结局、骨矿物质密度、骨转换标志物等的影响，并作为批准用于治疗绝经后女性骨质疏松症的依据。这项为期 3 年的双盲、随机对照研究以绝经后骨质疏松症女性为研究对象，观察地舒单抗相较于安慰剂是否可以降低新发椎体骨折（主要终点）、非椎体骨折和髋部骨折（次要终点）的发生率[4]。研究还收集了药物相关的轻度和重度不良反应，以评价其安全性。受试者随机接受地舒单抗 60mg 或安慰剂 SC 治疗，每 6 个月一次（Q6M），

共 36 个月（Q6M）。

研究共纳入了 7868 例绝经后骨质疏松症患者，年龄范围为 60—90 岁，患者腰椎和髋部 BMD T 值均位于 –2.5 和 –4.0 之间。结果显示，在试验开始的第 1、2 和 3 年，地舒单抗能够显著降低椎体新发骨折的发生率（$P<0.0001$）[4]。第 3 年时，安慰剂组患者新发椎体骨折的发生率为 7.2%，而地舒单抗组患者仅为 2.3%，相对风险降低了 68%（RR=0.32，95%CI 0.26～0.41，$P<0.0001$）。非椎体骨折和髋部骨折的风险分别降低了 20%［HR=0.80（0.67～0.95），$P=0.0106$］和 40%［HR=0.60（0.37～0.97），$P=0.0362$］[4]。

另有分析表明，地舒单抗对广大绝经后骨质疏松症女性均有较好治疗效果。使用地舒单抗治疗超过 3 年可持续降低女性绝经后骨质疏松症新发椎体骨折的发生率，无论患者年龄、种族、地理区域、腰椎 BMD 基础 T 值、血清 CTX-1 水平、血清 25(OH) 维生素 D 水平、以前是否使用过抗骨质疏松药、骨折风险（通过 FRAX 算法评估的基线 10 年骨折风险），以及 55 岁以后是否有过椎体骨折或非椎体骨折病史[5, 6]。在相关亚群体中的非椎体骨折风险研究结果也基本一致。

正如预期的作用机制一样，地舒单抗能够使骨吸收（血清 CTX-1）和骨形成（血清 P1NP）标志物显著且持续下降。在试验第 1 个月时，地舒单抗组患者血清 CTX-1 和 P1NP 水平分别比安慰剂组患者降低了 86% 和 18%；第 6 个月时，分别降低了 72% 和 50%；第 36 个月时，分别降低了 72% 和 76%[4]。

此外，FREEDOM 试验的 7 年扩展研究也为地舒单抗的安全性和有效性的提供了长期数据。在 FREEDOM 试验中，只有漏用药物不超过 1 次，并且完成 3 年研究的受试者才能继续参加为期 7 年的单臂、开放标签的临床扩展研究。扩展研究的首要目的是通过不良事件监测、免疫原性和实验室检查指标测定来评估药物的安全性和耐受性；次要目标包括骨折发生率、药物对 BMD、骨转换生化标志物和骨组织学的影响。所有受试者（$n=4550$）均服用地舒单抗（60mg，SC，Q6M），这些数据代表在 FREEDOM 试验中已经接受 3 年地舒单抗治疗的患者使用地舒单抗的时间共长达 10 年。

在此长期研究中，使用地舒单抗治疗的患者新发椎体骨折发生率很低（在 4/5、6、7/8 和 9/10 年发生率分别为 1.5%、1.2%、1.4% 和 1.3%）[7]。使用地舒单抗治疗的受试者非椎体骨折的年发生率也保持在较低水平。Kaplan Meier 评估地舒单抗治疗组在第 4、5、6、7、8、9 和 10 年非椎体骨折的年增量发病率分别为 1.5%、1.2%、1.8%、1.6%、0.8%、1.1% 和 1.9%[7]。后期分析表明，持续较低的非椎体骨折发生率与长期使用地舒单抗治疗相关[8]。

（二）日本研究数据

为了使地舒单抗在绝经后骨质疏松症中的注册治疗应用，日本开展了一项重要的 3 期骨折结局试验（DIRECT）。试验将 50 岁以上，合并 1～4 处常见椎体骨折的骨质疏松症男性和绝经后女性（$n=1262$）受试者随机分配到地舒单抗（60mg）组、安慰剂 Q6M 组或开放标签的阿仑膦酸钠组（35mg，每周一次）[9]。主要研究目标是椎体新发骨折的发生率。在这项研究中，与安慰剂相比，地舒单抗组新发或原有椎体骨折加重的发生率在统计学上显著降低，分别为 3.6% 和 10.3%［相对风险降低 65.7%（$P=0.0001$）］，新发椎体骨折减少率分别为 2.2% 和 8.6%，相对风险降低 74%（$P<0.0001$）。但是，该研究设计没有足够的统计学力度显示不同治疗组之间非椎体骨折的差异。阿仑膦酸钠组患者新发椎体骨折发生率为 5.1%，显著高于同期使用地舒单抗治疗组患者（HR=0.416，$P=0.0344$）[9]。DIRECT 研究延长了 1 年，地舒单抗组患者继续治疗共 36 个月（长期组），安慰剂组患者序贯接受地舒单抗治疗 12 个月（交叉组）。1 年的扩展研究显示，长期组患者的椎体骨

折发生率低于序贯使用地舒单抗治疗的交叉组患者。长期组患者与交叉组患者相比，新发或原有椎体骨折加重和新发椎体骨折发生率分别为 3.8% vs. 11.8% 和 2.5% vs. 10.3%。长期组患者第 1 年原有椎体骨折加重和椎体新发骨折的发生率分别为 1.9% 和 1.3%，第 2 年为 1.6% 和 0.9%，第 3 年为 0.3% 和 0.3%。交叉组患者第 1 年原有椎体骨折加重和新发椎体骨折的年发生率为 2.7%，第 2 年为 5.9%，第 3 年为 1.9%，研究充分表明了骨吸收抑制药在高骨折风险人群中的益处[10]。

三、骨矿物质密度：重要的骨折替代指标和临床效果

（一）全球研究数据

在 FREEDOM 试验中，与安慰剂组患者相比，地舒单抗组患者 3 年后测量的所有解剖部位 BMD 均显著增加。第 3 年时，腰椎、全髋部和股骨颈 BMD 的治疗差异分别为 8.8%、6.4% 和 5.2%[11]。在 FREEDOM 试验扩展研究中，长期组患者腰椎、全髋、股骨颈 BMD 较基线（地舒单抗治疗 10 年后）平均增加 21.7%、9.2%、9.0%。此外，在长期组患者中，地舒单抗进一步增加了 BMD，在腰椎为 10.8%，全髋为 3.4%，股骨颈为 3.8%[7]。

FREEDOM 试验及其扩展研究的 BMD 研究结果显示，在长达 10 年的治疗中，BMD 持续增加且没有治疗平台期。这一观察结果与双膦酸盐类药物的疗效形成鲜明对比，双膦酸盐类药物治疗后 BMD 的变化多发生在治疗前 2～3 年，之后很少有变化[12]。地舒单抗促进 BMD 持续增加的原因可能是多方面的，包括早期重塑空间关闭并减少骨转换、与抗吸收活性一致的二次矿化、基于模型的骨形成（见于食蟹猴）和密质骨孔隙度降低[7]。

在全球人群中，广大学者开展了一系列试验比较地舒单抗与其他常用双膦酸盐的疗效差异，主要通过治疗 1 年后 BMD 的变化情况来表示。这些随机对照临床试验数据显示，使用地舒单抗治疗的患者所有骨骼检测部位的 BMD 均高于初始使用阿仑膦酸钠进行治疗的患者和从阿仑膦酸钠或其他双膦酸盐过渡到地舒单抗患者的 BMD[13-16, 17]。考虑到如果对患者治疗效果不佳，则将从一种双膦酸盐循环到另一种的传统观念，这些 1 年的 BMD 结果表明，从双膦酸盐过渡到地舒单抗治疗可以提供很大的治疗益处。

（二）日本研究数据

在 DIRECT 研究中，地舒单抗与安慰剂组相比，统计学显示早在开始治疗的第 3 个月及治疗开始后 24 个月内的所有时间节点，其 BMD 的增加大于安慰剂组，腰椎 BMD 增长比例分别为 9.1% vs. 0.1%，髋部分别为 4.6% vs. 1.1%，股骨颈分别为 4.0% vs. −1.1%[9]。与安慰剂组相比，阿仑膦酸钠组患者 3 个月时 BMD 增长比例分别为腰椎 7.5%、髋部 3.6% 和股骨颈 2.9%。与阿仑膦酸钠组患者治疗相比，在 3 个月、12 个月、24 个月时地舒单抗组患者腰椎、髋部和股骨颈 BMD 增长比例更高[9]。在 36 个月的治疗中，地舒单抗长期组患者的腰椎（11%）、髋部（5.3%）和股骨颈（4.8%）BMD 持续增加。在交叉组中，过渡为地舒单抗治疗后，患者 BMD 在 24～36 个月的变化特点与长期治疗组患者相似，腰椎增加了 5.4%，全髋增加了 1.4%，股骨颈增加了 1.1%[10]。

（三）韩国研究数据

为了地舒单抗注册应用，韩国也开展了一项小型的 BMD 研究。该研究将一组绝经后骨质疏松症女性的安全性和有效性结果与 FREEDOM 试验中评估的全球人群联系起来。在此研究中，受试者被随机分配到两组，分别接受地舒单抗或安慰剂治疗 6 个月，随后，接受地舒单抗治疗的受试者再继续治疗 6 个月，而接受安慰剂的受试者则过渡为地舒单抗治疗[18]。两组受试者的基线特征相似，平均年龄为 66—67 岁，腰椎和股骨颈 BMD T 值均在骨质疏松范围内。值得注意的是，与地舒单抗相比，接受安慰剂治疗的受试者

基线骨折史较低（23% vs. 30%）。疗效分析显示，在 12 个月时，地舒单抗组患者腰椎 BMD 增加了 5.6%，髋部和股骨颈增加了约 3%，这与在全球人群中观察到的结果相似。

图 24-1 通过全髋部 BMD 变化的百分比（%），总结了全球、日本和韩国人群中关于地舒单抗疗效效果的一致性。其他解剖部位（包括股骨颈和腰椎）对人群的影响相似 [4, 9, 10, 18]。

四、骨活检：组织学和组织形态计量学

虽然骨折结局和骨密度结果是反映骨质疏松药疗效的关键，但在组织水平上的效果评估可确保研究不会对骨骼造成不良后果。作为推广应用的一部分，需要进行经髂嵴骨活检，评估包括组织学特征和骨重塑的组织形态计量学。

对于地舒单抗临床计划，在 3 期进行了一项大型经髂嵴活检评估，包括 142 名受试者（其中 FREEDOM 试验中 103 人，STAND 试验中 39 人）中总共 151 次活组织检查（FREEDOM 试验 115 例，STAND 试验 36 例，一个 3B 期研究）[14]，其中 128 例穿刺活检有效 [19]。

组织学评估显示，所有治疗组中板层骨和矿化正常。没有证据表明有骨软化或编织骨存在，并且地舒单抗没有损害基质矿化。

通过靶向抑制 RANKL，地舒单抗有效地阻止了破骨细胞的生成、发育和存活。在 FREEDOM 和 STAND 试验中，静态组织形态计量学评估一致表明，与安慰剂或阿仑膦酸钠相比，地舒单抗组破骨细胞数量减少，如基于表面和长度的破骨细胞数量减少。由于骨吸收和形成是耦合的，与骨形成相关的指标也显示，相较于安慰剂或阿仑膦酸钠，地舒单抗降低了成骨细胞 – 类骨质界面、类骨质表面和类骨质宽度。FREEDOM 试验中，通过二维组织形态计量学和三维 micro-CT 评估的结构变化表明，与安慰剂相比，地舒单抗治疗后骨小梁结构有改善的趋势，这为观察到的抗骨折疗效提供了机制基础 [19]。

为了评估骨重塑的动态指标，在所有活检中评估了四环素和去甲环素标记，以确定可以解释的样本数量。由于地舒单抗的作用机制是显著减少骨重塑，预计四环素的摄取会减少，因此标记也会减少，在许多活组织检查中观察到单标记

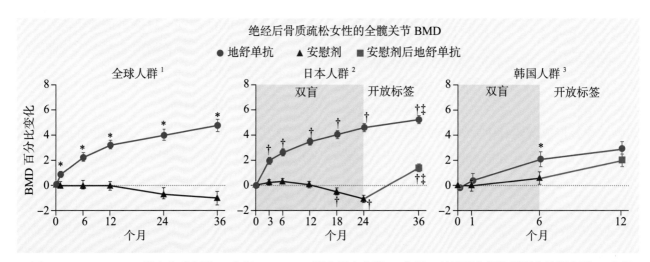

▲ 图 24-1　FREEDOM 研究全球人群 36 个月，DIRECT 研究日本人群 24 个月，以及国家级注册研究韩国人群 12 个月，对绝经后女性的全髋关节骨密度（BMD）进行比较性纵向评估。即使治疗时间长短不一，在三项研究中观察到地舒单抗治疗 12 个月的 BMD 变化轨迹相似

*. 与安慰剂比较，*P.* < 0.001。†. 与基线比较，*P.* < 0.001。‡. 24 个月比较，*P* < 0.001

1. Cummings, et al. *N Engl J Med.* 2009; 361: 756-765.

2. Sugimoto, et al. *Osteoporos Int.* 2015; 26: 765-774.

3. Koh, et al. *Yonsei Med J.* 2016; 57: 905-914.

和双标记减少。对存在双标记或单标记的样本子集的动态骨组织形态计量学的评估显示出了与使用地舒单抗治疗的受试者重塑减少一致的变化。根据 C 端肽（CTX）、骨特异性碱性磷酸酶（bone-specific alkaline phosphatease，BSAP）或 P1NP 的测定，没有证据表明有或没有四环素标记物与整体重塑的减少有关（图 24-2）。在 FREEDOM 扩展研究过程中获得了经髂嵴骨活检，代表了长达 5 年和 10 年的地舒单抗治疗。数据显示，经过 5 年的治疗，骨重塑减少保持稳定，基质矿化增加，在持续 10 年的治疗中保持稳定[20, 21]。

虽然骨转换的减少与 BMD 的增加和骨折的减少有关[23, 24]，但据推测，低骨转换可能导致微损伤累积增加，并最终以自发性骨折的形式出现宏观损伤[25]。尽管有这一假设，但现有证据表明

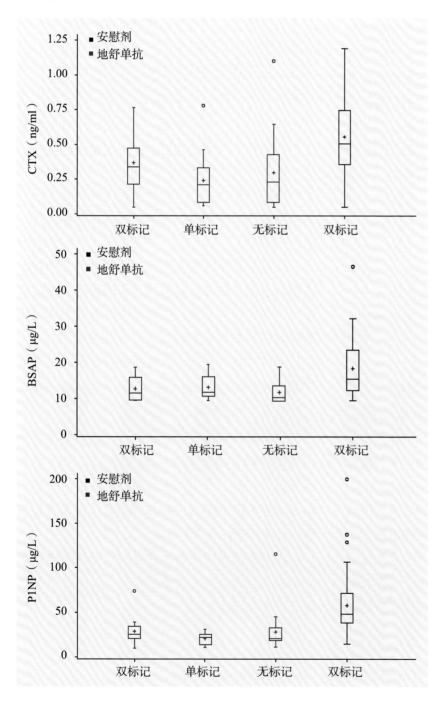

◀ 图 24-2 在 FREEDOM 研究中进行经髂嵴骨活检的绝经后骨质疏松症女性亚群中，骨转化的生化标志物 C 端肽（CTX）、骨特异性碱性磷酸酶（BSAP）和 1 型前胶原蛋白 N 端前肽（P1NP）的检测数据显示双标记、单标记和无标记四环素的分布。数据显示，骨转换水平与标记的存在 / 不存在之间没有关联[22]

没有出现与地舒单抗相关的低骨转换水平的不良后果。在健康的绝经前女性中观察到缺乏反映低骨转换的四环素标记而没有不良反应[26, 27]。此外，地舒单抗对骨转换的影响很容易逆转，这表明骨组织的正常反应与治疗时间无关[28]。最后，使用地舒单抗治疗长达 10 年的治疗与持续的低骨折发生率相关[7]，这表明低重塑与骨强度受损无关[21]。长期使用地舒单抗很少观察到与抗再吸收药物相关的颌骨坏死和非典型股骨骨折。

总之，与安慰剂或阿仑膦酸钠相比，使用地舒单抗治疗后 12 个月、24 个月、36 个月后的骨活检显示组织学正常，并且有证据表明组织水平的重塑减少。治疗 5 年和 10 年后获得的活检显示持续低重塑，基质矿化增加，并在 5 年后趋于稳定。地舒单抗通过靶向作用机制抑制破骨细胞介导的骨吸收，从而改善骨强度和预防骨折，而不会对骨组织产生不利影响。

五、停用地舒单抗的影响

患者可能因为各种原因停止药物治疗，这其中也包括骨质疏松症的治疗。停用地舒单抗治疗的影响已得到充分证明，包括一过性的骨转换生化标志物增加和 BMD 下降，这两个指标在 12 个月后恢复到基线水平[28, 29]骨活检结果也是如此[30]。这些观察结果与 Harold Frost 的力学调控假说一致，在该假说中，存在一个骨骼应变的机械设定点，通过调节重塑来控制骨量[31]。FREEDOM 试验和扩展研究的事后分析是评估停止治疗后骨折风险影响的唯一临床试验数据[32, 33]。这些数据表明，在停止治疗后，新发和原有椎体骨折加重的风险与未接受治疗的患者相似。然而，在停用地舒单抗后出现新发椎体骨折的受试者中，多发椎体骨折的发生率高于停用安慰剂的受试者[33]。在有椎体骨折病史的研究受试者中，多发椎体骨折的风险最高。没有研究报道对非椎体骨折风险的影响。对于决定停用地舒单抗的患者，应制定计划过渡到另一种骨质疏松症治疗，以防止强效抗骨折治疗效果的逆转。

结论

全球 FREEDOM 试验的结果表明，地舒单抗有效降低了椎体、非椎体和髋部骨折的发生率，证实了地舒单抗治疗对绝经后骨质疏松症女性的显著临床效果。地舒单抗在减少骨折方面的效果可能主要是由于地舒单抗治疗后骨吸收迅速显著下降，以及随后 BMD 增加。在 FREEDOM 扩展研究中表明，在女性绝经后骨质疏松症的长期治疗中，地舒单抗的疗效能够有效保持，使腰椎、全髋和股骨颈的 BMD 持续增加，而没有治疗平台期，并且新发椎体和非椎体骨折的发生率低。长期安全性评估显示，ONJ 和非典型股骨骨折等骨安全事件发生率较低，安全性与其他抗骨吸收疗法一致[7]。

在日本和韩国的研究中，60mg SC Q6M 剂量的地舒单抗在绝经后骨质疏松症的治疗中具有较好的疗效。具体来说，在日本受试者身上进行的研究表明，服用地舒单抗 3 年可显著增加 BMD，降低脊椎骨折的风险。骨质疏松症受试者每个解剖部位的 BMD 增加程度通常与西方受试者中观察到的结果相似或略高。

对经髂嵴骨活检的评估表明，使用地舒单抗治疗产生的骨质量正常。与已知的 RANKL 抑制作用机制一致，观察到骨转换较低。这一观察结果与地舒单抗治疗 10 年的临床不良结果没有相关性，长期治疗观察到了低骨折发生率。

这些数据支持在骨质疏松性骨折风险增加或高危的男性和绝经后骨质疏松症女性患者中使用地舒单抗进行治疗。

第 24 章　地舒单抗治疗女性绝经后骨质疏松症：骨折结局、骨密度和形态学评估

Denosumab in the Treatment of Postmenopausal Women with Osteoporosis: Fracture Outcomes, BMD, and Morphological Assessment

参考文献

[1] Lacey DL, Boyle WJ, Simonet WS, et al. Bench to bedside: elucidation of the OPG RANK RANKL pathway and the development of denosumab. Nat Rev Drug Discov. 2012;11:401–19.

[2] Kostenuik PJ. Osteoprotegerin and RANKL regulate bone resorption, density, geometry, and strength. Curr Opin Pharmacol. 2005;5:618–25.

[3] Elliott R, Kostenuik P, Chen C, et al. Denosumab is a selective inhibitor of human receptor activator of NF-κB ligand that blocks osteoclast formation in vitro and in vivo. Eur J Ca Suppl. 2006;4:62.

[4] Cummings SR, San Martin J, McClung MR, et al. Denosumab for prevention of fractures in postmenopausal women with osteoporosis. N Engl J Med. 2009;361:756–65.

[5] McCloskey EV, Johansson H, Oden A, Austin M, Siris E, Wang A, Lewiecki EM, Lorenc R, Libinati C, Kanis J. Denosumab reduces the risk of osteoporotic fracutres in postmenopausal women, particularly in those with moderate to high fracture risk as assessed with FRAX. J Bone Miner Res. 2012;27(7):1480–6.

[6] McClung MR, Boonen S, Torring O, Roux C, Rizzoli R, Bone HG, Benhamou C-L, Lems WF, Minisola S, Halse J, Hoeck HC, Eastell R, Wang A, Siddhanti S, Cummings SR. Effects of denosumab treatment on the risk of fracture in subgroups of women with postmenopausal osteoporosis. J Bone Miner Res. 2012;27(1):211–8.

[7] Bone HG, Wagman RB, Brandi ML, Brown JP, Chapurlat R, Cummings SR, Czerwiński E, Fahrleitner-Pammer A, Kendler DL, Lippuner K, Reginster J-Y, Roux C, Malouf J, Bradley MN, Daizadeh NS, Wang A, Dakin P, Pannacciulli N, Dempster DW, Papapoulos S. 10 years of denosumab treatment in postmenopausal women with osteoporosis: results from the phase 3 randomised FREEDOM trial and open-label extension. Lancet Diabetes Endocrinol. 2017;5(7):513–23.

[8] Ferrari S, Butler PW, Kendler DL, Miller PD, Roux C, Wang AT, Huang S, Wagman RB, Lewiecki EM. Further nonvertebral fracture reduction beyond 3 years for up to 10 years of denosumab treatment. J Clin Endocrinol Metab. 2019; https://doi.org/10.1210/jc.2019–00271.

[9] Nakamura T, Matsumoto TS, Hosoi T, Miki T, Gorai I, Yoshikawa H, Tanak Y, Tanaka S, Sone T, Nakano T, Ito M, Matsui S, Yoneda T, Takami H, Watanabe K, Osakabe T, Shiraki M, Kukunaga M. Fracture risk reduction with denosumab in Japanese postmenopausal women and men with osteoporosis: denosumab fracture invevention randomized placebo-controlled trial (DIRECT). J Clin Endocrinol Metab. 2014;99:2599–607.

[10] Sugimoto T, Matsumoto T, Hosoi T, Miki T, Gorai I, Yoshikawa H, Tanaka Y, Tanaka S, Fukunaga M, Sone T, Nakano T, Ito M, Matsui S, Yoneda T, Takami H. Three-year denosumab treatment in postmenopausal Japanese women and men with osteoporosis: results from a 1–year open-label extension of the Denosumab fracture intervention randomized placebo-controlled trial (DIRECT). Osteoporos Int. 2015;26(2):765–74.

[11] Bolognese MA, Stubbe Tegelboerg C, Zanchetta ZR, Lippuner K, McClung MR, Brandi ML, Hoiseth A, Lakatos P, Moffett AH, Lorenc RS, Wang A, Libanati C. Denosumab significantly increases DXA BMD at both trabecular and cortical sites: results from the FREEDOM study. J Clin Densitometry. 2013;16(2):147–53.

[12] Black DM, Schwartz AV, Ensrud KE, et al. Effects of continuing or stopping alendronate after 5 years of treatment: the fracture intervention trial long-term extension (FLEX): a randomized trial. JAMA. 2006;296:2927–38.

[13] Brown JP, Prince RL, Deal C, et al. Comparison of the effect of Denosumab and alendronate on Bone mineral density and biochemical markers of Bone turnover in postmenopausal women with low Bone mass: a randomized, blinded, phase 3 trial. J Bone Miner Res. 2009:1–34.

[14] Kendler DL, Roux C, Benhamou CL, et al. Effects of denosumab on bone mineral density and bone turnover in postmenopausal women transitioning from alendronate therapy. J Bone Miner Res. 2010;25:72–81.

[15] Recknor C, Czerwinski E, Bone HG, Bonnick SL, Binkley N, Palacios S, Moffett A, Siddhanti S, Ferreira I, Ghelani P, Wagman RB, Hall JW, Bolognese MA, Benhamou CL. Denosumab compared with ibandronate in postmenopausal women previously treated with bisphosphonate therapy: a randomized open-label trial. Obstet Gynecol. 2013;121(6):1291–9.

[16] Roux C, Hofbauer LC, Ho PR, Wark JD, Zillikens MC, Fahrleitner-Pammer A, Hawkins F, Micaelo M, Minisola S, Papaioannou N, Stone M, Ferreira I, Siddhanti S, Wagman RB, Brown JC. Denosumab compared with risedronate in postmenopausal women suboptimally adherent to alendroante therapy: efficacy and safety results from a randomized open-label study. Bone. 2014;58:48–54.

[17] Miller PD, Pannacciulli N, Brown JP, Czerwinski E, Nedergaard BS, Bolognese MA, Malouf J, Bone HG, Reginster JY, Singer A, Wang C, Wagman RB, Cummings SR. Denosumab or zoledronic acid in postmenopausal women with osteoporosis previously treated with oral bisphosphonates. J Clin Endocrinol Metab. 2016;101(8):3163–70.

[18] Koh J-M, Chung DJm Chung Y-S, Kang M-I, Kim I-J, Min Y-K, Oh H-J, Park I-H, Lee Y-S, Kravitz B, Waterhouse B, Nino A, Fitzpatrick L. Yonsei Med J. 2016;57(4):905–14.

[19] Reid IR, Miller P, Brown JP, Kendler D, Fahrleitner-Pammer A, Valter I, Maasalu K, Bolognese M, Woodson G, Bone H, Ding B, Wagman RB, San Martin J, Ominsky MS, Dempster DW. Effects of denosumab on bone histology and histomorphometry: the FREEDOM and STAND studies. J Bone Miner Res. 2010;25(10):2256–65.

[20] Brown JP, Reid IR, Wagman RB, Kendler D, Miller PD, Jensen JE, Bolognese MA, Daizadeh N, Valter I, Zerbini CA, Dempster DW. Effects of up to 5 years of denosumab treatment on bone histology and histomorphometry: the FREEDOM study extension. J Bone Miner Res. 2014;29(9):2051–6.

[21] Dempster DW, Brown JP, Fahrleitner-Pammer A, Kendler D, Rizzo S, Valter Valter I, Wagman RB, Yin X, Yue SV, Boivin G. Effects of long-term denosumab on bone histomorphometry and mineralization in women with postmenopausal osteoporosis. J Clin Endocrinol Metab. 2018;103(7):2498–509.

[22] Ian R Reid, Paul D Miller, Jacques P Brown, David L Kendler, Astrid Fahrleitner-Pammer, Ivo Valter, Katre Maasalu, Michael A Bolognese, Grattan Woodson , Henry Bone, Beiying Ding, Rachel B Wagman, Javier San Martin, Michael S Ominsky, and David W Dempster. Effects of Denosumab on Bone Histomorphometry: The FREEDOM and STAND Studies J Bone Miner Res 2008;25(10):2256–265.

[23] Bauer DC, Black DM, Garnero P, et al. Change in bone turnover and hip, non-spine, and vertebral fracture in alendronate-treated women: the fracture interventional trial. J Bone Miner Res. 2004;19:1250–8.

[24] Pierre D Delmas 1, Francoise Munoz, Dennis M Black, Felicia Cosman, Steven Boonen, Nelson B Watts, David Kendler, Erik F Eriksen, Peter G Mesenbrink, Richard Eastell, HORIZON-PFT Research Group. Effects of yearly zoledronic acid 5 mg on bone turnover markers and relation of PINP with fracture reduction in postmenopausal women with osteoporosis. J Bone Miner Res. 2009;24(9):1544–551.

[25] Schaffler MB. Role of bone turnover in microdamage. Osteoporos Int. 2003;14(Suppl 5):S73–80.

[26] Hauge E, Mosekilde L, Melsen F. Missing observations in bone histomorphometry on osteoporosis: implications and suggestions for an approach. Bone. 1999;25:389–95.

[27] Whyte MP, Bergfeld MA, Murphy WA, Avioli LV, Teitelbaum SL.

Postmenopausal osteoporosis. A heterogeneous disorder as assessed by histomorphometric analysis of iliac crest bone from untreated patients. Am J Med. 1982;72:193–202.

[28] Miller PD, Bolognese MA, Lewiecki EM, McClung MR, Ding B, Austin M, Liu Y, San MJ. Effect of denosumab on bone density and turnover in postmenopausal women with low bone mass after long-term continued, discontinued, and restarting of therapy: a randomized blinded phase 2 clinical trial. Bone. 2008;43:222–9.

[29] Bone HG, Bolognese MA, Yuen CK, Kendler DL, Miller PD, Yang YC, Grazette L, San Martin J, Gallagher JC. Effects of denosumab treatment and discontinuation on bone mineral density and bone turnover markers in postmenopausal owmen with low bone mass. J Clin Endocrinol Metab. 2011;96(4):972–80.

[30] Brown JP, Dempster DW, Ding B, Dent-Acosta R, San Martin J, Grauer A, Wagman RB, Zanchetta J. Bone remodeling in postmenopausal women who discontinued denosumab treatment: off-treatment biopsy study. J Bone Miner Res. 2011;26(11):2737–44.

[31] Frost HM. Bone «mass» and the «mechanostat»: a proposal. Anat Rec. 1987;219(1):1–9.

[32] Brown JP, Roux C, Torring O, Ho PR, Beck Jensen JE, Gilchrist N, Recknor C, Austin M, Wang A, Grauer A, Wagman RB. Discontinuation of denosumab and associated fracture incidence: analysis from the fracture reduction evaluation of Denosumab in Ostoeporiss every 6 months (FREEDOM) trial. J Bone Miner Res. 2013;28(4):746–52.

[33] Cummings SR, Ferrari S, Eastell R, Gilchrist N, Beck Jensen J-E, McClung M, Roux C, Torring O, Valter I, Wang AT, Brown JP. Vertebral fractures after discontinuation of denosumab: a post hoc analysis of the randomized placebo-controlled FREEDOM trial and its extension. J Bone Miner Res. 2018;33(2):190–8.

第 25 章　罗莫单抗治疗骨质疏松症：与机械应力相关的骨塑建的药理刺激

Romosozumab Treatment for Osteoporosis: Pharmacological Stimulation of Mechanical Strain-Related Bone Modeling

Toshihiro Sugiyama　著

袁即山　林　华　译

关键词

机械应力，骨塑建，硬骨抑素，罗莫单抗，布索组单抗

概述

骨密度高是骨硬化病[1, 2]和泛发性密质骨增生综合征[3, 4]的特点。硬骨抑素是主要由骨骼中的骨细胞分泌的一类蛋白[5, 6]，可以抑制 Wnt 信号通路[7, 8]。患有骨硬化病的患者血液中硬骨抑素浓度水平极低，甚至无法检测到；同样在患有泛发性密质骨增生综合征（一种表现较轻骨硬化病）的患者中，血液中硬骨抑素的浓度也很低。基础研究表明，合理应用人源化单克隆抗体，如罗莫单抗和布索组单抗这类抑制硬骨抑素的药物，是一项非常有前景的骨质疏松症靶向治疗方法[9, 10]。

2019 年在日本第一次通过了罗莫单抗的临床药物试验；试验为期 1 年，每月向患有骨质疏松症的骨折高危男性和绝经后女性经皮下注射一剂 210mg 的罗莫单抗药物。之后美国、韩国、加拿大、澳大利亚和欧盟也通过了该试验。一份内分泌学会临床实践指南[11]中推荐将罗莫单抗作为治疗存在极高骨折风险的骨质疏松症患者的首选药物，此类患者包括绝经后女性同时存在多发脊柱骨折或者严重骨质疏松（如骨折和经双能 X 线吸收计量法测量的区域骨密度位于骨质疏松区间）。本章描述了一种独特的理论来阐述罗莫单抗在治疗时和停用药物后对骨骼的影响。

一、Ⅲ期临床试验：罗莫单抗药物治疗 1 年

FRAME（ClinicalTrials.gov：NCT01575834）[12]、ARCH（ClinicalTrials.gov：NCT01631214）[13]、STRUCTURE（ClinicalTrials.gov：NCT01796301）[14]、BRIDGE（ClinicalTrials.gov：NCT02186171）[15] 这四个关键性三期临床试验显示在增强骨密度和减少骨折风险方面，罗莫单抗治疗与目前通过验证的临床通用的抗骨质疏松药治疗方案有同样快速和强效效果。

（一）FRAME 试验

试验总共包括 7180 名患有骨质疏松症的绝经后女性[12]。第 1 年中，这些患者分组接受每月皮下注射 210mg 罗莫单抗药物或者安慰剂。1 年后经罗莫单抗药物治疗组患者的腰椎、全髋、股骨颈区域骨密度增加显著大于安慰剂组患者（表 25–1）。罗莫单抗治疗组的患者新发脊柱骨折的风险相较安慰剂组减少 73%，临床诊断骨折的风险相较安

慰剂组减少 36%（如有症状的脊柱骨折和非脊柱骨折）。值得注意的是，罗莫单抗治疗组的患者中临床诊断为脊柱骨折的情况只发生在治疗过程的前 2 个月，之后的 10 个月中未观测到临床诊断为脊柱骨折的患者[16]。

（二）BRIDGE 试验

试验总共包括 245 名患有骨质疏松症的男性[15]。患者分组接受每月皮下注射罗莫单抗 210mg 或安慰剂。1 年罗莫单抗治疗后罗莫单抗组的腰椎、全髋、股骨颈区域骨密度增加显著大于安慰剂组（表 25-1）。

（三）ARCH 试验

试验总共包括 4093 名患有骨质疏松症且已发生骨折的绝经后女性患者[13]。第 1 年内患者分组接受每月皮下注射 210mg 罗莫单抗或者每周口服阿仑膦酸钠 70mg。1 年治疗后罗莫单抗组患者腰椎、全髋、股骨颈区域骨密度增加显著大于阿仑

膦酸钠组（表 25-1）。罗莫单抗治疗组的患者新发脊柱骨折的风险相较阿仑膦酸钠组减少 37%，临床骨折的发生风险相较阿仑膦酸钠组减少 28%。

（四）STRUCTURE 试验

试验总共包括 436 名患者有骨质疏松症且已发生骨折的绝经后女性患者，所有患者已口服双膦酸盐药物治疗[14]。患者分组接受每月皮下注射 210mg 罗莫单抗，或者每天皮下注射 20μg 特立帕肽。1 年治疗后罗莫单抗组患者腰椎、全髋、股骨颈区域骨密度增加显著大于特立帕肽组（表 25-1）。

二、罗莫单抗治疗的机械应力相关刺激

几乎所有绝经后女性的 I 期和 II 期临床试验结果显示罗莫单抗[17-20] 和布索组单抗[21, 22] 治疗会造成剂量依赖性的血液中成骨标志物增加（ I 型前胶原氨基端肽、骨特异性碱性磷酸酶、骨钙素）和较小程度的血液中骨吸收标志物的减少（ I 型胶原 C 端末端肽），以及腰椎、全髋、股骨颈区域

表 25-1 罗莫单抗治疗 1 年对双能 X 线吸收计量法测量的腰椎、全髋、股骨颈区域骨密度的影响（III 期临床试验中）

	与基线区域骨密度相比的百分比平均值		
	腰 椎	全 髋	股骨颈
FRAME 试验（女性）[12]			
罗莫单抗组（每月 210mg）[a]	+13.3%	+6.8%	+5.2%
安慰剂组 [a]	0.0%	0.0%	-0.7%
BRIDGE 试验（男性）[15]			
罗莫单抗组（每月 210mg）[a]	+12.1%	+2.5%	+2.2%
安慰剂组 [a]	+1.2%	-0.5%	-0.2%
ARCH 试验（女性）[13]			
罗莫单抗组（每月 210mg）[a]	+13.7%	+6.2%	+4.9%
阿仑膦酸钠（每周 70mg，口服）[b]	+5.0%	+2.8%	+1.7%
STRUCTURE 试验（女性）[14]			
罗莫单抗组（每月 210mg，皮下）[a]	+9.8%	+2.9%	+3.2%
特立帕肽（20μg/d，皮下）[c]	+5.4%	-0.5%	-0.2%

a. 每月皮下注射；b. 每周口服给药；c. 每天皮下注射

骨密度增加。FRAME 试验中证明了拉丁美洲及其他地区的绝经后骨质疏松症女性接受治疗的效果无明显差异[12, 13]，BRIDGE 试验中则证明了拉丁美洲及其他地区的骨质疏松症男性无明显差异[15]。另外，应用量化电脑断层扫描和有限元分析评估显示，罗莫单抗药物治疗可以增强患有骨质疏松症的绝经后女性及男性的密质骨和骨小梁隔间的结构和强度[14, 24-26]；而在对食蟹猴的生物力学试验研究的结果也支持这一论点[27-29]。

高强度动态机械负荷通过造成局部弹性形变从而刺激骨骼，如职业网球运动员优势手臂明显的骨增强；机械应力相关刺激是骨骼增长和塑形的关键因素[30]。与实验结论一致的是，废用会导致骨细胞生成硬骨抑素增多，骨骼负荷会导致骨细胞生成硬骨抑素减少[31-33]。有临床发现表明，血液中硬骨抑素浓度会随着身体运动量减少而增多，也会随着运动量增多而减少[34]；这一发现提示药物抑制硬骨抑素活性也可以对骨骼造成类似机械应力刺激产生的影响。因此，上述相关依据表明罗莫单抗治疗可以理解为机械应力刺激所产生的效果[10, 34, 35]。骨骼可以适应自身习惯的机械应力环境，无法适应非正常方向应力，如跌倒；而罗莫单抗治疗预计可以全身性增强骨骼，但不存在具体指向，可以有效预防类似髋部的跌倒相关的骨折[36]。

三、组织形态学：罗莫单抗治疗中的骨塑建

骨骼在整个生命过程中通过相伴发生的骨吸收和骨形成持续骨重建，生长发育时通过独立发生的骨吸收和骨形成在不同表面进行骨塑建。有研究指出，抗骨质疏松药的作用不仅仅是影响了前一种骨重建系统，同样也直接或间接影响了后一种骨塑建系统[34, 37]；即使不服用药物治疗，在成年人骨小梁表面也观察到了骨塑建的发生[38, 39]。骨塑建的一个关键决定性因素是机械应力相关刺激，这表明罗莫单抗治疗能刺激基于塑建的骨形成[10, 34, 35]。在如下所述的髂骨活检的组织形态学分析[40]中也有依据支持。

在 FRAME 试验中，34 名绝经后骨质疏松症女性患者在分组接受每月皮下注射 210mg 罗莫单抗或安慰剂 2 个月后对髂骨进行了活检。罗莫单抗治疗组的患者骨小梁形成［基线和治疗 2 个月后矿化骨表面和整个骨表面的比值（MS/BS）平均值分别是：罗莫单抗治疗组 1.5% 和 5.6%；安慰剂组 1.6% 和 2.3%］和密质骨内骨形成（罗莫单抗组 6.3% 和 24.6%；安慰剂组 7.7% 和 7.0%）增长，以及骨小梁吸收［治疗 2 个月后侵蚀骨表面占每单位骨表面的比值（ES/BS）平均值：罗莫单抗治疗组 1.8%；安慰剂组 3.4%］和密质骨内吸收（罗莫单抗组 1.6%；安慰剂组 6.3%）减少。正如预期的是，12 个月后在 73 名绝经后骨质疏松症女性患者中治疗组和安慰剂组的结果也存在显著差异；罗莫单抗治疗组患者骨小梁（MS/BS 平均值：罗莫单抗组 0.6%；安慰剂组 3.0%）和密质骨内骨形成（罗莫单抗组 1.9%；安慰剂组 3.6%）减少，依然维持减少骨小梁（ES/BS 平均值：罗莫单抗组 1.1%；安慰剂组 2.9%）和密质骨内（罗莫单抗组 0.5%；安慰剂组 4.1%）吸收。因此，罗莫单抗治疗可以引起短暂的骨形成增加和持续的较小程度的骨吸收减少[40]；这和罗莫单抗对血液中骨形成、骨吸收标志物浓度[17-22]的影响，在食蟹猴身上进行的实验中组织形态定量分析结果都是一致的[41-43]。对活检的髂骨[44]进一步进行组织形态定量分析后明确了罗莫单抗药物诱导的骨形成绝大多数来源于骨塑建。同样，以前或目前应用地舒单抗或双膦酸盐的抗骨质疏松药治疗的基础作用是增加了骨重建，它们的使用无法削弱罗莫单抗药物的疗效[14, 45, 46]。

四、骨适应：理解罗莫单抗治疗的作用

无论任何的作用机制，骨骼适应机械应力都会限制抗骨质疏松药治疗的效果；因为骨质增强产生的负反馈会将骨应力逆转回治疗前水平

（图 25-1）[35, 47, 48]。这一理论与内分泌学会临床实践指南中着重提出的所有抗骨质疏松药中除了双膦酸盐与骨质中羟磷灰石结合以外，其他药物的治疗效果在停药后都会快速丢失相符[49, 50]。关键是，骨骼的机械应力关联平衡系统与罗莫单抗或布索组单抗治疗中骨形成的特点是一致的：①我们通过检测 I 型前胶原氨基端肽[12~15, 22]或骨组织形态定量分析[40]发现治疗期间患者骨形成功能会短暂提升；②停止使用药物后增强的区域骨密度会快速丢失[51, 52]。因而想要长期维持疗效，必须在罗莫单抗治疗后给予强效的抗骨吸收类药物，如地舒单抗和双膦酸盐[12, 13, 53-57]。

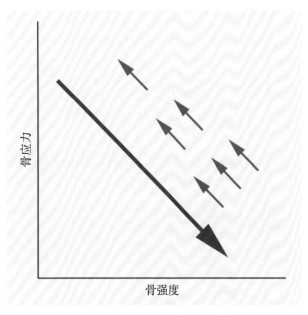

▲ 图 25-1　骨强度的机械应力反馈控制

长箭表示骨质疏松症治疗增强骨质和减少身体活动带来的骨应力效果，短箭表示骨强度的负反馈控制能将骨应力逆转回治疗前水平（引自 Sugiyama et al.)[35]

在给予地舒单抗治疗后再给予罗莫单抗治疗对增加腰椎、全髋和股骨颈的区域骨密度[58]效果极其有限，这一现象可以通过骨骼适应机械应力带来的强烈负反馈来进行合理解释。与 FRAME 和 ARCH 试验[12, 13]（表 25-1）相比，STRUC-TURE 试验[14]中对于提升区域骨密度的作用相对有限也可以以此解释；因为在这一试验中，是在患者接受罗莫单抗治疗之前给予了双膦酸盐药物治疗。

与其他抗骨质疏松药相同的是，罗莫单抗或布索组单抗同样表现出对于特定部位骨密度的作用效果[19, 22, 51]。例如，上述试验中患有骨质疏松症的绝经后女性在罗莫单抗治疗（每月 210mg）1 年后腰椎、全髋及股骨颈的骨密度变化的百分比平均数与安慰剂组相比分别是 11.3% vs. −0.1%，4.1% vs. −0.7%，3.7% vs. −1.1%[19]；而那些在布索组单抗（每月 270mg）治疗 1 年后对与安慰剂组相比分别是 17.7% vs. −1.6%，6.7% vs. −0.7%，6.3% vs. −0.6%[22]。相对的是，经过相同治疗后在桡骨远端 1/3 处的区域骨密度平均变化百分比与安慰剂组相比分别是 −1.2% vs. −0.9%[19] 和 0.9% vs. −1.4%[22]。这似乎与非承重区域局部具有更高的硬骨抑素浓度相关。这意味着每月皮下注射 210mg 罗莫单抗持续 1 年不会导致面部骨骼或颅骨出现异常增长[10, 34, 35]。

结论

罗莫单抗治疗骨质疏松症的作用可以被认为是药物刺激引起的机械应力相关骨塑建[10, 34, 35]。

参考文献

[1] Brunkow ME, Gardner JC, Van Ness J, Paeper BW, Kovacevich BR, Proll S, Skonier JE, Zhao L, Sabo PJ, Fu Y, Alisch RS, Gillett L, Colbert T, Tacconi P, Galas D, Hamersma H, Beighton P, Mulligan J. Bone dysplasia sclerosteosis results from loss of the SOST gene product, a novel cystine knot-containing protein. Am J Hum Genet. 2001;68:577–89.

[2] Balemans W, Ebeling M, Patel N, Van Hul E, Olson P, Dioszegi M, Lacza C, Wuyts W, Van Den Ende J, Willems P, Paes-Alves AF, Hill S, Bueno M, Ramos FJ, Tacconi P, Dikkers FG, Stratakis C, Lindpaintner K, Vickery B, Foernzler D, Van Hul W. Increased bone density in sclerosteosis is due to the deficiency of a novel secreted protein (SOST). Hum Mol Genet. 2001;10:537–43.

[3] Balemans W, Patel N, Ebeling M, Van Hul E, Wuyts W, Lacza C, Dioszegi M, Dikkers FG, Hildering P, Willems PJ, Verheij JB, Lindpaintner K, Vickery B, Foernzler D, Van Hul W. Identification of a 52 kb deletion downstream of the SOST gene in patients with van Buchem disease. J Med Genet. 2002;39:91–7.

[4] Staehling-Hampton K, Proll S, Paeper BW, Zhao L, Charmley P, Brown A, Gardner JC, Galas D, Schatzman RC, Beighton P, Papapoulos S, Hamersma H, Brunkow ME. A 52–kb deletion in the SOST-MEOX1 intergenic region on 17q12–q21 is associated with van Buchem disease in the Dutch population. Am J Med Genet. 2002;110:144–52.

[5] van Bezooijen RL, Roelen BA, Visser A, van der Wee-Pals L, de Wilt E, Karperien M, Hamersma H, Papapoulos SE, ten Dijke P, Löwik CW. Sclerostin is an osteocyte-expressed negative regulator of bone formation, but not a classical BMP antagonist. J Exp Med. 2004;199: 805–14.

[6] Poole KE, van Bezooijen RL, Loveridge N, Hamersma H, Papapoulos SE, Löwik CW, Reeve J. Sclerostin is a delayed secreted product of osteocytes that inhibits bone formation. FASEB J. 2005;19:1842–4.

[7] Li X, Zhang Y, Kang H, Liu W, Liu P, Zhang J, Harris SE, Wu D. Sclerostin binds to LRP5/6 and antagonizes canonical Wnt signaling. J Biol Chem. 2005;280:19883–7.

[8] Semënov M, Tamai K, He X. SOST is a ligand for LRP5/LRP6 and a Wnt signaling inhibitor. J Biol Chem. 2005;280:26770–5.

[9] Ke HZ, Richards WG, Li X, Ominsky MS. Sclerostin and dickkopf-1 as therapeutic targets in bone diseases. Endocr Rev. 2012;33:747–83.

[10] Sugiyama T, Torio T, Miyajima T, Kim YT, Oda H. Romosozumab and blosozumab: alternative drugs of mechanical strain-related stimulus toward a cure for osteoporosis. Front Endocrinol. 2015;6:54.

[11] Shoback D, Rosen CJ, Black DM, Cheung AM, Murad MH, Eastell R. Pharmacological management of osteoporosis in postmenopausal women: an Endocrine Society guideline update. J Clin Endocrinol Metab. 2020;105:587–94.

[12] Cosman F, Crittenden DB, Adachi JD, Binkley N, Czerwinski E, Ferrari S, Hofbauer LC, Lau E, Lewiecki EM, Miyauchi A, Zerbini CA, Milmont CE, Chen L, Maddox J, Meisner PD, Libanati C, Grauer A. Romosozumab treatment in postmenopausal women with osteoporosis. N Engl J Med. 2016;375:1532–43.

[13] Saag KG, Petersen J, Brandi ML, Karaplis AC, Lorentzon M, Thomas T, Maddox J, Fan M, Meisner PD, Grauer A. Romosozumab or alendronate for fracture prevention in women with osteoporosis. N Engl J Med. 2017;377:1417–27.

[14] Langdahl BL, Libanati C, Crittenden DB, Bolognese MA, Brown JP, Daizadeh NS, Dokoupilova E, Engelke K, Finkelstein JS, Genant HK, Goemaere S, Hyldstrup L, Jodar-Gimeno E, Keaveny TM, Kendler D, Lakatos P, Maddox J, Malouf J, Massari FE, Molina JF, Ulla MR, Grauer A. Romosozumab (sclerostin monoclonal antibody) versus teriparatide in postmenopausal women with osteoporosis transitioning from oral bisphosphonate therapy: a randomised, open-label, phase 3 trial. Lancet. 2017;390:1585–94.

[15] Lewiecki EM, Blicharski T, Goemaere S, Lippuner K, Meisner PD, Miller PD, Miyauchi A, Maddox J, Chen L, Horlait S. A phase III randomized placebo-controlled trial to evaluate efficacy and safety of romosozumab in men with osteoporosis. J Clin Endocrinol Metab. 2018;103:3183–93.

[16] Geusens P, Oates M, Miyauchi A, Adachi JD, Lazaretti-Castro M, Ebeling PR, Perez Niño CA, Milmont CE, Grauer A, Libanati C. The effect of 1 year of romosozumab on the incidence of clinical vertebral fractures in postmenopausal women with osteoporosis: results from the FRAME study. JBMR Plus. 2019;3:e10211.

[17] Padhi D, Jang G, Stouch B, Fang L, Posvar E. Single-dose, placebo-controlled, randomized study of AMG 785, a sclerostin monoclonal antibody. J Bone Miner Res. 2011;26:19–26.

[18] Padhi D, Allison M, Kivitz AJ, Gutierrez MJ, Stouch B, Wang C, Jang G. Multiple doses of sclerostin antibody romosozumab in healthy men and postmenopausal women with low bone mass: a randomized, double-blind, placebo-controlled study. J Clin Pharmacol. 2014;54: 168–78.

[19] McClung MR, Grauer A, Boonen S, Bolognese MA, Brown JP, Diez-Perez A, Langdahl BL, Reginster JY, Zanchetta JR, Wasserman SM, Katz L, Maddox J, Yang YC, Libanati C, Bone HG. Romosozumab in postmenopausal women with low bone mineral density. N Engl J Med. 2014;370:412–20.

[20] Ishibashi H, Crittenden DB, Miyauchi A, Libanati C, Maddox J, Fan M, Chen L, Grauer A. Romosozumab increases bone mineral density in postmenopausal Japanese women with osteoporosis: a phase 2 study. Bone. 2017;103:209–15.

[21] McColm J, Hu L, Womack T, Tang CC, Chiang AY. Single- and multiple-dose randomized studies of blosozumab, a monoclonal antibody against sclerostin, in healthy postmenopausal women. J Bone Miner Res. 2014;29:935–43.

[22] Recker RR, Benson CT, Matsumoto T, Bolognese MA, Robins DA, Alam J, Chiang AY, Hu L, Krege JH, Sowa H, Mitlak BH, Myers SL. A randomized, double-blind phase 2 clinical trial of blosozumab, a sclerostin antibody, in postmenopausal women with low bone mineral density. J Bone Miner Res. 2015;30:216–24.

[23] Cosman F, Crittenden DB, Ferrari S, Lewiecki EM, Jaller-Raad J, Zerbini C, Milmont CE, Meisner PD, Libanati C, Grauer A. Romosozumab FRAME study: a post hoc analysis of the role of regional background fracture risk on nonvertebral fracture outcome. J Bone Miner Res. 2018;33:1407–16.

[24] Graeff C, Campbell GM, Peña J, Borggrefe J, Padhi D, Kaufman A, Chang S, Libanati C, Glüer CC. Administration of romosozumab improves vertebral trabecular and cortical bone as assessed with quantitative computed tomography and finite element analysis. Bone. 2015;81:364–9.

[25] Genant HK, Engelke K, Bolognese MA, Mautalen C, Brown JP, Recknor C, Goemaere S, Fuerst T, Yang YC, Grauer A, Libanati C. Effects of romosozumab compared with teriparatide on bone density and mass at the spine and hip in postmenopausal women with low bone mass. J Bone Miner Res. 2017;32:181–7.

[26] Keaveny TM, Crittenden DB, Bolognese MA, Genant HK, Engelke K, Oliveri B, Brown JP, Langdahl BL, Yan C, Grauer A, Libanati C. Greater gains in spine and hip strength for romosozumab compared with teriparatide in postmenopausal women with low bone mass. J Bone Miner Res. 2017;32:1956–62.

[27] Ominsky MS, Vlasseros F, Jolette J, Smith SY, Stouch B, Doellgast G, Gong J, Gao Y, Cao J, Graham K, Tipton B, Cai J, Deshpande R, Zhou L, Hale MD, Lightwood DJ, Henry AJ, Popplewell AG, Moore AR, Robinson MK, Lacey DL, Simonet WS, Paszty C. Two doses of sclerostin antibody in cynomolgus monkeys increases bone formation, bone mineral density, and bone strength. J Bone Miner Res. 2010;25:948–59.

[28] Ominsky MS, Li C, Li X, Tan HL, Lee E, Barrero M, Asuncion FJ, Dwyer D, Han CY, Vlasseros F, Samadfam R, Jolette J, Smith SY, Stolina M, Lacey DL, Simonet WS, Paszty C, Li G, Ke HZ. Inhibition of sclerostin by monoclonal antibody enhances bone healing and improves bone density and strength of nonfractured bones. J Bone Miner Res. 2011;26:1012–21.

[29] Ominsky MS, Boyd SK, Varela A, Jolette J, Felx M, Doyle N, Mellal N, Smith SY, Locher K, Buntich S, Pyrah I, Boyce RW. Romosozumab improves bone mass and strength while maintaining bone quality in ovariectomized cynomolgus monkeys. J Bone Miner Res. 2017;32:788–801.

[30] Sugiyama T. Physical activity and bone health: understanding mechanical strain-related stimuli. Int J Epidemiol. 2018;47:669–70.

[31] Robling AG, Niziolek PJ, Baldridge LA, Condon KW, Allen MR, Alam I, Mantila SM, Gluhak-Heinrich J, Bellido TM, Harris SE, Turner CH. Mechanical stimulation of bone in vivo reduces osteocyte expression of Sost/sclerostin. J Biol Chem. 2008;283:5866–75.

[32] Moustafa A, Sugiyama T, Saxon LK, Zaman G, Sunters A, Armstrong VJ, Javaheri B, Lanyon LE, Price JS. The mouse fibula as a suitable bone for the study of functional adaptation to mechanical loading.

Bone. 2009;44:930–5.

[33] Moustafa A, Sugiyama T, Prasad J, Zaman G, Gross TS, Lanyon LE, Price JS. Mechanical loading-related changes in osteocyte sclerostin expression in mice are more closely associated with the subsequent osteogenic response than the peak strains engendered. Osteoporos Int. 2012;23:1225–34.

[34] Sugiyama T, Oda H. Osteoporosis therapy: bone modeling during growth and aging. Front Endocrinol. 2017;8:46.

[35] Sugiyama T, Kim YT, Oda H. Osteoporosis therapy: a novel insight from natural homeostatic system in the skeleton. Osteoporos Int. 2015;26:443–7.

[36] Sugiyama T, Watarai K, Oda T, Kim YT, Oda H. Possible different roles of exercise in preventing vertebral and hip fractures. Osteoporos Int. 2016;27:3135–6.

[37] Langdahl B, Ferrari S, Dempster DW. Bone modeling and remodeling: potential as therapeutic targets for the treatment of osteoporosis. Ther Adv Musculoskel Dis. 2016;8:225–35.

[38] Kobayashi S, Takahashi HE, Ito A, Saito N, Nawata M, Horiuchi H, Ohta H, Ito A, Iorio R, Yamamoto N, Takaoka K. Trabecular minimodeling in human iliac bone. Bone. 2003;32:163–9.

[39] Sano H, Kondo N, Shimakura T, Fujisawa J, Kijima Y, Kanai T, Poole KES, Yamamoto N, Takahashi HE, Endo N. Evidence for ongoing modeling-based bone formation in human femoral head trabeculae via forming minimodeling structures: a study in patients with fractures and arthritis. Front Endocrinol. 2018;9:88.

[40] Chavassieux P, Chapurlat R, Portero-Muzy N, Roux JP, Garcia P, Brown JP, Libanati C, Boyce RW, Wang A, Grauer A. Bone-forming and antiresorptive effects of romosozumab in postmenopausal women with osteoporosis: bone histomorphometry and microcomputed tomography analysis after 2 and 12 months of treatment. J Bone Miner Res. 2019;34:1597–608.

[41] Ominsky MS, Niu QT, Li C, Li X, Ke HZ. Tissue-level mechanisms responsible for the increase in bone formation and bone volume by sclerostin antibody. J Bone Miner Res. 2014;29:1424–30.

[42] Boyce RW, Niu QT, Ominsky MS. Kinetic reconstruction reveals time-dependent effects of romosozumab on bone formation and osteoblast function in vertebral cancellous and cortical bone in cynomolgus monkeys. Bone. 2017;101:77–87.

[43] Matheny JB, Torres AM, Ominsky MS, Hernandez CJ. Romosozumab treatment converts trabecular rods into trabecular plates in male cynomolgus monkeys. Calcif Tissue Int. 2017;101:82–91.

[44] Eriksen E, Chapurlat R, Boyce R, Brown J, Horlait S, Libanati C, Shi Y, Wagman R, Chavassieux P. Extensive modeling-based bone formation after 2 months of romosozumab treatment: results from the FRAME clinical trial [abstract]. Arthritis Rheumatol. 2019;71(Suppl 10):3342–4.

[45] Lyu H, Zhao SS, Yoshida K, Tedeschi SK, Xu C, Nigwekar SU, Leder BZ, Solomon DH. Comparison of teriparatide and denosumab in patients switching from long-term bisphosphonate use. J Clin Endocrinol Metab. 2019;104:5611–20.

[46] Sugiyama T. Letter to the editor: "comparison of teriparatide and denosumab in patients switching from long-term bisphosphonate use". J Clin Endocrinol Metab. 2019;104:5913–4.

[47] Sugiyama T. Vitamin D and calcium supplementation to prevent fractures in adults. Ann Intern Med. 2013;159:856.

[48] Sugiyama T. Treatment of low bone density or osteoporosis to prevent fractures in men and women. Ann Intern Med. 2017;167:899–900.

[49] Eastell R, Rosen CJ, Black DM, Cheung AM, Murad MH, Shoback D. Pharmacological management of osteoporosis in postmenopausal women: an Endocrine Society clinical practice guideline. J Clin Endocrinol Metab. 2019;104:1595–622.

[50] Sugiyama T. Letter to the editor: "pharmacological management of osteoporosis in postmenopausal women: an Endocrine Society clinical practice guideline". J Clin Endocrinol Metab. 2019;104:5181–2.

[51] McClung MR, Brown JP, Diez-Perez A, Resch H, Caminis J, Meisner P, Bolognese MA, Goemaere S, Bone HG, Zanchetta JR, Maddox J, Bray S, Grauer A. Effects of 24 months of treatment with romosozumab followed by 12 months of denosumab or placebo in postmenopausal women with low bone mineral density: a randomized, doubleblind, phase 2, parallel group study. J Bone Miner Res. 2018;33:1397–406.

[52] Recknor CP, Recker RR, Benson CT, Robins DA, Chiang AY, Alam J, Hu L, Matsumoto T, Sowa H, Sloan JH, Konrad RJ, Mitlak BH, Sipos AA. The effect of discontinuing treatment with blosozumab: follow-up results of a phase 2 randomized clinical trial in postmenopausal women with low bone mineral density. J Bone Miner Res. 2015;30:1717–25.

[53] Cosman F, Crittenden DB, Ferrari S, Khan A, Lane NE, Lippuner K, Matsumoto T, Milmont CE, Libanati C, Grauer A. FRAME study: the foundation effect of building bone with 1 year of romosozumab leads to continued lower fracture risk after transition to denosumab. J Bone Miner Res. 2018;33:1219–26.

[54] Horne AM, Mihov B, Reid IR. Bone loss after romosozumab/denosumab: effects of bisphosphonates. Calcif Tissue Int. 2018;103:55–61.

[55] Lewiecki EM, Dinavahi RV, Lazaretti-Castro M, Ebeling PR, Adachi JD, Miyauchi A, Gielen E, Milmont CE, Libanati C, Grauer A. One year of romosozumab followed by two years of denosumab maintains fracture risk reductions: results of the FRAME Extention study. J Bone Miner Res. 2019;34:419–28.

[56] Miyauchi A, Dinavahi RV, Crittenden DB, Yang W, Maddox JC, Hamaya E, Nakamura Y, Libanati C, Grauer A, Shimauchi J. Increased bone mineral density for 1 year of romosozumab, vs placebo, followed by 2 years of denosumab in the Japanese subgroup of the pivotal FRAME trial and extension. Arch Osteoporos. 2019;14:59.

[57] Horne AM, Mihov B, Reid IR. Effect of zoledronate on bone loss after romosozumab/denosumab: 2–year follow-up. Calcif Tissue Int. 2019;105:107–8.

[58] Kendler DL, Bone HG, Massari F, Gielen E, Palacios S, Maddox J, Yan C, Yue S, Dinavahi RV, Libanati C, Grauer A. Bone mineral density gains with a second 12–month course of romosozumab therapy following placebo or denosumab. Osteoporos Int. 2019;30:2437–48.

第 26 章　选择性雌激素受体调节药

Selective Estrogen Receptor Modulators (SERMs)

David B.Burr　Roger Phipps　著

涂 萍 林 华 译

关 键 词

选择性雌激素受体调节药，骨质疏松，乳腺癌心血管

概述

选择性雌激素受体调节药是一种非甾体雌激素化合物，可以降低雌激素带来的一些风险。来自女性健康倡议的结果显示，雌激素有增加脑卒中、乳腺癌、心肌梗死和静脉血栓的风险[1, 2]，这促进了没有这些不良反应的 SERM 的发展，为绝经后女性提供了更安全的选择。

经批准用于绝经后骨质疏松症的 SERM 是雷洛昔芬（RLX；美国、欧洲、日本）和巴多昔芬（BZD；在欧洲和日本作为单一制剂，在美国作为与雌激素的固定复方制剂）。他莫昔芬（TMX）在世界范围内被批准用于治疗乳腺癌而不是骨质疏松症。其他用于治疗骨质疏松症的 SERM（Lasofoxifene 和 Arzoxifene）由于各种原因未能上市[3]。然而，Lasofoxifene 最近在美国获得了快速通道认证，用于治疗易患 ER 阳性乳腺癌的 ESR1 突变女性（https://sermonixpharma.com/sermonix-receives-fda-fast-track-designation-forinvestigational-drug-lasofoxifene/ ）。

虽然它们不是激素，但这些化合物与雌激素受体（ERα 和 ERβ）结合，可以导致雌激素和 SERM 结合的雌激素受体之间的产生不同构象变化[4]。转录调控具有组织特异性，它们对骨骼起雌激素激动药作用并对止血有积极作用，但对其他组织起雌激素拮抗药作用，降低乳腺癌、子宫内膜增生（TMX 除外）和心血管疾病的风险，部分原因是降低了总胆固醇和低密度脂蛋白胆固醇（表 26-1）。它们似乎都增加了深静脉血栓形成、脑卒中和肺栓塞的风险，但与雌激素不同的是，它们与更年期相关的潮热有关，表明雌激素对心血管系统有拮抗作用。RLX[5, 6] 和 BZD[7, 8] 是治疗绝经后骨质疏松症的主要 SERM；TMX 仅是一种骨的弱激动药[9, 10]，对于髋部骨折风险有不同的结果[11, 12]，主要用于预防（降低风险）和治疗 ER+ 乳腺癌。由于 RLX 的使用时间更长、范围更广，并且其效果与其他 SERM 相似，本章将主要关注临床试验结果和 RLX 的作用机制，同时介绍 BZD 的临床资料。

RLX 是 SERM 中的代表性药物，它模拟了雌激素对骨骼系统的保护作用，而不是对乳腺和子宫内膜细胞的增殖作用。许多临床研究已经验证了 RLX 在降低绝经后骨质疏松患者椎体骨折风险方面的有效性，显著减缓骨转换，防止骨丢失，保持松质骨结构完整性。在临床剂量水平上，RLX 对于激活频率的减少和骨形成的促进作用弱于马结合雌激素替代疗法[13-15]，但是与安慰剂治疗相比，两者均可显著抑制骨转换[16]。两种治疗方式间骨转换标志物无显著差异[16]。尽管如此，CEE 比 RLX 更能增加全身和腰椎骨密度，CEE 和

表 26–1	选择性雌激素受体调节药的组织特异性雌激素激动药（+）或拮抗药（–）作用			
	雷洛昔芬（RLX）	巴多昔芬（BZD）	Duavee	他莫昔芬（TMX）
骨骼	+	+	+	+
乳腺	–	–	–	–
子宫内膜	–	–	+a	+
心血管	–	–	–	–
止血	+	+	+	+

a. BZD 和马结合雌激素（CEE）联合治疗旨在预防雌激素诱导的子宫增生，但美国 FDA 警告有子宫内膜癌发生风险

RLX 均能相同程度地显著增加髋部 BMD[15]。

一、细胞和组织形态计量学效应

RLX 以大约 2% 的绝对生物利用度从肠道吸收，因为它在肠壁代谢，然后在肝脏中经过广泛的首过代谢为无活性的葡萄糖醛酸缀合物，半衰期约为 27h[6]。活性药物主要在粪便中排泄，在尿液中排泄<0.2%。最近有研究表明，RLX 与骨骼结合，这似乎对其骨骼效果很重要。RLX 结合在胶原三螺旋上的一个特殊凹槽上，该凹槽富含谷氨酸残基，并与 RLX 的基本氨基侧链有亲和力[17]。结合还取决于 4' 和 6 位的羟基，这是结合雌激素受体所必需的。目前还不清楚 RLX 在胶原分子上保留了多长时间。然而，一个基于小样本（n=20）的研究提示，其抗重建作用在停药 6 个月后消失[18]。

BZD 是第三代 SERM，其特性和效果与 RLX 非常相似。BZD 是一种弱抗吸收剂，结合 ERα 和 ERβ，半衰期为 28h。大部分通过粪便排出，其中 1% 通过尿液排出。其绝对生物利用度约为 RLX（6% vs. 2%）的 3 倍[19]。

RLX 和 BZD 都是骨质中较弱的抗分解代谢（抗重建）药物，可导致绝经后有无既往椎体骨折史的女性骨转换标志物（bone turnover marker，BTM）的降低[13, 14, 16, 20, 21]。其降低程度只有阿仑膦酸钠的一半左右[22]。这种降低在骨形成标志物（骨钙素、P1NP、BSAP）和骨吸收标志物（CTX 和

NTx）中是一致的，表明骨吸收和骨形成之间的耦合被保留。在治疗早期（12 周），形成和吸收标志物的 BTM 减少（CTX，–39%；P1NP，–32%）[23]。24 个月时，RLX 比 BZD 对骨转换标志物的抑制程度稍高。然而，由于 BZD 使用的剂量只有 RLX 剂量的 1～2/3，两种药物的效力可能非常相似。在绝经后的日本人群中也发现了类似的数值[24]。

RLX 治疗 1 年后，P1NP 的减少可以解释 28% 的椎体骨折风险减少[25]。骨折风险的降低在治疗的前 3 年是稳定的[26]，这表明椎体骨折的长期风险可以通过治疗 1 年后 P1NP 下降的百分比来估计。在治疗后 1 年内，BMD 的变化约为使用阿仑膦酸钠治疗的 50%，与 BTM 一致，3 年后 BMD 变化是阿仑膦酸钠治疗的 1/3。

组织形态学参数的变化通常与 BTM 中发现的变化平行。在雷洛昔芬多结果评价（MORE）试验中，激活频率（Ac.f）和骨形成率（BFR/BS）在最终临床剂量（60mg/d）下降低了 24%～29%[14]。尽管与基线值相比，BFR 显著降低，但与仅服用安慰剂、500mg 钙和 400～600 胆骨化醇受试者相比，这并没有显著的抑制骨转换[27]。这个 BFR 的降低和另一个随机试验结果显示绝经后女性的 BFR 下降 20.6% 非常相似[15]。较高剂量下（120～150mg/d），Ac.f 和 BFR/BS 的下降幅度要高得多，BFR 下降 55%～60%[16, 27]，Ac.f 下降高达 55%[27]。在 MORE 试验中，RLX 治疗组和安慰剂对照组在骨形成和骨吸收的任何静态和动态

测量方面都没有发现差异。作为一种抗骨吸收剂，与基线或安慰剂对照相比，骨吸收没有显著差异[27]，这是值得注意的。在非人灵长类动物的研究中[28]，低剂量 RLX（1mg/kg）在 24 个月后对腰椎有显著的积极影响，但令人惊讶的是，高剂量[5mg/（kg·d）]下未观察到该影响。在治疗 16 个月后的髂骨处或治疗 24 个月的腰椎处均未发现对骨体积（BV/TV）的影响，即使较高的 RLX 剂量

在 16 个月时显著增加了髂骨的 BFR，较低剂量在 24 个月显著增加了椎体骨形成率。

二、临床研究

（一）雷洛昔芬（表 26-2）

RLX 的患者治疗数据来自两项大型Ⅲ期临床试验，即 MORE 试验（Raloxifene Multiple Outcomes of Raloxifene Evaluation）和 CORE 试验（Continuous

	骨密度（% 变化 vs. 基线）		骨折相对风险减少	
	腰　椎	髋　部	椎　体	非椎体
雷洛昔芬（60mg/d）				
Lufkin 等，1998[29] a（1 年）	1.8%	1.0%	NR	NR
Delmas 等，1997[13] ab（2 年）	2.4%	2.4%（近端股骨）	NR	NR
Miller 等，2008[30] a（2 年）	1.49%	约 1.6%	NR	NR
Silverman 等，2008[20]（3 年）	2.96%	0.90%	42%	无效
Johnston 等，2000[31] a	2.6%	2.5%	NR	NR
MORE 试验[14]（3 年）	2.6%	2.1%（股骨颈）	30%（无既往骨折） 55%（既往骨折）	无效
CORE 试验[32] a（8 年）	1.7%	2.4%（股骨颈）	NR	无效（总体） 22% 降低（6 处非椎体部位）
巴多昔芬（BZD）（40mg/d）				
Miller 等，2008[30]（2 年）	1.49%	1.6%	NR	NR
Silverman 等，2008[20]（3 年）	2.38%	0.50%	42%（高剂量） 37%（低剂量）	无效
Palacios 等，2015[21] b（7 年）	2.95%	−1.15%	36.5%	无效
Duavee[a]（0.45mg CEE/20mg BZD/d）				
Gallagher 等，2016[33]（1 年）	2.4%	1.5%	NR	NR
他莫昔芬（20～30mg/d）				
Love 等，1992[10]（2 年）	1.6%	ND	NR	NR
Grey 等，1995[34]（2 年）	2.1%	0.6%（近端股骨）	NR	NR
Powles 等，1996[35]（3 年）	4.7%	3.6%（近端股骨）	NR	NR

表 26-2　选择性雌激素受体调节药对骨密度和骨折风险的影响

a. 相对于安慰剂；b. 扩展研究：女性从 BZD 40mg 过渡到 BZD 20mg。NR. 未报道

Outcomes Relevant to Evista)[32, 36]。

MORE 试验是一项为期 4 年的 3 期双盲试验，随机分为 RLX（60mg/d 或 120mg/d）和安慰剂两组。试验的第 4 年是为期 1 年的设盲扩展期。该试验包括 7705 名≤80 岁的绝经后女性，患者的股骨颈或腰椎 T 值小于 –2.5，或普遍存在椎体骨折。在没有椎体骨折的女性中，椎体骨密度有轻度的增加（2.6%）。然而，与安慰剂对照组相比，使用 RLX60mg/d（目前的临床剂量）治疗 3 年，椎体骨折的绝对风险降低了 2.2%，相对风险降低了 50%（安慰剂组的绝对风险 =4.5%；RLX 绝对风险 =2.3%）。在具有椎体骨折的女性中，与安慰剂相比，RLX 使另一种椎体骨折的绝对风险降低 6.5%，相对风险降低 30%。风险降低发生在治疗的第 1 年，在治疗 3 年内没有显著差异[26]。这项试验表明，在没有椎体骨折的女性中，46 名女性必须用 60mg/d 的 RLX 治疗 3 年，以防止椎体骨折。对于那些有一个或多个椎体骨折的患者，3 年内预防一个椎体骨折需要治疗的人数是 16。在 MORE 试验中，股骨颈骨密度增加了 2.1%，但对髋部骨折或非椎体骨折（合并部位）没有显著影响。经过 3 年的 RLX 治疗后，60mg/d 或 120mg/d 剂量的女性发生非椎体骨折的百分比（8.5%）与安慰剂组（9.3%）无差异。在 MORE 试验中，RLX 治疗与静脉血栓栓塞和脑卒中的风险有关，但降低了乳腺癌的风险。

由于 MORE 试验显示 RLX 没有效果，RLX 在美国或欧洲并不适用于预防非椎体骨折。然而，在日本，它被用于预防非椎体骨折[37]，而且最近日本的一项回顾性数据库研究表明，它对非椎体骨折的疗效与阿仑膦酸钠（一种更有效的抗重建剂）的疗效相同。在这项研究中，纳入了 4802 名阿仑膦酸钠和 1250 名 RLX 日本受试者，1 年的治疗显示阿仑膦酸钠组骨折率为 2.83%，而 RLX 组骨折率为 2.64%[38]。在治疗的第 2 年，非椎体骨折的累积率保持不变。然而，需要指出的是，日本使用的 ALN 剂量仅为美国和欧洲使用的 50%。

CORE 试验是一项 3 期双盲临床试验，在该试验中，4011 名曾接受 RLX60mg/d 治疗的患者继续接受 RLX 治疗 4 年，而安慰剂组的患者继续接受安慰剂治疗。在 MORE 试验结束和 CORE 试验开始之间大约有 1 年的间隔，在此期间患者未接受治疗[32, 36]。这项试验的主要终点是监测浸润性乳腺癌，而不是骨骼结局，尽管也检测了后者。RLX 对骨转换的影响在 6 个月内得到缓解[18]，RLX 治疗的患者在没有接受治疗的 1 年里，骨密度显著下降。事实上，停止 RLX 治疗后的骨丢失比未接受治疗患者的骨丢失更快，这表明停用 RLX 加速了随后的骨丢失[18]。

通过治疗，RLX 患者恢复了在非治疗期间加速的骨丢失，并在腰椎和股骨颈获得了与 MORE 试验结束时相同的骨密度。经过 7 年的治疗，腰椎和股骨颈的骨密度均保持上升（与安慰剂相比，分别为 1.7% 和 2.4%）。RLX 治疗组 8 年后的非椎体骨折发生率（22.8%）与安慰剂治疗组（22.9%）几乎相同[32]。然而，在合并椎体骨折的女性中，其余 6 个集中部位（锁骨、手腕、肱骨、骨盆、髋关节和小腿）发生新的非椎体骨折的风险降低。扩展研究的一个局限性是，两组患者都可以服用其他骨活性药物，因此，这可能会低估 RLX 对长期治疗的非椎体骨折总数的影响。在 CORE 中，浸润性乳腺癌的发病率也相对降低了 56%。

Vestergaard[6] 回顾了一些使用 RLX 的随机临床试验。非常明确的结论是，RLX 在预防绝经后骨质疏松女性的椎体骨折方面是有效的，但在预防髋骨骨折或非椎体骨折方面并没有被证明是有效的。对 BZD 也得到了类似的观察结果[7, 8, 20, 21, 39]，并且其他 SERM 也与 RLX 相比也没有显示出优势，因此未得到上市[40]。一种已被证明可以减少非椎体骨折的 SERM 是 Lasofoxifene。在绝经后骨质疏松的女性中，5 年口服 0.5mg/d Lasofoxifene 显著降低了椎体骨折风险（42%）和非椎体骨折风险（24%）（PEARL 试验）[40]。

RLX 可以并且已经在序贯治疗中被用作抗吸收治疗，并与合成代谢或其他抗分解代谢治疗联合使用。在停止特立帕肽（rhPTH1～34）治疗 1 年后[41]，RLX 可部分有效地维持髋关节和脊柱 BMD 的增加，其增加髋部 BMD 的作用甚至可能超过特立帕肽[42]，无论 RLX 是在特立帕肽停止治疗后立即开始，还是在特立帕肽停止治疗 1 年后开始[43]。当 RLX 与特立帕肽合用时，髋部骨密度的增加显著高于单独特立帕肽[44]。

（二）巴多昔芬（表 26-2）

使用 2 种剂量的 BZD（20mg/d，40mg/d；为期 2 年的试验也使用了 10mg/d 的剂量）进行了为期 2 年和 3 年的Ⅲ期多中心、双盲、随机安慰剂对照 BZD 试验。为期 2 年的试验只在欧洲和北美进行，也将 RLX 纳入用作比较。治疗 24 个月后，对 BMD 的提升作用与 RLX 无显著差异[30]，但在 36 个月时脊柱和髋关节的 BMD 提升作用显著低于 RLX（表 26-2）[20]。脊柱骨密度的变化通常发生在治疗的前 12 个月，并在治疗的 36 个月里维持了脊柱骨密度，但髋部骨密度未得到维持[20]。结果提示，腰椎的骨密度增加了 2%～2.5%，髋部增加了 1%，在 12～36 个月的时间里，髋部骨密度的提升与治疗第 1 年相比略有下降。在日本进行的临床试验中，观察到类似的骨密度变化，在治疗 1～2 年期间，髋部总骨密度略有下降[24]。在欧洲 / 北美试验中，BZD 的剂量较低，在 3 年的时间里减少了 42% 的椎体骨折，与 RLX 的骨折率下降相似。BZD 和 RLX 对非椎体骨折的绝对风险的降低作用也非常相似（5.6%～5.9%，没有显著低于安慰剂的 6.3%）[20]，而两者对非椎体骨折的相对风险没有显著影响。

BZD 最初的Ⅲ期试验有两个 2 年的扩展试验，因此 5 年和 7 年的数据都是可用的。经过 7 年的治疗，BZD 与 2.95% 的腰椎骨密度增加相关，与安慰剂治疗的 2.19% 的骨密度增加无显著差异[21]。在 7 年的治疗后，BZD 并不能完全防

止髋部骨密度损失，但是其损失约为安慰剂的一半（-1.15% vs. -2.53%，均显著低于基线）。经过 7 年的治疗，与安慰剂相比，BZD 显著降低了新发椎体骨折的累积发生率（BZD 组骨折风险降低 30%～36%），但仅适用于椎体骨折发生率较高的女性。BZD 和安慰剂治疗 7 年后的非椎体骨折风险无差异[21]。因此，BZD 单独对普遍存在椎体骨折女性的脊柱有效，但对髋关节或其他非椎体部位无效，并且疗效远低于非 SERM 抗重建药物。一项对使用 BZD 的四项随机临床试验的 Meta 分析得出结论，与安慰剂治疗相比，BZD 治疗 3 年和 7 年后显著增加骨密度和降低椎体骨折风险[39]。Yavropoulou 等[8] 对所有这些临床试验进行了很好的综述。

在美国，BZD 批准与结合雌激素的固定复方制剂（Duavee，0.45mg/20mg BZD）用于预防绝经后骨质疏松症和治疗绝经期血管舒缩性症状（表 26-2）。复方制剂 BZD 和 CEE 增加 BMD 的幅度大于单独的 BZD[30, 33]，骨转换标志物的降低幅度更大（骨钙素：28%～35%；CTX：45%～51%）。在 12 个月的治疗中，腰椎骨密度增加略多于 1%，髋关节骨密度增加略低于 1%[33]，与安慰剂组相比，这两个部位的骨密度都减少了。然而，这种联合疗法的研究只涵盖了 24 个月的治疗时间。此外，由于Ⅲ期研究的设计中没有包含抗骨折疗效的数据，也没有能力评估骨折风险。尽管复方制剂 BZD/CEE 用于代替单独使用的黄体酮，旨在预防雌激素诱导的子宫增生，但在美国，它有一个"方框"警告，即雌激素和 BDZ 的结合有导致子宫内膜癌、深静脉血栓形成、肺栓塞和脑卒中死亡的风险。

（三）他莫昔芬（表 26-2）

虽然他莫昔芬有利于降低乳腺癌的风险，但在骨骼中相对无效[9, 10, 45, 46]；它在世界范围内被批准长期（5～10 年）治疗乳腺癌。经 2 年 TMX 治疗后，绝经后女性仅显示腰椎骨密度略有增加

（1.5%～2.1%）)[10, 34]，而持续治疗 5 年后骨密度提升效果消失[47]。髋部骨密度只增加了 0.6%。它与 RLX 和 BZD 常见的主要不良事件（脑卒中、深静脉血栓形成）相关，此外还可能导致子宫内膜增生和子宫癌发生风险提高。

三、作用机制

RLX 降低骨折风险的能力远远大于仅根据其对骨密度的影响所预测的能力。然而，它降低椎体骨折的相对风险的程度与某些双膦酸盐相似，3 年后为 30%～50%［取决于剂量，以及人群是否包括有和（或）没有普遍椎体骨折］[14]。临床前研究表明，RLX 可以改善骨骼的力学性能（最显著的是材料水平的韧性），但是骨密度变化很小或没有变化。Logistic 回归模型证明了 RLX 对骨密度的影响仅占其降低椎体骨折风险的 4%[48]。最初，这种骨折风险降低而不伴有骨密度增加的机制尚不清楚。早期的一种观点认为，即使是骨密度的微小增加，也可以防止破骨细胞在骨小梁板和骨小梁柱上穿孔[49]，维持松质骨的连通性，这对松质骨的结构完整性至关重要，对降低骨折风险有更大的作用。虽然这可能是一个因素，但很明显，其他因素也有关系。

对犬的研究表明，RLX 治疗引起的骨材料性能百分比变化（＞100%）大于结构或骨量（约 2%）变化[50, 51]。经 1 年口服 0.5mg/（kg·d）的 RLX（类似于人类临床剂量）治疗后，RLX 治疗动物股骨颈骨小梁的极限应力（+130%）、模量（+89%）和韧性（+152%）显著高于安慰剂的治疗动物。RLX 治疗的动物股骨骨干密质骨具有更大的韧性（+62%），这主要是屈服后位移增加（+100%）所致。更大的韧性意味着更有韧性（柔性）的结构，可以延迟骨折。这说明 RLX 的作用方式是通过对骨组织基质的积极改变来改善骨质量。

RLX 增加材料的韧性可能与分子上两个羟基的存在有关。由于羟基氧原子的高电子密度，这些羟基基团具有高度的活性。它们可能与不同的

底物形成氢键，并已被证明对分子与 ERα 受体的结合很重要。它们的去除大大降低了 RLX 的结合能力[52]。羟基不仅存在，而且它们的空间位置和方向也很重要：雌二醇有 2 个羟基，其位置与 RLX 相似，分别为 11Å 和 11.3Å，而葡萄糖醛酸化代谢产物有 5 个羟基，但不像 RLX 或雌二醇那样增加组织韧性和水分含量。这可能解释了为什么雌二醇也显著提高了骨材料的韧性[53]，这表明这些观察到的效果不是 RLX 或 SERM 家族特有的，而更适用于具有类似结构的化合物，其中最明显的就是羟基部分。

最近证明[17]，RLX 结合到胶原纤维的沟槽中，改变了基质中水的分布。这种结构是疏水性的，将水从胶原分子的其他区域推开，从而导致局部水合亢进和低水合亢进区域的形成，影响骨骼的力学行为。这提高了骨的延展性，减少了骨脆性，但是没有显著改变其骨密度。这使得 RLX 可以改变骨基质中的结合水，从而改变胶原蛋白和羟基磷灰石之间的应变转移，延长骨骼寿命。这种变化很可能既发生在胶原蛋白和矿物质之间松散结合的水部分，也发生在胶原蛋白三螺旋内紧密结合的部分。较弱的含水胶原 –HAP 界面可以在骨骼受到负荷时在胶原和矿物质之间滑动，减少界面上的应力，延长负载后变形的时间。有可能通过影响 RLX 改变了胶原基质的界面，使骨骼在物理上能够承受应力而不会衰弱。

这也证明了 RLX 的这种力学性能增强效应是不依赖于细胞的，它不需要活细胞就能产生效应[53]。这表明 RLX 的作用不仅通过与雌激素受体的亲和力，而且通过对骨基质的直接物理作用。因此，RLX 可能通过改变胶原纤维和胶原 – 矿物质界面的纳米形态来抵消体内与年龄和绝经后相关的水和骨韧性的下降，这反过来有助于减少临床观察到的骨折风险。

这表明非雌激素受体介导的 RLX 对矿基质相互作用和骨韧性的影响有助于临床疗效，而这些疗效无法通过监测 BMD 来检测。这种效应的

贡献需要在材料水平或替代成像方法（如 MRI）的一些机械性能的测量。这一效应为骨质疏松症的治疗提供了一种生物物理而与细胞无关的新方法。

在增加骨密度和降低椎体骨折风险方面有相似的效果。它们还没有被证明可有效降低非椎体骨折的风险。停止 SERM 治疗后，新骨在 6 个月内丢失。雷洛昔芬似乎有一种新的作用机制，它也对骨的物理性质有直接影响，这可能有助于其降低骨折风险，即使在骨密度小幅增加时。

结论

雷洛昔芬和巴多昔芬都是温和的抗重建药物，

参考文献

[1] Rossouw JE, Anderson GL, Prentice RL, et al. Writing Group for the Women's health initiative investigators. Risks and benefits of estrogen plus progestin in healthy postmenopausal women: principal results from the Women's health initiative randomized controlled trial. JAMA. 2002;288:321–33.

[2] Anderson GL, Limacher M, Assaf AR, et al. The Women's health initiative steering committee. Effects of conjugated equine estrogen in postmenopausal women with hysterectomy: the women's health initiative randomized controlled trial. JAMA. 2004;291:1701–12.

[3] Kendler DL, Palacios S, Cox DA, Stock J, Alan J, Dowsett SA. Arzoxifene versus raloxifene: effect on bone and safety parameters in postmenopausal women with osteoporosis. Osteoporos Int. 2012;23: 1091–101.

[4] Bryant HU. Mechanism of action and preclinical profile of raloxifene, a selective estrogen receptor modulator. Rev Endo Metab Dis. 2001;2:129–38.

[5] Recker RR, Mitlak BH, Ni X, Krege JH. Long-term raloxifene for postmenopausal osteoporosis. Curr Med Res Opinion. 2011;27:1755–61.

[6] Vestergaard P. Raloxifene for the treatment of postmenopausal osteoporosis. Int J Clin Rheumatol. 2012;7:261–9.

[7] Kanis JA, Johansson H, Oden A, McCloskey EV. Bazedoxifene reduces vertebral and clinical fractures in postmenopausal women at high risk assessed with FRAX. Bone. 2009;44:1049–54.

[8] Yavropoulou MP, Makras P, Anastasilakis AD. Bazedoxifene for the treatment of osteoporosis. Expert Opinion Pharmacother. 2019;20:1201–10.

[9] Turner RT, Wakley GK, Hannon KS, Bell NH. Tamoxifen inhibits osteoclast-mediated resorption of trabecular bone in ovarian hormone-deficient rats. Endocroinol. 1988;122:1146–50.

[10] Love RR, Mazess RB, Barden HS, et al. Effects of tamoxifen on bone mineral density in postmenopausal women with breast cancer. N Engl J Med. 1992;326:852–6.

[11] Kristensen B, Ejlertsen B, Mouridsen HT, Andersen KW, Lauritzen JB. Femoral fractures in postmenopausal breast cancer patients treated with adjuvant tamoxifen. Breast Cancer Res Treat. 1996;39:321–6.

[12] Fisher B, Constantine JP, Wickerham DL, et al. Tamoxifen for prevention of breast cancer: report of the National Surgical Adjuvant Breast and bowel project P-1 study. J Natl Cancer Inst. 1998;90:1371–88.

[13] Delmas PD, Bjarnason NH, Mitlak BH, et al. Effects of raloxifene on bone mineral density, serum cholesterol concentrations, and uterine endometrium in postmenopausal women. N Engl J Med. 1997; 337:1641–7.

[14] Ettinger B, Black DM, Mitlak BH, et al. Reduction of vertebral fracture risk in postmenopausal women with osteoporosis treated with raloxifene: results from a 3–year randomized clinical trial. Multiple outcomes of Raloxifene evaluation (MORE) investigators. JAMA. 1999;282:637–45.

[15] Prestwood KM, Gunness M, Muchmore DB, Lu Y, Wong M, Raisz LG. A comparison of the effects of raloxifene and estrogen on bone in postmenopausal women. J Clin Endocrinol Metab. 2000;85:2197–202.

[16] Weinstein RS, Parfitt AM, Marcus R, Greenwald M, Crans G, Muchmore DB. Effects of raloxifene, hormone replacement therapy, and placebo on bone turnover in postmenopausal women. Osteoporos Int. 2003;14:814–22.

[17] Bivi N, Hu H, Chavali MJ, et al. Structural features underlying raloxifene's biophysical interaction with bone matrix. Bioorganic and Med Chem. 2016;24:759–67.

[18] Naylor KE, Clowes JA, Finigan J, Paggiosi MA, Peel NFA, Eastell R. The effect of cessation of raloxifene treatment on bone turnover in postmenopausal women. Bone. 2010;46:592–7.

[19] Morello KC, Wurz GT, DeGregorio MW. Pharmacokinetics of selective estrogen receptor modulators. Clin Pharmacokinet. 2003;42:361–72.

[20] Silverman SL, Christiansen C, Genant HK, et al. Efficacy of bazedoxifene in reducing new vertebral fracture risk in postmenopausal women with osteoporosis: results from a 3–year randomized, placebo- and active-controlled clinical trial. J Bone Miner Res. 2008;23:1923–34.

[21] Palacios S, Silverman SL, de Villiers TJ, et al. A 7–year randomized, placebo-controlled trial assessing the long-term efficacy and safety of bazedoxifene in postmenopausal women with osteoporosis: effects on bone density and fracture. Menopause. 2015;22:806–13.

[22] Johnell O, Scheele WH, Lu Y, Reginster J, Need AG, Seeman E. Additive effects of raloxifene and alendronate on bone density and biochemical markers of bone remodeling in postmenopausal women with osteoporosis. J Clin Endocrinol Metab. 2002;87:985–92.

[23] Naylor KE, Jacques RM, Peel NFA, Gossiel F, Eastell R. Response of bone turnover markers to raloxifene treatment in postmenopausal women with osteopenia. Osteoporos Int. 2016;27:2585–92.

[24] Itabashi A, Yoh K, Chines AA, et al. Effects of bazedoxifene on bone mineral density, bone turnover, and safety in postmenopausal Japanese women with osteoporosis. J Bone Miner Res. 2011;26:519–29.

[25] Reginster JY, Sarkar S, Zegels B, et al. Reduction in PINP, a marker of bone metabolism, with raloxifene treatment and its relationships with vertebral fracture risk. Bone. 2004;34:344–51.

[26] Maricic M, Adachi JD, Sarkar S, Wu W, Wong M, Harper KD. Early effects of raloxifene on clinical vertebral fractures at 12 months in postmenopausal women with osteoporosis. Arch Intern Med. 2002;162: 1140–3.

[27] Ott SM, Oleksik A, Lu Y, Harper K, Lips P. Bone histomorphometric and biomedical marker results of a 2–year placebo-controlled trial of raloxifene in postmenopausal women. J Bone Miner Res. 2002;17: 341–8.

[28] Lees CJ, Register TC, Turner CH, Wang T, Stancill M, Jerome CP. Effects of raloxifene and bone density, biomarkers, and histomor-

phometric and biomechanical measures in ovariectomized cynomolgus monkeys. Menopause. 2002;9:320–8.

[29] Lufkin EG, Whitaker MD, Nickelsen T, et al. Treatment of established postmenopausal osteoporosis with raloxifene: a randomized trial. J Bone Miner Res. 1998;13:1747–54.

[30] Miller PD, Chines AA, Christiansen C, et al. Effects of bazedoxifene on BMD and bone turnover in postmenopausal women: 2–yr results of a randomized, double-blind, placebo- and active-controlled study. J Bone Miner Res. 2008;23:525–35.

[31] Johnston CC Jr, Bjarnason NH, Cohen FJ, et al. Long-term effects of raloxifene on bone mineral density, bone turnover, and serum lipid levels in early postmenopausal women: three-year data from 2 double-blind, randomized, placebo-controlled trials. Arch Intern Med. 2000;160:3444–50.

[32] Siris E, Harris S, Eastell R, Zanchetta J, Goemaere S, Diez-Perez A. Skeletal effects of raloxifene after 8 years: results from the continuing outcomes relevant to Evista (CORE) study. J Bone Miner Res. 2005;20:1514–24.

[33] Gallagher JC, Palacios S, Ryan KA, et al. Effect of conjugated estrogens/bazedoxifene on postmenopausal bone loss: pooled analysis of two randomized trials. Menopause. 2016;23:1083–91.

[34] Grey AB, Stapleton JP, Evans MC, Tatnell MA, Ames RW, Reid IR. The effects of the antiestrogen tamoxifen on bone mineral density in normal late postmenopausal women. Am J Med. 1995;99:636–41.

[35] Powles TJ, Hiekish T, Kanis JA, Tidy A, Ashley S. Effects of tamoxifen on bone mineral density measured by dual-energy x-ray absorptiometry in healthy premenopausal and postmenopausal women. J Clin Oncol. 1996;14:78–84.

[36] Martino S, Cauley JA, Barrett-Connor, et al. Continuing outcomes relevant to Evista breast cancer incidence in postmenopausal osteop-orotic women in a randomized trial of raloxifene. J Natl Cancer Inst. 2004;96:1751–61.

[37] Orimo H, Nakamura T, Hosoi T, et al. Japanese 2011 guidelines for prevention and treatment of osteoporosis-executive summary. Arch Osteoporos. 2012;7:3–20.

[38] Tanaka S, Yamamoto T, Oda E, Nakamura M, Fujiwara S. Real-world evidence of raloxifene versus alendronate in preventing non-vertebral fractures in Japanese women with osteoporosis: retrospective analysis of a hospital claims database. J Bone Miner Metab. 2018;36:87–94.

[39] Peng L, Luo Q, Lu H. Efficacy and safety of bazedoxifene in postmenopausal women with osteoporosis. A systemic review and meta-analysis. Medicine. 2017;96:49.

[40] Cummings SR, Ensrud K, Delmas PD, LaCroix AZ, Vukicevic S, Reid DM. Lasofoxifene in postmenopausal women with osteoporosis. N Engl J Med. 2010;362:686–96.

[41] Cosman F, Nieves JW, Zion M, Barbuto N, Lindsay R. Effect of prior and ongoing raloxifene therapy on response to PTH and maintenance of BMD after PTH therapy. Osteoporos Int. 2008;19:529–35.

[42] Eastell R, NIckelsen T, Marin F, Barker C, Hadji P, Farrerons J. Sequential treatment of severe postmenopausal osteoporosis after teriparatide: final results of the randomized controlled European study of Forsteo (EUROFORS). J Bone Miner Res. 2009;24:726–236.

[43] Adami S, San Martin J, Muñoz-Torres M, Econs MJ, Xie L, Dalsky GP. Effect of raloxifene after recombinant teriparatide [h-PTH(1–34)] treatment in postmenopausal women with osteoporosis. Osteoporos Int. 2008;19:87–94.

[44] Deal C, Omizo M, Schwartz EN, Eriksen EF, Cantor P, Wang J. Combination teriparatide and raloxifene therapy for postmenopausal osteoporosis: results from a 6–month double-blind placebo-controlled trial. J Bone Miner Res. 2005;20:1905–11.

[45] Jordan VC, Phelps B, Lindgren JU. Effects of anti-estrogens on bone in castrated and intact female rats. Breast Cancer Res Treat. 1987;10:31–5.

[46] Turken S, Siris E, Seldin D, Flaster E, Hyman G, Lindsay R. Effects of tamoxifen on spinal bone density in women with breast cancer. J Natl Cancer Inst. 1989;81:1086–8.

[47] Love RR, Barden HS, Mazess RB, Epstein S, Chappell RJ. Effect of tamoxifen on lumbar spine bone mineral density in postmenopausal women after 5 years. Arch Intern Med. 1994;154:2585–8.

[48] Sarkar S, Mitlak B, Wong M, Stock JL, Black DM, Harper KD. Relationships between bone mineral density and incident vertebral fracture risk with raloxifene therapy. J Bone Miner Res. 2002;17:1–10.

[49] Riggs BL, Hartman LC. Selective estrogen-receptor modulators–mechanisms of action and application to clinical practice. N Engl J Med. 2003;348:618–29.

[50] Allen MR, Iwata K, Sato M, Burr DB. Raloxifene enhances vertebral mechanical properties independent of bone density. Bone. 2006;39:1130–5.

[51] Allen MR, Hogan HA, Hobbs WA, Koivuniemi AS, Koivuniemi MC, Burr DB. Raloxifene enhances material-level mechanical properties of femoral cortical and trabecular bone. Endocrinol. 2007;148:3908–13.

[52] Grese TA, Cho S, Finley DR, et al. Structure-activity relationships of elective estrogen receptor modulators: modifications to the 2–arylben-zothiophene core of raloxifene. J Med Chem. 1997;40:146–67.

[53] Gallant MA, Brosn DM, Hammond M, et al. Bone cell-independent benefits of raloxifene on the skeleton: a novel mechanism for improving bone material properties. Bone. 2014;61:191–200.

第27章　艾地骨化醇生物学效应的形态计量学评估

Morphological Assessment of the Biological Effects of Eldecalcitol

Tomoka Hasegawa　Hiromi Hongo　Tomomaya Yamamoto　Norio Amizuka　著

马　超　林　华　译

关键词

艾地骨化醇，1α, 25(OH)₂D₃，阿法骨化醇，微塑建，骨重建，基于塑建的骨形成，成骨细胞，破骨细胞，骨组织形态计量学，组织学

概述

骨骼是一种坚硬的矿化组织，和肌肉、关节组织一起协同支撑人的体重和活动能力。骨基质的矿化部分由成骨细胞的代谢活动合成并最终形成，在此过程中，成骨细胞在骨表面分泌Ⅰ型胶原和许多骨基质蛋白。Ⅰ型胶原最终被成骨细胞分泌的基质小泡所矿化[1-3]。

在生长发育过程中，骨骼通过一种称为"塑建"的方式来改变具体的形状和大小。塑建是一直伴随着个体生长发育持续存在的骨形成和骨吸收的过程。然而，在成年人中，骨骼在形状和大小不变的情况下，通过骨重建不断进行更新以维持骨的结构、生化和生物力学完整性。从组织形态计量学/组织学的角度来看，与塑建不同，骨重建是由适当的骨吸收和骨形成偶联形成的，成骨细胞在破骨细胞吸收的地方沉积形成新骨。通过骨重建，成人骨骼可以维持骨小梁和密质骨的足够的几何学结构和特性以适应机械应力。因此，在生长发育阶段可以看到骨形成以骨塑建为主，而在成年阶段，基于骨重建的骨形成似乎占主导地位。

骨质疏松症治疗的临床目标是在骨质疏松的基础上，通过增加骨的体积和质量来降低患者的骨折风险。骨质疏松症的治疗药物可分为两大类：抑制骨吸收药和促进骨形成药[4]。双膦酸盐、抗RANKL抗体（地舒单抗）和活性维生素D类似物是抑制骨吸收类型的药物。相反，重组人甲状旁腺激素1～34（PTH 1～34）和PTH相关肽1～34（PTHrP 1～34）合成的特立帕肽和阿巴洛肽是促进骨形成类的药物。最初由日本学者研究出来的艾地骨化醇是活性维生素D₃的类似物，是一种治疗骨质疏松症的药物[5-8]。艾地骨化醇是一种抑制骨吸收药物，但已经有报道称它可以刺激基于塑建的骨形成[9, 10]。根据以往的研究表明，艾地骨化醇诱导的基于塑建的骨形成的组织学特征显示为典型的微塑建[11-13]。Frost博士和Takahashi博士最初发现并命名为微塑建，出于对上述两人的尊重，本章将使用"基于微塑建/塑建的骨形成"，而不是"基于塑建的骨形成"进行描述。

在这里，我们将从形态计量学/组织学的角度综述艾地骨化醇治疗骨质疏松症的生物学效应。

一、艾地骨化醇的化学性质

艾地骨化醇［1α, 25-二羟基-2β-（3-羟丙基）维生素D₃］，原名ED-71，是骨化三醇［1α, 25(OH)₂D₃］的类似物，具有2β位置的3-羟丙氧基（3-HP）残基[14, 15]（图27-1A）。Kondo等通过晶体结构分析方法仔细研究了艾地骨化醇的化学性质，并同时与1α, 25(OH)₂D₃进行了比较。

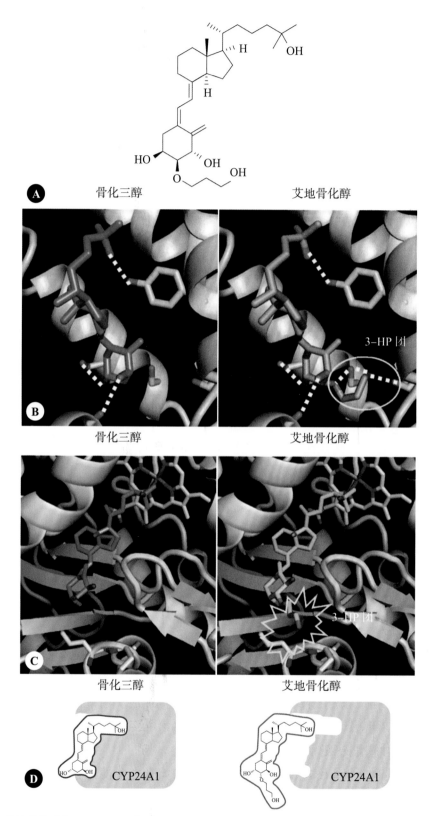

▲ 图 27-1　**A.** 艾地骨化醇［1α, 25- 二羟基 -2β-（3- 羟丙基）维生素 D₃］的化学结构。**B.** 骨化三醇［1α, 25(OH)₂D₃］和艾地骨化醇与维生素 D 结合蛋白（DBP）的相互作用。与 DBP 可能的氢键显示为白色虚线。**C.** 显示 CYP24A1 中骨化三醇和艾地骨化醇叠加的示意图设计。注意，**3-HP** 团会干扰艾地骨化醇与 **CYP24A1** 的结合。**D.** 表明艾地骨化醇不适合 **CYP24A1** 的活性位点

3-HP. 3- 羟丙氧基（A 改编自 Hatakeyama et al.[19]；B 和 C 引自 Kondo et al.[16]）

他们发现骨化三醇，即 1α, 25(OH)₂D₃ 以三个氢键与维生素 D 结合蛋白（vitamin D-binding protein, DBP）结合，而艾地骨化醇除了与 1α, 25(OH)₂D₃ 相同的三个位置结合以外[16]，还通过与结合到 3-HP 基团上的三个氢键与 DBP 结合[16]（图 27-1B）。这可能可以解释艾地骨化醇与 DBP 的结合能力比 1α, 25(OH)₂D₃ 更强，至少可以部分解释艾地骨化醇血清半衰期较长[17, 18]。据报道，艾地骨化醇与核维生素 D 受体（vitamin D receptor, VDR）结合的亲和力低于 1α, 25(OH)₂D₃，但稳定性更高[19]。这可能是因为艾地钙化醇通过九个氢键和两个 CH-π 相互作用与 VDR 结合，而 1α, 25(OH)₂D₃ 通过 6 个氢键与 VDR 结合[16]。此外，尽管艾地骨化醇诱导 CYP24A1 mRNA 表达强于 1α, 25(OH)₂D₃，但艾地骨化醇不易被 CYP24A1 代谢[20]。这可能是因为 1α, 25(OH)₂D₃ 非常适合 CYP24A1 的活性位点；然而，由于 3-HP 的存在，艾地骨化醇并不能适合同一活性位点（图 27-1C 和 D）[16]。综上所述，这些特征可能导致艾地骨化醇在骨质疏松患者中的作用比骨化三醇（1α, 25(OH)₂D₃）更强。此外，据报道，艾地骨化醇对骨骼产生生物学效应，但同时不会引起高钙血症或高钙尿症[21]。

二、骨组织细胞的活性及其对艾地骨化醇的反应

（一）成骨细胞

成骨细胞分泌丰富的有机物质，包括 I 型胶原蛋白和非胶原基质蛋白，如骨桥蛋白、骨钙素和基质 Gla 蛋白，其中大多数对结晶磷酸钙具有亲和力。每一组成骨细胞形成一条线，直接覆盖类骨质表面，这是骨基质的不完全矿化的表层，而且它们的细胞质树突延伸到下面的类骨质中，与骨细胞的细胞质树突连接（图 27-2A）。同时，相邻的成骨细胞以多种方式连接，如缝隙连接和黏附连接，从而建立功能性合胞体[22, 23]。

成骨细胞大致可分为两个功能阶段：活跃的成骨细胞（成熟成骨细胞）和静息的成骨细胞（骨衬细胞）。成熟成骨细胞具有活化的骨形成作用，并呈丰满或立方形的形状。然而，在骨形成的必要阶段，骨衬细胞可转化为成熟成骨细胞。例如，由于成骨细胞和前成骨细胞具有核 VDR[24, 25]，用艾地骨化醇处理的静息骨衬细胞将转化为成熟成骨细胞并诱导微塑建（即基于微塑建/塑建的骨形成）。因此，用艾地骨化醇治疗骨病可以引起骨体积增加[9, 10]。本章稍后将详细描述基于微塑建/塑建的骨形成组织学机制。

对于骨矿化，成骨细胞通过分泌基质囊泡-细胞外小囊泡来启动骨矿化过程[1-3]（图 27-2B 和 C）。钙和磷离子流入基质囊泡，形成细胞核的磷酸钙结晶；这个过程被称为基质囊泡介导的矿化（图 27-2D）。磷酸钙晶体在囊泡内向各个方向延伸，然后穿透基质囊泡的质膜，形成磷酸钙晶体的球状集合体，称为矿化结节或钙化结节。由此产生的矿化结节诱导周围胶原纤维的矿化（即胶原矿化）。然而，艾地骨化醇是否直接影响基质囊泡介导的矿化和胶原矿化仍不清楚。因此，需要研究艾地骨化醇是否及如何影响参与基质囊泡介导矿化的膜转运蛋白和酶。

（二）前成骨细胞

前成骨细胞位于成熟成骨细胞之上；因此，即使它们能够分化为成骨细胞，它们也不属于骨合成细胞（图 27-2A）。然而，"前成骨细胞"可能是存在于覆盖有成骨细胞附近的成骨细胞祖细胞的统称[26]。已经报道了许多前成骨细胞表型，如内吞细胞/富含 ER 的细胞[27]、PT 细胞[28] 和 hypER 细胞/misER 细胞[29]。这些前成骨细胞表型似乎具有细胞增殖的潜力，并且可以将细胞质树突扩展到周围细胞，如成骨细胞、破骨细胞和血管。

有学者认为，前成骨细胞通过介导破骨细胞/破骨细胞前体细胞的细胞间接触来调节破骨细胞生成，以及随后的破骨细胞骨吸收[30, 31]，这使得

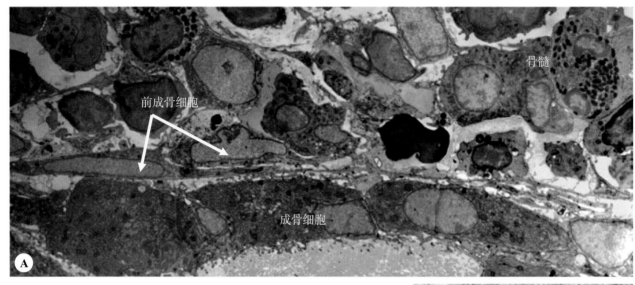

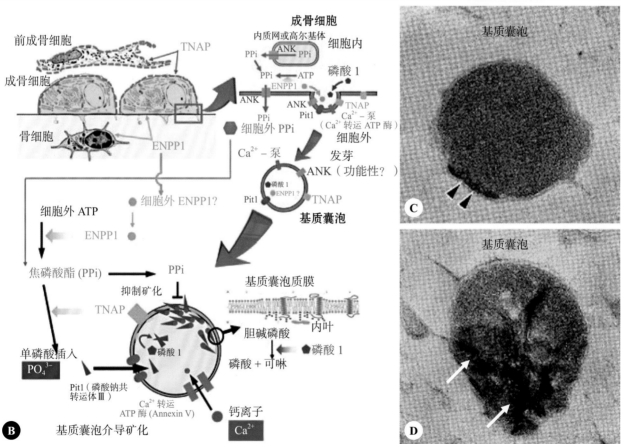

▲ 图 27-2　A. 成骨细胞和前成骨细胞的透射电子显微镜（TEM）图像。成骨细胞是位于骨基质上的丰满或立方体形细胞，而前成骨细胞是成骨细胞上的扁平状细胞。B. 基质囊泡介导的矿化示意图。TNAP. 组织非特异性碱性磷酸酶；ENPP1. 外核苷酸焦磷酸酶磷酸二酯酶 1；ANK. 关节强直。C 和 D. 基质囊泡的 TEM 图像。C 显示了囊泡内矿物质沉积的初始阶段。注意与基质囊泡的质膜相关的电子致密材料（箭头）。D 展示了在基质囊泡内扩张的结晶磷酸钙（白箭）（B 引自 Hasegawa et al. [23]；D 改编自 Ozawa et al. [3]）

核因子 κB（RANK）的膜结合受体激活剂能够与 RANK 配体结合[32]。PTH1～34 的间歇给药刺激了前成骨细胞增殖活性并促使细胞网络变密，其中可能包括许多破骨细胞和单核前破骨细胞。因此，PTH 驱动的合成代谢效应可以诱导前成骨细胞层的发育[29, 33, 34]。不同的是，在使用共培养系统时，1α, 25(OH)$_2$D$_3$ 已被证明在体外可以刺激破骨细胞生成，而不能刺激骨基质合成[31]。因此，长期以来一直认为 1α, 25(OH)$_2$D$_3$ 是一种分解代谢剂。然而，与此相反，阿法骨化醇或艾地骨化醇主要通过抑制破骨细胞生成和部分刺激新骨形成（微塑建）来增加人体内骨量。艾地骨化醇不会增加前成骨细胞的细胞密度，这可能导致成骨细胞和破骨细胞前体之间的细胞间直接接触频率降低[9]。

总之，前成骨细胞似乎在破骨细胞生成中起关键作用，即使它们会分化为成熟的成骨细胞。与 PTH 不同，艾地骨化醇似乎不会刺激体内前成骨细胞增殖。

（三）破骨细胞

破骨细胞是多核巨细胞，通过巨噬细胞分化从造血前体细胞分化而来。骨吸收时破骨细胞形成褶皱边界，这是面向下方骨基质的细胞膜的深层折叠。破骨细胞通过皱折的边缘向下方的骨表面分泌酸，即质子（H$^+$）和蛋白水解酶，如组织蛋白酶 K。如下所述，据报道，艾地骨化醇通过降低 RANKL[35] 和缺氧诱导因子 1α（HIF1α）[36] 的基因表达来抑制破骨细胞生成，并通过介导 S1P[37] 调节破骨细胞前体的迁移。

三、艾地骨化醇抑制破骨细胞生成和骨转换

根据几项临床研究报道，艾地骨化醇可以预防和降低骨质疏松症患者的骨折风险[15, 21, 38-40]。由于艾地骨化醇可能继承了其前药（阿法骨化醇）的性质，因此它主要发挥的是抑制骨吸收作用。然而，对于骨质疏松症患者，艾地骨化醇在增加

骨矿物质密度和减少骨吸收标志物方面的作用比阿法骨化醇更强。与每天一次服用 1.0μg 阿法骨化醇相比，每天一次服用 0.75μg 艾地骨化醇可以更大程度地降低椎体骨折的发生率[39]（图 27-3）。与阿法骨化醇相比，艾地骨化醇降低骨转换标志物并增加骨矿物质密度的作用更强（图 27-3A）。与阿法骨化醇组相比，艾地骨化醇组患者尿中 I 型胶原（NTX）和骨碱性磷酸酶的 N 端前肽显著减少（图 27-3B 和 C）。Nakamura 等的研究已经证明，与阿法骨化醇相比，艾地骨化醇降低了由骨质疏松症引起的脆性骨折的风险，减少了世界卫生组织定义的骨质疏松性骨折的发生率[40]。Matsumoto 的小组研究结果已经证实，0.5～1.0μg 艾地骨化醇比阿法骨化醇能更有效地抑制骨吸收，同时对骨形成和尿钙的排泄有相似的最终效果[15]。

在一项动物研究中，Uchiyama 等使用去卵巢骨质疏松大鼠模型，比较了艾地骨化醇和阿法骨化醇对骨密度和骨重建过程的影响，以及它们对钙代谢和 PTH 的影响[41]。结果发现，与阿法骨化醇相比，艾地骨化醇增加腰椎骨量的程度大于阿法骨化醇，同时增强钙排泄和降低血清 PTH 水平的程度与阿法骨化醇相同。与阿法骨化醇相比，艾地骨化醇在维持骨形成标志物的同时，更能降低骨吸收的生化和组织学参数。因此，艾地骨化醇似乎比阿法骨化醇能更有效抑制破骨细胞介导的骨吸收。艾地骨化醇的疗效已在灵长类动物模型得到证明。首先，可以增加腰椎骨小梁骨量。其次，抑制骨形成参数和骨吸收参数。最后，通过改善 OVX 食蟹猴腰椎和股骨颈的生物力学特性来增强骨骼强度[42]。因此，艾地骨化醇似乎主要通过抗吸收作用，从而减少骨转换并改善生物力学特性。

艾地骨化醇的抗骨吸收作用的细胞机制尚未阐明。然而，在 2011 年，de Freitas 等报道，在基于微塑建/塑建的骨形成区域，经艾地骨化醇治疗的大鼠的前成骨细胞数量和增殖活性降低[9]。前成骨细胞与破骨细胞前体相互作用，通过介导膜结合 RANKL/RANK 分化为成熟破骨细胞[31, 32]。因

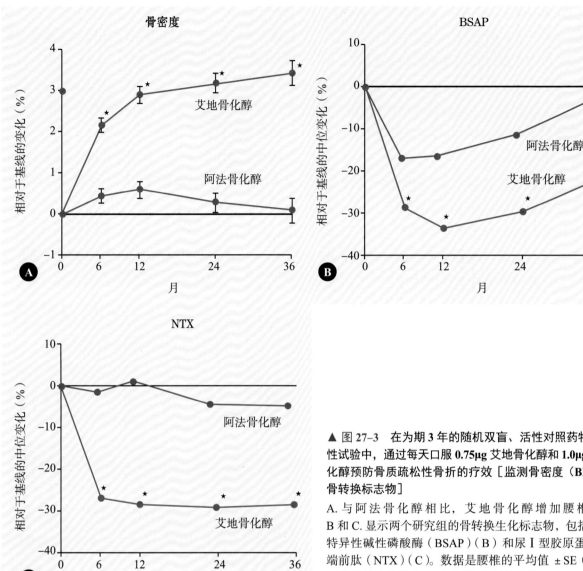

▲ 图 27-3　在为期 3 年的随机双盲、活性对照药物、优效性试验中，通过每天口服 0.75μg 艾地骨化醇和 1.0μg 阿法骨化醇预防骨质疏松性骨折的疗效 [监测骨密度（BMD）和骨转换标志物]

A. 与阿法骨化醇相比，艾地骨化醇增加腰椎 BMD；B 和 C. 显示两个研究组的骨转换生化标志物，包括血清骨特异性碱性磷酸酶（BSAP）（B）和尿 I 型胶原蛋白 N 末端前肽（NTX）（C）。数据是腰椎的平均值 ±SE（骨转换标志物的中位数）。*. 与阿法骨化醇相比，$P < 0.001$（引自 Matsumoto et al. [39]）

此，前成骨细胞数量减少可能导致破骨细胞前体与前成骨细胞的细胞间接触机会减少。确实，他们发现破骨细胞明显减少，而可以通过共同前体分化形成的巨噬细胞数量增加[9]。此外，Harada 等证明，经艾地骨化醇治疗的股骨中 RANKL mRNA 减少[35]。综上所述，在服用艾地骨化醇后，RANKL 阳性的成骨细胞数量减少，这表明艾地骨化醇对破骨细胞生成具有抑制能力。

Kukita 等发现，艾地骨化醇抑制循环系统中破骨细胞前体中鞘氨醇 -1- 磷酸受体 2（SIPR2）的表达，并通过将破骨细胞前体从骨骼转移到血液中来阻止破骨细胞的骨吸收作用[37]。破骨细胞前体表达 S1PR1，这允许它们从骨组织迁移到富含 S1P 的血液中，而 S1PR2 抑制 S1P 梯度的正趋化性。因此，当与艾地骨化醇一起给药时，破骨细胞前体可能会从骨骼中迁移出来，与前成骨细胞的接触减少，从而无法分化成成熟的破骨细胞。

从另一个角度来看，Miyamoto 的研究小组表明，雌激素缺乏后破骨细胞的激活和动物模型中绝经后骨质疏松症的发展需要 HIF1α[43]。研究还证明，在体外，艾地骨化醇，而不是 1α，25(OH)$_2$D$_3$，可以通过介导 VDR 来抑制破骨细胞中 HIF1α 的表达。

因此，艾地骨化醇比 1α, 25(OH)$_2$D$_3$ 更有效地抑制破骨细胞中的 HIF1α 活性[36]。

四、艾地骨化醇诱导的基于微塑建 / 塑建的骨形成

（一）微塑建的骨组织形态计量学 / 组织学

Frost[11]、Takahashi[13] 和 Jee[12] 等团队发现了"微塑建"并提供了强有力的证据（图 27-4A 至 E）。密质骨中的塑建可以在宏观水平上看到，因此被定义为宏观塑建。然而，对于骨小梁组织，Frost 将其称为"微塑建"（显微镜塑建），因为观察它需要显微镜观察。因此，为了表达对初次发现艾地骨化醇生物学效应的尊重，本章使用术语"基于微塑建 / 塑建的骨形成"而不是"基于塑建的骨形成"。

基于微塑建 / 塑建的骨形成被认为独立于破骨细胞的骨吸收而发生。基于骨重建的骨形成是一种通过激活 - 吸收 - 形成顺序与骨吸收相耦合的骨组织形态计量学 / 组织学过程[44]。在重建过程中，同一部位破骨细胞骨吸收总是比骨形成发生的要早。相反，在微塑建过程中，静息的成骨细胞(也称为骨衬细胞)被激活成为成熟的成骨细胞，然后将新骨沉积到现有骨骼上。因此，生成的新骨呈凸形，通常被描述为焦斑（focal bouton）。新骨和旧骨之间的边界被称为停滞线，因为它们是在成骨细胞活动暂时停滞期间形成的[9, 10, 45]（图 27-4A）。因此，停滞线似乎是平滑的，反映出之前没有破骨细胞骨吸收，而作为破骨细胞骨吸收痕迹的骨黏合线看起来呈扇形。

（二）塑建和重建频率的时间变化

尽管处于快速生长状态的松质骨大部分是通过微塑建形成的，然而骨骼形成方式必须按时间顺序从骨塑建到与衰老相关的骨重塑。Erben 证明，在正常状态下，老年大鼠的椎骨和胫骨松质骨会发生重建。然而，在快速生长的大鼠的胫骨近端，大多数形成松质骨的部位显示出微塑建[47]。在 Kobayashi 的报道中，胫骨和脊椎的微塑建在生长

期和年轻的大鼠中比在老年的大鼠中更占有主导地位[13]（图 27-4B 至 E）。由于微塑建是对骨小梁的显微塑建，它会改变每个骨小梁的大小和形状，因此幼鼠可能会根据其具体生长情况在其胫骨和椎骨的骨小梁中表现出广泛的微塑建。Erben 曾经假设在骨骼生长减缓或停止的静息情况下，骨重建成为松质骨转换的主要方式。Erben 还假设，由于大鼠松质骨的骨重建期为 3～4 周[46, 47]，因此特定重建部位需要数周时间才能恢复其原始机械强度。相反，微塑建可以在几天内使骨小梁结构适应改变的机械刺激。

（三）艾地骨化醇诱导的基于微塑建 / 塑建的骨形成

由于艾地骨化醇是从对骨质疏松状态主要具有抗骨吸收作用的阿法骨化醇开发和改良的，因此很少关注艾地骨化醇在基于微塑建 / 塑建的骨形成方面的潜力。然而，de Freitas 等已经清楚地证明了在艾地骨化醇处理的大鼠松质骨上具有的微塑建的组织学特征[9]（图 27-4F），随后，Hasegawa 等已经证明在大鼠中联合使用艾地骨化醇和 PTH[48] 可以导致"基于微塑建 / 塑建的骨形成"。因此，艾地骨化醇除了抗吸收作用外，还通过诱导微塑建体现出合成代谢作用。

在一项临床研究中，Matsumoto 等进行了一项为期三年的随机、双盲、活性对照药物、优效性试验，以测试每天口服 0.75μg 艾地骨化醇与 1.0μg 阿法骨化醇预防骨质疏松性骨折的疗效[39]。结果显示，有迹象表明骨形成增加与骨吸收无关，尽管 NTX 仍保持降低，但两组的 BALP 在 12 个月后均增加（图 27-3B 和 C）。Shiraki 等进行了一项研究，目的是为了确定艾地骨化醇是否存在导致骨质疏松症患者严重抑制骨转换的风险。他们的结果发现，无论骨转换标志物的水平如何，艾地骨化醇可以使骨转换正常化，同时不会过度抑制骨转换[49]。

目前，艾地骨化醇被证明可以有效地诱导基

于微塑建 / 塑建的骨形成[9, 10, 48, 50]。然而，一些研究人员已经注意到即使使用阿法骨化醇 – 艾地骨化醇的前药，也可以导致基于微塑建 / 塑建的骨形成。例如，Shiraishi 等已经证明，阿法骨化醇诱导"超级耦合"，它在抑制骨吸收的同时可以维持或刺激骨形成[51]。此后，Okuda 等报道，每天服用艾地骨化醇可以增强骨塑建。使用艾地骨化醇后，骨髓成骨细胞分化也因此而增强，结果表明艾地骨化醇驱动的合成代谢对骨代谢有一定的影响[52]。许多研究人员都进行了相关报道，他们使用动物模型通过阿法骨化醇进行微塑建的研究，显示了阿法骨化醇合成代谢效应的潜力[53-55]。然

而，他们使用了"非典型的骨形成模式"和"骨疙"（bouton）来描述这种现象，但并未将这些术语与Frost[11] 提出的微塑建概念联系起来。

Amizuka 的研究小组记录了艾地骨化醇驱动的局部骨形成，表现出了 Frost[11] 所提出的松质骨微塑建的典型特征[9]（图 27-4F）。他们在基于微塑建 / 塑建的骨形成的新骨上展示了一系列成熟的成骨细胞，它们是成骨细胞的活性形式，图中被钙黄绿素标记进行标注（图 27-5）。然而，有趣的是，与成熟的成骨细胞相比，前成骨细胞很少。与艾地骨化醇相比，当在大鼠中使用 PTH 1～34时，由于骨髓细胞、可能还包括破骨细胞前体的

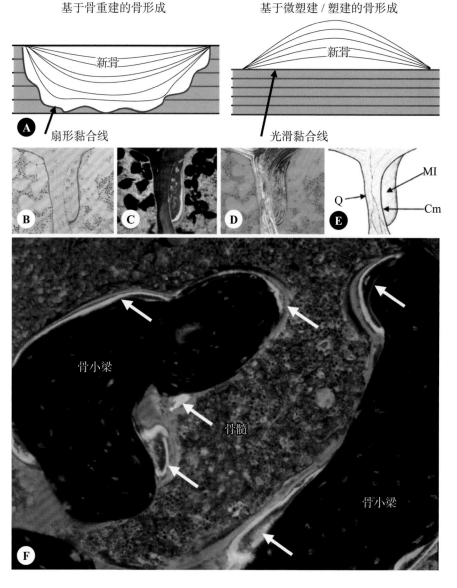

◀ 图 27–4 **A. 骨重建（基于骨重建的骨形成）**和微塑建（基于微塑建 / 塑建的骨形成）的设计示意图。基于骨重建的新骨标记在扇形黏合线上，而进行基于微塑建 / 塑建的新骨标记在光滑黏合线上。**B 至 E.** 骨小梁上的微塑建形成。**B 至 D.** 分别为常规显微镜、荧光显微镜和偏振光显微镜下的微塑建图像。**E.** 微塑建的示意图设计（**MI.** 微塑建；**Cm.** 光滑黏合线；**Q.** 静息表面）。**F.** 艾地骨化醇处理大鼠的微塑建（基于微塑建 / 塑建的骨形成）。注意凸形骨骼上的钙黄绿素标记（白箭）（**A** 改编自 Saito et al. [10]；**B 至 E** 改编自 Kobayashi et al. [13]；**F** 改编自 de Freitas et al. [9]）

加速增殖导致了发育良好的前成骨细胞网络[29, 34]（图 27-5）。因此，尽管这两种药物都会激活成熟的成骨细胞以形成新骨，艾地骨化醇和 PTH 似乎对前成骨细胞增殖产生相反的作用。这表明艾地骨化醇减少了前成骨细胞的数量，导致前成骨细胞与破骨细胞前体接触的机会减少，从而减少了破骨细胞的生成，它同时通过基于微塑建 / 塑建的骨形成刺激成熟的成骨细胞形成新骨。

我们最近的初步数据表明，在大鼠的骨干骨小梁比干骺端骨小梁中更容易观察到微塑建的发生，这可能是因为前者显示的骨重建频率较低（数据未显示）。另外，密质骨的近端骨内膜表面也是一个塑建部位，它显示出与骨表面平行且具有长跨度的持续很久的骨形成[56]，但组织学上从未表现出新骨焦凸特征，即一种微塑建的典型特征。因此，为什么只有松质骨而不是密质骨会导致微塑建的细胞机制值得进一步探索。据推测，由松质骨微塑建化引起的塑建漂移可能是对机械负荷下急性变化的一个合理解释[11, 12]。这种情况下，艾地骨化醇驱动的微塑建可能会诱导松质骨的几何学结构变化，足以抵抗由患者骨质疏松状态引起的负荷能力改变。因此，有必要研究艾地骨化醇驱动的基于微塑建 / 塑建的骨形成的细胞和分子机制。

（四）使用艾地骨化醇的灵长类动物和人类患者中基于微塑建 / 塑建的骨形成

在灵长类动物[57]和人类患者[58]中已经报道了艾地骨化醇诱导的基于微塑建 / 塑建的骨形成。与

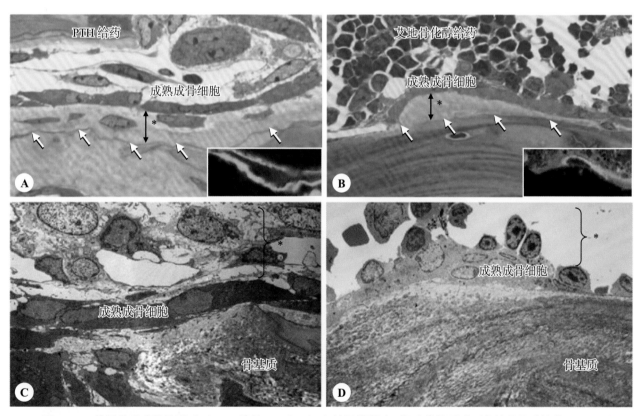

▲ 图 27-5　基于骨重建的骨形成（PTH 给药：A 和 C）和基于微塑建 / 塑建的骨形成（艾地骨化醇给药：B 和 D）的不同组织学特征
A 和 C. 小鼠每天 2～4 次间歇性甲状旁腺激素（PTH）给药诱导的基于骨重建的新骨的光学显微镜（A）和 TEM（C）图像。在新骨下方可以观察到扇形黏合线，其中包括几个骨细胞（A）。C 显示了致密的前成骨细胞层（*）。
B 和 D. 在大鼠中使用艾地骨化醇诱导的基于微塑建 / 塑建的新骨的光学显微镜（B）和 TEM（D）图像。注意沉积在预先存在的骨骼（白箭）上的凸骨芽（星）。在 TEM 观察下，成熟成骨细胞上存在一些前成骨细胞（D）（A 和 C 改编自 Yamamoto et al.[34]；B 和 D 改编自 de Freitas et al.[9]）

骨重建不同，它与骨转换无关。这意味着微塑建不仅发生在具有高骨转换率的啮齿动物中，而且也可发生在骨转换率低于啮齿动物的人体中。

Saito 等已经监测了艾地骨化醇对 OVX 食蟹猴骨骼质量的各个方面的影响，如矿化、微结构、微损伤（细裂缝）和骨胶原交联[57]。艾地骨化醇治疗组显示出了矿物质密度更高的骨矿化特征，具有更好的骨小梁连接性和更少的微损伤。与 OVX 假手术对照组相比，艾地骨化醇治疗组中胶原的酶促交联更为显著。相反，艾地骨化醇治疗的骨样品中的非酶交联较少。他们认为，艾地骨化醇刺激了胶原交联的酶促反应，但阻止了胶原交联的非酶促反应，从而增加了骨骼的柔韧性并消除了骨骼中微损伤的累积。与艾地骨化醇不同，另一种抗骨吸收药双膦酸盐减缓了骨重建（即骨转换），因此，骨矿化、微损伤和非酶促胶原交联都增加了[57]。总之，艾地骨化醇可以提供双向活动（即抗骨吸收作用和基于微塑建／塑建的骨形成），这可以解释其对骨质量的独特影响。

Hikata 等进行了一项研究，他们从接受脊柱手术的绝经后患者收集了椎骨松质骨，并对其进行了骨形态测量分析[58]（图 27-6）。研究发现，与未治疗的患者相比，服用艾地骨化醇的患者基于微塑建／塑建的骨形成得到强化，而服用双膦酸盐的患者的微塑建过程受到抑制。艾地骨化醇和双膦酸盐治疗的患者之间的微塑建活动在统计学上有显著性差异。因此，他们得出的结论是，艾地骨化醇和双膦酸盐对微塑建具有相反的效果，并且正如之前对人类髂骨和股骨头所描述的那样[58]，微塑建可以发生在椎骨中。

结论

艾地骨化醇在骨质疏松症患者中具有抗骨吸收作用，从而减少破骨细胞生成和破骨细胞的骨吸收。同时，最近的研究表明，艾地骨化醇不仅可以在啮齿动物中诱导基于微塑建／塑建的骨形成，而且还可以在灵长类动物和人体中诱导上述机制。因此，艾地骨化醇可能具有双向诱导功能，具有抗骨吸收作用和由基于微塑建／塑建的骨形成介导的合成代谢作用。

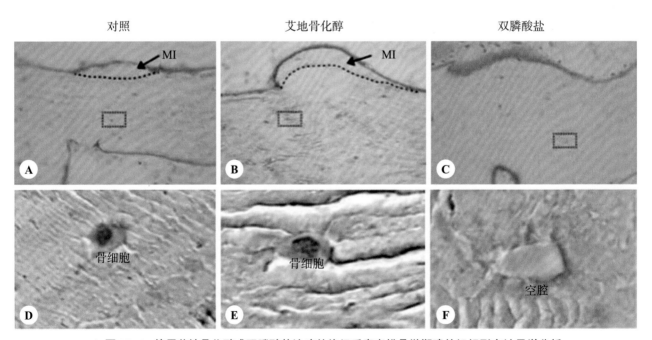

▲ 图 27-6　使用艾地骨化醇或双膦酸盐治疗的绝经后患者椎骨微塑建的组织形态计量学分析

A 和 D. 对照；B 和 E. 艾地骨化醇治疗；C 和 F. 双膦酸盐治疗。在微塑建（MI）中，骨形成在一条平滑的黏合线上（A，虚线）。D 和 F. 代表 A 和 B 中方框区域的放大图像，显示骨细胞的存在。然而，双膦酸盐给药不显示微塑建，并且经常显示空腔（F）（改编自 Hikata et al.[58]）

参考文献

[1] Amizuka N, Hasegawa T, Oda K, et al. Histology of epiphyseal cartilage calcification and endochondral ossification. Front Biosci. 2012;4:2085–100.

[2] Hasegawa T. Ultrastructure and biological function of matrix vesicles in bone mineralization. Histochem Cell Biol. 2018;149:289–304.

[3] Ozawa H, Hoshi K, Amizuka N. Current concepts of bone mineralization. J Oral Biosci. 2008;50:1–14.

[4] Andreopoulou P, Bockman RS. Management of postmenopausal osteoporosis. Annu Rev Med. 2015;66:329–42.

[5] Okano T, Tsugawa N, Masuda S, et al. Regulatory activities of 2 beta-(3–hydroxypropoxy)–1 alpha, 25–dihydroxyvitamin D3, a novel synthetic vitamin D3 derivative, on calcium metabolism. Biochem Biophys Res Commun. 1989;163:1444–9.

[6] Okano T, Tsugawa N, Masuda S, et al. A novel synthetic vitamin D3 analogue, 2–beta- (3–hydroxypropoxy)–calcitriol (ED-71): its biological activities and pharmacological effects on calcium metabolism. Contrib Nephrol. 1991;91:116–22.

[7] Ono Y, Kawase A, Watanabe H, et al. Syntheses and preventive effects of analogues related to 1alpha,25–dihydroxy-2beta-(3–hydroxypropoxy) vitamin D3 (ED-71) on bone mineral loss in ovariectomized rats. Bioorg Med Chem. 1998;12:2517–23.

[8] Ono Y, Watanabe H, Shiraishi A, et al. Synthetic studies of vitamin D analogs. XXIV. Synthesis of active vitamin D3 analogs substituted at the 2 beta-position and their preventive effects on bone mineral loss in ovariectomized rats. Chem Pharm Bull (Tokyo). 1997;45:1626–30.

[9] de Freitas PHL, Hasegawa T, Takeda S, et al. Eldecalcitol, a second-generation vitamin D analog, drives bone minimodeling and reduces osteoclastic number in trabecular bone of ovariectomized rats. Bone. 2011;49:335–42.

[10] Saito H, Takeda S, Amizuka N. Eldecalcitol and calcitriol stimulates 'bone minimodeling,' focal bone formation without prior bone resorption, in rat trabecular bone. J Steroid Biochem Mol Biol. 2013; 136:178–82.

[11] Frost HM. Skeletal structural adaptations to mechanical usage (SATMU): 1. Redefining Wolff's law: the bone modeling problem. Anat Rec. 1990;226:403–13.

[12] Jee WS, Tian XY, Setterberg RB. Cancellous bone minimodeling-based formation: a Frost, Takahashi legacy. J Musculoskelet Neuronal Interact. 2007;7:232–9.

[13] Kobayashi S, Takahashi HE, Ito A, et al. Trabecular minimodeling in human iliac bone. Bone. 2003;32:163–9.

[14] Hatakeyama S, Yoshino M, Eto K, et al. Synthesis and preliminary biological evaluation of 20–epi-eldecalcitol [20–epi-1alpha,25–dihydroxy-2beta-(3–hydroxypropoxy)vitamin D3: 20–epi-ED-71]. J Steroid Biochem Mol Biol. 2010;121:25–8.

[15] Matsumoto T, Takano T, Yamakido S, et al. Comparison of the effects of eldecalcitol and alfacalcidol on bone and calcium metabolism. J Steroid Biochem Mol Biol. 2010;121:261–4.

[16] Kondo S, Takano T, Ono Y, et al. Eldecalcitol reduces osteoporotic fractures by unique mechanisms. J Steroid Biochem Mol Biol. 2015; 148:232–8.

[17] Abe M, Tsuji N, Takahashi F, et al. Overview of the clinical pharmacokinetics of eldecalcitol, a new active vitamin D derivative. Jpn Pharmacol Ther. 2011;39:261–74.

[18] Sanford M, McCormack PL. Eldecalcitol: a review of its use in the treatment of osteoporosis. Drugs. 2011;71:1755–70.

[19] Hatakeyama S, Nagashima S, Imai N, et al. Synthesis and biological evaluation of a 3–positon epimer of 1alpha,25–dihydroxy-2beta-(3–hydroxypropoxy)vitamin D3 (ED-71). J Steroid Biochem Mol Biol. 2007;103:222–6.

[20] Ritter CS, Brown AJ. Suppression of PTH by the vitamin D analog eldecalcitol is modulated by its high affinity for the serum vitamin D-binding protein and resistance to metabolism. J Cell Biochem. 2011;112:1348–52.

[21] Matsumoto T, Miki T, Hagino H, et al. A new active vitamin D, ED-71, increases bone mass in osteoporotic patients under vitamin D supplementation: a randomized, double-blind, placebo-controlled clinical trial. J Clin Endocrinol Metab. 2005;90:5031–6.

[22] Hasegawa T, Endo T, Tsuchiya E, et al. Biological application of focus ion beam-scanning electron microscopy (FIB-SEM) to the imaging of cartilaginous fibrils and osteoblastic cytoplasmic processes. J Oral Biosci. 2017;59:55–62.

[23] Hasegawa T, Yamamoto T, Hongo H, et al. Three-dimensional ultrastructure of osteocytes assessed by focused ion beam-scanning electron microscopy (FIB-SEM). Histochem Cell Biol. 2018;149:423–32.

[24] Amizuka N, Ozawa H. Intracellular localization and translocation of 1 alpha, 25–dihydroxyvitamin D3 receptor in osteoblasts. Arch Histol Cytol. 1992;55:77–88.

[25] Partridge NC, Frampton RJ, Eisman JA, et al. Receptors for 1, 25(OH)2–vitamin D3 enriched in cloned osteoblast-like rat osteogenic sarcoma cells. FEBS Lett. 1980;115(1):139–42.

[26] Narimatsu K, Li M, de Freitas PH, et al. Ultrastructural observation on cells meeting the histological criteria for preosteoblasts DOUBLE-HYPHENa study in the mouse tibial metaphysis. J Electron Microsc (Tokyo). 2010;59(5):427–36.

[27] Martineau-Doizé B, Lai WH, Warshawsky H, et al. In vivo demonstration of cell types in bone that harbor epidermal growth factor receptors. Endocrinology. 1988;123:841–58.

[28] Rouleau MF, Mitchell J, Goltzman D. Characterization of the major parathyroid hormone target cell in the endosteal metaphysis of rat long bones. J Bone Miner Res. 1990;5:1043–53.

[29] Luiz de Freitas PH, Li M, Ninomiya T, et al. Intermittent PTH administration stimulates preosteoblastic proliferation without leading to enhanced bone formation in osteoclast-less c-fos(– /–) mice. J Bone Miner Res. 2009;24:1586–97.

[30] Amizuka N, Takahashi N, Udagawa N, et al. An ultrastructural study of cell-cell contact between mouse spleen cells and calvaria-derived osteoblastic cells in a co-culture system for osteoclast formation. Acta Histochem. Cytochem. 1997;30:351–62.

[31] Suda T, Takahashi N, Udagawa N, et al. Modulation of osteoclast differentiation and function by the new members of the tumor necrosis factor receptor and ligand families. Endocr Rev. 1999;20:345–57.

[32] Yasuda H, Shima N, Nakagawa N, et al. Osteoclast differentiation factor is a ligand for osteoprotegerin/ osteoclastogenesis-inhibitory factor and is identical to TRANCE/RANKL. Proc Natl Acad Sci U S A. 1998;95:3597–602.

[33] Uzawa T, Hori M, Ejiri S, Ozawa H. Comparison of the effects of intermittent and continuous administration of human parathyroid hormone (1–34) on rat bone. Bone. 1995;16(4): 477–84.

[34] Yamamoto T, Hasegawa T, Sasaki M, et al. Frequency of teriparatide administration affects the histological pattern of bone formation in young adult male mice. Endocrinology. 2016;157:2604–20.

[35] Harada S, Mizoguchi T, Kobayashi Y, et al. Daily administration of eldecalcitol (ED-71), an active vitamin D analog, increases bone mineral density by suppressing RANKL expression in mouse trabecular bone. J Bone Miner Res. 2012;27:461–73.

[36] Sato Y, Miyauchi Y, Yoshida S, et al. The vitamin D analogue ED71 but Not 1, 25(OH)2D3 targets HIF1α protein in osteoclasts. PLoS One. 2014;9:e111845.

[37] Kikuta J, Kawamura S, Okiji F, et al. Sphingosine-1–phosphate-mediated osteoclast precursor monocyte migration is a critical point of control in antibone-resorptive action of active vitamin D. Proc Natl Acad Sci USA. 2013;110:7009–13.

[38] Hagino H, Takano T, Fukunaga M, et al. Eldecalcitol reduces the risk of severe vertebral fractures and improves the health-related quality of life in patients with osteoporosis. J Bone Miner Metab. 2013;31:183–9.

[39] Matsumoto T, Ito M, Hayashi Y, et al. A new active vitamin D3 analog, eldecalcitol, prevents the risk of osteoporotic fractures DOUBL-EHYPHENa randomized, active comparator, double-blind study. Bone. 2011;49:605–12.

[40] Nakamura T, Takano T, Fukunaga M, et al. Eldecalcitol is more effective for the prevention of osteoporotic fractures than alfacalcidol. J Bone Miner Metab. 2013;31:417–22.

[41] Uchiyama Y, Higuchi Y, Takeda S, et al. ED-71, a vitamin D analog, is a more potent inhibitor of bone resorption than alfacalcidol in an estrogen-deficient rat model of osteoporosis. Bone. 2002;30:582–8.

[42] Smith SY, Doyle N, Boyer M, et al. Eldecalcitol, a vitamin D analog, reduces bone turnover and increases trabecular and cortical bone mass, density, and strength in ovariectomized cynomolgus monkeys. Bone. 2013;57:116–22.

[43] Miyauchi Y, Sato Y, Kobayashi T, et al. HIF1α is required for osteoclast activation by estrogen deficiency in postmenopausal osteoporosis. Proc Natl Acad Sci U S A. 2013;110: 16568–73.

[44] Parfitt AM. The cellular basis of bone remodeling: The quantum concept reexamined in light of recent advances in the cell biology of bone. Calcifi Tissue Int. 1984;36:S37–45.

[45] Parfitt AM. The physiologic and clinical significance of bone histo-morphometricaal data. In: Recker RR, editor. Bone histomorphometry: techniques and interpretation. Boca Raton: CRC Press; 1983. p. p143–223.

[46] Baron R, Tross R, Vignery A. Evidence of sequential remodeling in rat trabecular bone: morphology, dynamic histomorphometry, and changes during skeletal maturation. Anat Rec. 1984;208:137–45.

[47] Erben RG. Trabecular and endocortical bone surfaces in the rat: modeling or remodeling? Anat Rec. 1996;246:39–46.

[48] Hasegawa T, Yamamoto T, Sakai S. Histological effects of the combined administration of eldecalcitol and a parathyroid hormone in the metaphyseal trabeculae of ovariectomized rats. J Histochem Cytochem. 2019;67:169–84.

[49] Shiraki M, Saito H, Matsumoto T. Eldecalcitol normalizes bone turnover markers regardless of their pre-treatment levels. Curr Med Res Opin. 2012;28:1547–52.

[50] Sakai S, Hongo H, Yamamoto T, et al. Sequential treatment with eldecalcitol after PTH improves bone mechanical properties of lumbar spine and femur in aged ovariectomized rats. Calcif Tissue Int. 2019;104:251–61.

[51] Shiraishi A, Takeda S, Masaki T, et al. Alfacalcidol inhibits bone resorption and stimulates formation in an ovariectomized rat model of osteoporosis: distinct actions from estrogen. J Bone Miner Res. 2000;15:770–9.

[52] Okuda N, Takeda S, Shinomiya K, et al. ED-71, a novel vitamin D analog, promotes bone formation and angiogenesis and inhibits bone resorption after bone marrow ablation. Bone. 2007;40:281–92.

[53] Chen H, Tian X, Liu X, et al. Alfacalcidol-stimulated focal bone formation on the cancellous surface and increased bone formation on the periosteal surface of the lumbar vertebrae of adult female rats. Calcif Tissue Int. 2008;82:127–36.

[54] Li M, Healy DR, Li Y, et al. Alfacalcidol prevents age-related bone loss and causes an atypical pattern of bone formation in aged male rats. J Musculoskelet Neuronal Interact. 2004;4:22–32.

[55] Liu XQ, Chen HY, Tian XY, et al. Alfacalcidol treatment increases bone mass from anticatabolic and anabolic effects on cancellous and cortical bone in intact female rats. J Bone Miner Metab. 2008;26:425–35.

[56] Ubaidus S, Li M, Sultana S, et al. FGF23 is mainly synthesized by osteocytes in the regularly distributed osteocytic lacunar canalicular system established after physiological bone remodeling. J Electron Microsc (Tokyo). 2009;58(6):381–92.

[57] Saito M, Grynpas MD, Burr DB, et al. Treatment with eldecalcitol positively affects mineralization, microdamage, and collagen crosslinks in primate bone. Bone. 2015;73:8–15.

[58] Hikata T, Hasegawa T, Horiuchi K, et al. Histomorphometric analysis of minimodeling in the vertebrae in postmenopausal patients treated with anti-osteoporotic agents. Bone Rep. 2016;5:286–91.

第28章　单一或联合药物治疗骨质疏松症的临床疗效：A-TOP 研究小组

Effects of the Drug Treatment for Osteoporosis in Clinical Settings, Monotherapy or Concurrent Therapy: A-TOP Research Group

Satoshi Mori　著

孙　强　林　华　译

关 键 词

骨质疏松症治疗，日本骨质疏松干预试验，联合治疗，单药治疗

一、骨质疏松症治疗真实世界研究

骨质疏松症已成为全球老年人的负担，随着社会老龄化，骨折发生率快速增长[1, 2]。20 世纪 90 年代研发的氨基双膦酸盐和选择性雌激素受体调节药经 FIT、VERT 和 MORE 试验证实可预防骨质疏松性骨折，显著推动了骨质疏松症的治疗[3-6]。与安慰剂组相比，无论是否存在椎体骨折，阿仑膦酸钠和利塞膦酸钠均可使新发椎体骨折风险降低 40%～50%[3-5]。这些都是目前治疗骨质疏松症指南推荐的标准药物和一线药物[7-12]。然而，在真实世界中，许多医生认为脆性骨折从未被有效预防。正如 Watts 等[13, 14] 指出，这些临床试验的证据来自于有限时间内符合限定纳入标准的一组患者。然而，在现实世界中，临床医生必须治疗存在多种骨折风险的患者，如骨密度极低、年龄较大、多发性骨折、营养不良、运动功能减退、体弱或跌倒。与临床试验患者相比，这些患者不仅椎体骨折的风险更高，而且长骨骨折，尤其是髋部骨折的风险也更高。同时，在脆性骨折的发生率上，也存在相当大的地域或种族差异[15]。日本骨质疏松症学会在 2002 年的一项调查显示，87.8% 的医生有使用双膦酸盐联合治疗的经验，其中最常用的是阿法骨化醇（93.75%）和降钙素（50.6%）[16]。最近，人们讨论了新的治疗模式，如替代治疗、目标导向治疗或靶向治疗[17-19]。在真实世界中，我们需要寻求进一步降低脆性骨折风险的方法。

二、日本 A-TOP 研究小组

骨质疏松症充分治疗（Adequate Treatment of Osteoporosis，A-TOP）研究小组成立于 2000 年，隶属于日本骨质疏松症学会。这是一个有组织的临床研究联合会，旨在获取证据并解决临床实践中的问题（图 28-1）。该团队由研究小组（规划和分析）、伦理委员会（道德检查和安全）、行政办公室（资金和管理）、数据中心（数据管理和分析）、现场管理组织（数据收集监测）和医疗机构组成。这是日本第一个骨质疏松症真实世界研究联合团队。到目前为止，已经进行了 5 项名为日本骨质疏松症干预试验（Japanese Osteoporosis Intervention Trial，JOINT）的随机临床干预试验，以获得有关日本老年女性健康状况的临床证据。最终，启动了 3 项试验来验证联合使用抗骨质疏松药的临床意义（表 28-1）。

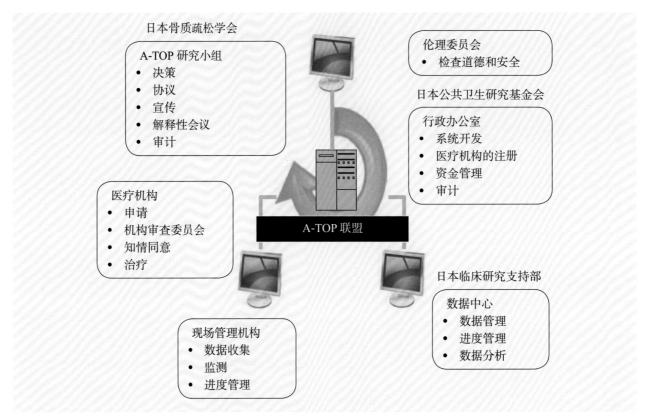

▲ 图 28-1 骨质疏松症充分治疗（A-TOP）团队

成立于 2000 年，隶属于日本骨质疏松症临床研究协会。A-TOP 联盟由研究小组、伦理委员会、行政办公室、数据中心、现场管理机构和参与的医疗机构组成

JOINT	年 份	终 点	录入案例	参与机构
		表 28-1　A-TOP JOINT 研究		
01	2002	联合治疗的获益：降钙素 vs. 降钙素 + 阿法骨化醇	暂停	
02	2003	联合治疗的获益：阿仑膦酸钠 vs. 阿仑膦酸钠 + 阿法骨化醇	2022	145
03	2008	联合治疗的获益：利塞膦酸钠 vs. 利塞膦酸钠 + 维生素 K_2	1874	99
04	2011	有效性和安全性：米诺膦酸钠 vs. 雷洛昔芬	3896	247
05	2014	有效性和安全性：每周 1～34 特立帕肽 vs. 阿仑膦酸钠	998	113

骨质疏松症充分治疗（A-TOP）已经进行了 5 项随机临床调查试验。启动了 3 项试验以确认联合使用抗骨质疏松药的临床意义（JOINT-01、JOINT-02 和 JOINT-03）

三、阿仑膦酸钠联合阿法骨化醇（JOINT-02）的疗效

尽管阿仑膦酸钠Ⅲ期研究（FIT）显示，与安慰剂组相比，股骨近端骨折率降低，但仍缺乏证据表明阿仑膦酸钠在降低骨折风险方面的疗效。众所周知，钙摄入量低和血清 25- 羟维生素 D［25(OH)D］水平低是股骨近端骨折的风险因素[20, 21]。近期的 Meta 分析表明，与对照组相比，同时补充天然维生素 D 和钙可使股骨近端骨折的风险降低约 20%[22]。根据 2017 年日本全国营养调查，70 岁以上女性的钙和维生素 D 摄入量分别为 582mg/d 和 360U/d[23]。这些摄入量被认为远远低

于日本骨质疏松症治疗指南[7]提出的建议摄入量（钙≥800mg/d，维生素 D400～800U/d）。据报道，许多日本骨质疏松症患者和绝经后女性的血清 25(OH)D 水平不足[24,25]。

由于日本尚未批准在临床实践中使用天然维生素 D，因此在当前的公共医疗保险制度下，很难向患者补充天然维生素 D。相反，在日本，阿法骨化醇［1α-OH 维生素 D_3；一种含有 1, 25(OH)₂- 维生素 D 的激素原］经常用于治疗骨质疏松症。阿法骨化醇在肝脏转化为 1, 25(OH)₂- 维生素 D_3 后，作用于多个靶器官，如小肠、甲状旁腺、肾脏和骨骼，可以促进小肠对钙和磷的吸收。服用阿法骨化醇可改善骨质疏松症患者的钙和维生素 D 代谢。因此，在治疗较高骨折风险的骨质疏松症患者中，联合使用钙代谢强化剂和维生素 D 代谢强化剂是否优于单用阿仑膦酸钠，是日本临床研究的重要课题。

2003 年，日本进行了 JOINT-02，开放标签、随机对照试验，以阐明阿仑膦酸钠和阿法骨化醇联合治疗相较于单用阿仑膦酸钠治疗的获益[26,27]。受试者为全国 70 岁以上绝经后女性，骨折风险高，并且根据日本骨与矿物质研究学会的标准确诊为骨质疏松症[28]。这些人都至少有一项发生新发骨折的风险因素（T_4 和 L_4 之间常见的椎体骨折数量，1～4 个椎体；与年轻人相比骨密度更低，即 BMD≤−3SD；骨转换标志物较高，尿脱氧吡啶啉≥7.6nmol/mmol Cr 或尿 NTX≥54.3nmol BCE/mmol Cr）。她们被随机分配到单药治疗组（阿仑膦酸钠，5mg/d）和联合治疗组（阿仑膦酸钠，5mg/d；阿法骨化醇，1μg/d），每 6 个月复查一次基准指标，每个个体观察 2 年。

试验主要终点是使用半定量形态计量学标准在影像学上确定的新发椎体骨折的发生率。2064 名受试者入组试验，对 2022 名受试者（联合治疗组：995 名；单药治疗组：1027 名）进行了初步分析。各组患者的平均年龄为 76.6 岁（标准差为 4.9 岁）。联合治疗组和单药治疗组的血清 25(OH)D 水平分别

为 23.7ng/ml 和 23.6ng/ml。只有 260 名患者的血清 25(OH)D 水平高于 30ng/ml，这意味着只有 14% 的患者有足够的 25(OH)D 水平。因此，JOINT-02 受试者的特征是有骨折风险且血清 25(OH)D 水平不足的绝经后骨质疏松高龄女性。

（一）椎体骨折

联合治疗组在减少新发椎体骨折的早期干预上具有统计学意义（图 28-2A），并且对于具有多种背景的亚组，如椎体骨折的多样性（多于 2 个）（图 28-2B）或更严重的椎体骨折畸形（3 级）（图 28-2C），联合治疗比单药治疗更有效。

（二）非椎体骨折

单药治疗组和联合治疗组的非椎体骨折数量没有显著差异。然而，当分为非椎体负重骨折和非负重骨折时，与单药治疗组相比，联合治疗组的负重骨折发生率显著降低（对数秩检验，$P=0.03$）（图 28-2D）。

（三）基线数据对偶发骨折的影响

采用 Cox 比例风险模型对单药治疗受试者基线数据对偶发骨折的影响进行分析（表 28-2）。一方面，基线 BMD 和常见椎体骨折与偶发椎体骨折显著相关。另一方面，基线 BMD 和血清 25(OH)D 水平与非椎体负重骨的偶发骨折显著相关。

（四）生活质量评估

在 JOINT-02 中，使用日本骨质疏松症生活质量问卷（Japanese Osteoporosis Quality of Life Questiwonnaire，JOQOL）评估健康相关的生活质量。年龄、体重指数、血清 25(OH)D、骨密度、常见骨折数量、高血压或骨关节炎的存在、跌倒史与生活质量四分位数显著相关。此外，多元线性回归分析表明，低血清 25（OH）D 水平（<20ng/ml）（$P=0.0055$）、年龄（$P<0.0001$）、体重指数（$P=0.006$）、常见椎体骨折数量（$P<0.0001$）、骨关节炎（$P=0.0074$）、跌倒史（$P=0.0098$）是生

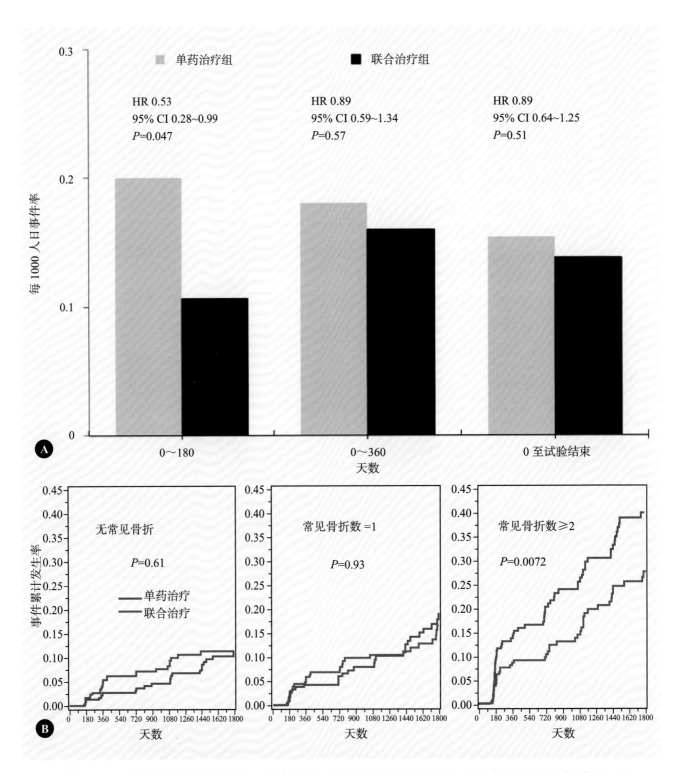

▲ 图 28-2　**A.** 新发椎体骨折（单药治疗 **vs.** 联合治疗）。联合治疗组（阿仑膦酸钠＋阿法骨化醇）在治疗早期（**0～180**
天）与单药治疗组（阿仑膦酸钠单用）相比，新发椎体骨折数显著减少。**B.** 根据常见骨折的数量，椎体骨折的发生率。
在 **2** 个以上常见椎体骨折的亚组中，联合治疗组与单药治疗组相比，新发椎体骨折显著减少

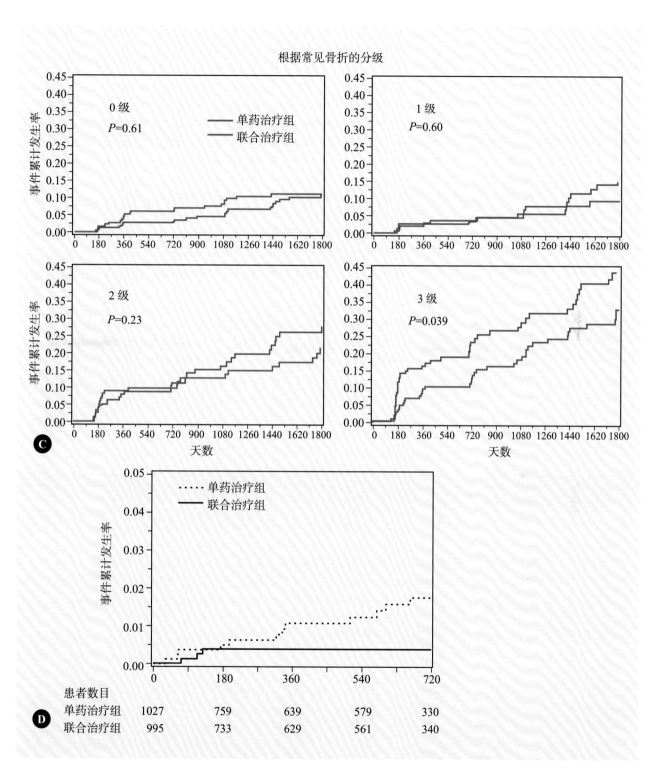

▲ 图 28-2（续）　**C.** 椎体骨折的发生率取决于常见骨折的分级。在 **3** 级椎体骨折较多的亚组中，与单药治疗组相比，联合治疗组新发椎体骨折的发生率显著降低。**D.** 负重骨折的发生率。与单药治疗组相比，联合治疗组非椎体负重骨折的数量显著减少

活质量总分四分位数的独立影响因素（表 28-3）。

JOINT-02 的研究结果表明，在临床实践中，对于有骨折风险的日本绝经后老年骨质疏松女性，联合治疗（阿仑膦酸钠联合阿法骨化醇）应该是一种选择。

骨质疏松症的病因是多因素的，脆性骨折的患病率不仅因性别而异，还因种族、生活方式、居住地和其他因素而异。因此，真实世界环境和临床试验中获得的证据对有效预防脆性骨折非常重要。

表 28-2　单药治疗组基线数据对偶发骨折的影响											
基线项目	所有骨折			偶发椎体骨折			非椎体负重骨折			非椎体非负重骨折		
	风险比	95%CI	P 值	风险比	95%CI	P 值	风险比	95%CI	P 值	风险比	95%CI	P 值
年龄	1.30	0.99~1.70	0.061	1.32	0.98~1.78	0.072	1.23	0.59~2.56	0.58	0.83	0.27~2.57	0.75
常见椎体骨折	2.41	1.79~3.25	<0.0001	2.71	1.93~3.80	<0.0001	1.60	0.76~3.38	0.21	1.67	0.56~5.00	0.36
BMD (yam)	1.62	1.21~2.18	0.0013	1.37	1.01~1.86	0.041	12.32	1.69~89.83	0.013	1.30	0.44~3.84	0.63
25(OH)D	1.29	0.80~2.08	0.30	1.02	0.59~1.77	0.95	3.42	1.04~11.31	0.045	2.29	0.38~13.83	0.37

基线骨密度 BMD）和常见椎体骨折与偶发椎体骨折显著相关，基线 BMD 和血清 25(OH)D 水平与非椎体负重骨折的发病率显著相关。每个基线项目分为 2~4 类，如下所示年龄：年龄<75 岁，75≤年龄<80 岁及年龄≥80 岁；常见椎体骨折数：0、1 和≥2；年轻成人的 BMD 平均值：平均值>80%，70%<平均值≤80%，60%<平均值≤70% 和≤60%；血清 25(OH)D 水平：≥20ng/ml 和<20ng/ml

表 28-3　生活质量评分的决定因素			
决定因素	估算点	95%CI	P 值
年龄（5 年递增）	−3.08	−3.86~−2.30	<0.0001
BMI（5kg/m² 递增）	−1.50	−2.56~−0.43	0.0060
25(OH)D（<20ng/ml）（低）	−3.41	−5.81~−1.00	0.0055
20~30（较低）	0.083	−2.02~2.19	0.94
≥30（正常 / 参照值）	参照值	—	—
骨密度（YAM%）（5% 递增）	0.29	−0.054~0.62	0.10
常见椎体骨折数量	−2.98	−3.87~−2.09	<0.0001
高血压	−0.76	−2.27~0.72	0.31
骨关节炎	−2.06	−3.56~−0.55	0.0074
跌倒史	−3.13	−5.51~−0.76	0.0098

通过多元回归分析，低血清 25(OH)D 水平（<20ng/ml）、年龄、体重指数（BMI）、常见椎体骨折数量、骨关节炎的存在和跌倒史是生活质量评分四分位数的独立决定因素

参考文献

[1] NIH Consensus Development Panel on Osteoporosis Prevention, Diagnosis, and Therapy. Osteoporosis prevention, diagnosis, and therapy. JAMA. 2001;285:785–95.

[2] Oleksik A, Lips P, Dawson A, et al. Health-related quality of life in postmenopausal women with low BMD with or without prevalent vertebral fractures. J Bone Miner Res. 2000;15:1384–92.

[3] Black DM, Cummings SR, Karpf DB, et al. Randomised trial of effect of alendronate on risk of fracture in women with existing vertebral fractures. Fracture Intervention Trial Research Group. Lancet. 1996;348: 1535–41.

[4] Cummings SR, Black DM, Thompson DE, et al. Effect of alendronate on risk of fracture in women with low bone density but without vertebral fractures: results from the fracture intervention trial. JAMA. 1998;280:2077–82.

[5] Harris ST, Watts NB, Genant HK, et al. Effects of risedronate treatment on vertebral and nonvertebral fractures in women with postmenopausal osteoporosis: a randomized controlled trial. Vertebral Efficacy With Risedronate Therapy (VERT) Study Group. JAMA. 1999;282:1344–52.

[6] Ettinger B, Black DM, Mitlak BH, et al. Reduction of vertebral fracture risk in postmenopausal women with osteoporosis treated with raloxifene: results from a 3–year randomized clinical trial. Multiple Outcomes of Raloxifene Evaluation (MORE) Investigators. JAMA. 1999;282:637–45.

[7] Japanese guideline for the prevention and treatment of osteoporosis 2015 edition. Life Science Publishing (in Japanese) 2015.

[8] Papaioannou A, Santesso N, et al. For the Scientific Advisory Council of Osteoporosis Canada. Recommendations for preventing fracture in long-term care. CMAJ. 2015;187:1135–44.

[9] Kanis JA, Cooper C, et al. European guidance for the diagnosis and management of osteoporosis in postmenopausal women. Osteoporos Int. 2008;19:399–428.

[10] Camacho PM, Petak SM, et al. American Association of clinical endocrinologists/American College of Endocrinology Clinical guidelines for the diagnosis and treatment of postmenopausal osteoporosis-2020 update. Endocrine Pract. 2020;26(Suppl 1):1–46.

[11] Sanchez-Rodriguez D, Bergmann P, et al. The Belgian Bone Club 2020 guidelines for the management of osteoporosis in postmenopausal women. Maturitas. 2020;139:49–56.

[12] Qaseem A, Snow V, Shekelle P, et al. Treatment of low bone density or osteoporosis to prevent fractures in men and women: a clinical practice guideline update from the American College of Physicians. Ann Intern Med. 2017. https://doi.org/10.7326/M15–1361

[13] Watts NB, Lewiecki EM, Bonnick SL, et al. Clinical value of monitoring BMD in patients treated with bisphosphonates for osteoporosis. J Bone Miner Res. 2009;24(10):1643–6.

[14] Dowd R, Recker RR, Heaney RP. Study subjects and ordinary patients. Osteoporos Int. 2000;11(6):533–6.

[15] Cauley JA, Chalhoub D, et al. Geographic and ethnic disparities in osteoporotic fractures. Nat Rev Endocrinol. 2014;10(6):338–51.

[16] Shiraki M, Ohta H, et al. A-TOP study plane (3), survey of bisphos-phonate. Osteoporosis Jpn. 2003;11:665–9.

[17] Eiken P, Vestergaard P. Treatment of osteoporosis after alendronate or risedronate. Osteoporos Int. 2016;27:1–12.

[18] Cummings SR, Cosman F, et al. Goal-directed treatment of osteoporosis. J Bone Miner Res. 2013;28:433–8.

[19] Lewiecki EM, Cummings SR, et al. Treat-to-target for osteoporosis: is now the time? J Clin Endocrinol Metab. 2013;98:946–53.

[20] Nakamura K, Saito T, et al. Vitamin D sufficiency is associated with low incidence of limb and vertebral fractures in community-dwelling elderly Japanese women: the Muramatsu study. Osteoporos Int. 2011;22:97–103.

[21] Bischoff-Ferrari HA, Willett WC, Wong JB, et al. Fracture prevention with vitamin D supplementation: a meta-analysis of randomized controlled trials. JAMA. 2005;293(18):2257–64.

[22] Bischoff-Ferrari HA, Willett WC, Wong JB, et al. Prevention of nonvertebral fractures with oral vitamin D and dose dependency: a meta-analysis of randomized controlled trials. Arch Intern Med. 2009;169(6):551–61.

[23] Ministry of Health, Labour, and Welfare, Japan. The National Nutrition Survey, 2017. Available at: https://www.mhlw.go.jp/stf/seisakunitsuite/bunya/kenkou_iryou/kenkou/eiyou/ h29–houkoku. html (in Japanese).

[24] Ohta H, Uenishi K, Shiraki M. Recent nutritional trends of calcium and vitamin D in East Asia. Osteoporosis Sarcopenia. 2016;2:208–13.

[25] Kuroda T, Uenichi K, Ohta H, et al. Multiple vitamin deficiencies additively increase the risk of incident fractures in Japanese postmeno-pausal women. Osteoporosis Int. 2019;30:593–9.

[26] Shiraki M, Kuroda T, Miyakawa N, et al. Design of a novel approach to evaluate the effectiveness of concurrent treatment for prevention of osteoporotic fractures: rationale, aims and organization of a Japanese osteoporosis intervention trial (JOINT) initiated by the research group of adequate treatment of osteoporosis (A-TOP). J Bone Miner Metab. 2011;29:37–43.

[27] Orimo H, Nakamura T, Fukunaga M, et al. Effects of alendronate plus alfacalcidol in osteoporosis patients with a high risk of fracture: the Japanese Osteoporosis Intervention Trial (JOINT) – 02. Curr Med Res Opin. 2011;27(6):1273–85.

[28] Orimo H, Hayashi Y, Fukunaga M, et al. Diagnostic criteria for primary osteoporosis: year 2000 revision. J Bone Miner Metab. 2001;19:331–7.

第 29 章　骨质疏松症的治疗现状及展望
Current Treatment of Osteoporosis and Future Prospects

Juliet Compston 著

徐　勇　林　华　译

关 键 词

骨质疏松症，骨折，双膦酸盐，地舒单抗，
特立帕肽，阿巴洛肽，罗莫单抗，疾病筛查，
治疗不足

概述

过去的 20 年中，在降低老年性脆性骨折风险的药物选择方面取得了显著的进展。这些治疗方式在作用机制、疗效和安全性方面各不相同，并为骨折风险增加的患者提供了个性化的治疗方法[1]。本章回顾了已有治疗方案，以及其在临床实践中的相关证据。尽管已经取得了很大的进展，但仍然存在挑战，包括高危人群的治疗率低，治疗依从性差，以及最佳治疗持续时间的不确定性。

一、现行治疗方法概述

（一）抗骨吸收药物

1. 双膦酸盐

双膦酸盐治疗是全球范围内最广泛使用的药物干预方法，几乎所有指南都推荐其为降低骨折风险的一线治疗方法，这一建议基于其价格低廉，以及与其他治疗方法相比而言的较高性价比。目前有多种给药方案可选择：阿仑膦酸钠和利塞膦酸钠口服，通常每周口服给药一次；伊班膦酸钠可每月口服给药一次，或每 3 个月静脉注射一次；

唑来膦酸每年短期静脉注射一次。阿仑膦酸钠、利塞膦酸钠和唑来膦酸均已被证实可减少绝经后骨质疏松症女性椎体、非椎体和髋部骨折的发生，然而对于伊班膦酸钠，尚缺乏减少非椎体和髋部骨折发生率的证据[2-8]。胃肠道反应是口服双膦酸盐最常见的不良反应，而在首次静脉注射双膦酸盐的患者中，近 1/3 患者会发生急性期反应。在治疗骨质疏松症时，常用的口服或静脉治疗剂量的双膦酸盐很少发生下颌骨坏死和（或）非典型股骨骨折。

所有和双膦酸盐药物有关的重要临床试验都是在绝经后骨质疏松女性中进行的。然而，大多数骨折发生在骨量减少的个体，而不是在骨质疏松患者中，因此，现行的证据是否可以外推到骨量减少的人群中还存在不确定性。最近一项关于唑来膦酸对绝经后骨量减少女性的作用的前瞻性随机研究表明，在长达 6 年的随访中，双膦酸盐至少显著降低椎体、非椎体和临床骨折的发生率[9]。值得注意的是，在本研究中，每隔 18 个月给予 5mg 唑来膦酸。

由于其独特的药代动力学特性，在停止双膦酸盐治疗后，它对骨密度的有益作用仍会持续一段时间；尽管不同的双膦酸盐制剂在治疗效应持续时间方面存在差异，但其降低骨折发生风险的机制尚未完全阐明。停用阿仑膦酸钠、伊班膦酸钠或利塞膦酸钠治疗后的 1～3 年会出现骨丢失，而停用唑来膦酸后骨密度则可维持较长时间[10, 11]。

在 HORIZON 扩展研究中，有两项最新的研究表明唑来膦酸对骨密度的持续影响超过 3 年[12, 13]。另一个在绝经后女性中进行长达 3 年非盲开放扩展的多种剂量随机对照试验中，静脉注射 5mg 唑来膦酸增加的骨密度维持超过 5 年，然而在 HIV 阳性男性中，每年静脉注射 4mg 唑来膦酸 2 次，骨密度能持续维持高达 12 年之久。

鉴于唑来膦酸的更强效力，低剂量频率和长期作用，有必要在骨折风险增加的患者中更多地使用这种药物作为一线选择。使用唑来膦酸的依从性虽然不是最佳的，但却优于其他口服双膦酸盐[14]。此外，Reid 等的研究结果表明，相较于指南中常用的其他治疗方法，唑来膦酸对于有低骨折风险的老年女性疗效更加（>75 岁）[15]。最后，其他一些证据表明，超过 1 年的给药频率可能更有效，其依据几乎完全来自于骨密度的变化。

2. 地舒单抗

地舒单抗是首个被批准可直接用于预防骨折的生物制剂。它是一种有效的抗骨吸收药物，通过抑制 RANKL 发挥作用，已被证明可以降低绝经后骨质疏松女性的髋关节、椎体和非椎体骨折发生的风险[16]。长时间使用地舒单抗治疗，最高达 10 年，会出现脊柱和髋部骨密度持续增加，尽管安慰剂对照组的骨折相关数据仅收集至治疗后 3 年，但长期使用地舒单抗治疗的骨折发生率与持续抗骨折疗效一致[17]。每 6 个月皮下注射一次地舒单抗，安全性普遍良好；在扩展到Ⅲ期研究中，10 年间有 2 名女性发生非典型股骨骨折，13 名女性发生下颌骨坏死，这些风险可能与治疗持续时间相关[18]。

在大多数国家的指南中，地舒单抗因其治疗成本比双膦酸盐更高，被作为二线药物使用。目前还没有关于地舒单抗与双膦酸盐对骨折结局的直接比较研究。据报道，停止地舒单抗治疗后，其对骨转换生化标志物和骨密度影响迅速逆转，并且椎体骨折的风险增加[19]。因此，如果停止治疗，就必须考虑替代的抗骨吸收治疗。

3. 选择性雌激素受体调节药

雷洛昔芬和巴多昔芬是抗骨吸收药物，已被证明可以降低椎体骨折的风险，但不能降低非椎体骨折的风险[20, 21]。这两种药物通常建议每天口服一次，由于缺乏对非椎体和髋部骨折的疗效评价，它们常被认为是二线用药。雷洛昔芬可降低女性患乳腺癌的风险，因此首选用于有该疾病风险因素并骨折风险增加的女性。然而，它可引起血管舒缩和其他绝经期症状，并与静脉血栓形成的风险相关。此外，MORE 试验也报道了雷洛昔芬引起脑卒中导致死亡风险的增加[22]。由于其抗骨折的疗效有限，其应用主要局限于对其他抗骨质疏松药不耐受的椎体骨折风险增加的绝经后女性。

巴多昔芬是一种与马雌激素偶联的复方制剂，对骨密度的作用与雷洛昔芬相似，也能有效缓解更年期症状。尽管缺乏这种复方制剂对降低骨折风险有效的数据，但单独使用巴多昔芬已证实可减少椎体骨折的发生。除了对更年期症状的影响外，它的安全性通常与雷洛昔芬相似。

4. 激素替代疗法

一系列口服和经皮制剂的非对抗性雌激素或雌激素和孕激素被联合使用批准用于预防骨质疏松症。基于长期激素替代疗法对老年绝经后女性的不良风险和获益方面的综合考量，大多数指南建议使用激素替代疗法预防骨折应仅限于受绝经后症状困扰的早期绝经后女性（年龄<60 岁）[23]。雌激素和孕激素联合使用与乳腺癌、冠心病、脑卒中和静脉血栓栓塞的风险增加有关；而非对抗性雌激素会增加未切除子宫的女性子宫内膜增生 / 肿瘤的风险，但对乳腺癌和冠心病的风险没有影响。

（二）促骨形成药物

1. 特立帕肽和阿巴洛肽

特立帕肽（人重组 PTH1～34 片段多肽）已被证明可减少绝经后骨质疏松女性椎体和非椎体骨折[24]。阿巴洛肽是 PTHrP1～34 多肽片段的类似物，同样能减少绝经后骨质疏松女性的椎体和临床骨折[25]。目前没有直接证据表明特立帕肽或阿巴洛肽能减少髋部骨折的发生。

据报道，在特立帕肽治疗初期的 12～18 个月，髋部骨密度呈现短暂下降，长期研究显示，长期使用特立帕肽增加髋部骨密度，髋部骨强度能够维持或增加[26-28]。报道显示，在使用特立帕肽治疗 18～24 个月后，髋部密质骨厚度增加，特别是在行走时负重的区域[29]。由于在一些研究中提到对密质骨骨密度和结构的早期不良反应，因此在髋部骨折高危患者治疗的第 1 年，建议采用特立帕肽联合抗骨吸收药物。在阿巴洛肽的 III 期研究中，与特立帕肽相比，阿巴洛肽使脊柱和髋部骨密度显著增加，但是其并未显著减少椎体或非椎体骨折发生[25]。特立帕肽和阿巴洛肽的不良反应包括高钙血症和体位性低血压。两者常用的给药方式均为每天皮下注射。

监管机构将特立帕肽和阿巴洛肽使用的持续时间限制为 18～24 个月。停用任何一种药物后都会出现骨量丢失，因此需要进行序贯抗骨吸收治疗，以使骨密度维持在高于治疗前水平。在 ACTIVE 扩展研究中，与安慰剂和阿仑膦酸钠组相比，使用阿巴洛肽治疗 18 个月后序贯使用阿仑膦酸钠治疗 24 个月，可以观察到椎体和非椎体骨折显著减少[30]。

在 VERO 试验中，一项针对骨折结局的比较研究显示，特立帕肽在减少椎体和所有临床骨折方面比每周口服一次 35mg 利塞膦酸钠更有效[31]。尽管特立帕肽相比于抗骨吸收药物的使用成本高，这限制了它在许多国家的使用，但随着更便宜的生物仿制药的出现，这种情况可能会发生改变。此外，已证明特立帕肽在减少骨折方面优于利塞膦酸钠，因此建议将促骨形成治疗视为骨折高危人群的一线治疗。

2. 罗莫单抗

罗莫单抗是一种单克隆抗体，可结合并抑制骨硬化蛋白，并具有促骨形成和抗骨吸收的双重作用。与安慰剂相比，患有严重骨质疏松症的女性在使用罗莫单抗治疗 1 年后椎体和临床骨折的发生率显著减少[32]。两组患者随后接受地舒单抗治疗 24 个月，罗莫单抗组患者的椎体、非椎体和临床骨折的发生率显著减少[33]。罗莫单抗采用每月皮下注射一次。注射部位偶有不良反应，下颌骨坏死和非典型股骨骨折有零星报道。罗莫单抗还可能与心血管疾病的风险增加有关[34]。这种风险的增加在安慰剂对照研究中没有发现，这更可能是阿仑膦酸钠的一种保护作用，而不是罗莫单抗的不良反应；然而，FDA 的批准文书却包含了一系列预警，说明罗莫单抗可能增加心脏病发作、脑卒中和心血管死亡的风险，不应用于在 1 年内有心脏病发作或脑卒中的患者。

尽管罗莫单抗治疗可以在 2 年内使骨密度持续增加，但其对骨转换的生化标志物的影响是短暂的，在 1 年内恢复到基线值。随着治疗停止，骨转换增加，并发生骨丢失。罗莫单抗治疗的持续时间限制在 12 个月，停用后应给予抗骨吸收治疗以维持有益效果。

在一项比较研究中，将使用罗莫单抗治疗 1 年后使用阿仑膦酸钠治疗 1 年的患者与接受 24 个月阿仑膦酸钠治疗（ARCH）的患者进行比较，前一组患者在 24 个月时椎体、非椎体和髋部骨折的发生率明显更低[35]。与接受阿仑膦酸钠治疗的女性相比，接受罗莫单抗治疗的女性在 12 个月时也观察到椎体骨折发生率显著降低。

二、治疗持续时间

骨质疏松症是一种慢性疾病，通常需要终身治疗。关键的临床试验很少超过 3 年，并且扩展研究虽然在某些方面有价值，但不可避免地受到样本量减少和偏倚增加的影响。因此，目前仍缺乏 3～5 年以上的抗骨折疗效的有力证据，而治疗安全性很大程度上依赖于长期的观察性研究。

药物假期的概念只适用于使用双膦酸盐治疗的患者，其理论依据在于，在使用双膦酸盐治疗后进行停药处理，其治疗效应仍将持续一段时间，其罕见但严重的不良反应（如下颌骨坏死和非典型股骨骨折）的风险将通过这种方法得到明显降低。对于其他任何的药物干预，骨量减少发生在停止治疗后的 6～12 个月，此时需要使用一种药物进行序贯治疗以维持药物的疗效。

根据扩展研究的有限证据，多数指南建议，分别在口服或静脉注射双膦酸盐 5 年或 3 年后评估是否需要继续治疗[10, 11]。事后分析表明，髋部骨密度 T 值较低、多次椎体骨折或在治疗过程中偶发骨折的女性最有可能从持续治疗中获益[36, 37]。此外，既往有髋部或椎体骨折史、高龄和正在进行糖皮质激素治疗的情况被公认为是继续治疗的指征。在其他患者中，应在停止治疗后 2～3 年评估骨折风险，以决定是否应重新开始治疗。目前，没有证据可以指导在进行 10 年抗骨质疏松治疗后是否继续治疗。

三、序贯治疗

总的来讲，推荐的序贯疗法的顺序是抗骨吸收治疗之后继续抗骨吸收治疗，或促骨形成治疗后抗骨吸收治疗，这是由于有报道显示，先使用双膦酸盐治疗的患者对再使用特立帕肽的治疗不敏感[38, 39]，并且先使用地舒单抗然后使用特立帕肽，往往伴随着髋部和脊柱的骨转换和骨丢失的增加[40]。然而，从双膦酸盐过渡到罗莫单抗可以使脊柱和髋部骨密度增加，尽管其增加幅度小于使用完全使用双膦酸盐治疗的患者，但是髋部骨强度依旧得到增加[41]。

停用地舒单抗的时机和停药后的选择是目前的研究热点。最近的一项研究表明，在地舒单抗停药后 6 个月，单次输注唑来膦酸 5mg，可维持骨密度 1～2 年[42]，但该发现还没有广泛验证，需要进一步的研究。

四、糖皮质激素诱导的骨质疏松症

糖皮质激素诱导的骨质疏松症是脆性骨折最常见的继发性原因。其标志性特征是治疗开始后骨丢失的速度加快和骨折风险的增加，以及伴有椎体骨折风险增加[43, 44]。糖皮质激素诱导的骨骼不良反应最常见于持续口服治疗患者，并与使用剂量相关。骨折发生率的增加出现在开始使用糖皮质激素治疗后的 3～6 个月内，但随着持续时间的延长和停用糖皮质激素后骨折发生率会下降[45, 46]。

骨骼不良反应发生的速度对骨质疏松治疗具有重要意义。在糖皮质激素治疗开始后，应尽早进行骨折风险评估，骨折风险增加的患者应及时开始骨保护治疗。双膦酸盐、地舒单抗和特立帕肽被广泛批准用于使用糖皮质激素治疗骨折风险增加的个体；基于成本效益考虑，双膦酸盐通常被认为是首选，但特立帕肽对骨折高危人群在骨密度增加和减少椎体骨折发生率方面要优于阿仑膦酸钠[47]。

五、男性骨质疏松症

男性骨质疏松症的治疗方案与女性相似，这一结论基于骨密度桥接研究，在该研究中，其骨密度的变化与绝经后女性的变化相似。已批准的治疗方案包括阿仑膦酸钠、利塞膦酸钠、唑来膦酸、地舒单抗和特立帕肽。选择性雌激素受体调节药和伊班膦酸钠尚未被批准用于治疗男性骨质疏松症。

六、治疗的选择

目前可用的治疗方案范围广泛，具有不同的作用机制和抗骨折疗效。我们可根据疾病严重程度、不良反应风险和患者偏好等个人情况制订个性化治疗方案。成本效益是一个重要的潜在考虑因素，它必须包括干预措施的相对疗效、不良反应和患者依从性。此外，对于近期有骨折高风险的患者而言，药物的起效速率是一个特别需要关注的问题[48]。

（一）疗效对比

在决定治疗方案时，一个重要的考虑因素是

抗骨折疗效的作用范围，即是否能降低椎体和非椎体部位骨折风险，包括髋部骨折（表29-1）。所有可采用的干预措施都可降低椎体骨折风险，然而并非所有的干预措施都被证明可以减少非椎体和（或）髋部骨折。具有广泛疗效的干预措施通常作为首选方案。然而，对于椎体骨折高风险的人，促骨形成治疗可能是一线选择，因为其疗效更大。在三种促骨形成药物中，只有罗莫单抗被证明可以减少髋部骨折，因此可能更适合椎体骨折高风险且髋部骨密度低的患者。

对于抗骨吸收药物而言，难以采用以骨折为结局的头对头比较。然而，基于骨密度结果，唑来膦酸在糖皮质激素诱导的骨质疏松症中治疗效果优于利塞膦酸钠；唑来膦酸在实体器官移植患者中的治疗效果优于阿仑膦酸钠[49, 50]。目前，阿仑膦酸钠和较小剂量的利塞膦酸钠是最常用的双膦酸盐，但鉴于唑来膦酸作用时间更长、治疗依从性更好、疗效更佳，建议可以更广泛地使用唑来膦酸进行治疗。

VERO 和 ARCH 试验已经证实，在严重的骨质疏松症患者中，促骨形成药物在减少骨折发生率方面优于口服双膦酸盐[31, 35]。但需要重点指出的是，促骨形成药物还没有与最有效的抗骨吸收药物，即地舒单抗和唑来膦酸进行对比。然而，根据目前的证据，对于骨折风险非常高的个体，尽管促骨形成比抗骨吸收的药物更昂贵，但初始治疗仍应考虑采用促骨形成治疗。罗莫单抗的促骨形成治疗仅为 1 年，阿巴洛肽和特立帕肽仅为 18～24 个月，随后使用较便宜的抗骨吸收药物。目前，这些方案正在进行卫生经济学分析以确定其成本效益。

比较现有的不同的促骨形成药物主要针对非骨折结局。在 ACTIVE 试验中，与特立帕肽相比，阿巴洛肽治疗显著增加髋部和脊柱骨密度，并显著减少了主要骨质疏松性骨折（一个预先指定的次要终点），但是在椎体、非椎体或临床骨折中不是这样[25]。在使用罗莫单抗治疗的 II 期研究中，其髋部和脊柱骨密度增加明显大于使用特立帕肽治疗。此外，QCT 和有限元分析结果显示，使用罗莫单抗治疗后患者的体积骨密度和骨强度的变

表 29-1　已批准药物干预抗骨折疗效的汇总表：基于随机安慰剂或随机对照试验在绝经后女性中的结果

干预措施	椎体骨折	非椎体骨折	髋部骨折
阿仑膦酸钠	A	A	A
伊班膦酸钠	A	A*	NAE
利塞膦酸钠	A	A	A
唑来膦酸	A	A	A
地舒单抗	A	A	A
HRT	A	A	A
巴多昔芬	A	NAE	NAE
阿巴洛肽	A	A	NAE
罗莫单抗	A	A**	A**
特立帕肽	A	A	NAE

A. A 级推荐；NAE. 没有充分评估；HRT. 激素替代疗法
*. 代表事后分析
**. 代表与阿仑膦酸钠的对照试验

化更明显，尤其在髋部[51, 52]。综合现有的抗骨折疗效的数据表明，在髋部骨折风险非常高的个体中，罗莫单抗可能是首选的促骨形成药物。

（二）安全性对比

所有药物均有不良反应，其绝对风险可能受患者个体特点的影响。例如，持续严重的牙周疾病是 ONJ 的一个重要风险因素，因此在这种情况下通常应避免使用双膦酸盐和地舒单抗。同样，对于乳腺癌高风险患者应避免采用激素替代疗法，对于有脑卒中或血栓栓塞易感史的患者，应避免采用激素替代疗法和选择性雌激素受体调节药。此外，由于罗莫单抗可能导致心血管疾病的风险增加，该药物不应用于有心肌梗死或脑卒中病史的患者。

非典型性股骨骨折和下颌骨坏死是双膦酸盐和地舒单抗罕见但严重的不良反应[53, 54]。然而，在用于治疗骨质疏松症的药物剂量方面，没有证据表明这些事件的风险因不同的双膦酸盐而异，也没有数据直接比较地舒单抗和双膦酸盐的不良反应发生率。口服双膦酸盐常见不良反应是胃肠道不良反应，特别是消化不良和食管炎，但只要确保遵守剂量说明，并避免在胃食管疾病患者中使用，可在一定程度上减少胃肠道不良反应发生率。急性期反应发生在第一次静脉注射双膦酸盐的患者中，约有 1/3 的患者发生急性期反应，但可以通过同时给予对乙酰氨基酚来预防或减少，在随后的静脉注射中很少发生此类反应。

促骨形成药物的耐受性一般较好，尽管每天皮下注射对某些人来说是治疗的障碍。特立帕肽和阿巴帕肽治疗与高钙血症风险的小幅增加有关，在批准的治疗骨质疏松症的剂量上，前者高钙血症风险似乎更高[25]。在 VERO 和 ARCH 试验中直接比较促骨形成和抗骨吸收药物的不良事件，尽管罗莫单抗比阿仑膦酸钠的心血管事件略严重[35]，但并没有发现不良事件的总发生率有任何显著差异。

（三）患者的偏好

如果没有特殊的治疗禁忌证，应考虑患者对

可能产生的不良反应的担忧，因为这些可能会影响治疗的依从性。与许多慢性疾病的情况一样，药物干预并不能确保症状改善，但可能导致不良反应，而患者很难直观感受到降低骨折发生的益处。媒体一直有意引起人们对双膦酸盐可能产生的不良反应的注意，而对治疗的益处和风险提出片面的看法[55, 56]。这不仅影响了患者服用这些药物，而且也使一些医疗保健专业人员不愿使用这些药物。因此，重要的是，医生和其他卫生保健专业人员应给出足够的时间来讨论各种治疗方法的利弊，并尊重患者的偏好。

七、骨质疏松治疗的不足：改善现状的策略

虽然脆性骨折的发病率和死亡率很高，但目前仍未得到充分的诊断和治疗[57, 58]。尽管在骨折风险评估和具有成本效益的药物干预措施方面取得了重大进展，但这种治疗情况与健康需求之间的巨大差距仍然存在。即使在极高危的患者中，骨质疏松治疗率仍然较低。在最近一项来自美国的研究显示：在发生髋部骨折的老年人群中（平均年龄 80 岁），抗骨质疏松药使用率从 2004 年的 9.8% 下降到 2015 年的 3.3%[59]。美国国家骨质疏松症基金会最近的一份报告还强调了对这类患者的重视：2015 年，在 200 万医疗保险人口中，仅有 9% 发生了骨质疏松性骨折的患者在骨折后 6 个月内进行骨密度测试，6.5% 的患者发生进一步骨折[60]。

这些低治疗率反映了治疗中可能存在的诸多阻碍。尽管已有充分的证据证明治疗骨折高危人群的益处或收益 / 风险平衡，但对于罕见但严重的不良反应的担忧仍可能使患者和医疗保健专业人员不愿接受或实施治疗，如非典型股骨骨折和下颌骨坏死。对于骨折患者的护理往往也是不成体系的，这需要在所有相关机构之间进行更好的沟通和协调。此外，管理该疾病的医疗保健专业人员来自多个专业领域，可能缺乏提供最优医疗照护的专业知识[61]。

虽然骨质疏松症治疗不足是一种全球性现象，但世界其他地区报道的治疗率有些高于美国，并且在个别国家之间和国家内部都存在很大差异。在英国，老年原发性髋部骨折的治疗率不断上升，到 2013 年已达到 50% 左右[62]。这些差异部分可以通过对脆性骨折患者提供的不同的护理模式来解释。尤其是，当诸如提供多学科和综合管理的骨折联络服务等方法已被证明可以提高治疗率，提高治疗的依从性，并以经济有效的方式降低随后的骨折风险[63-65]。倡导增加提供骨折联络服务的举措正在进行中；这些措施尽管在世界许多地区取得了很大的成功，但也有不成功的地方[66, 67]。特别是在美国，目前由这些服务覆盖的人口比例很低，目前正在采取措施提高覆盖面。

除了解决高危人群治疗不足的问题外，几项研究发现加强人群的筛查会带来潜在益处，因此重新探讨了更积极的筛查方案。英国针对初级保健机构中 70—85 岁的女性开展了一项试验（SCOOP），随访时间为 5 年[68]。结果显示，与标准临床护理相比，对于股骨颈骨密度为中高骨折风险的女性，在使用 FRAX 后，其髋部骨折的发生率显著降低[69]，尽管这并不是所有临床骨折的主要结果。另一项来自丹麦的 65—80 岁女性研究比较了两步策略（FRAX，随后在骨折风险增加的患者中使用 FRAX 和 BMD）与常规护理，发现骨折总体上没有减少，但在遵守 BMD 测量的女性中观察到骨折发生的显著减少[70]。最后，在丹麦的 SALT 骨质疏松研究中，使用 FRAX、骨密度和椎体骨折评估进行筛查并没有导致整体骨折风险的减少，但事后分析表明，近期有骨折史的女性髋部和主要骨质疏松性骨折风险减少[71]。因此，特别是对于髋部骨折的预防上，目前的证据对于基于人群筛查的益处有些模棱两可，但也表明有一些价值[72]。

八、未来前景

在骨折风险评估方面取得的进展，以及基于广泛机制研究而建立的治疗方案，为大幅减少老年骨折负担提供了可能性。未来面临的直接挑战是更好地执行已被证明的成功方案，如在骨折联络服务等综合护理模式中治疗高危个体。此外，使用以人群为基础的筛查方案，早期识别和管理骨折风险增加人群的有效性值得进一步研究。

研发骨质疏松症治疗方法需要花很多年的时间，而且成本也非常昂贵，这主要是归咎于将骨折发生率降低作为主要结果。基于此现状，再加上最近一些干预措施在其开发后期阶段的失败，并且成功研发一种药物的阶段过于漫长，大大降低了商业公司开发新药物的动力。因此，寻找一种监管机构可接受的减少骨折发生率的替代标志物，是未来骨质疏松症治疗的关键，目前研究正在进行中[73]。

骨质疏松症的治疗模式正在发生改变。随着促骨形成药物的出现，人们认识到近期骨折后将发生再次骨折的高风险，并意识到大多数接受治疗的患者需要长期的治疗。对于骨折高风险的患者，初始使用促骨形成药物然后再使用抗骨吸收药物是优选而且可能是具有成本效益的治疗方法。对于其他需要治疗的人群，长期使用抗骨吸收药物治疗是合适的，并可根据患者意愿和个人的安全考虑对治疗方案进行调整。最后，鉴于唑来膦酸的药物作用持续时间长而口服双膦酸盐治疗的依从性差，唑来膦酸更广泛的使用值得进一步考虑。

参考文献

[1] Compston JE, McClung MR, Leslie WD. Osteoporosis. Lancet. 2019 Jan 26;393(10169):364–76.

[2] Black DM, Cummings SR, Karpf DB, et al. Randomised trial of effect of alendronate on risk of fracture in women with existing vertebral fractures Fracture Intervention Trial Research Group. Lancet. 1996;348: 1535–41.

[3] Delmas PD, Recker RR, Chesnut CH 3rd, et al. Daily and intermittent oral Ibandronate normalize bone turnover and provide significant reduction in vertebral fracture risk: results from the BONE study. Osteoporos Int. 2004;5:792–8.

[4] Harris ST, Watts NB, Genant HK, et al. Effects of risedronate treatment on vertebral and nonvertebral fractures in women with postmenopausal osteoporosis: a randomized controlled trial. Vertebral efficacy with Risedronate therapy (VERT) study group. PG. JAMA. 1999;282:1344–52.

[5] Reginster J, Minne HW, Sorensen OH, et al. Randomized trial of the effects of risedronate on vertebral fractures in women with established postmenopausal osteoporosis. Vertebral efficacy with Risedronate therapy (VERT) study group. Osteoporos Int. 2000;11:83–91.

[6] McClung MR, Geusens P, Miller PD, et al. Effect of risedronate on the risk of hip fracture in elderly women. N Engl J Med. 2001;344:333–40.

[7] Black DM, Delmas PD, Eastell R, et al. Once yearly zoledronic acid for treatment of postmenopausal osteoporosis. N Engl J Med. 2007;356:1809–22.

[8] Lyles KW, Colón-Emeric CS, Magaziner JS, et al. Zoledronic acid in reducing clinical fracture and mortality after hip fracture. N Engl J Med. 2007;357:1799–809.

[9] Reid IR, Horne AM, Mihov B, et al. Fracture Prevention with Zoledronate in Older Women with Osteopenia. N Engl J Med. 2018 Dec 20;379(25):2407–16.

[10] Compston J, Cooper A, Cooper C, et al. UK clinical guideline for the prevention and treatment of osteoporosis. Arch Osteoporos. 2017 Dec;12(1):43. https://doi.org/10.1007/ s11657–017– 0324–5.

[11] Adler RA, El-Hajj Fuleihan G, Bauer DC, et al. Managing osteoporosis in patients on long-term bisphosphonate treatment: Report of a Task Force of the American Society for Bone and Mineral Research. J Bone Miner Res. 2016;31:16–35.

[12] Grey A, Bolland MJ, Horne A, Mihov B, Gamble G, Reid IR. Duration of antiresorptive activity of zoledronate in postmenopausal women with osteopenia: a randomized, controlled multidose trial. CMAJ. 2017 Sep 11;189(36):E1130–6.

[13] Bolland MJ, Horne AM, Briggs SE, et al. Effects of Intravenous Zoledronate on Bone Turnover and Bone Density Persist for at Least 11 Years in HIV-Infected Men. J Bone Miner Res. 2019 Jul;34(7): 1248–53.

[14] Durden E, Pinto L, Lopez-Gonzalez L, Juneau P, Barron R. Two-year persistence and compliance with osteoporosis therapies among postmenopausal women in a commercially insured population in the United States. Arch Osteoporos. 2017 Dec;12(1):22. https://doi.org/10.1007/ s11657–017– 0316–5.

[15] Reid IR, Horne AM, Mihov B, et al. Anti-fracture efficacy of zoledronate in subgroups of osteopenic postmenopausal women: secondary analysis of a randomized controlled trial. J Intern Med. 2019 Aug;286(2):221–9.

[16] Cummings SR, San Martin J, McClung MR, et al. Denosumab for prevention of fractures in postmenopausal women with osteoporosis. N Engl J Med. 2009;361(8):756–65.

[17] Bone HG, Wagman RB, Brandi ML, et al. 10 years of denosumab treatment in postmenopausal women with osteoporosis: results from the phase 3 randomised FREEDOM trial and open-label extension.

Lancet Diabetes Endocrinol. 2017;5:513–23.

[18] Compston J. Safety of long-term denosumab therapy for osteoporosis. Lancet Diabetes Endocrinol. 2017 Jul;5(7):485–7.

[19] Cummings SR, Ferrari S, Eastell R, et al. Vertebral fractures after discontinuation of denosumab: a post hoc analysis of the randomized placebo-controlled FREEDOM trial and its extension. J Bone Miner Res. 2018 Feb;33(2):190–8.

[20] Ettinger B, Black DM, Mitlak BH, et al. Reduction of vertebral fracture risk in postmenopausal women with osteoporosis treated with raloxifene: results from a 3–year randomized clinical trial. Multiple outcomes of Raloxifene evaluation (MORE) investigators. JAMA. 1999;282:637–45.

[21] Silverman SL, Christiansen C, Genant HK, et al. Efficacy of bazedoxifene in reducing new vertebral fracture risk in postmenopausal women with osteoporosis: results from a 3–year, randomized, placebo-, and active-controlled clinical trial. J Bone Miner Res. 2008 Dec;23(12):1923–34.

[22] Barrett-Connor E, Mosca L, Collins P, et al. Raloxifene use for the heart (RUTH) trial investigators. Effects of raloxifene on cardiovascular events and breast cancer in postmenopausal women. N Engl J Med. 2006 Jul 13;355(2):125–37.

[23] Cobin RH, Goodman NF. AACE reproductive endocrinology scientific committee. American Association of Clinical Endocrinologists and American College of Endocrinology Position Statement on Menopause-2017 Update. Endocr Pract. 2017 Jul;23(7):869–80.

[24] Neer RM, Arnaud CD, Zanchetta JR, et al. Effect of parathyroid hormone (1–34) on fractures and bone mineral density in postmenopausal women with osteoporosis. N Engl J Med. 2001;344:1434–41.

[25] Miller PD, Hattersley G, Riis BJ, et al. Effect of abaloparatide vs placebo on new vertebral fractures in postmenopausal women with osteoporosis: a randomized clinical trial. JAMA. 2016;316:722–33.

[26] Borggrefe J, Graeff C, Nickelsen TN, Marin F, Glüer CC. Quantitative computed tomographic assessment of the effects of 24 months of teriparatide treatment on 3D femoral neck bone distribution, geometry, and bone strength: results from the EUROFORS study. J Bone Miner Res. 2010;25(3):472–81.

[27] Keaveny TM, Hoffmann PF, Singh M, et al. Femoral bone strength and its relation to cortical and trabecular changes after treatment with PTH, alendronate, and their combination as assessed by finite element analysis of quantitative CT scans. J Bone Miner Res. 2008;23(12): 1974–82.

[28] Ma YL, Zeng QQ, Chiang AY, et al. Effects of teriparatide on cortical histomorphometric variables in postmenopausal women with or without prior alendronate treatment. Bone. 2014 Feb;59:139–47.

[29] Whitmarsh T, Treece GM, Gee AH, Poole KE. The Effects on the Femoral Cortex of a 24 Month Treatment Compared to an 18 Month Treatment with Teriparatide: A Multi-Trial Retrospective Analysis. PLoS One. 2016 Feb 9;11(2):e0147722.

[30] Bone HG, Cosman F, Miller PD, et al. ACTIVExtend: 24 Months of Alendronate After 18 Months of Abaloparatide or Placebo for Postmenopausal Osteoporosis. J Clin Endocrinol Metab. 2018 Aug 1;103(8):2949–57.

[31] Kendler DL, Marin F, Zerbini CAF et al. Effects of teriparatide and risedronate on new fractures in post-menopausal women with severe osteoporosis (VERO): a multicentre, double-blind, double-dummy, randomised controlled trial. Lancet 2017 pii: S0140–6736(17)32137–S0140–6736(17)32132.

[32] Cosman F, Crittenden DB, Adachi JD, et al. Romosozumab treatment in postmenopausal women with osteoporosis. N Engl J Med. 2016;375 :1532–43.

[33] Lewiecki EM, Dinavahi RV, Lazaretti-Castro M, et al. One Year of Romosozumab Followed by Two Years of Denosumab Maintains Fracture Risk Reductions: Results of the FRAME Extension Study. J Bone Miner Res. 2019 Mar;34(3):419–28.

[34] Advisory Committee Briefing Documents provided by Amgen for FDA, January 2019.

[35] Saag KG, Petersen J, Brandi ML, et al. Romosozumab or alendronate for fracture prevention in women with osteoporosis. N Engl J Med. 2017;377:1417–27.

[36] Black DM, Schwartz AV, Ensrud KE, et al. FLEX Research Group FLEX Research Group. Effects of continuing or stopping alendronate after 5 years of treatment: the fracture intervention trial long-term extension (FLEX): a randomized trial. JAMA. 2006;296:2927–38.

[37] Cosman F, Cauley JA, Eastell R, et al. Reassessment of fracture risk in women after 3 years of treatment with zoledronic acid: when is it reasonable to discontinue treatment? J Clin Endocrinol Metab. 2014;99:4546–54.

[38] Ettinger B, San Martin J, Crans G, Pavo I. Differential effects of teriparatide on BMD after treatment with raloxifene or alendronate. J Bone Miner Res. 2004 May;19(5):745–51.

[39] Boonen S, Marin F, Obermayer-Pietsch B, et al. Effects of previous antiresorptive therapy on the bone mineral density response to two years of teriparatide treatment in postmenopausal women with osteoporosis. J Clin Endocrinol Metab. 2008 Mar;93(3):852–60.

[40] Leder BZ, Tsai JN, Uihlein AV, et al. Denosumab and teriparatide transitions in postmenopausal osteoporosis (the DATA-Switch study): extension of a randomised controlled trial. Lancet. 2015 Sep 19;386(9999):1147–55.

[41] Langdahl BL, Libanati C, Crittenden DB, et al. Romosozumab (sclerostin monoclonal antibody) versus teriparatide in postmenopausal women with osteoporosis transitioning from oral bisphosphonate therapy: a randomised, open-label, phase 3 trial. Lancet. 2017 Sep 30;390(10102):1585–94.

[42] Anastasilakis AD, Papapoulos SE, Polyzos SA, Appelman-Dijkstra NM, Makras P. Zoledronate for the Prevention of Bone Loss in Women Discontinuing Denosumab Treatment. A Prospective 2–Year Clinical Trial. J Bone Miner Res. 2019 Dec;34(12):2220–8.

[43] van Staa T, Leufkens HGM, Abenhaim L, Zhang B, Cooper C. Use of oral corticosteroids and risk of fractures. J Bone Miner Res. 2000;15:933–1000.

[44] van Staa TP, Leufkens HGM, Cooper C. A meta-analysis of the epidemiology of corticosteroid-induced osteoporosis. Osteoporo Int. 2002;13:777–87.

[45] Amiche MA, Albaum JM, Tadrous M, et al. Fracture risk in oral glucocorticoid users: a Bayesian meta-regression leveraging control arms of osteoporosis clinical trials. Osteoporos Int. 2016;27(5):1709–18.

[46] Balasubramanian A, Wade SW, Adler RA, et al. Glucocorticoid exposure and fracture risk in patients with new-onset rheumatoid arthritis. Osteoporos Int. 2016;27(11):3239–49.

[47] Saag KG, Zanchetta JR, Devogelaer JP, et al. Effects of teriparatide versus alendronate for treating glucocorticoid-induced osteoporosis: thirty six month results of a randomized, double-blind, controlled trial. Arthritis Rheum. 2009;60:3346–55.

[48] Roux C, Briot K. Imminent fracture risk. Osteoporos Int. 2017 Jun;28(6):1765–9.

[49] Reid DM, Devogelaer JP, Saag K, et al. Zoledronic acid and risedronate in the prevention and treatment of glucocorticoid-induced osteoporosis (HORIZON): a multicentre, double-blind, double-dummy, randomised controlled trial. Lancet. 2009 Apr 11;373(9671):1253–63.

[50] Shane E, Cohen A, Stein EM, et al. Zoledronic acid versus alendronate for the prevention of bone loss after heart or liver transplantation. J Clin Endocrinol Metab. 2012 Dec;97(12):4481–90.

[51] Keaveny TM, Crittenden DB, Bolognese MA, et al. Greater Gains in Spine and Hip Strength for Romosozumab Compared With Teriparatide in Postmenopausal Women With Low Bone Mass. J Bone Miner Res. 2017 Sep;32(9):1956–62.

[52] Genant HK, Engelke K, Bolognese MA, et al. Effects of Romosozumab Compared With Teriparatide on Bone Density and Mass at the Spine and Hip in Postmenopausal Women With Low Bone Mass. J Bone Miner Res. 2017 Jan;32(1):181–7.

[53] Black DM, Abrahamsen B, Bouxsein ML, Einhorn T, Napoli N. Atypical Femur Fractures: Review of Epidemiology, Relationship to Bisphosphonates, Prevention, and Clinical Management. Endocr Rev. 2019 Apr 1;40(2):333–68.

[54] Khan AA, Morrison A, Hanley DA, et al. Diagnosis and management of osteonecrosis of the jaw: a systematic review and international consensus. J Bone Miner Res. 2015 Jan;30(1):3–23.

[55] Jha S, Wang Z, Laucis N, Bhattacharyya T. Trends in media reports, Oral bisphosphonate prescriptions, and hip fractures 1996–2012: an ecological analysis. J Bone Miner Res. 2015 Dec;30(12):2179–87.

[56] Kim SC, Kim DH, Mogun H, et al. Impact of the U.S. Food and Drug Administration's Safety-Related Announcements on the Use of Bisphosphonates After Hip Fracture. J Bone Miner Res. 2016 Aug;31(8):1536–40.

[57] Khosla S, Cauley JA, Compston J, et al. Addressing the Crisis in the Treatment of Osteoporosis: A Path Forward. J Bone Miner Res. 2017 Mar;32(3):424–30.

[58] Solomon DH, Johnston SS, Boytsov NN, McMorrow D, Lane JM, Krohn KD. Osteoporosis medication use after hip fracture in U.S. patients between 2002 and 2011. J Bone Miner Res. 2014 Sep;29(9):1929–37.

[59] Desai RJ, Mahesri M, Abdia Y, et al. Association of Osteoporosis Medication Use After Hip Fracture With Prevention of Subsequent Nonvertebral Fractures: An Instrumental Variable Analysis. JAMA Netw Open. 2018 Jul 6;1(3):e180826.

[60] National Osteoporosis Foundation National Bone Health Policy. New report on burden of osteoporosis highlights huge and growing economic and human toll of the disease. https:// www.nof.org/news/ new-report- on- burden- of- osteoporosis- highlights- huge- and- growing- economic- and- human- toll- of- the- disease/

[61] Compston J. Reducing the treatment gap in osteoporosis. Lancet Diabetes Endocrinol. 2019 Nov 19. pii: S2213–8587(19)30378–X. https://doi. org/10.1016/S2213–8587(19)30378–X. [Epub ahead of print].

[62] Hawley S, Leal J, Delmestri A, et al. REFReSH study group. Anti-Osteoporosis Medication Prescriptions and Incidence of Subsequent Fracture Among Primary Hip Fracture Patients in England and Wales: An Interrupted Time-Series Analysis. J Bone Miner Res. 2016 Nov;31(11):2008–15.

[63] Mitchell P, Åkesson K, Chandran M, Cooper C, Ganda K, Schneider M. Implementation of Models of Care for secondary osteoporotic fracture prevention and orthogeriatric Models of Care for osteoporotic hip fracture. Best Pract Res Clin Rheumatol. 2016 Jun;30(3):536–58.

[64] de Bruin IJA, Wyers CE, van den Bergh JPW, Geusens PPMM. Fracture liaison services: do they reduce fracture rates? Ther Adv Musculoskelet Dis. 2017 Jul;9(7):157–64.

[65] Walters S, Khan T, Ong T, Sahota O. Fracture liaison services: improving outcomes for patients with osteoporosis. Clin Interv Aging. 2017 Jan 10;12:117–27.

[66] Wu CH, Tu ST, Chang YF, et al. Fracture liaison services improve outcomes of patients with osteoporosis-related fractures: A systematic literature review and meta-analysis. Bone. 2018 Jun;111:92–100.

[67] Mitchell PJ, Cooper C, Fujita M, et al. Quality Improvement Initiatives in Fragility Fracture Care and Prevention. Curr Osteoporos Rep. 2019 Nov 16; https://doi.org/10.1007/ s11914–019– 00544–8.

[68] Shepstone L, Lenaghan E, Cooper C, et al. Screening in the community to reduce fractures in older women (SCOOP): a randomised controlled

trial. Lancet. 2018 Feb 24;391(10122):741–7.

[69] McCloskey E, Johansson H, Harvey NC, et al. Management of Patients With High Baseline Hip Fracture Risk by FRAX Reduces Hip Fractures-A Post Hoc Analysis of the SCOOP Study. J Bone Miner Res. 2018 Jun;33(6):1020–6.

[70] Rubin KH, Rothmann MJ, Holmberg, et al. Effectiveness of a two-step population-based osteoporosis screening program using FRAX: the randomized Risk-stratified Osteoporosis Strategy Evaluation (ROSE) study. Osteoporos Int. 2018 Mar;29(3):567–78.

[71] Merlijn T, Swart KM, van Schoor NM, et al. The Effect of a Screening and Treatment Program for the Prevention of Fractures in Older Women: A Randomized Pragmatic Trial. J Bone Miner Res. 2019 Nov;34(11):1993–2000.

[72] Merlijn T, Swart KMA, van der Horst HE, Netelenbos JC, Elders PJM. Fracture prevention by screening for high fracture risk: a systematic review and meta-analysis. Osteoporos Int. 2019 Dec 14; https://doi.org/10.1007/s00198–019– 05226– w.

[73] Bouxsein ML, Eastell R, Lui LY, et al. Change in Bone Density and Reduction in Fracture Risk: A Meta-Regression of Published Trials. J Bone Miner Res. 2019 Apr;34(4):632–42.

第七篇 骨质疏松症治疗的其他方面
Various Aspects of Osteoporosis Treatment

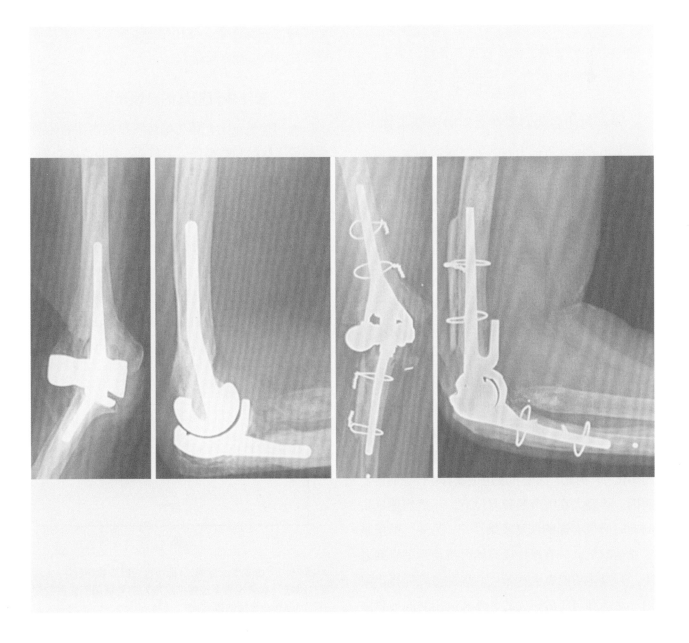

第30章 全身振动训练用于预防肌少症和骨质疏松症
Whole Body Vibration as an Exercise Modality to Prevent Sarcopenia and Osteoporosis

Jörn Rittweger 著

谢 垒 林 华 译

关键词

脆性，肌肉萎缩，骨骼肌肉，骨骼，训练，康复，老年医学

一、为什么我们要在老年时锻炼身体

人类寿命终点的主要特点是逐渐加重的疾病状态和肢体残疾。衰老的特征包括全身性炎症（发炎[1]）、能量消耗与能量摄取不相匹配（代谢不稳定[2]）、肌肉质量丧失（肌少症[3]）、肌肉力量不佳（肌力减少症[4]）、骨丢失（导致骨质疏松症）和灾难性的骨折事件，这些都促进了疾病和残疾的发生。这种多方面、多因素的临床表现我们称之为老年虚弱综合征[5]。

老年虚弱的表现与废用效应有许多相似之处。实验研究表明，卧床制动很容易导致代谢紊乱[6]、肌萎缩[7]和肌无力[8]，以及骨丢失[7]。老年人普遍活动减少，因此经常卧床休息；同时因为健康问题，老年人也会长时间卧床休息，造成行动能力的恶化[9]。因此，久坐和废用是虚弱综合征的主要病因。年轻人在关节脱位复位后，不适当地延长制动时间也会影响恢复效果[10, 11]。另外，即便是专业运动员，一直保持极高体力活动水平直到老年，其身体功能也会减退[12]。因此，人们得出结论：衰老和与年龄相关的久坐和废用共同导致虚

弱综合征（图30-1）。从这个角度来看，相对于逆转年龄的方法来说，使用物理干预来改善虚弱综合征的方法可行性较高[13]。

二、老年体育锻炼的具体要求

人们普遍认为，体育锻炼可以提高所有年龄段的健康状况和幸福感[14]。然而，在世界人口中，所有年龄段的体育锻炼的活动水平正在下降到令人震惊的低水平。为了减缓这种趋势，世界卫生组织[15]、美国卫生部[16]、美国国家和国际科学与医学会均提供了指导方针，建议提高人们体育锻炼的活动水平。然而，大多数老年人对参加体育锻炼犹豫不决，特别是那些对他们来说是全新的、费力的、具有挑战性的或耗时的体育锻炼。此外，

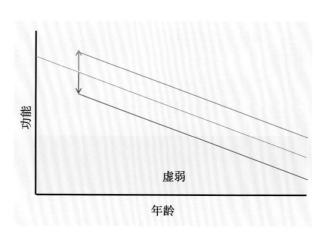

▲ 图30-1 由衰老（蓝线）（即不可逆的生物学程序），运动（绿线）和久坐甚至废用（红线）的有益调节作用共同引起的虚弱综合征的概念化

从科学的角度来看，关于老年人可训练性的经典指南[17]是针对部分特定人群进行的，这同样限制了指南的普适性。此外，对于疾病、合并疾病或缺乏动力的人群来说，许多建议的体育锻炼对老年患者来说实施的可行性不高。

因此，老年人一方面需要针对虚弱病因的锻炼方式（如肌肉骨骼共协调），另一方面还需明确在合理的时间内进行。从这个意义上说，使用全身振动（whole body vibration，WBV）来阻止肌少症、肌力减少症和骨质疏松症似乎是一种简单可行的方法。

三、全身振动：基本原理

WBV 与大多数其他类型运动的不同之处在于，来自外部机器的能量可以传到人体内部。这种能量转移是非常重要的。从物理上讲，振动是机械振动，其特征是具有频率（每单位时间的循环次数）、振幅（从中性到峰值的位移，或者从最小到最大的位移也称为"峰间位移"），以及振动波形。在工程学领域，振动波形大多是正弦的（因此是"平滑的"），但在生物学和生理学领域（如心电图）却没有如此规则的波形。在进化的早期，振动原理已经在许多生物学过程中被使用。除了声音和听觉外，蜜蜂翅膀的振动可以用来进行交流，以告知同伴食物的位置和丰富程度；振动被蜘蛛用来作为蜘蛛蛛网中猎物的信息来源，而雄性树蝉则用来作为发情信号来提示周围存在潜在的配偶。

大多数现有的振动设备在垂直位移下运行，在不产生安全问题的情况下产生高频分量或冲击的正弦波。为了使振动在我们的身体中引起生理反应，振动器必须与身体界面相贴合（通常是足）（图 30-2）。需要注意的是，只有振动器和身体界面完全重合时，能量传递才能完成。振动信号通过组织进行传输，信号传播情况取决于人体组织的黏弹性。纯弹性的组织会造成完全传递到组织各个部分，造成组织的完全共振，从而产生灾难

性的后果。而肌肉组织具有黏稠、阻力特性，可以耗散机械振动的传递[19, 20]，这有助于防止完全共振造成的组织损坏。

我们可以把人体看成是由关节连接的不同部分组成的物体（图 30-2A）。重要的是，每个关节都充当黏弹性弹簧，弹簧刚度取决于关节角度。因此，振动器的振动信号的传输量在处于站立姿势和肌肉僵硬情况下增加。相反，我们可以通过摆出蜷缩姿势、调整肌肉张力、转移重心至前脚上将踝关节引入到传递轴上来减弱振动传递。出于类似的原因，我们通过"增加一个关节"的方法改进了装置，侧向交替振动要比同步振动设备向头部和躯干的振动传递[21, 22]的时候更弱，主要是因为侧向交替平台在矢状面经过腰骶关节，而同步振动不经过此平面（图 30-2B）。

四、WBV 的急性生理反应

在肌肉组织内，WBV 可以引起肌束延长、肌腱拉伸和激活肌肉的动作电位[23]，大多数学者认为这是单突触延伸反射激活的证据[24]。同时，振动不仅会引起突触伸展反射，还会抑制它们的脊髓传递反射信号[24]。这被称为"振动悖论"[25]，可以用突触前抑制或激活后抑制等机制来解释。此外，振动会激活皮肤和高尔基肌腱感受器[26, 27]，这两种感受器都会参与脊髓反射。

肌肉拉伸会造成肌肉温度的迅速升高[19]。对振动的另一个生理反应是血流的增强[28]，增强的强度取决于振动的频率，而不是振动的幅度，或者说与振幅关系很小[29]。灌注增强可以增加肌肉组织含氧量[30]，并且与使用的重力载体的匹配程度有关[31]。因此，一个可能的解释理论是振动提供的机械能有助于"推动"静脉血液穿过静脉瓣膜，从而促进心脏回流。

正如人们所预料的那样，WBV 还能刺激全身的氧气摄取[32]。这种与振动相关的过量摄氧量与振动的频率和幅度成比例[33]，但在较年长的人中，这种作用似乎有些减弱[34]。

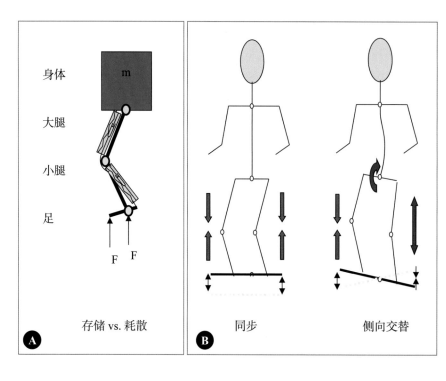

▲ 图 30-2　人体运动中振动设备的物理应用

A. 人体可以被概念化为位于大腿、小腿和足部的小块（躯干和头部），通过关节连接。质量和黏弹性关节特性共同决定人体对振动的动态响应；B. 两类振动平台的图示，同步模式同时推动双腿，使腰骶关节免于矢状旋转。在侧向交替平台中，两腿被推向反相，腰骶关节的阻尼贡献有助于减少对头部和躯干的振动传递（引自 Rittweger.[18]）

身体

大腿

小腿

足

F　F

存储 vs. 耗散

A

同步　　　侧向交替

B

五、WBV 预防肌少症和肌力减少症

关于年轻人是否可以通过在传统运动的基础上增加振动来获得更大的肌肉质量和肌肉力量，这一观点仍有巨大争议。从目前的研究表明，要么没有效果，要么效果微乎其微[35-38]。尽管仔细观察可能会发现 WBV 对小腿肌肉肥大（并非膝关节伸肌细胞肥大）具有一定效果，同时这个作用似乎与跳高反应能力的提高有关[38]。但我们基本可以认为，将 WBV 叠加到传统的阻力训练中只有轻微的效果。同样，在实验卧床制动时，无论有无额外的阻力运动，都没有确切的证据表明 WBV 是一种对抗肌肉萎缩的有效手段[39, 40]。

然而，在将研究重点转移到老年人身上时，WBV 对肌肉的作用需要被重新认识。几项研究将 WBV 添加到疗养院标准老年调理运动中[41, 42]，研究报道了 WBV 在起立行走和平衡中的一些益处（表 30-1）。在一些对较年轻的社区居民中进行研究，Bogaerts 等[47] 发现了 WBV 对平衡恢复的有益影响，Roelants 等发现[48] 与标准耐力训练相比，WBV 运动更具优势。但是也有研究没有发现 WBV 具有效果[49, 50]，可能与数据量较少有

关。骨关节炎（osteoarthritis，OA）是一种常见的老年常见疾病，并且 WBV 对肌肉力量的益处已在 OA 老年女性患者中得到证实[51]。总体而言，正如最近的一项 Meta 分析所指出的那样，WBV 可以改善肌肉力量和张力、垂直跳跃能力和其他功能指标[46]。

表 30-2 给出了现有文献的更详细的描述。从这个表中可以看出，WBV 具有一定的可行性，它本身有助于改善肌肉力量、步态速度、平衡和健康。这种效果在老年人和居住在疗养院或老年康复单位的人中最为明显（表 30-1）。此外，常规运动加 WBV 的组合有可能比单独进行常规运动或 WBV 的效果更好。

六、WBV 预防骨质疏松症

大多数的 WBV 干预性研究在调查肌肉终点时都使用了包括峰值加速度大于 1g 的振动参数，而在骨领域则有两种不同的见解。这两个学派都认为，骨组织应变[64, 65] 和应变率[66] 构成了决定骨塑建和重建的力学信号。然而，第一个学派将成骨应变效应主要归因于峰值应变[67]，而第二个学派则提出，这种有效性是应变循环次数及其幅度

表 30-1　检测 WBV 对老年人群神经肌肉结局有效性的随机对照试验

参考文献	人群	时间(个月)	受试者(n)	结局
Ma 等[43]	绝经后女性	≥6	1014	腰椎 aBMD：仅在低震级 WBV 中改善 股骨颈 aBMD：无影响
Oliveira 等[44]	绝经后女性	≥6	1833	腰椎 aBMD：通过 WBV（屈曲和伸直膝关节）改善 股骨 aBMD：通过 WBV（屈曲膝关节）改善 转子 aBMD：通过 WBV（侧向交替平台屈曲膝关节）改善
Jepsen、Thomsen、Hansen、Jorgensen、Masud、Ryg[45]	年龄≥50 岁	≥6	1839	腰椎和全髋 aBMD、胫骨和桡骨 vBMD：无影响 骨折率：通过 WBV 改善（RR=0.48） 跌倒率：通过 WBV 改善（RR=0.76）
Lau、Liao、Yu、Teo、Chung、Pang[46]	年龄≥50 岁	1.5~18	896	腰椎和全髋 aBMD：无影响

当几篇出版物来自同一研究时，将其整理到表格的同一行中

n. 每组参与者数量；WBV. 全身振动；aBMD. 面积骨密度；BMD. 体积骨密度

的乘积，并且可以将大幅度循环替换为更多次的低幅度循环[68]。因此，高震级理论试图最大化组织应变力，因此使用了高震级振动（特征为峰值振动>1g）。低震级理论则应用的振动规范大大低于 1g 峰值的方法并加快振动速度。最初的临床前研究表明低震级和高震级振动治疗方案都是有效的[69, 70]，初步临床研究表明，低震级振动对残疾儿童[71] 和骨量减少的女性[72] 更有优势。此外，在男性年轻人群中的实验床振动实验，高振幅振动和阻力运动的结合可以防止肌肉损耗和骨丢失[73]，在随后的一项研究也证明了振动起到了很好的作用[74]。

　　然而，也有 Meta 分析报道表明 WBV 对骨密度增加的有效性有限（表 30-2）。对于腰椎和髋部，当使用侧向交替平台屈膝时，效果似乎更好一些。然而，WBV 对骨密度的影响可以说是微乎其微。但据报道，WBV 将骨折风险降低了一半。对于骨质疏松症的药物治疗中，也报道了对骨骼相对较小的影响并与骨折率显著降低相关[75]。WBV 似乎也降低了跌倒的风险[45]，而绝大多数骨质疏松性骨折都是由跌倒引起的[76]。减低跌倒风险很有可能是由于 WBV 对神经肌肉支配改善的益处，而并非对骨质本身作用。另外，跌倒的减少只能部分解释 WBV 干预对降低骨折风险。在一项大型的前瞻性运动研究中也进行了类似的观察。在该研究中，多模态运动干预使骨折与跌倒的发生率减少了一半[77]。虽然骨密度没有改变，但人们当然可以尝试通过对骨"质量"的影响来解释这种差异[78]。然而，作为另一种假设，笔者认为老年患者进行运动干预可以提高应对神经肌肉系统消耗动能的能力，从而预防骨折。

结论

　　在过去 20 年的老年医学和康复医学应用中，WBV 已经显示出具有良好的可行性和低风险特征。越来越多的证据表明，通过全身振动干预可以缓解与年龄相关的虚弱综合征。这种干预适用于肌力减少症，在较小程度上适用于肌少症，同样适用于跌倒和骨折的风险预防，所有这些并发症都可以通过 WBV 得到改善。需要注意的是，在身体健康情况极其脆弱的人群中仍然缺乏随机对照试验，例如，在强化护理后或脑卒中后的早期康复中人群中仍缺乏验证。此外，WBV 对老年患者代谢方面的研究也非常缺乏。然而，考虑

表 30-2　WBV 对老年人群骨骼结局有效性的随机对照试验的 Meta 分析

设　计	参考文献	背　景	时间（个月）	n	年龄（岁）	平　台	结　局
WBV vs. Ctrl	Runge 等[52]	老年康复诊所	2	20/19	61—85	Side-alt.	CRT: 仅 WBV 组改善
WBV vs. Ctrl	Russo 等[53]	门诊	6	14/15	平均值 61/61	Side-alt.	垂直跳跃能力: 仅 WBV 组改善
WBV vs. Ctrl	Zhang 等[54]	老年康复诊所	2	19/18	平均值 85/85	Side-alt.	TUG、肌肉力量、平衡和健康: 仅 WBV 组改善
WBV vs. Ctrl	Perchthaler 等[55]	社区居民	1.5	13/8	平均值 55/55	Side-alt.	跳跃高度: 仅 WBV 组改善 肌肉力量和能力: 无变化
WBV vs. Ctrl	Santin-Medeiros 等[56]	社区居民	8	19/18	平均值 82	Synchr	跌倒风险和健康: 无变化
WBV+Ex vs. Ctrl	Machado 等[57]	社区居民	2.5	13/13	79/79	n.r.	肌肉大小和力量、活动度: 仅 WBV+Ex 组改善 肌肉能力: 仅 Ctrl 组恶化
WBV+Ex vs. Ex	Bautmans, Van Hees, Lemper, Mets[41]	疗养院	1.5	13/11	平均值 78	Synchr	平衡、CRT 和 TUG: 仅 WBV 组改善
WBV+PT vs. PT	Bruyere, Wuidart, DiPalma, Gourlay, Ethgen, Richy, Reginster[42]	疗养院	1.5	22/20	平均值 85/79	Synchr	平衡和健康: 仅 WBV+PT 组改善 TUG: 改善 WBV+PT>PT 组
WBV+Ex vs. Ex	Simao, Mendonca, Avelar, da Fonseca, Santos, de Oliveira, Tossige-Gomes, Ribeiro, Neves, Balthazar, Leite, Figueiredo, Bernardo-Filho, Lacerda[51]	患有骨关节炎的社区居民	4	7/8	平均值 75/71	Synchr	肌肉力量: 仅 WBV+Ex 组改善
WBV+Ex vs. FT vs. Ctrl	Bogaerts 等[58], Bogaerts, Verschueren, Delecluse, Claessens, Boonen[47]	社区居民	12	94/60/66	平均值 67/67/68	Synchr	平衡: 改善 WBV+Ex>FT>Ctrl 组 肌肉强度和能力: 改善（WBV+Ex & 健康）>Ctrl 组

（续表）

设计	参考文献	背景	时间（个月）	n	年龄（岁）	平台	结局
WBV+Ex vs. Ex vs. Ctrl	Rees, Murphy 和 Watsford[49]、Rees, Murphy、Watsford[50]	社区居民	2	15/13/15	66—85	Side-alt.	CRT, 步态速度和能力: 改善 WBV & Ex>Ctrl 组
WBV+Ex vs. Res vs. Ctrl	Roelants 等[59]	社区居民	6	30/30/29	58—74	Synchr	肌肉力量: 改善 WBV+Ex>Res>Ctrl 组; 肌肉能力: 改善 WBV+Ex>Res>Ctrl 组
syWBV+Ex vs. sa WBV+Ex vs. Ex	Corrie 等[60]	门诊	3	21/20/20	平均值 82/80/79	Side-alt. vs.Synchr	CRT 和 TUG: 仅 Ex 组改善; 肌肉能力: 改善 syWBV>Ex 组
WBV+SE vs. WBV vs. SE vs. Ctrl	Smith 等[61]	社区居民	3	15/15/15/15	平均值 82.2	Synchr	平衡: 仅 WBV 和 WBV+SE 组改善; 肌肉力量: 仅 WBV+SE 和 SE 组; 功能独立性: 仅 WBV+SE、WBV 和 SE 组改善
WBV vs. WBV+SE	Osugi 等[62]	门诊	6	14/14	平均值 72	Side-alt.	平衡和 TUG: WBV 和 WBV+SE 组改善相似; CRT: 仅 WBV+SE 组改善
fkWBV vs. lkWBV vs. fkStand	Mikhael 等[63]	社区居民	3	6/5/8	64/69/62	n.r.	肌肉力量: 仅 lkWBV 组改善

由于技术原因，无法提取年龄信息。
WBV. 全身振动; Ctrl. 对照组; Ex. 无重量运动; CRT. 坐起运动; ET. 健身运动; etrl. 对照; PT. 标准物理治疗; syWBV. 同步全身振动; SE. 静态运动; lkWBV. 锁定膝关节振动; n. 受试者总数（包括所有组）

到 WBV 的相对有效性似乎在老年患者中增加，因为老年患者对其他类型的体育锻炼或治疗的接受度下降，WBV 似乎特别适合于老年和康复医学。

参考文献

[1] Franceschi C, Capri M, Monti D, Giunta S, Olivieri F, Sevini F, Panourgia MP, Invidia L, Celani L, Scurti M, Cevenini E, Castellani GC, Salvioli S. Inflammaging and anti-inflammaging: a systemic perspective on aging and longevity emerged from studies in humans. Mech Ageing Dev. 2007;128:92–105.

[2] Bergouignan A, Rudwill F, Simon C, Blanc S. Physical inactivity as the culprit of metabolic inflexibility: evidence from bed-rest studies. J Appl Physiol. (1985). 2011;111:1201–10.

[3] Rosenberg IH. Summary comments. Am J Clin Nutr. 1989;50:1231.

[4] Clark BC, Manini TM. Sarcopenia =/= dynapenia. J Gerontol A Biol Sci Med Sci. 2008;63:829–34.

[5] Fried LP, Tangen CM, Walston J, Newman AB, Hirsch C, Gottdiener J, Seeman T, Tracy R, Kop WJ, Burke G, McBurnie MA. Frailty in older adults: evidence for a phenotype. J Gerontol A Biol Sci Med Sci. 2001;56:M146–56.

[6] Rudwill F, O'Gorman D, Lefai E, Chery I, Zahariev A, Normand S, Pagano AF, Chopard A, Damiot A, Laurens C, Hodson L, Canet-Soulas E, Heer M, Meuthen PF, Buehlmeier J, Baecker N, Meiller L, Gauquelin-Koch G, Blanc S, Simon C, Bergouignan A. Metabolic inflexibility is an early marker of bed-rest-induced glucose intolerance even when fat mass is stable. J Clin Endocrinol Metab. 2018;103:1910–20.

[7] Rittweger J, Frost HM, Schiessl H, Ohshima H, Alkner B, Tesch P, Felsenberg D. Muscle atrophy and bone loss after 90 days of bed rest and the effects of flywheel resistive exercise and pamidronate: results from the LTBR study. Bone. 2005;36:1019–29.

[8] Rittweger J, Felsenberg D, Maganaris CN, Ferretti JL. Vertical jump performance after 90 days bed rest with and without flywheel resistive exercise, including a 180 days follow-up. Eur J Appl Physiol. 2007;100:427–36.

[9] Gill TM, Allore H, Guo Z. The deleterious effects of bed rest among community-living older persons. J Gerontol A Biol Sci Med Sci. 2004;59:755–61.

[10] Rittweger J, Felsenberg D. Recovery of muscle atrophy and bone loss from 90 days bed rest: results from a one-year follow-up. Bone. 2009;44:214–24.

[11] Belavy DL, Ohshima H, Rittweger J, Felsenberg D. High-intensity flywheel exercise and recovery of atrophy after 90 days bed--rest. BMJ Open Sport Exerc Med. 2017;3:e000196.

[12] Tanaka H, Tarumi T, Rittweger J. Aging and physiological lessons from master athletes. Comprehensive Physiology; 2019.

[13] Vernikos J, and Hosie RS. The G-Connection. iUniverse, 2004.

[14] Booth FW, Roberts CK, Thyfault JP, Ruegsegger GN, Toedebusch RG. Role of inactivity in chronic diseases: evolutionary insight and pathophysiological mechanisms. Physiol Rev. 2017;97:1351–402.

[15] Physical Activity for Health Louxembourg: World Health Organization, 2018.

[16] Physical activity guidelines for Americans. edited by Services USDoHaH. Washington: 2018.

[17] Fiatarone MA, Marks EC, Ryan ND, Meredith CN, Lipsitz LA, Evans WJ. High-intensity strength training in nonagenarians. Effects on skeletal muscle. JAMA. 1990;263:3029.

[18] Rittweger J. Vibration as an exercise modality: how it may work, and what its potential might be. Eur J Appl Physiol. 2010;108:877–904.

[19] Cochrane DJ, Stannard SR, Sargeant AJ, Rittweger J. The rate of muscle temperature increase during acute whole-body vibration exercise. Eur J Appl Physiol. 2008;103:441–8.

[20] Wakeling JM, Nigg BM, Rozitis AI. Muscle activity damps the soft tissue resonance that occurs in response to pulsed and continuous vibrations. J Appl Physiol. 2002;93:1093–103.

[21] Abercromby AF, Amonette WE, Layne CS, McFarlin BK, Hinman MR, Paloski WH. Variation in neuromuscular responses during acute whole-body vibration exercise. Med Sci Sports Exerc. 2007;39:1642–50.

[22] Abercromby AF, Amonette WE, Layne CS, McFarlin BK, Hinman MR, Paloski WH. Vibration exposure and biodynamic responses during whole-body vibration training. Med Sci Sports Exerc. 2007;39:1794–800.

[23] Cochrane DJ, Loram ID, Stannard SR, Rittweger J. Changes in joint angle, musclet-endon complex length, muscle contractile tissue displacement, and modulation of EMG activity during acute whole-body vibration. Muscle Nerve. 2009;40:420–9.

[24] Ritzmann R, Kramer A, Gruber M, Gollhofer A, Taube W. EMG activity during whole body vibration: motion artifacts or stretch reflexes? Eur J Appl Physiol. 2010;110:143–51.

[25] Cakar HI, Cidem M, Kara S, Karacan I. Vibration paradox and H-reflex suppression: is H-reflex suppression results from distorting effect of vibration? J Musculoskelet Neuronal Interact. 2014;14:318–24.

[26] Ribot-Ciscar E, Vedel JP, Roll JP. Vibration sensitivity of slowly and rapidly adapting cutaneous mechanoreceptors in the human foot and leg. Neurosci Lett. 1989;104:130.

[27] Roll JP, Vedel JP, Ribot E. Alteration of proprioceptive messages induced by tendon vibration in man: a microneurographic study. Exp Brain Res. 1989;76:213–22.

[28] Kerschan-Schindl K, Grampp S, Henk C, Resch H, Preisinger E, Fialka-Moser V, Imhof H. Whole-body vibration exercise leads to alterations in muscle blood volume. Clin Physiol. 2001;21:377.

[29] Lythgo N, Eser P, de Groot P, Galea M. Whole-body vibration dosage alters leg blood flow. Clin Physiol Funct Imaging. 2009;29:53–9.

[30] Rittweger J, Moss AD, Colier W, Stewart C, Degens H. Muscle tissue oxygenation and VEGF in VO-matched vibration and squatting exercise. Clin Physiol Funct Imaging. 2010;

[31] Cakar HI, Dogan S, Kara S, Rittweger J, Rawer R, Zange J. Vibration-related extrusion of capillary blood from the calf musculature depends upon directions of vibration of the leg and of the gravity vector. Eur J Appl Physiol. 2017;117:1107–17.

[32] Rittweger J, Schiessl H, Felsenberg D. Oxygen-uptake during whole body vibration exercise: comparison with squatting as a slow voluntary movement. Eur J Appl Physiol. 2001;86:169–73.

[33] Rittweger J, Ehrig J, Just K, Mutschelknauss M, Kirsch KA, Felsenberg D. Oxygen uptake in whole-body vibration exercise: influence of vibration frequency, amplitude, and external load. Int J Sports Med. 2002;23:428–32.

[34] Cochrane DJ, Sartor F, Winwood K, Stannard SR, Narici MV, Rittweger J. A comparison of the physiologic effects of acute whole-body vibration exercise in young and older people. Arch Phys Med Rehabil. 2008;89:815–21.

[35] Berschin G, Schmiedeberg I, Sommer H-M. Zum Einsatz von Vibrationskrafttraining als spezifisches Schnellkrafttrainingsmittel in Sportspielen. Leistungssport. 2003;4:11–3.

[36] Delecluse C, Roelants M, Verschueren S. Strength increase after whole-body vibration compared with resistance training. Med Sci Sports Exerc. 2003;35:1033–41.

[37] Ronnestad BR. Comparing the performance-enhancing effects of squats on a vibration platform with conventional squats in recreationally resistance-trained men. J Strength Cond Res. 2004;18:839–45.

[38] Rosenberger A, Beijer A, Johannes B, Schoenau E, Mester J, Rittweger J, Zange J. Changes in muscle cross-sectional area, muscle force, and jump performance during 6 weeks of progressive whole-body vibration combined with progressive, high intensity resistance training. J Musculoskelet Neuronal Interact. 2017;17:38–49.

[39] Mulder ER, Horstman AM, Stegeman DF, De Haan A, Belavy DL, Miokovic T, Armbrecht G, Felsenberg D, Gerrits KH. Influence of vibration resistance training on knee extensor and plantar flexor size, strength and contractile speed characteristics after 60 days of bed rest. J Appl Physiol. 2009;107:1789–98.

[40] Zange J, Mester J, Heer M, Kluge G, Liphardt AM. 20–Hz whole body vibration training fails to counteract the decrease in leg muscle volume caused by 14 days of 6 degrees head down tilt bed rest. Eur J Appl Physiol. 2008;105:271–7.

[41] Bautmans I, Van Hees E, Lemper JC, Mets T. The feasibility of whole body vibration in institutionalised elderly persons and its influence on muscle performance, balance and mobility: a randomised controlled trial [ISRCTN62535013]. BMC Geriatr. 2005;5:17.

[42] Bruyere O, Wuidart MA, Di Palma E, Gourlay M, Ethgen O, Richy F, Reginster JY. Controlled whole body vibration to decrease fall risk and improve health-related quality of life of nursing home residents. Arch Phys Med Rehabil. 2005;86:303–7.

[43] Ma C, Liu A, Sun M, Zhu H, Wu H. Effect of whole-body vibration on reduction of bone loss and fall prevention in postmenopausal women: a meta-analysis and systematic review. J Orthop Surg Res. 2016;11:24.

[44] Oliveira LC, Oliveira RG, Pires-Oliveira DA. Effects of whole body vibration on bone mineral density in postmenopausal women: a systematic review and meta-analysis. Osteoporos Int. 2016;27:2913–33.

[45] Jepsen DB, Thomsen K, Hansen S, Jorgensen NR, Masud T, Ryg J. Effect of whole-body vibration exercise in preventing falls and fractures: a systematic review and meta-analysis. BMJ Open. 2017;7: e018342.

[46] Lau RW, Liao LR, Yu F, Teo T, Chung RC, Pang MY. The effects of whole body vibration therapy on bone mineral density and leg muscle strength in older adults: a systematic review and meta-analysis. Clin Rehabil. 2011;25:975–88.

[47] Bogaerts A, Verschueren S, Delecluse C, Claessens AL, Boonen S. Effects of whole body vibration training on postural control in older individuals: a 1 year randomized controlled trial. Gait Posture. 2007; 26:309–16.

[48] Roelants M, Verschueren SM, Delecluse C, Levin O, Stijnen V. Whole-body-vibration-induced increase in leg muscle activity during different squat exercises. J Strength Cond Res. 2006;20:124–9.

[49] Rees S, Murphy A, Watsford M. Effects of vibration exercise on muscle performance and mobility in an older population. J Aging Phys Act. 2007;15:367–81.

[50] Rees SS, Murphy AJ, Watsford ML. Effects of whole-body vibration exercise on lower-extremity muscle strength and power in an older population: a randomized clinical trial. Phys Ther. 2008;88:462–70.

[51] Simao AP, Mendonca VA, Avelar NCP, da Fonseca SF, Santos JM, de Oliveira ACC, Tossige-Gomes R, Ribeiro VGC, Neves CDC, Balthazar CH, Leite HR, Figueiredo PHS, Bernardo-Filho M, Lacerda ACR. Whole body vibration training on muscle strength and brain-derived neurotrophic factor levels in elderly woman with knee osteoarthritis: a randomized clinical trial study. Front Physiol. 2019;10:756.

[52] Runge M, Rehfeld G, Resnicek E. Balance training and exercise in geriatric patients. J Musculoskelet Neuronal Interact. 2000;1:61.

[53] Russo CR, Lauretani F, Bandinelli S, Bartali B, Cavazzini C, Guralnik JM, Ferrucci L. High-frequency vibration training increases muscle power in postmenopausal women. Arch Phys Med Rehabil. 2003;84:1854.

[54] Zhang L, Weng C, Liu M, Wang Q, Liu L, He Y. Effect of whole-body vibration exercise on mobility, balance ability and general health status in frail elderly patients: a pilot randomized controlled trial. Clin Rehabil. 2014;28:59–68.

[55] Perchthaler D, Grau S, Hein T. Evaluation of a six-week whole-body vibration intervention on neuromuscular performance in older adults. J Strength Cond Res. 2015;29:86–95.

[56] Santin-Medeiros F, Santos-Lozano A, Cristi-Montero C, Garatachea VN. Effect of 8 months of whole-body vibration training on quality of life in elderly women. Research in sports medicine (Print). 2017;25:101–7.

[57] Machado A, Garcia-Lopez D, Gonzalez-Gallego J, Garatachea N. Whole-body vibration training increases muscle strength and mass in older women: a randomized-controlled trial. Scand J Med Sci Sports. 2010;20:200–7.

[58] Bogaerts A, Delecluse C, Claessens AL, Coudyzer W, Boonen S, Verschueren SM. Impact of whole-body vibration training versus fitness training on muscle strength and muscle mass in older men: a 1–year randomized controlled trial. J Gerontol A Biol Sci Med Sci. 2007;62:630–5.

[59] Roelants M, Delecluse C, Verschueren SM. Whole-body-vibration training increases kneeextension strength and speed of movement in older women. J Am Geriatr Soc. 2004;52:901–8.

[60] Corrie H, Brooke-Wavell K, Mansfield NJ, Cowley A, Morris R, Masud T. Effects of vertical and side-alternating vibration training on fall risk factors and bone turnover in older people at risk of falls. Age Ageing. 2015;44:115–22.

[61] Smith DT, Judge S, Malone A, Moynes RC, Conviser J, Skinner JS. Effects of bioDensity training and power plate whole-body vibration on strength, balance, and functional Independence in older adults. J Aging Phys Act. 2016;24:139–48.

[62] Osugi T, Iwamoto J, Yamazaki M, Takakuwa M. Effect of a combination of whole body vibration exercise and squat training on body balance, muscle power, and walking ability in the elderly. Ther Clin Risk Manag. 2014;10:131–8.

[63] Mikhael M, Orr R, Amsen F, Greene D, Singh MA. Effect of standing posture during whole body vibration training on muscle morphology and function in older adults: a randomised controlled trial. BMC Geriatr. 2010;10:74.

[64] Frost HM. The mechanostat: a proposed pathogenic mechanism of osteoporoses and the bone mass effects of mechanical and nonmechanical agents. Bone Miner. 1987;2:73.

[65] Rubin CT, Lanyon LE. Kappa Delta award paper. Osteoregulatory nature of mechanical stimuli: function as a determinant for adaptive remodeling in bone. J Orthop Res. 1987;5:300–10.

[66] Mosley JR, Lanyon LE. Strain rate as a controlling influence on adaptive modeling in response to dynamic loading of the ulna in growing male rats. Bone. 1998;23:313–8.

[67] Umemura Y, Ishiko T, Yamauchi T, Kurono M, Mashiko S. Five jumps per day increase bone mass and breaking force in rats. J Bone Miner Res. 1997;12:1480.

[68] Rubin CT, Sommerfeldt DW, Judex S, Qin Y. Inhibition of osteopenia by low magnitude, high-frequency mechanical stimuli. Drug Discov Today. 2001;6:848–58.

[69] Flieger J, Karachalios T, Khaldi L, Raptou P, Lyritis G. Mechanical stimulation in the form of vibration prevents postmenopausal bone loss in ovariectomized rats. Calcif Tissue Int. 1998;63:510.

[70] Rubin C, Turner AS, Bain S, Mallinckrodt C, McLeod K. Anabolism. Low mechanical signals strengthen long bones. Nature. 2001;412:603–4.

[71] Ward K, Alsop C, Caulton J, Rubin C, Adams J, Mughal Z. Low magnitude mechanical loading is osteogenic in children with disabling conditions. J Bone Miner Res. 2004;19:360.

[72] Gilsanz V, Wren TA, Sanchez M, Dorey F, Judex S, Rubin C. Low-level, high-frequency mechanical signals enhance musculoskeletal development of young women with low BMD. J Bone Miner Res. 2006;21:1464–74.

[73] Rittweger J, Beller G, Armbrecht G, Mulder E, Buehring B, Gast U, Dimeo F, Schubert H, de Haan A, Stegeman DF, Schiessl H, Felsenberg D. Prevention of bone loss during 56 days of strict bed rest by side-alternating resistive vibration exercise. Bone. 2010;46:137–47.

[74] Belavy DL, Beller G, Armbrecht G, Perschel FH, Fitzner R, Bock O, Borst H, Degner C, Gast U, Felsenberg D. Evidence for an additional effect of whole-body vibration above resistive exercise alone in preventing bone loss during prolonged bed rest. Osteoporos Int. 2011;22:1581–91.

[75] Cummings SR. How drugs decrease fracture risk: lessons from trials. J Musculoskelet Neuronal Interact. 2002;2:198–200.

[76] Runge M. Die multifaktorielle Pathogenese von Gehstörungen, Stürzen und Hüftfrakturen im Alter. Z Gerontol Geriatr. 1997;30:267.

[77] Uusi-Rasi K, Patil R, Karinkanta S, Kannus P, Tokola K, Lamberg-Allardt C, Sievanen H. Exercise and vitamin D in fall prevention among older women: a randomized clinical trial. JAMA Intern Med. 2015;175:703–11.

[78] Sievanen H, Kannus P, Jarvinen TL. Bone quality: an empty term. PLoS Med. 2007;4:e27.

第31章　骨质疏松症治疗的成本效益
Cost-Effectiveness of Osteoporosis Treatment

Kensuke Moriwaki　著

熊健斌　林　华　译

关键词

卫生经济学评价，成本效益分析，ICER，QALY

概述

由于人口老龄化和先进医疗技术的发展，发达国家面临着医疗费用扩大的问题。为了在有限的医疗资源下维持一个医疗体系的疾病管理，包括诊断、预防和治疗，不仅需要结合医疗效果和患者的生活质量，还需要从卫生经济学的角度考虑。近年来，西方国家对骨质疏松症筛查策略和药物治疗的卫生经济学评价案例不断积累，成本效益的证据已被用于临床或健康政策决策。本章总结了最近报道的骨质疏松症领域的卫生经济学评价，将其分为以下主题：①原发性骨折预防的筛查和治疗；②预防继发性骨折的干预措施；③启动药物治疗的标准；④各种药物治疗的比较。

一、骨质疏松性骨折的筛查和预防的成本效益

（一）原发性骨折预防的筛查及成本效益

迄今为止，有几项研究对初级预防筛查策略进行了成本效益分析，报道指出，对 50 岁以上无骨折史的女性进行 BMD 筛查并为骨折风险高的女性开始药物治疗具有成本效益[1-4]。50—80 岁女性筛查和治疗策略的增量成本效益比（incremental cost-effectiveness ratio，ICER）为每质量调整生命年（quality-adjusted life year，QALY）3849～16 589 欧元[1]。此外，针对 60—70 岁的女性，从成本效益角度推荐使用 QUS 作为 DXA 预筛查的策略，而对于其他年龄组，推荐仅使用 DXA 的筛查策略[2]。每 5 年联合风险评估算法、QUS 和 DXA 进行筛查，并对 T 评分≤-2.5 的患者启动骨折预防治疗具有成本效益[3]。此外，如果每年的药物成本低于 200 美元，则使用通用阿仑膦酸钠（ALN）筛查和治疗策略可以节省成本[4]。另外，另一项经济评估报道称，仅建议 65 岁以上的女性使用 BMD 筛查和药物治疗策略，而对于 40—64 岁的女性来说，提高身体活动是最具成本效益的干预措施[5]。此外，美国的成本效益分析评估了 65—75 岁女性筛查策略的成本效益，并指出如果 ICER 的阈值能够达到每 QALY 约 75000 美元，则具有成本效益[6]。来自瑞士的一项研究报道称，对超龄女性的 ICER 筛查策略低于 50000 美元 /QALY[7]。此外，对于 65 岁以上有骨折史和 80 岁以上无骨折史的老年男性，筛查和治疗策略具有成本效益[8]。

（二）继发性骨折预防的干预措施和成本效益

为骨质疏松性骨折患者推广药物治疗对于预防继发性骨折很重要，一些经济评估报道了其价值。根据基于模型的成本效益分析推断临床试验数据的结果，与传统做法相比，预防继发性骨折的多方面干预（提供指南、传单、咨询等）显示

更有效并可节省成本[9-11]。此外，还评估了骨折损伤服务（fracture lesion service，FLS）预防继发性骨折的成本效益[12-13]。由于 FLS 的实施，1000个假设队列的模拟导致了额外的检查和治疗费用，但是避免了 18 例骨折，包括 11 例股骨颈骨折，总成本节省约 21 000 英镑[12]。根据来自美国的一项研究，FLS 可以避免 10 000 名假设患者中的153 例骨折，包括 109 例股骨颈骨折，预计效果会增加 37.43QALY，并节省 66 879 美元的成本[13]。

二、抗骨质疏松药物治疗的成本效益

（一）启动药物治疗的标准和成本效益

一项基于模型的对不同国家背景下绝经后女性使用双膦酸盐的成本效益分析表明：①对既往有椎体骨折的绝经后女性进行 BP 治疗具有成本效益；②既往无骨折的绝经后女性进行 BP 治疗的成本效益因流行病学特征和医疗保健系统而异[14, 15]。根据一项从成本效益的角度分析了 7 个国家的药物治疗起始标准的研究，发现 BP 治疗的 ICER 低于支付意愿的 10 年髋部骨折预测概率（willingness to pay，WTP）阈值（GDP×2）估计为 5.6%（日本）～14.7%（西班牙）[16]。各国之间的差异来自WTP、骨折相关成本和干预成本[16]。一项类似的研究表明，如果髋部骨折的 10 年预测概率达到约3%，则 BP 治疗具有成本效益，并且 BP 治疗的成本效益往往因性别和种族而异[17]。此外，据报道，骨质疏松症治疗的 ICER 符合可接受线的严重骨质疏松性骨折的 10 年预测概率为 13%～15% 或更高[18, 19]。结合不同年龄和健康状况调查 BP 治疗的成本效益，ICER 随着健康状况的下降而增加，随着年龄的增长而下降，但在 80 岁后呈上升趋势[20]。然而，在所有情况下，ICER 低于 50 000美元 /QALY 或更少[20]。他们报道说，无论年龄和健康状况如何，骨质疏松症患者的药物治疗都可能具有成本效益[20]。此外，一项评估雷洛昔芬（RLX）对骨折风险和乳腺癌风险不同组合的成本效益的研究报道了使 RLX 治疗具有成本效益

的风险组合，即使对于超出干预标准的相对年轻的绝经后女性也是如此[21]。他们的研究建议在卫生经济学方面对治疗开始的决策进行全面的风险评估[21]。

（二）各种药物治疗的成本效益

1. 不同类型药物治疗的比较

比较多种药物（如 BP 和 SERM）的多项经济评估表明，SERM 在相对年轻的年龄组中具有成本效益，而 BP 在老年人中具有成本效益[22-25]。

2. 激素替代疗法

一项考虑骨折以外的临床事件（乳腺癌、心血管疾病、脑卒中、血栓形成等）的基于模型的成本效益分析报道称，尽管绝经程度会影响其成本效益，但在绝经后女性中，与不接受治疗相比，5 年的激素替代治疗（hormone replacement therapy，HRT）具有成本效益[26, 27]。此外，对没有绝经后症状和骨折高风险的女性进行的研究结果表明，无论子宫切除术后女性是否存在骨折，HRT 在许多情况下都是具有成本效益的[26, 27]。另外，对于有子宫且既往没有骨折的女性，没有治疗占主导地位，骨折风险被认为是 HRT 成本效益的决定因素[26, 27]。尽管 HRT 被认为在特定绝经后骨质疏松症人群中具有成本效益，但就疗效和安全性而言，建议将 BP 作为一线治疗[26, 27]。

3. 维生素 K

多项研究报道，与 ALN 和利塞膦酸钠等相比，维生素 K 具有成本效益[28, 29]。此外，在维生素 D和钙替代疗法中添加维生素 K 被认为具有成本效益(ICER：每 QALY9557～12 268 美元)[30]。然而，这些结果具有很大的不确定性，特别是在假设维生素 K 对髋部骨折有预防作用的情况下，因此需要进一步的临床试验[28-30]。

4. 特立帕肽

与不治疗相比，特立帕肽（TPTD）治疗 70 岁绝经后骨质疏松症患者具有成本效益（ICER=43 473欧元 /QALY）[31]。与 ALN 的比较成本效益分析表

明，即使假设 TPTD 的效果持续 15 年，ALN 也优于 TPTD[32]。与 ALN 单药治疗相比，使用 TPTD 和 ALN 的序贯治疗的 ICER 估计为每 QALY 156 500 美元[32]。他们的研究还表明，从成本效益的角度来看，TPTD 是可以接受的条件，如降低药物成本、缩短治疗周期、将其限制在严重病例[32]。

5. 巴多昔芬

与安慰剂相比，巴多昔芬（BAZ）在几个欧洲国家的成本效益分析表明其具有成本效益。在瑞典，对 70 岁患有骨质疏松症的女性进行 BAZ 治疗可以节省成本。在德国、意大利和英国，BAZ 的 ICER 估计低于每 QALY 30 000 欧元，并且 BAZ 被认为是具有成本效益的治疗选择[33]。另外，西班牙和法国 BAZ 的 ICER 超过 70 000 欧元 /QALY[33]。该研究表明，BAZ 的成本效益因国家 / 地区而异，具体取决于骨折风险[33]。在 BZA 和 RLX 之间进行比较，效果和成本几乎相同[34-36]。尽管不确定性仍然存在，但在假设高危人群骨折风险降低的情况下，BZA 可能是具有成本效益的治疗选择[34-36]。

6. 唑来膦酸

根据唑来膦酸（ZDA）的经济评估，ZDA 优于其他 BP 药物，但是不包括 50—80 岁绝经后骨质疏松症患者的 ALN 仿制药[37]。与 ALN 仿制药的比较也表明，当考虑到患者的依从性时，ZDA 可以经济有效地被使用[37]。

7. 地舒单抗

据报道，在既往无椎体骨折且 T 评分为 –2.5 或以下的 60 岁以上骨质疏松患者中，假设 WTP 为 30 000 欧元 /QALY，那么与不治疗相比，地舒单抗（DEN）是具有成本效益的选择[38]。DEN 作为一线骨松治疗药物被认为与口服 BP 治疗相比具有成本效益，包括 ALN 的通用治疗，特别是对于骨折风险高且依从性低的患者[39, 40]。另外，有人指出，需要积累有关安全性和依从性的临床数据，以及直接比较疗效的证据[39, 40]。根据基于结合 FRAX 算法的 Markov 模型的成本效益分析，当 DEN 的 ICER 与 ALN 的仿制药相比，每 QALY 的

ICER 低于 30 000 英镑时，严重骨质疏松性骨折的 10 年预测概率估计为 32% 或以上[41]。因此，DEN 已被推荐为不能服用 ALN 的高危患者的一种具有成本效益的治疗选择[41]。

结论

根据迄今为止报道的经济评价，骨质疏松症筛查和治疗的成本效益评估总结如下。

- 65 岁以下女性 BMD 筛查的成本效益因研究报道而异。
- 65 岁以上女性 BMD 筛查的成本效益处于普遍可接受的水平。
- 继发性骨折预防干预有望节省成本。
- BP 治疗对既往骨折的骨质疏松症患者具有成本效益。
- 对既往没有骨折的骨质疏松症患者进行 BP 治疗的成本效益因国家而异。
- 如果患者 10 年发生严重骨折的概率大于 13%，则 BP 治疗具有成本效益。
- 考虑到骨折以外的事件，SERM 在年轻患者中可能是具有成本效益的选择。在老年患者中，BP 治疗具有成本效益。
- TPTD 和 ALN 的序贯治疗可能在高风险条件下被允许。
- BAZ 和 RLX 在性价比上几乎相当。
- 在高危人群中，DEN 比 ALN 的仿制药更具成本效益。

与骨质疏松症筛查、预防和治疗相关的卫生经济学评价主要在西方国家取得进展，但考虑到流行病学特征和医疗保健系统的差异，将结果应用于其他国家并不总是合适的。目前，西方国家以外的原创分析有限。未来，应根据种族、年龄、BMD 和风险因素等各种条件下的成本效益评估各种骨质疏松症干预措施，以支持临床或医疗保健政策决策。为实现这一目标，有必要促进骨质疏松症领域的治疗效果、骨折风险、患者报告结果和成本方面的健康结果研究。

参 考 文 献

[1] Mueller D, Weyler E, Gandjour A. Cost effectiveness of the German screen-and-treat strategy for postmenopausal osteoporosis. Pharmaco Economics. 2008;26(6):513–36.

[2] Mueller D, Gandjour A. Cost effectiveness of ultrasound and bone densitometry for osteoporosis screening in post-menopausal women. Appl Health Econ Health Policy. 2008;6(2–3):113–35.

[3] Nayak S, Roberts MS, Greenspan SL. Cost-effectiveness of different screening strategies for osteoporosis in postmenopausal women. Ann Intern Med. 2011;155(11):751–61.

[4] Nayak S, Roberts MS, Greenspan SL. Impact of generic alendronate cost on the cost-effectiveness of osteoporosis screening and treatment. PLoS One. 2012;7(3):e32879.

[5] Nshimyumukiza L, Durand A, Gagnon M, Douville X, Morin S, Lindsay C, Duplantie J, Gagné C, Jean S, Giguère Y, Dodin S, Rousseau F, Reinharz D. An economic evaluation: simulation of the cost-effectiveness and cost-utility of universal prevention strategies against osteoporosis-related fractures. J Bone Miner Res. 2013;28(2):383–94.

[6] Mobley LR, Hoerger TJ, Wittenborn JS, Galuska DA, Rao JK. Cost-effectiveness of osteoporosis screening and treatment with hormone replacement therapy, raloxifene, or alendronate. Med Decis Mak. 2006; 26(2):194–206.

[7] Schwenkglenks M, Lippuner K. Simulation-based cost-utility analysis of population screening-based alendronate use in Switzerland. Osteoporos Int. 2007;18(11):1481–91.

[8] Schousboe JT, Taylor BC, Fink HA, Kane RL, Cummings SR, Orwoll ES, Melton LJ. Cost-effectiveness of bone densitometry followed by treatment of osteoporosis in older men. JAMA. 2007;298(6):629–37.3rd, Bauer DC, Ensrud KE.)

[9] Majumdar SR, Lier DA, Rowe BH, Russell AS, McAlister FA, Maksymowych WP, Hanley DA, Morrish DW, Johnson JA. Cost-effectiveness of a multifaceted intervention to improve quality of osteoporosis care after wrist fracture. Osteoporos Int. 2011;22(6):1799–808.

[10] Majumdar SR, Lier DA, McAlister FA, Rowe BH, Siminoski K, Hanley DA, Russell AS, Johnson JA. Costeffectiveness of osteoporosis interventions for 'incidental' vertebral fractures. Am J Med. 2013; 126(2):169 e9–17.

[11] Majumdar SR, Lier DA, Leslie WD. Cost-effectiveness of two inexpensive postfracture osteoporosis interventions: results of a randomized trial. J Clin Endocrinol Metab. 1991–2000;98(5):2013.

[12] McLellan AR, Wolowacz SE, Zimovetz EA, Beard SM, Lock S, McCrink L, Adekunle F, Roberts D. Fracture liaison services for the evaluation and management of patients with osteoporotic fracture: a cost-effectiveness evaluation based on data collected over 8 years of service provision. Osteoporos Int. 2011;22(7):2083–98.

[13] Solomon DH, Patrick AR, Schousboe J, Losina E. The potential economic benefits of improved post-fracture care: a cost-effectiveness analysis of a fracture liaison service in the US health care system. J Bone Miner Res. 2014;29(7):1667–74.

[14] Borgström F, Carlsson A, Sintonen H, Boonen S, Haentjens P, Burge R, Johnell O, Jönsson B, Kanis JA. The cost-effectiveness of risedronate in the treatment of osteoporosis: an international perspective. Osteoporos Int. 2006;17(7):996–1007.

[15] Ström O, Borgström F, Sen SS, Boonen S, Haentjens P, Johnell O, Kanis JA. Cost-effectiveness of alendronate in the treatment of postmenopausal women in 9 European countries--an economic evaluation based on the fracture intervention trial. Osteoporos Int. 2007;18(8):1047–61.

[16] Borgström F, Johnell O, Kanis JA, Jönsson B, Rehnberg C. At what hip fracture risk is it cost-effective to treat? International intervention thresholds for the treatment of osteoporosis. Osteoporos Int. 2006; 17(10):1459–71.

[17] Tosteson AN, Melton LJ 3rd, Dawson-Hughes B, Baim S, Favus MJ, Khosla S, Lindsay RL. National Osteoporosis Foundation guide committee. Cost-effective osteoporosis treatment thresholds: the United States perspective. Osteoporos Int. 2008;19(4):437–47.

[18] Lippuner K, Johansson H, Borgström F, Kanis JA, Rizzoli R. Cost-effective intervention thresholds against osteoporotic fractures based on FRAX® in Switzerland. Osteoporos Int. 2012;23(11):2579–89.

[19] Borgström F, Ström O, Coelho J, Johansson H, Oden A, McCloskey EV, Kanis JA. The cost-effectiveness of risedronate in the UK for the management of osteoporosis using the FRAX. Osteoporos Int. 2010;21(3):495–505.

[20] Pham AN, Datta SK, Weber TJ, Walter LC, Colón-Emeric CS. Cost-effectiveness of oral bisphosphonates for osteoporosis at different ages and levels of life expectancy. J Am Geriatr Soc. 2011;59(9):1642–9.

[21] Ivergård M, Ström O, Borgström F, Burge RT, Tosteson AN, Kanis J. Identifying cost-effective treatment with raloxifene in postmenopausal women using risk algorithms for fractures and invasive breast cancer. Bone. 2010;47(5):966–74.

[22] Pfister AK, Welch CA, Lester MD, Emmett MK, Saville PD, Duerring SA. Cost-effectiveness strategies to treat osteoporosis in elderly women. South Med J. 2006;99(2):123–31.

[23] Goeree R, Blackhouse G, Adachi J. Cost-effectiveness of alternative treatments for women with osteoporosis in Canada. Curr Med Res Opin. 2006;22(7):1425–36.

[24] Tosteson AN, Burge RT, Marshall DA, Lindsay R. Therapies for treatment of osteoporosis in US women: cost-effectiveness and budget impact considerations. Am J Manag Care. 2008;14(9):605–15.

[25] Stevenson M, Jones ML, De Nigris E, Brewer N, Davis S, Oakley J. A systematic review and economic evaluation of alendronate, etidronate, risedronate, raloxifene and teriparatide for the prevention and treatment of postmenopausal osteop orosis. Health Technol Assess. 2005;9(22):1–160.

[26] Lekander I, Borgström F, Ström O, Zethraeus N, Kanis JA. Cost-effectiveness of hormone therapy in the United States. J Womens Health (Larchmt). 2009;18(10):1669–77.

[27] Lekander I, Borgström F, Ström O, Zethraeus N, Kanis JA. Cost effectiveness of hormone therapy in women at high risks of fracture in Sweden, the US and the UK--results based on the Women's Health Initiative randomized controlled trial. Bone. 2008;42(2):294–306.

[28] Stevenson M, Lloyd-Jones M. Papaioannou D. vitamin K to prevent fractures in older women: systematic review and economic evaluation. Health Technol Assess. 2009;13(45) iii-xi:1–134.

[29] Stevenson MD, Jones ML. The cost effectiveness of a randomized controlled trial to establish the relative efficacy of vitamin K1 compared with alen dronate. Med Decis Mak. 2011;31(1):43–52.

[30] Gajic-Veljanoski O, Bayoumi AM, Tomlinson G, Khan K, Cheung AM. Vitamin K supplementation for the primary prevention of osteoporotic fractures: is it cost-effective and is future research warranted? Osteoporos Int. 2012;23(11):2681–92.

[31] Borgström F, Ström O, Marin F, Kutahov A, Ljunggren O. Cost effectiveness of teriparatide and PTH (1–84) in the treatment of postmenopausal osteoporo sis. J Med Econ. 2010;13(3):381–92.

[32] Liu H, Michaud K, Nayak S, Karpf DB, Owens DK, Garber AM. The cost-effectiveness of therapy with teriparatide and alendronate in women with severe osteoporosis. Arch Intern Med. 2006;166(11):1209–17.

[33] Borgström F, Ström O, Kleman M, McCloskey E, Johansson H, Odén A, Kanis JA. Cost-effectiveness of bazedoxifene incorporating

the FRAX® algorithm in a European perspective. Osteoporos Int. 2011;22(3):955–65.

[34] Hiligsmann M, Ben Sedrine W, Reginster JY. Cost-effectiveness of bazedoxifene compared with raloxifene in the treatment of postmenopausal osteoporotic women. J Bone Miner Res. 2013;28(4):807–15.

[35] Kim K, Svedbom A, Luo X, Sutradhar S, Kanis JA. Comparative cost-effectiveness of bazedoxifene and raloxifene in the treatment of postmenopausal osteoporosis in Europe, using the FRAX algorithm. Osteoporos Int. 2014;25(1):325–37.

[36] Darbà J, Pérez-Álvarez N, Kaskens L, Holgado-Pérez S, Racketa J, Rejas J. Cost-effectiveness of bazedoxifene versus raloxifene in the treatment of postmenopausal women in Spain. Clinicoecon Outcomes Res. 2013;5:327–36.

[37] Akehurst R, Brereton N, Ariely R, Lusa T, Groot M, Foss P, Boonen S. The cost effectiveness of zoledronic acid 5 mg for the management of postmenopausal osteoporosis in women with prior fractures:

evidence from Finland, Norway and the Netherlands. J Med Econ. 2011;14(1):53–64.

[38] Hiligsmann M, Reginster JY. Potential cost-effectiveness of denosumab for the treatment of postmenopausal osteoporotic women. Bone. 2010;47(1):34–40.

[39] Hiligsmann M, Reginster JY. Cost effectiveness of denosumab compared with oral bisphosphonates in the treatment of postmenopausal osteoporotic women in Belgium. PharmacoEconomics. 2011;29(10):895–911.

[40] Jönsson B, Ström O, Eisman JA, Papaioannou A, Siris ES, Tosteson A, Kanis JA. Cost-effectiveness of Denosumab for the treatment of postmenopausal osteoporosis. Osteoporos Int. 2011;22(3):967–82.

[41] Ström O, Jönsson B, Kanis JA. Intervention thresholds for denosumab in the UK using a FRAX®–based cost-effectiveness analysis. Osteoporos Int. 2013;24(4):1491–502.

第八篇　骨质疏松性骨折的手术治疗
Operative Treatment of Osteoporotic Fractures

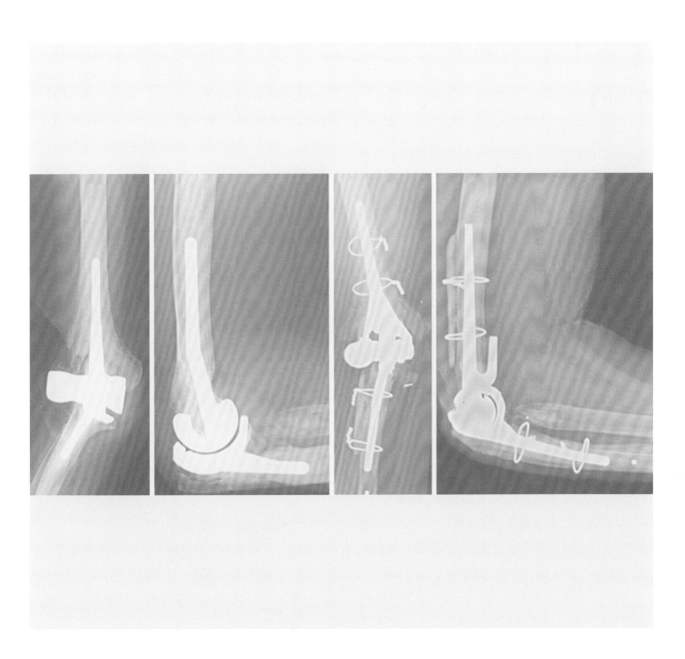

第32章　髋部骨折术前和围术期处理
Pre- and Perioperative Management of Hip Fracture

Kenji Shigemoto　Takeshi Sawaguchi　著

芮云峰　林　华　译

关键词

老年骨科综合管理，多学科管理，综合治疗，髋部骨折

概述

脆性骨折最常发生于髋部，在许多种情况下与高死亡风险相关。几乎所有的髋部骨折患者都需要手术治疗。典型的治疗模式为急性髋部骨折患者因不能下地行走，被送往医院至急诊科就诊，然后通过手术来固定骨折。

许多创伤骨科医师关注点聚焦在骨折本身，但对于有既往疾病、并发症，如心脏病、痴呆症、肾功能障碍、肺部疾病、高血压、糖尿病、肌少症等的老年患者来说，髋部骨折只是问题的一部分。

这些并发症可能经常导致患者的术前、围术期管理复杂化。因此，老年髋部骨折患者需要综合治疗。

一、老年骨科综合管理与团队模式

目前，对于脆性骨折患者来说，老年骨科综合管理被认为是全世界临床实践指南的标准[1, 2, 3]，并且具有强有力的证据支持其实施[4]。随机对照研究证明，实施老年骨科综合管理后，髋部骨折患者死亡率降低[5]，住院时间减少且节省了住院花费[6]。

特别是在众多诊疗模式中，老年医学科医师与骨科医师联合诊疗的模式获得了英国老年医学会认可。一项关于老年骨科综合管理系统综述结果显示，联合诊疗模式组患者的死亡率最低，住院时间减少且术前等待时间最短[7]。

英国国家卫生与保健研究所（National Institute for Health and Care Excellence，NICE）建议所有髋部骨折患者入院后需进入髋部骨折诊疗模式中，包括"老年骨科评估，术前快速优化，及早确定多学科康复的个体目标，从而恢复患者的活动与自理能力，促进其回到骨折前状态"[3]。由于不同的国家有不同的卫生系统和社会条件，很难实现统一的诊疗模式。许多国家没有老年医学科医生，老年患者通常由内科医生和其他医学专家管理。此外，还存在一种治疗模式，由与髋部骨折治疗相关的多个医疗部门合作组成的团队进行[8]。

多学科管理

入院后，为患者提供老年骨科急诊或髋部骨折外科矫形治疗计划，具体内容如下。

- 老年骨科评估。
- 术前评估与优化。
- 尽早确定多学科康复的个人目标，旨在恢复活动和独立生活能力，以及恢复到骨折前功能状态和达到长期健康的目的。
- 老年骨科及多学科持续相互配合查视患者。
- 整合相关医疗服务，尤其对于骨质疏松的治疗，预防跌倒，心理健康，初级保健和社会服务。

- 负责诊疗与康复所有阶段的临床和服务管理（包括社区提供的诊疗与康复）。

二、手术时机

关于手术时机的报道很多，但目前尚无明确定论。

大多数研究建议患者入院后 24～48h 内手术，从而降低并发症和死亡率的风险。

建议在患者病情好转后立即进行手术。

三、术前评估与优化

针对患者术前评估应从急诊医学科开始，其目的在于确保手术治疗的安全性。早期手术可以减少并发症的发生，以及减少住院时间。术前评估不是为了彻底治疗并发症，而是改善急性、可逆性的病情，以及预防老年患者常见的并发症。

及时发现并治疗可纠正的并发症，这样手术就不会因为以下原因而延误。

- 贫血。
- 抗凝。
- 血容量不足。
- 电解质紊乱。
- 糖尿病控制不佳。
- 心力衰竭控制不佳。
- 可纠正的心律失常或心肌缺血。
- 急性胸腔感染。
- 慢性胸腔疾病加重。

如果手术相关风险在患者早期术前评估与优化中得到纠正，手术应立即进行而避免拖延，因为其他相关风险会因手术的延迟而增加。

四、麻醉

为取得多学科诊疗的成功，团队确定相同的目标并保证良好的沟通尤为重要。同时，手术医师对老年患者进行的术前评估与麻醉评估可能存在重叠的检查项目，术前应积极与麻醉医师合作，从而避免不必要的检查，以及缩短术前等待时间。

（一）麻醉类型

麻醉类型（全身麻醉或神经阻滞麻醉）的选择取决于患者的身体条件、并发症、潜在的全身术后并发症，以及麻醉医师的临床经验，目前没有充分的临床证据表明全麻与脊髓麻醉两种方式中哪一种具有明显优势。对于深静脉血栓或肺栓塞（pulmonary embolism，PE）、心肌梗死（myocardial infarction，MI）和肺炎发生情况，Luger 等[9] 报道接受脊髓麻醉比全麻患者拥有较低的 DVT 和肺炎的发生率，而 MI 发生率在两者间无明显差异。Van Wesberghe 等[10] 报道脊髓麻醉 MI 发生率较低，但肺炎发生率在两组并无明显差异。此外，Desai 等[11] 报道两组麻醉术后 90 天患者 DVT/PE、MI 和肺炎发生率无差异。Luger 等[9] 和 Van Waesberghe 等[10] 报道使用神经阻滞技术麻醉患者住院死亡率低且住院时间短，而术后 30 天的死亡率无明显差异。Desai 等[11] 报道接受全身麻醉患者 90 天死亡可能性较接受脊髓麻醉患者高。但目前还缺乏来自随机试验的明确证据以确定髋部骨折手术最佳麻醉方式[12]。因此，应仔细考虑患者的风险和收益，从而决定采取全身麻醉还是脊髓麻醉。

（二）脊髓麻醉禁忌证

- 重度主动脉狭窄。
- 术中低血压风险。
- 使用抗血小板药物，如氯吡格雷。

五、疼痛管理

疼痛给髋部骨折患者带来很大的压力。及时、充分的镇痛是髋部骨折治疗的首要任务。疼痛管理应从急诊医学科开始，并作为急诊处理的初始医嘱一部分。手术固定髋部骨折是最有效的镇痛方法。此外，减轻患者疼痛对改善患者病情、降低患者神志不清风险、促进术后康复至关重要。

患者入院后应常规进行定期的疼痛评估。但在实际工作中，往往很难评估镇痛的必要性，因为老年髋部骨折患者可能因为认知功能障碍或急性精神错乱无法表达其疼痛程度。一般情况下，疼痛强度量表可用于评估患者疼痛程度，数字评定量表和言语描述量表已成功应用于认知正常的老年患者[13]。在轻、中度阿尔茨海默病患者中，0~10分疼痛评定量表和言语描述量表虽不完美，但有足够的可信度和有效度。在重度阿尔茨海默病患者中，可以使用一种适用于因阿尔茨海默病继发语言交流受限患者疼痛评估工具来进行评估[14]。

目前没有足够的证据表明何种镇痛方式是髋部骨折患者最优选择。一般情况下，老年患者应避免使用非甾体镇痛药，从而避免出现肾功能不全、消化道溃疡和心力衰竭加重等不良反应。

近期，神经阻滞已被用于老年髋部骨折患者的术前、术后镇痛治疗，目前没有足够的证据表明该方法优于其他镇痛方法，但该方法在可以带来良好的镇痛效果的同时，减少其他可能会对老年患者产生不良反应止痛药的使用。最近的一篇 Cochrane 综述探讨了神经阻滞用于髋部骨折术前、术中和术后的镇痛，该文献提供高质量证据提示神经阻滞使用后30min内可以减轻运动疼痛，中等质量证据提示神经阻滞可以降低肺炎发生风险，缩短首次运动时间，以及降低镇痛方案（单次注射阻滞）的成本[15]。

六、抗凝

髋部骨折患者往往因并发症会经常口服抗血小板或抗凝药物，而这会影响手术时机及麻醉类型的选择，因此，使用这些药物的患者需在术前进行评估。医师应在尽早手术和使用抗血小板或抗凝药物导致的出血风险增加之间进行权衡，同时避免不必要的手术延误。

医师在管理围术期抗凝和抗血小板药物时，应考虑以下风险：如停用抗凝和抗血小板药物可能导致血栓栓塞，如继续使用可能导致术中出血增多。

（一）华法林，维生素 K 拮抗药

我们需使用维生素 K 逆转华法林抗凝作用，直到凝血参数处于亚治疗至正常之间范围（1.5＜

INR≤1.8）。而对于区域麻醉，凝血参数应在正常范围内（INR＜1.5）。

（二）阿司匹林（乙酰水杨酸）

对于单独服用阿司匹林且有正常出血史的患者，在紧急情况下并不总是建议推迟使用局部麻醉。

术后 6h 可以开始使用小剂量的阿司匹林。

（三）氯吡格雷与双重抗血小板治疗

针对正在服用氯吡格雷和阿司匹林双重抗血小板药物的患者，不应在使用氯吡格雷情况下进行神经阻滞麻醉，但同时也不建议因为使用氯吡格雷而延误患者的相关治疗，故在此情况下使用全身麻醉可以避免手术时机不必要的延误。

此类患者通常面临危及生命的血栓并发症极高的发生率，我们应在开始任何中断药物使用措施时，仔细对患者个体、跨学科的风险与获益进行评估分析，并在术后即刻重新使用氯吡格雷治疗，从而降低支架术后血栓形成的风险[16, 17]。

（四）新型口服抗凝血药或直接口服抗凝血药

- 阿哌沙班：直接凝血因子 Xa 抑制药。
- 达比加群：直接凝血酶抑制药。
- 利伐沙班：直接凝血酶 Xa 抑制药。

NOAC 的药物半衰期相对较短，通常为12~18h，因此，中度出血风险的骨折手术可以在使用利伐沙班24h，阿哌沙班24~48h，以及达比加群36~72h（取决于肾功能）后进行。与华法林不同的是，评估口服抗凝血药活性的药理学方法并不可靠，使用新鲜冰冻的血浆、维生素 K 或血小板也不能逆转[18]。现已开放出一种用于泰毕全的逆转剂，但其成本较高，目前还没有任何口服 Xa 抑制药的逆转剂。

指南建议择期手术的患者如有重大出血风险，术前应停止使用这些药物，同时也没有延迟手术时机选择的建议，但如果是急诊手术可以不停止使用。在髋部骨折患者紧急手术情况下，因术前使用口服抗凝血药而建议延迟择期手术是不必要的[19]。

七、预防血栓

髋部骨折患者发生深静脉血栓和肺栓塞的风险很高，静脉血栓栓塞是引发患者术后死亡的主要原因。因此，对于髋部骨折患者使用预防血栓策略已成为大多数医院的诊疗标准。在这里首先要说的是，我们在任何可能的情况下都鼓励早期手术和患者早期活动，因其已被证实可以降低血栓形成的风险[20]。

（一）机械预防

持续充气加压装置等机械预防是预防血栓措施方法之一。这些装置在减少深静脉血栓形成有一定效果。此外，弹力袜在预防血栓方面优势具有局限性，使用时应小心进行穿脱以防止皮肤损伤[21-23]。

（二）药物预防

预防深静脉血栓的药物通常包括普通肝素、低分子肝素、华法林、凝血因子Xa抑制药。预防血栓化学性手段目前存在争议，相关不良事件（如出血、伤口血肿）可能超过预期的获益。临床中通常使用较多的药物是低分子肝素（low molecular-weight heparins，LMWH），但使用时应注意肝素引发的血小板减少。此外，达肝素和依诺肝素等低分子肝素药物已被证明是髋部骨折预防静脉血栓栓塞非常有效的药物[20]。

（三）预防血栓的时机

NICE 指南建议如手术延期至入院第 2 天或以后，应考虑术前进行预防深静脉血栓栓塞形成，在患者出血风险较低的情况下，术后 6～12h 后使用低分子肝素或术后 6h 使用磺达肝癸钠。需要注意的是，低分子肝素应使用至术前 12h，磺达肝癸钠应使用至术前 24h[24]。

美国胸科医师学会（CHEST）建议患者从术前 12h 或术后 12h 或更长的时间开始接受低分子肝素治疗[25]。

（四）血栓预防时间

循证医学目前建议患者使用磺达肝素或低分子肝素至术后 28～35 天[5]，国际指南建议大型骨科手术预防血栓治疗可至术后 35 天，但目前支持该建议证据质量中等。

AAOS 指南基于中等证据的支持也建议进行预防 VTE 治疗。

八、谵妄的预防和治疗

谵妄是老年髋部骨折患者常见并发症，一项 Meta 分析结果提示髋部骨折后谵妄发生率为 24%[26]。尤其在髋部骨折患者中，损伤机制、骨折、手术和麻醉都会增加谵妄发生的风险[26-28]。术后谵妄的发生与较高功能和认识恢复能力的损害比例、较长的住院时间和较高的死亡率、治疗费用均相关[29, 30]。

谵妄定义为"以意识、认知功能或知觉障碍为特征，可急性发作伴随波动病程的临床综合征"[31]。

根据语言及非语言行为表现，我们可将其描述为三种临床亚型：少动型、多动型和混合谵妄型[32]。

痴呆是老年髋部骨折患者常见并发症。事实上，对患有痴呆症的患者诊断谵妄往往很困难，认知测试可以用于髋部骨折患者术前临床评估手段，其需要一个适当的诊断过程。

意识模糊评估法（Confusion Assessment Method，CAM）是识别和诊断谵妄的一种准确和常用的工具[33]，其已被证实具有高度敏感性、特异性和可靠性，可纳入常规的患者评估[34]。CAM 的算法基于：①急性发作和波动病程；②注意力不集中；③思维混乱；④意识水平发生改变。

（一）治疗策略

对于谵妄最好的治疗策略是以预防为主。作为多学科团队工作的一部分，老年骨科干预可以预防谵妄的发生[35]，控制疼痛也是预防谵妄重要手段。此外，医务人员的教育也是重要因素。对医务人员教育培训可以让更多发生谵妄的患者被发现，然后采取更积极的方法可以使患病率有所下降（19.5%～9.8%）[36]。

有限的证据表明，一旦谵妄发生，使用苯二氮䓬类药物或抗精神病药物是有好处的，但它们可引发严重的药物不良反应，尤其对于老年患者[37]。

（二）谵妄的风险因素

- 高龄。
- 脑部疾病（如痴呆症、血肿、帕金森病）。
- 代谢紊乱（如低血糖、低钠血症）。
- 身体紊乱（伴有全身炎症反应系统的创伤、低体温）。
- 感觉丧失和对环境的感知受损（如摘除眼镜和助听器）。
- 嘈杂和陌生的环境，环境频繁变化。
- 物理约束导致（如牵引、四肢约束和导尿管）。
- 医疗并发症和多种药联合使用。
- 营养不良。
- 脱水与电解质紊乱。
- 疼痛。
- 麻醉。
- 苯二氮䓬类药物的停用。

九、营养管理

营养管理是老年骨折患者管理的重要组成部分。适当的营养支持有助于临床更好的康复，大多数对于患者术前营养状况及其对临床结果影响的研究都表明营养不良和预后较差之间存在关联，如内固定失败风险增加[38]、伤口延迟愈合[39]、患者活动能力下降[40]、术后并发症增加[41]和死亡率增加[40, 42, 43]。

所有髋部骨折患者术后均应进行营养状况检查，微型营养评估工具是识别营养不良风险患者有效的诊断工作[44]，其中一个指标是当血清白蛋白水平低于3g/dl时，血清白蛋白与髋部骨折后的不良预后相关[45]。

营养补充有助于减少并发症，改善康复效果，减少压疮，改善肌肉力量[46, 47]，还可能影响患者死亡率[48]。

尽管髋部骨折急诊纠正营养不良的能力有限，但为追求患者顺利康复，对髋部骨折患者进行适当的营养管理极其重要。而多学科诊疗可以改善老年骨折患者预后，因此强烈推荐[7, 49, 50]。

参考文献

[1] Australian and New Zealand Society for Geriatric Medicine: Ortho-geriatric Care Revised 2010. http://www.anzsgm.org/documents/ PositionStatementNo5–OrthogeriatricCareRevision2010. pdf. Accessed 12 September 2019.

[2] AAOS American Academy of Orthopaedic Surgeons: Clinical Practice Guideline on Management of Hip Fractures in the Elderly. https://www. aaos.org/uploadedFiles/ PreProduction/Quality/Guidelines_and_Reviews/ guidelines/hip-fractures-elderly-clinical-practice- guideline-4–24–19%20 –2.pdf. Accessed 12 September 2019.

[3] National Institute for Health and Care Excellence. Hip fracture: management. https:// www.nice.org.uk/guidance/cg124/evidence/full-guideline- pdf-183081997. Accessed 12 September 2019.

[4] Grigoryan KV, Javedan H, Rudolph JL. Orthogeriatric care models and outcomes in hip fracture patients: a systematic review and meta-analysis. J Orthop Trauma. 2014 Mar;28(3):e49–55.

[5] Vidán M, Serra JA, Moreno C, Riquelme G, Ortiz J. Efficacy of a comprehensive geriatric intervention in older patients hospitalized for hip fracture: a randomized, controlled trial. J Am Geriatr Soc. 2005 Sep;53(9):1476–82.

[6] González-Montalvo JI, Alarcón T, Mauleón JL, Gil-Garay E, Gotor P, Martín-Vega A. The Orthogeriatric unit for acute patients: anew model

of care that improves efficiency in the management of patients with hip fracture. Hip Int. 2010 Apr-Jun;20(2):229–35.

[7] Kammerlander C, Roth T, Friedman SM, Suhm N, Luger TJ, Kammerlander-Knauer U, Krappinger D, Blauth M. Orthogeriatric service–a literature review comparing different models. Osteoporos Int. 2010 Dec;21(Suppl 4):S637–46.

[8] Shigemoto K, Sawaguchi T, Goshima K, Iwai S, Nakanishi A, Ueoka K. The effect of a multidisciplinary approach on geriatric hip fractures in Japan. J Orthop Sci. 2019 Mar;24(2):280–5.

[9] Luger TJ, Kammerlander C, Gosch M, Luger MF, Kammerlander-Knauer U, Roth T, Kreutziger J. Neuroaxial versus general anaesthesia in geriatric patients for hip fracture surgery: does it matter? Osteoporos Int. 2010 Dec;21(Suppl 4):S555–72.

[10] Van Waesberghe J, Stevanovic A, Rossaint R, Coburn M. General vs. neuraxial anaesthesia in hip fracture patients: a systematic review and meta-analysis. BMC Anesthesiol. 2017 Jun 28;17(1):87.

[11] Desai V, Chan PH, Prentice HA, Zohman GL, Diekmann GR, Maletis GB, Fasig BH, Diaz D, Chung E, Qiu C. Is anesthesia technique associated with a higher risk of mortality or complications within 90 days of surgery for geriatric patients with hip fractures? Clin Orthop Relat Res. 2018 Jun;476(6):1178–88.

[12] Kowark A, Rossaint R, Coburn M. General versus spinal anesthesia for the elderly hip fractured patient. Curr Opin Anaesthesiol. 2019 Feb;32(1):116–9.

[13] Chai E, Horton JR. Managing pain in the elderly population: pearls and pitfalls. Curr Pain Headache Rep. 2010;14(6):409–17.

[14] Hadjistavropoulos T, Herr K, Turk DC, et al. An interdisciplinary expert consensus statement on assessment of pain in older persons. Clin J Pain. 2007;23(suppl):S1–S43.

[15] Guay J, Parker MJ, Griffiths R, Kopp SL. Peripheral nerve blocks for hip fractures: a Cochrane review. Anesth Analg. 2018 May;126(5): 1695–704.

[16] Geerts WH, Bergqvist D, Pineo GF, Heit JA, Samama CM, Lassen MR, Colwell CW. Prevention of venous thromboembolism: American College of Chest Physicians Evidence-Based Clinical Practice Guidelines (8th edition). Chest. 2008 Jun;133(6 Suppl):381S–453S.

[17] Douketis JD, Berger PB, Dunn AS, Jaffer AK, Spyropoulos AC, Becker RC, Ansell J. The perioperative management of antithrombotic therapy: American College of Chest Physicians Evidence- Based Clinical Practice Guidelines (8th edition). Chest. 2008 Jun;133(6 Suppl):299S–339S.

[18] Eller T, Busse J, Dittrich M, Flieder T, Alban S, Knabbe C, Birschmann I. Dabigatran, rivaroxaban, apixaban, argatroban and fondaparinux and their effects on coagulation POC and platelet function tests. Clin Chem Lab Med. 2014 Jun;52(6):835–44.

[19] Franklin NA, Ali AH, Hurley RK, Mir HR, Beltran MJ. Outcomes of early surgical intervention in geriatric proximal femur fractures among patients receiving direct Oral anticoagulation. J Orthop Trauma. 2018 Jun;32(6):269–73.

[20] Marsland D, Mears SC, Kates SL. Venous thromboembolic prophylaxis for hip fractures. Osteoporos Int. 2010;21(suppl 4):S593–604.

[21] Fisher CG, Blachut PA, Salvian AJ, Meek RN, O'Brien PJ. Effectiveness of pneumatic leg compression devices for the prevention of thromboembolic disease in orthopaedic trauma patients: a prospective, randomized study of compression alone versus no prophylaxis. J Orthop Trauma. 1995;9(1):1–7.

[22] Handoll HH, Farrar MJ, McBirnie J, Tytherleigh-Strong G, Milne AA, Gillespie WJ. Heparin, low molecular weight heparin and physical methods for preventing deep vein thrombosis and pulmonary embolism following surgery for hip fractures. Cochrane Database Syst Rev. 2002;4:CD000305.

[23] Oliver D, Griffiths R, Roche J, Sahota O. Hip fracture. BMJ Clin Evid. 2010 May 28;2010. pii: 1110.

[24] National Institute for Health and Care Excellence: Embolism and thrombosis. https://www. nice.org.uk/guidance/conditions-anddiseases/cardiovascular-conditions/embolism-andthrombosis. Accessed 12 September 2019.

[25] Falck-Ytter Y, Francis CW, Johanson NA, Curley C, Dahl OE, Schulman S, Ortel TL, Pauker SG, Colwell CW Jr. Prevention of VTE in orthopedic surgery patients: antithrombotic therapy and prevention of thrombosis, 9th ed: American College of Chest Physicians Evidence-Based Clinical Practice Guidelines. Chest. 2012 Feb;141(2 Suppl):e278S–325S.

[26] Yang Y, Zhao X, Dong T, Yang Z, Zhang Q, Zhang Y. Risk factors for postoperative delirium following hip fracture repair in elderly patients: a systematic review and meta-analysis. Aging Clin Exp Res. 2017 Apr;29(2):115–26.

[27] Mason SE, Noel-Storr A, Ritchie CW. The impact of general and regional anesthesia on the incidence of post-operative cognitive dysfunction and post-operative delirium: a systematic review with meta-analysis. J Alzheimers Dis. 2010;22(Suppl 3):67–79.

[28] Ilango S, Pulle RC, Bell J, Kuys SS. General versus spinal anaesthesia and postoperative delirium in an Orthogeriatric population. Australas J Ageing. 2016 Mar;35(1):42–7.

[29] Witlox J, Eurelings LS, de Jonghe JF, Kalisvaart KJ, Eikelenboom P, van Gool WA. Delirium in elderly patients and the risk of postdischarge mortality, institutionalization, and dementia: a meta-

analysis. JAMA. 2010 Jul 28;304(4):443–51.

[30] Dolan MM, Hawkes WG, Zimmerman SI, Morrison RS, Gruber-Baldini AL, Hebel JR, Magaziner J. Delirium on hospital admission in aged hip fracture patients: prediction of mortality and 2-year functional outcomes. J Gerontol A Biol Sci Med Sci. 2000 Sep;55(9):M527–34.

[31] National Institute for Health and Care Excellence: Delirium. https://www.nice.org.uk/guidance/ conditions and diseases/mentalhealth and behavioural conditions/delirium. Accessed 12 September 2019.

[32] Lipowski ZJ. Transient cognitive disorders (delirium, acute confusional states) in the elderly. Am J Psychiatry. 1983;140:1426–36. https://doi.org/10.1176/ajp.140.11.1426.

[33] Waszynski C. The confusion assessment method (CAM). The Hartford Institute For Geriatric Nursing. 2002;13:1–2.

[34] Inouye SK, van Dyck CH, Alessi CA, Balkin S, Siegal AP, Horwitz RI. Clarifying confusion: the confusion assessment method. A new method for detection of delirium. Ann intern med. Dec 15. 1990;113(12):941–8.

[35] Shields L, Henderson V, Caslake R. Comprehensive geriatric assessment for prevention of delirium after hip fracture: a systematic review of randomized controlled trials. J Am Geriatr Soc. 2017;65: 1559–65.

[36] Tabet N, Hudson S, Sweeney V, Sauer J, Bryant C, Macdonald A, Howard R. An educational intervention can prevent delirium on acute medical wards. Age Ageing. 2005 Mar;34(2):152–6.

[37] Flaherty JH, Gonzales JP, Dong B. Antipsychotics in the treatment of delirium in older hospitalized adults: a systematic review. J Am Geriatr Soc. 2011 Nov;59(Suppl 2):S269–76.

[38] Helminen H, Luukkaala T, Saarnio J, Nuotio M. Comparison of the mini-nutritional assessment short and long form and serum albumin as prognostic indicators of hip fracture outcomes. Injury. 2017;48(4):903–8.

[39] Lee HP, Chang YY, Jean YH, Wang HC. Importance of serum albumin level in the preoperative tests conducted in elderly patients with hip fracture. Injury. 2009;40(7):756–9.

[40] Lu J, Chen YY, Zhang L, Li YG, Wang C. Laboratory nutritional parameters predict one-year mortality in elderly patients with intertrochanteric fracture. Asia Pac J Clin Nutr. 2016;25(3):457–63.

[41] Reistetter TA, Graham JE, Deutsch A, Markello SJ, Granger CV, Ottenbacher KJ. Diabetes comorbidity and age influence rehabilitation outcomes after hip fracture. Diabetes Care. 2011;34(6):1375–7.

[42] Macheras GA, Kateros K, Koutsostathis SD, Papadakis SA, Tsiridis E. Which patients are at risk for kidney dysfunction after hip fracture surgery? Clin Orthop Relat Res. 2013;471(12):3795–802.

[43] Norris R, Parker M. Diabetes mellitus and hip fracture: a study of 5966 cases. Injury. 2011;42(11):1313–6.

[44] Murphy MC, Brooks CN, New SA, et al. The use of the mini-nutritional assessment (MNA) tool in elderly orthopaedic patients. Eur J Clin Nutr. 2000;54(7):555–62.

[45] Pioli G, Barone A, Giusti A, et al. Predictors of mortality after hip fracture: results from 1-year follow-up. Aging Clin Exp Res. 2006;18(5):381–7.

[46] Avenell A, Handoll HH. Nutritional supplementation for hip fracture aftercare in older people. Cochrane Database Syst Rev. 2006: CD001880.

[47] Eneroth M, Olsson UB, Thorngren KG. Nutritional supplementation decreases hip fracture-related complications. Clin Orthop Relat Res. 2006;451:212–7.

[48] Duncan DG, Beck SJ, Hood K, et al. Using dietetic assistants to improve the outcome of hip fracture: a randomised controlled trial of nutritional support in an acute trauma ward. Age Ageing. 2006;35(2): 148–53.

[49] Friedman SM, Mendelson DA, Bingham KW, et al. Impact of a comanaged geriatric fracture center on short-term hip fracture outcomes. Arch Intern Med. 2009;169(18):1712–7.

[50] Kates SL, Mendelson DA, Friedman SM. Co-managed care for fragility hip fractures (Rochester model). Osteoporos Int. 2010;21(Suppl 4):S621–5.

第 33 章　股骨颈骨折的手术治疗
Surgical Treatment of Femoral Neck Fracture

Norio Imai　Tomomi Fukuhara　Yoichiro Dohmae　Naoto Endo　著

芮云峰　林　华　译

关键词

股骨颈骨折，手术治疗，早期负重，临床结局

一、髋部骨折发病率（全世界和日本的趋势）

随着全球人类预期寿命的增加，以及不同地区老年人数的增加，包括日本在内的不同地区，髋部骨折，包括股骨颈骨折和股骨转子间骨折的发病率也在不断地增加[1, 2]，许多超过 90 岁甚至 100 岁的老年人接受过髋部骨折手术[3]。日本的老年人口数量逐年增加，2018 年 65 岁以上的人口比例为 27.7%，日本老龄化的发展被认为是世界上老龄化程度最高的地区之一。因此，我认为日本的信息资料可能对其他地区的医师是有意义的，尤其对于亚太地区老年人口数量明显增加的情况[2-4]。

二、股骨颈骨折的分型

Garden 分型[5]从很早就被广泛应用于股骨颈骨折的分型（图 33-1），临床通常分为移位与非移位骨折，一般认为 Garden Ⅰ 型、Garden Ⅱ 型为无移位骨折，将 Garden Ⅲ 型、Garden Ⅳ 型定义为移位骨折。一些临床研究结果提示，与非移位骨折相比，移位骨折内固定术后骨不连和股骨头缺血性坏死的发生率较高[6]，因此，非移位股骨颈骨折通常选择内固定治疗，而移位股骨颈骨折选择半髋或全髋置换手术治疗。

除 Garden 分型外，Pauwels 分型也较为常见。它根据骨折线与水平线夹角度数进行分类[7]（图 33-2），这一分型通常也指导手术方式及内固定的选择。

三、股骨颈骨折的手术治疗

即使是非移位股骨颈骨折，也有可能发生

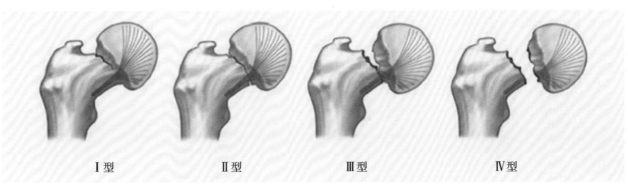

　Ⅰ型　　　　　　Ⅱ型　　　　　　Ⅲ型　　　　　　Ⅳ型

▲ 图 33-1　股骨颈骨折 Garden 分型[5]

Ⅰ型：外翻未分离骨折，属不完全骨折，外侧密质骨断裂，内侧密质骨连续。Ⅱ型：完全骨折，无移位。Ⅲ型：完全骨折，部分移位，骨小梁排列角度发生改变；Ⅳ型：完全骨折，完全移位致断端骨小梁平行

移位成为移位股骨颈骨折，并可进展至骨不连 [8-10]，系统综述回顾提示，股骨颈骨折保守治疗愈合率 68.8%，股骨头缺血性坏死发生率 10.3%，股骨颈骨折手术治疗愈合率 92.6%，股骨头缺血性坏死发生率 7.7% [10]。此外，由于患肢骨折造成患者下地负重时间延迟会导致住院时间延长 [8-10]。因此，如果患者一般身体情况可以耐受手术，医师应避免采取保守治疗（图 33-3 至图 33-5）。

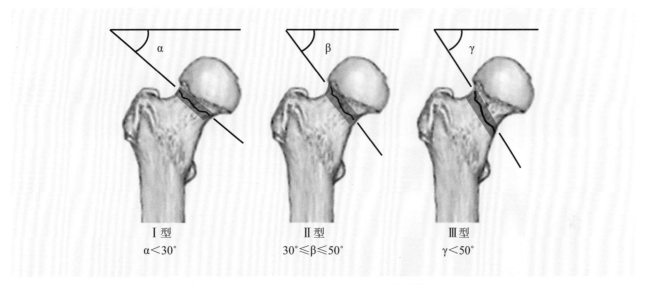

▲ 图 33-2　股骨颈骨折 Pauwels 分型 [7]

根据水平线与骨折线夹角大小进行分类。Ⅰ型：该角度小于 30°，主要为压应力。Ⅱ型：角度在 30°～50°，伴有剪切力，并可能影响骨折愈合。Ⅲ型：角度大于 50°，此类型主要为剪切力，是髋关节内翻应力主要来源，易导致骨折移位和髋关节内翻塌陷

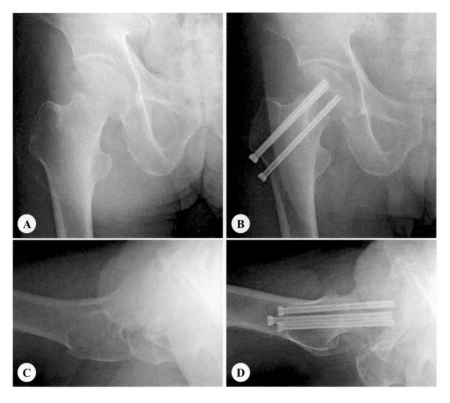

◀ 图 33-3　75 岁男性无移位股骨颈骨折

Garden Ⅱ型，无移位骨折（A 和 C），采取空心松质骨螺钉内固定（B 和 D）

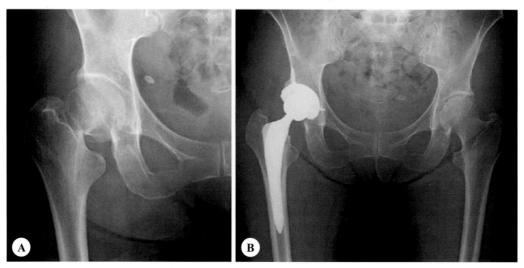

▲ 图 33-4　74 岁女性移位股骨颈骨折

Garden Ⅳ 型移位骨折（A），采用全髋关节置换术（B）

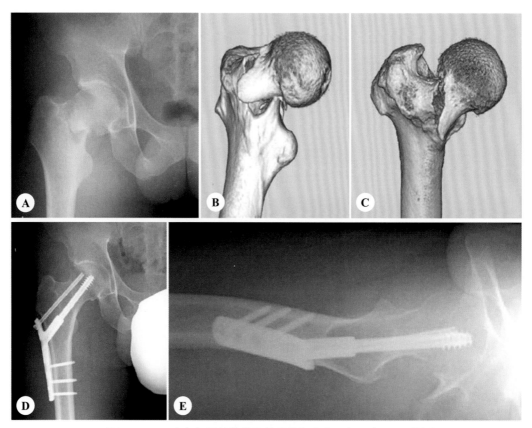

▲ 图 33-5　38 岁年轻男性移位股骨颈骨折患者，与儿童玩耍时摔伤

评定为 Garden Ⅲ 型移位骨折（A 至 C）。考虑患者年龄较轻，采用闭合复位滑动髋螺钉和抗旋转松质骨螺钉内固定。骨折部分已愈合，术后 1 年未发生股骨头缺血性坏死与远期股骨头塌陷等情况（D 至 E）

近期研究结果建议应尽早确定股骨颈骨折内固定的治疗时机，如果骨折 24h 后进行手术治疗，骨不连发生率会显著上升，但对于股骨头缺血性坏死发生率而言，24h 内或延迟手术无显著差异[11]。如患者合并严重并发症无法避免推迟手术，则不必 24h 内手术治疗，但等待时间不应超过 3 天[12, 13]。

一般文献报道认为，非移位股骨颈骨折愈合率极高，而移位股骨颈骨折愈合率明显低于非移位骨折，并且伴随较高的股骨头缺血性坏死和股骨头塌陷发生率[14-16]。因此，对于非移位股骨颈骨折建议内固定治疗，对于移位股骨颈骨折建议采取半髋或全髋关节置换术。然而，医师应根据患者的一般身体情况、内科并发症和年龄等综合考虑决定手术方式。

（一）非移位骨折手术治疗

常用内固定植入物有 Hansson 钉、松质骨空心螺钉和髋部滑动螺钉，并且这几种内植物手术结果无明显差异[17]。然而，对于骨折线与水平线夹角大于 50°，即 Pauwels Ⅲ 型骨折，其主要由剪切力导致，并伴随较大髋内翻应力，易导致骨折移位或内翻畸形，推荐采用髋部滑动螺钉固定[18]。此外，对于非移位股骨颈骨折，术前后倾角超过20°，如内固定置入前闭合复位纠正至 5° 以下也可以减少二次手术率[19]。

如患者为高龄或合并骨质疏松症，尤其对于80 岁以上的患者骨折复位后难以承受应力，即使骨折属于非移位股骨颈骨折，有时也会采取人工股骨头置换或全髋关节置换术，而不是采取内固定治疗[20]。

（二）移位骨折的手术治疗

虽然一些研究描述了初次全髋关节置换术在改善疼痛、术后关节活动度、在翻修率方面存在优势，但何种手术方式最佳仍不清楚[21, 22]，由于全髋关节置换较半髋置换侵入性更强，因此对于全身情况较差或预期寿命较短的患者，推荐采用人工股骨头置换术[22]。

在人工全髋关节置换或半髋关节置换中，股骨假体的固定方式有骨水泥型和非骨水泥型两种。使用骨水泥型假体治疗股骨颈骨折时可在任何形状股骨髓腔中获取初始稳定性，然而这会对呼吸、循环系统会造成损害，即"骨水泥反应"，可能导致患者术中或术后早期发生死亡[23]。因此，对于有心血管病史或被美国麻醉医师协会身体状况分类评定为 3 级以上的患者，建议使用非骨水泥型植入物[24]。

另外，使用非骨水泥假体被认为是一种相对简单的手术方式，可以缩短手术时间，但术中发生假体周围骨折风险相对较高，从而易导致患者二次手术和死亡率的增加[25, 26]。有研究报道，骨水泥型、非骨水泥型两种假体的植入远期死亡率无明显差异，医师需要仔细慎重选择植入物类型。

值得一提的是，青少年或成年患者甚至在移位股骨颈骨折的情况下，有时会选择有或无外翻或血管化的髂骨作为接骨内固定术的首选，对此方法有相关文献报道。但缺少充足的证据来证明此方法在青少年或成年移位股骨颈骨折中的有效性[27]。

（三）以早期负重和行走为目标的手术

许多老年患者由于长期无法负重导致康复进程延迟，从而造成患者行走等活动能力的下降，并且早期负重后骨不连及晚期骨折塌陷发生率无明显差异，因此建议患者术后早期进行功能锻炼及完全负重[28]。此外，早期功能锻炼与负重可改善患者远期行走能力，降低手术并发症与死亡率[29]。综上所述，医师需要选择可以使患者能够尽早负重的手术方式。

四、临床结局

有研究报道髋部骨折（包括股骨颈骨折、股骨转子间骨折）患者术后 30 天死亡率在 2%～10%，1 年内死亡率为 10%～30%[30-34]。推测可能是由于各个国家的医疗保健制度和患者的术前、术后诊疗（包括转院就诊）之间存在一定的差异所导致，但髋部骨折仍然被认为具有非常高的死亡率。因此，医师应尽早实施手术，以早期（完全）负重和行走为目标的手术可以降低手术并发症发生率与死亡率，改善患者功能预后和延长寿命。

参考文献

[1] Cooper C, Campion G, Melton LJ III. Hip fractures in the elderly: a world-wide projection. Osteoporos Int. 2002;2:285–9.

[2] Orimo H, Yaegashi Y, Hosoi T, Fukushima Y, Onoda T, Hashimoto T, Sakata K. Hip fracture incidence in Japan: estimates of new patients in 2012 and 25–year trends. Osteoporos Int. 2016;27:1777–84.

[3] Imai N, Endo N, Shobugawa Y, Ibuchi S, Suzuki H, Miyasaka D, Sakuma M. A decrease in the number and incidence of osteoporotic hip fractures among elderly individuals in Niigata, Japan, from 2010 to 2015. J Bone Miner Metab. 2018;36:573–9.

[4] Imai N, Endo N, Shobugawa Y, Oinuma T, Takahashi Y, Suzuki K, Ishikawa Y, Makino T, Suzuki H, Miyasaka D, Sakuma M. Incidence of four major types of osteoporotic fragility fractures among elderly individuals in Sado, Japan, in. J Bone Miner Metab. 2015;37:484–490.2019.

[5] Garden RS. Low-angle fixation of the femoral neck. J Bone Joint Surg. 1961;43–B:647–62.

[6] Shin CH, Wang KC. Femoral neck fractures. 121 cases treated by Knowels pinning. Clin Orthop Relat Res. 1991;271:195–200.

[7] Der PF. Schenkelhalsbruch, ein mechanisches problem. Stuttgart: F. Enke; 1935.

[8] Raaymakers EL, Marti RK. Non-operative treatment of impacted femoral neck fractures. A prospective study of 170 cases. J Bone Joint Surg. 1991;73–B:950–4.

[9] Cserhati P, Kazar G, Manninger J, et al. Non-operative or operative treatment for undisplaced femoral neck fractures: a comparative study of 122 non-operative and 125 operatively treated cases. Injury. 1996;27:583–8.

[10] Xu DF, Bi FG, Ma CY, Wen ZF, Cai XZ. A systematic review of undisplaced femoral neck fracture treatments for patients over 65 years of age, with a focus on union rates and avascular necrosis. J Orthop Surg Res. 2017;12:28.

[11] Papakostidis C, Panagiotopoulos A, Piccioli A, Giannoudis PV. Timing of internal fixation of femoral neck fractures. A systematic review and meta-analysis of the final outcome. Injury. 2014;46:459–66.

[12] Novack V, Jotkowitz A, Etzion O, et al. Does delay in surgery after hip fracture lead to worse outcomes? A multicenter survey. Int J Qual Health Care. 2007;19:170–6.

[13] Zuckerman JD, Skovron ML, Koval KJ, et al. Postoperative complications and mortality associated with operative delay in order patients who have a fracture of the hip. J Bone Joint Surg. 1995;77–A:1551–6.

[14] Hudson JI, Kenzora JE, Hebel JR, et al. Eight-year outcome associated with clinical options in the management of femoral neck fractures. Clin Orthop Relat Res. 1998;348:59–66.

[15] Blomfeldt R, Tornkvist H, Ponzer S, et al. Comparison of internal fixation with total hip replacement for displaced femoral neck fractures. Randomized, controlled trial performed at four years. J Bone Joint Surg. 2005;87–A:1680–8.

[16] Parker MJ, Khan RJ, Crawford J, et al. Hemiarthroplasty versus internal fixation for displaced intracapsular hip fractures in the elderly. A randomized trial of 455 patients. J Bone Joint Surg. 2002;84–B:1150–5.

[17] Fixation using Alternative Implants for the Treatment of Hip Fractures (FAITH) Investigators. Fracture fixation in the operative management of hip fractures (FAITH): an international, multicentre, randomised controlled trial. Lancet. 2017;389:1519–27.

[18] Kemker B, Magone K, Owen J, Atkinson P, Martin S, Atkinson T. A sliding hip screw augmented with 2 screws is biomechanically similar to an inverted triad of cannulated screws in repair of a Pauwels type-III fracture. Injury. 2017;48:1743–8.

[19] Yamamoto T, Kobayashi Y, Nonomiya H. Undisplaced femoral neck fracture need a closed reduction before internal fixation. Eur Orthop Surg Traumatol. 2019;29:73–8.

[20] Lu Q, Tang G, Zhao X, Guo S, Cai B, Li Q. Hemiarthroplasty versus internal fixation in super-aged patients with undisplaced femoral neck fractures: a 5–year follow-up of randomized control trial. Arch Orthop Trauma Surg. 2017;137:27–35.

[21] Blomfeldt R, Tornkvist H, Eriksson K, et al. A randomized controlled trial comparing bipolar hemiarthroplasty with total hip replacement for displaced intracapsular fractures of the femoral neck in elderly patients. J Bone Joint Surg. 2007;89–B:160–16515.

[22] Lewis DP, Wæver D, Thorninger R, Donnelly WJ. Hemiarthroplasty vs total hip arthroplasty for the management of displaced neck of femur fracture: a systematic review and metaanalysis. J Arthroplasty. 2019;34(8):1837–1843.e2.

[23] Lamadé WR, Friedl W, Schmid B, Meeder PJ. Bone cement implantation syndrome. A prospective randomised trial for use of antihistamine blockade. Arch Orthop Trauma Surg. 1995;114:335–9.

[24] Donaldson AJ, Thomson HE, Harper NJ, Kenny NW. Bone cement implantation syndrome. BJA. 2009;102:12–22.

[25] Gjertsen JE, Lie SA, Vinje T, Engesæter LB, Hallan G, Matre K, Furnes O. More re-operations after uncemented than cemented hemiarthroplasty used in the treatment of displaced fractures of the femoral neck: an observational study of 11,116 hemiarthroplasties from a national register. J Bone Joint Surg Br. 2012;94:1113–9.

[26] Bhattacharyya T, Chang D, Meigs JB, Estok DM 2nd, Malchau H. Mortality after periprosthetic fracture of the femur. J Bone Joint Surg Am. 2007;89:2658–562.

[27] Qewei Z, Xiaobing Y. A retrospective analysis of the use of cannulated compression screw and a vascularized iliac bone graft in the treatment of displace fracture of the femoral neck in patients aged < 50 years. Bone Joint J. 2014;96:1024–8.

[28] Koval KJ, Friend KD, Aharonoff GB, et al. Weight bearing after hip fracture: a prospective series of 596 geriatric hip fracture patients. J Orthop Trauma. 1996;10:526–30.

[29] Baer M, Neuhaus V, Pape HC, Ciritsis B. Influence of mobilization and weight bearing on in-hospital outcome in geriatric patients with hip fractures. SICOT J. 2019;5:4.

[30] Hawley S, Javaid MK, Prieto-Alhambra D, Lippett J, Sheard S, Arden NK, Cooper C, Judge A, REFReSH Study Group. Clinical effectiveness of orthogeriatric and fracture liaison service models of care for hip fracture patients: population-based longitudinal study. Age Ageing. 2016;45:236–42.

[31] Sakamoto K, Nakamura T, Hagino H, Endo N, Mori S, Muto Y, Harada A, Nakano T, Yamamoto S, Kushida K, Tomita K, Yoshimura M, Yamamoto H. Report on the Japanese Orthopaedic Association's 3–year project observing hip fractures at fixed-point hospitals. J Orthop Sci. 2006;11:127–34.

[32] Imai N, Endo N, Hoshino T, Suda K, Miyasaka D, Ito T. Mortality after hip fracture with vertebral compression fracture is poor. J Bone Miner Metab. 2016;34:51–4.

[33] Nijmeijer WC, Folbert EC, Vermeer M, Slaets JP, Hegeman JH. Prediction of early mortality following hip fracture surgery in frail elderly: the Almelo Hip Fracture Score (AHFS). Injury. 2016;47:2138–43.

[34] Jang SY, Cha YH, Kim KJ, Kim HY, Choy WS. The effect of surgery type on mortality in elderly patients with pertrochanteric femoral fracture: a Korean nationwide cohort study. Asian J Surg. 2019;43(4):550–6.

第34章 股骨转子间骨折的手术治疗
Surgical Treatment of Intertrochanteric Femur Fracture

Yoshinobu Watanabe 著

陈涛 林华 译

关键词

股骨转子间骨折，分型，压缩

一、股骨转子间骨折的诊断

大多数股骨转子间骨折可以通过 X 线正侧位片进行诊断。在极少数情况下，股骨转子间骨折可能在放射学上表现为隐匿性骨折[1, 2]。然而，与股骨头下骨折延迟诊断将会导致其治疗方案由内固定术变成半髋关节置换术不同的是，延迟诊断并不会影响股骨转子间骨折的治疗方案选择。许多骨折经 X 线检查和 CT 诊断为单纯大转子骨折，通过 MRI 可发现其骨折线实际上已经延伸到转子间区域[1]。然而，即使骨折线延伸到转子间区域，大多数无移位的单纯转子间骨折也可以保守治疗。

二、股骨转子间骨折的分类

股骨转子间骨折有多种分类[3-5]，根据小转子周围后内侧部分的完整程度，可将其分为"稳定"和"不稳定"型骨折。在以前的 AO/OTA 分类中，31-A1.1、31-A1.2、31-A1.3 和 31-A2.1 被认为是稳定型，31-A2.2、31-A2.3 和逆转子间骨折应被认为是不稳定型（图 34-1）。

考虑到由于骨坏死、旋转及过度压缩很有可能会发生，所以可将基底颈部骨折作为一个亚型。

根据 Konishi[6]（图 34-2）和 Nakano[7] 的 3D-CT 分类，大多数的股骨转子间骨折为顺转子间骨折。

解剖学上，髂股韧带附着在髂前下棘上，然后呈扇形沿着髋关节前方的股骨转子间线附着。坐股韧带附着在髋臼缘和盂唇的后表面，缠绕在关节周围，并插入股骨的前部。对于股骨转子间骨折，如果前骨折线在髂股韧带远端附着点的近端，基底颈骨折可能是更合适的描述，但仅通过 X 线检查很难或不可能确定这一点。

三、骨质疏松骨固定的四大原则

金属固定装置和骨骼的力学性能不匹配意味着金属固定装置很容易切割骨头，从而导致骨折固定失败。

此外，手术后通常需要立即进行全负重步行

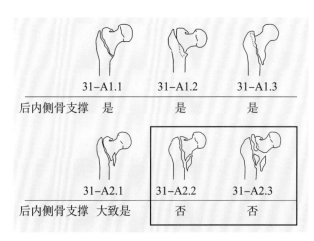

31-A1.1	31-A1.2	31-A1.3
后内侧骨支撑 是	是	是
31-A2.1	31-A2.2	31-A2.3
后内侧骨支撑 大致是	否	否

▲ 图 34-1 以前的 AO/OTA 后内侧骨支撑分类

新的 AO/OTA 分类是无意义和无用的。以前的分类侧重于后内侧骨支撑，更为有用。在以前的 AO/OTA 分类中，31-A1.1、31-A1.2、31-A1.3 和 31-A2.1 伴后内侧骨支撑被认为是稳定型骨折

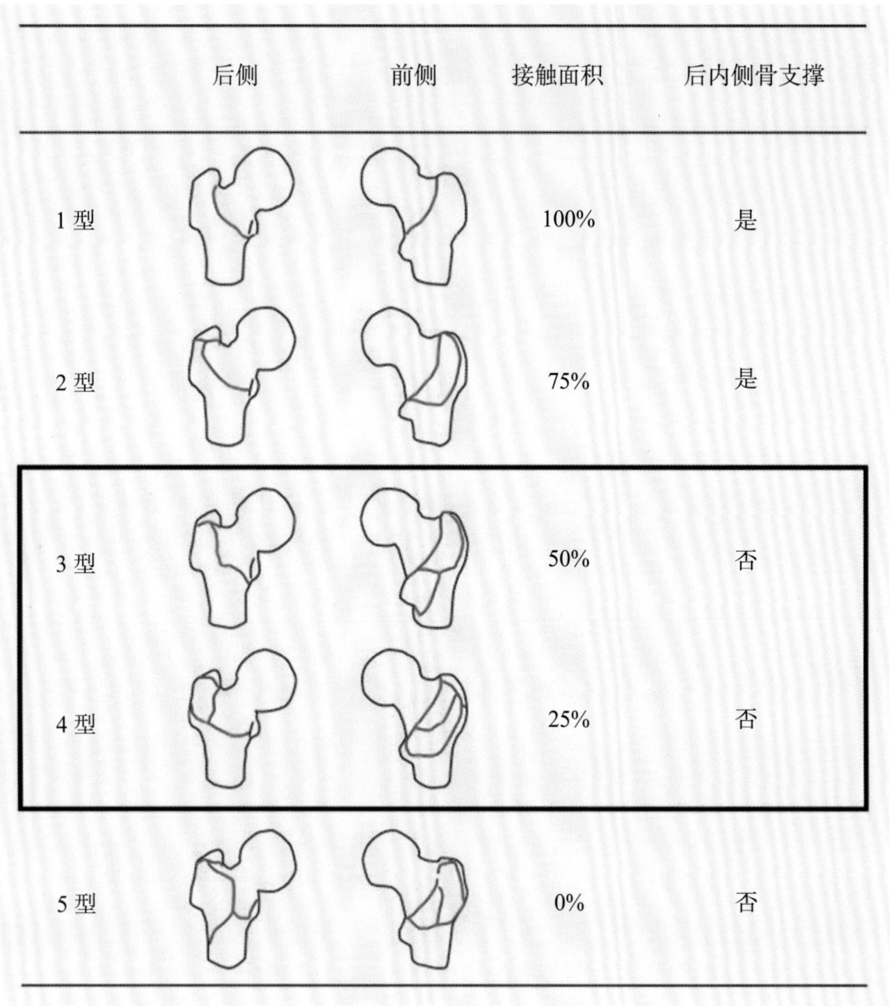

	后侧	前侧	接触面积	后内侧骨支撑
1 型			100%	是
2 型			75%	是
3 型			50%	否
4 型			25%	否
5 型			0%	否

◀ **图 34-2 Konishi 关于后内侧骨支撑的 CT 分类**

"接触面积"指的是主要骨折块相互接触面积的大致比例。3 型、4 型、5 型被认为是不稳定型骨折，因为在没有后内侧骨支撑的情况下，主要骨折块之间的接触面积小于 50%

训练，以避免长期卧床不起导致的全身和局部并发症，尤其是老年患者。因此，在手术固定过程中，用来固定疏松骨而不失败的方法在技术上要求很高。

就实用而言，骨质疏松骨内固定的基本原则如下：①嵌插；②宽支撑；③长夹板；④强化[8]。

（一）嵌插

嵌插是指主要的骨块彼此紧密接触，有两种类型的嵌插：内源性嵌插和控制性嵌插。股骨和肱骨颈外翻嵌插性骨折是内源性嵌插性骨折的例子，这些骨折具有潜在的稳定性。在手术过程中通过压缩主要骨块以使它们牢固接合来提供内在稳定性是可能的。如下所述，可以使用所谓的滑动植入物［如滑动髋螺钉（sliding hip screws，SHS）和头髓钉（cephalo-medullary nails，CMN）］获得主要骨块之间的受控嵌插。

（二）宽支撑

宽支撑是指将脆弱的骨块固定在内固定装置的宽阔表面上，以减少单位面积骨的负荷。有骨外型和骨内型两种支撑式假体。掌侧钢板固定的掌侧 Barton 骨折就是骨外支撑固定的例子。角度稳定的内固定装置，如钩钢板、刀片钢板和锁定钢板，具有骨内支撑作用。Ilizarov 外固定器也具有角度稳定性，因此对于固定脆弱的骨块非常有用。

（三）长夹板

长夹板指的是用长杠杆臂夹住骨头碎片，这样可以减少施加在脆弱骨骼上的应力。用长板或髓内钉支撑，可分散骨骼上的负荷。

（四）强化

强化是一种通过使用聚甲基丙烯酸甲酯（polymethylmethacrylate，PMMA）或可注射的人工骨来提高种植体与骨之间的强度以固定疏松骨的一种方法。这就像通过改良不坚固的土壤来盖房子。

四、股骨转子间骨折目前的治疗选择

（一）手术或非手术治疗

如今，手术治疗是股骨转子间移位骨折的金标准。一项随机对照试验的结果显示，使用滑动髋螺钉的手术治疗与非手术治疗相比，局部并发症（如内翻畸形、腿长不等）和长期住院的风险明显高于非手术治疗[9, 10]。虽然这是一项患者人数较少的随机对照试验[9]，但大量的相关病例表明，手术治疗的临床效果良好，因此手术是大多数股骨转子间骨折的首选。基本程序是在全身或局部麻醉下使用牵引手术台进行闭合复位，在此期间使用内固定装置完成接骨。

（二）滑动植入物用于治疗股骨转子间骨折：髓内钉和滑动髋螺钉

最常用的股骨转子间骨折内固定器械是髓内钉和滑动髋螺钉，两者都通过粗拉力螺钉滑动的机制来固定头 – 颈骨折块（图 34–3）[11, 12]。如今，许多生产商提供各种类型的这两种植入物。两种植入物都有一个共同的结构，即滑动拉力螺钉由"髓内钉"或"侧板"（SHS）固定。滑动装置具有能够控制主要碎片之间的持续撞击、防止植入物脱落并加速骨愈合的功能。1999 年的一项划时代的 Meta 分析显示，与滑动植入物相比，固定钉板的切口脱落（13% vs. 4%）、骨不连（2% vs. 0.5%）、植入物断裂（14% vs. 0.7%）和再次手术（10% vs. 4%）的风险增加[13]。从那时起，使用滑动植入物治疗股骨转子间骨折已成为治疗的标准。

CMN 和 SHS 的临床结局没有明显差异[11, 12, 14]。有报道表示，早期版本的 CMN 中存在 SHS 中未发现的并发症，如术中或术后股骨骨折[12]。然而，

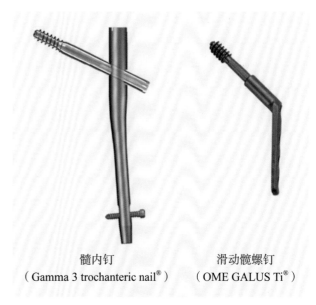

髓内钉　　　　　　　滑动髋螺钉
（Gamma 3 trochanteric nail®）　（OME GALUS Ti®）

▲ 图 34-3　典型的髓内钉和滑动髋螺钉的外观

随着植入物设计和手术技术的改进，CMN 在临床结局上似乎可以与 SHS 相媲美。在日本，与 SHS 相比，CMN 是首选。当插入导丝以放置带 SHS 的拉力螺钉时，必须考虑三维参数（近端 – 远端、前后和旋转）。而 CMN 只需要考虑二维参数：近端 – 远端和旋转。简而言之，CMN 中拉力螺钉的放置比 SHS 更容易控制。因此，在日本，CMN 的使用率超过 70%，日本越来越多的年轻医生从未使用过 SHS。

（三）治疗失败的主要原因

无论使用 CMN 还是 SHS，治疗失败的主要原因都是股骨头拉力螺钉被切断造成的功能丧失，因此，将拉力螺钉插入股骨头的最佳位置并获得良好的复位非常重要[15, 16]。拉力螺钉被切割被认为是多种因素综合作用的结果，包括患者年龄、骨骼脆性、骨折类型、植入物选择、拉力螺钉在股骨头中的位置、复位质量[13-17]。其中，骨科医生可以控制三个因素：植入物的选择，拉力螺钉在股骨头中的位置，复位质量。

（四）拉力螺钉的最佳位置：顶尖距

目前，防止切割的最佳拉力螺钉位置是"中心 – 中心"位置，Baumgaertner 等指出的顶尖距

（TAD）应小于 25mm（图 34-4）[15, 16]。

"中心 – 中心"位置意味着拉力螺钉应该位于股骨头的中心位置，无论是在 AP 还是在侧位 X 线上都是如此。在过去，人们认为拉力螺钉应该放置在 AP 切面头部中心略下方，将其固定在骨质量良好的区域。股骨转子间骨折通常是由年轻的外科医生进行的，重要的是，要使用一种尽可能防止拉力螺钉被放在错误位置的技术。在手术中，拉力螺钉的位置由 AP 和侧位 X 线监测。如果将"中心 – 中心"位置设置为目标，则无论 C 臂相对于头颈骨折的位置如何，拉力螺钉的导丝都可以更容易地插入到好的位置。此外，与插入拉力螺钉用于偏心相比，其优点在于，通过将拉力螺钉定位在中心位置，可以使其更好地抵抗头颈部骨折块的旋转。因此，目前的标准做法是以"中心 – 中心"为目标插入拉力螺钉。

TAD 代表股骨头拉力螺钉的位置和深度，已被证明是 SHS 和 CMN 拉力螺钉切割的准确预测指标[15-17, 25]。TAD 定义为经过放大校正后，在正侧位 X 线上测量，从拉力螺钉顶端到股骨头尖端的距离之和（单位：mm）（图 34-4）[15]。

复位应该在骨折模式的背景下讨论。即使在不强调复位的情况下原位固定，稳定型骨折也不会出现临床问题。而未能固定不稳定型骨折会导致不可接受的形态学异常，从而导致功能障碍。因此，不稳定型骨折必须正确复位固定。

（五）什么是不稳定型骨折和正确复位

由于使用了滑动植入物，术后二次移位最常见的原因是将拉力螺钉与头 – 颈部骨折块套在了一起。这种压缩机制提供了两个好处：通过控制骨折块之间的撞击加速骨折愈合和防止拉力螺钉从骨质疏松的骨质中脱落。然而，压缩超过 15mm 可能会导致机械和（或）功能故障[18-21]。因此，应避免过度压缩。

作者将不稳定型转子间骨折定义为缺乏后外侧（外侧壁骨折）和（或）后内侧（小转子骨折）

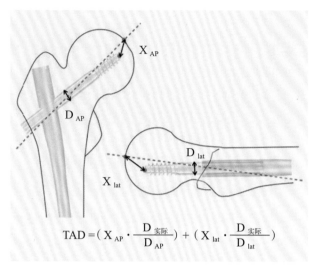

$$TAD = \left(X_{AP} \cdot \frac{D_{实际}}{D_{AP}} \right) + \left(X_{lat} \cdot \frac{D_{实际}}{D_{lat}} \right)$$

▲ 图 34-4 顶尖距（TAD）
TAD 定义为矫正（通过放大）后在前后位（AP）和侧位（lat）X 线上测量的拉力螺钉尖端到股骨头尖端的距离之和（以毫米为单位）

骨支撑的骨折。

由于缺乏后外侧骨支撑（通常通过 X 线和 CT 检查发现并被标记为所谓的"侧壁骨折"），这一不稳定型骨折问题已通过改进植入物设计得到解决。当使用 SHS 固定转子间骨折时，用拉力螺钉固定的头 – 颈骨折块会移动到与大转子接触的位置（图 34-5），骨折是稳定的。如果有侧壁骨折，不稳定的大转子不能支撑头颈骨折，可能会发生超过 15mm 的过度压缩（图 34-5）。为了防止这种情况，已经开发了一种带有支撑板的 SHS 系统来支撑大转子（图 34-5）。当使用 CMN 系统时，髓内钉本身通常会防止由于拉力螺钉的压缩而导致的头颈骨折过度移动（图 34-5）。只要使用 CMN，理论上可以避免由于侧壁断裂而产生的过度压缩。

小转子周围的后内侧骨折缺乏完整性是决定股骨转子间骨折内在稳定性的另一个关键因素。大多数移位的股骨转子间骨折可以通过使用牵引手术台对患肢进行牵引来复位。然而，如果包含小转子的后内侧骨块的完整性丧失（图 34-6），头 – 颈骨块将无法在该区域获得骨支撑，并且在手术后很容易再次移位，显示过度压缩。Konishi 的 CT 分型为 3 型和 4 型骨折（图 34-2）或以前的

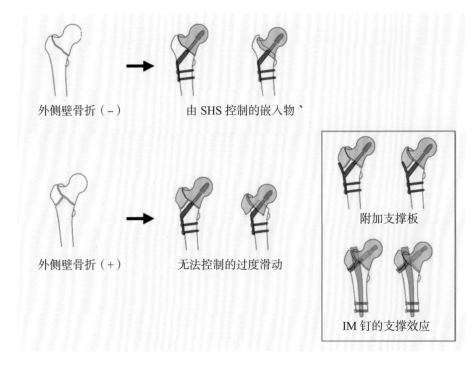

外侧壁骨折（-） → 由 SHS 控制的嵌入物

外侧壁骨折（+） → 无法控制的过度滑动

附加支撑板

IM 钉的支撑效应

◀ 图 34-5 无后外侧骨支撑的不稳定型股骨转子间骨折
股骨转子间骨折合并外侧壁骨折是不稳定的，因为可能会发生无法控制的过度滑动。为了防止这种现象，已经开发了附加支撑板的滑动髋螺钉（SHS）。支撑效应由髓内（IM）钉防止骨折过度滑动产生

AO/OTA 31-A2.2 和 OTA 31-A2.3 骨折（图 34-1）被认为是无后内侧支撑的骨折。

有必要提供前内侧骨支撑，以防止缺乏后内侧骨支撑的不稳定型股骨转子间骨折过度压缩。Ikuta 等根据股骨转子间骨折在术后侧位 X 线上的位置关系，提出了一种新的股骨转子间骨折分类方法，将其分为三组：A 亚型（头-颈骨折块前置）、N 亚型（头-颈骨折块中性定位）和 P 亚型（头-颈骨折块后置）（图 34-7）[22]。他总结说，真正不稳定型股骨转子间骨折是 Evans I 型 -3 组 -P 型，以及 I 型 -4 组 -A 型和 I 型 -4 组 -P 型，其中一些骨折可以复位到稳定的位置。Okuma 等提出 AP3×ML3 分型，将术后 AP 和侧位 X 线分为三组（图 34-8）[23]。ML3 分类与 Ikuta 的亚型分类几乎相同（图 34-7）。在 AP3×ML3 分类中，术后 1 周内侧型平均压缩量为 1.3mm，外侧型平均压缩量为 4.8mm，髓外型平均压缩量为 1.4mm，髓内型平均压缩量为 5.6mm[23]。

（六）作者首选的复位疗法

最近在日本，上述复位后分类得到了更多的关注，并在尽可能少的术后压缩的情况下进行了旨在获得骨愈合的外科治疗。

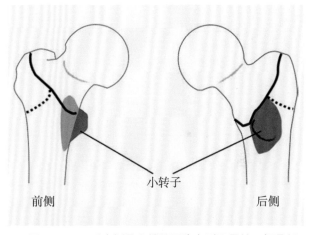

小转子

前侧   后侧

▲ 图 34-6 无后内侧骨支撑的不稳定型股骨转子间骨折
小转子周围的后内侧骨支撑缺乏完整性是决定股骨转子间骨折内在稳定性的另一个关键因素

在作者所在的医院，对股骨转子间骨折的复位采用了以下决策规则（图 34-9），我们已经使用了 10 年。

1. 对于原 AO/OTA 分型 31-A1.1～3 和 31-A2.1 有后内侧骨支撑的骨折。

• 如果手术中头-颈骨折块在 AP 切面上为内侧型，无论侧位如何，我们都认为它是一种良好的复位方式。

• 手术中，如果头-颈骨折块不是前位切面的

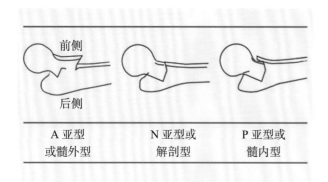

▲ 图 34-7　股骨转子间骨折复位后侧位 X 线分型

P 亚型骨折术后移位的可能性比 A 亚型骨折大得多。A 亚型和 P 亚型分别与髓外型和髓内型同义

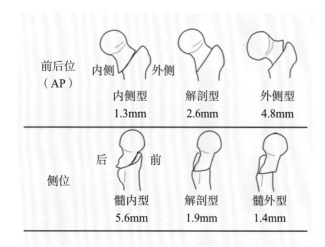

▲ 图 34-8　AP3×ML3 股骨转子间骨折分型

这种分类不是损伤时的形态学分类，而是复位后的前内侧密质骨的术后分类。术后 1 周，前后位"外侧型"和侧位"髓内型"的压缩量显著较高（ $P < 0.01$ ）。这些数字显示了手术后 1 周的平均压缩量[23]

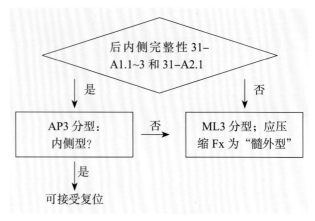

▲ 图 34-9　笔者首选的复位策略

对于无后内侧骨折的骨折，内侧型是可以接受的。无后内侧骨支撑的不稳定型骨折应归为"髓外型"

内侧型，则应在侧位片上将其压缩为 A 亚型（髓外型）。

2. 对于原 AO/OTA 分型 31-A2.2 和 31-A2.3 无后内侧骨支撑的骨折，侧位应压缩为 A 亚型（髓外型）。

（七）术后护理

理论上，所有股骨转子间骨折患者在经过适当的手术治疗后，应该立即获得与受伤前相同的活动度，而不会限制髋关节的运动和功能。然而，由于骨折和手术带来的疼痛，患者实际上必须忍受支撑自己的重量，这样他们才能接受物理治疗，当骨折愈合并减轻疼痛时，他们能够在受伤的肢体上增加重量。只有一半能走出家门的非卧床患者在手术后 1 年能达到与受伤前相同的活动度[24]。

参考文献

[1] Kim SJ, Ahn J, Kim HK, Kim JH. Is magnetic resonance imaging necessary in isolated greater trochanter fracture? A systematic review and pooled analysis. BMC Musculoskelet Disord. 2015;16:395.

[2] Kellock TT, Khurana B, Mandell C. Diagnostic performance of CT for occult proximal femoral fractures: a systematic review and meta-analysis. AJR Am J Roentgenol. 2019;213:1–7.

[3] Evans EM. The treatment of trochanteric fractures of the femur. J Bone Joint Surg Br. 1949;31B:190–203.

[4] Jensen JS, Michaelsen M. Trochanteric femoral fractures treated with McLaughlin osteosynthesis. Acta Orthop Scand. 1975;46(5):795–803.

[5] Muller ME, Nazarian S, Koch P, et al. The AO classification of fracture of long bones. New York: Springer; 1990.

[6] Konishi N, Sato K. Three-dimensional observations of trochanteric fractures of the femur. J Jpn Orthoped Assoc. 1987;61:97–106. (in Japanese)

[7] Nakano T. Proposal for understanding trochanteric femoral fractures in the elderly and classification using 3DCT. Orthopaedics. 2006;19(5):39–45.(in Japanese)

[8] Hertel R, Jost B. Chapter 7, Basic principles and techniques of internal fixation in osteoporotic bone, In: Internal fixation in osteoporotic bone, Edited by Yuehuei H. An, M.D. Thieme, New York, Stuttgart, 2002.

[9] Hornby R, Evans JG, Vardon V. Operative or conservative treatment for trochanteric fracture of the femur. A randomized epidemiological trial in elderly patients. J Bone and Joint Surg Br. 1989;71(4):619–23.

[10] Handoll HHG, Parker MJ. Conservative versus operative treatment for hip fractures in adults (Review). Cochrane Database Syst Rev. 2008;(3) https://doi.org/10.1002/14651858. CD000337.pub2.

[11] Parker MK. Sliding hip screw versus intramedullary nail for trochanteric

hip fractures; a randomised trial of 1000 patients with presentation of results related to fracture stability. Injury. 2017;48(12):2762–7.

[12] Parker MJ, Handoll HH. Gamma and other cephalocondylic intramedullary nails versus extramedullary implants for extracapsular hip fractures in adults. Cochrane Database Syst Rev. 2008;(2) https://doi.org/10.1002/14651858.CD000093.

[13] Chinoy MA, Parker MJ. Fixed nail plates versus sliding hip systems for the treatment of trochanteric femoral fractures: a meta analysis of 14 studies. Injury. 1999;30(3):157–63.

[14] Parker MJ, Cawley S. Sliding hip screw versus the Targon PFT nail for trochanteric hip fractures, a randomized trial of 400 patients. Bone Joint J. 2017;99–B(9):1210–5.

[15] Baumgaertner MR, Curtin SL, Lindskog DM, Keggi JM. The value of the tip-apex distance in predicting failure of fixation of peritrochanteric fractures of the hip. J Bone Joint Surg Am. 1995;77(7):1058–64.

[16] Baumgaertner MR, Solberg BD. Awareness of tip-apex distance reduces failure of fixation of trochanteric fractures of the hip. J Bone Joint Surg Br. 1997;79(6):969–71.

[17] Gundle R, Gargan MF, Simpson AH. How to minimize failures of fixation of unstable intertrochanteric fractures. Injury. 1995;26:611–4.

[18] Jacobs RR, McClain O, Amstrong HJ. Internal fixation of intertrochanteric hip fractures: a clinical and biomechanical study. Clin Orthop Relat Res. 1980;146:62–70.

[19] Steinberg GG, Desai SS, Kornwitz NA, Sullivan TJ. The intertrochanteric hip fracture. A retrospective analysis. Orthopedics. 1988;11(2):265–73.

[20] Rha JD, Kim YH, Yoon SI, Park TS, Lee MH. Factors affecting sliding of the lag screw in intertrochanteric fractures. Int Orthop. 1993;17(5):320–4.

[21] Baixauli F, Vincent V, Baixauli E, Serra V, Sánchez-Alepuz E, Gómez V, Martos F. A reinforced rigid fixation device for unstable intertrochanteric fractures. Clin Orhop Relat Res. 1999;361:205–15.

[22] Ikuta T. Classification of trochanteric fracture of the femur. Kossetsu. 2002;24(1):158–62.

[23] Okuma S, Fukuda F, Toba N, Hiranuma Y, Miyazaki T, Mori S, Utsunomiya H. The relation between reduced position and telescope in femoral trochanteric 2–part fracture. Kossetsu. 2009;31(2):318–21.

[24] Fukui N, Watanabe Y, Nakano T, Sawaguchi T, Matsushita T. Predictors for ambulator ability and the change in ADL after hip fracture in patients with different levels of mobility before injury: a 1–year prospective cohort study. J Orthop Trauma. 2012;26(3):163–71.

[25] Caruso G, Bonomo M, Valpiani G, et al. A sixyear retrospective analysis of cut-out risk predictors in cephalomedullary nailing for pertrochanteric fractures, can the tip-apex distance (TAD) still be considered the best parameter? Bone Joint Res. 2017;6(8):481–8.

第35章 骨质疏松症患者髋部骨折的手术治疗

Operative Treatment of Hip Fractures in Osteoporotic Patients

Charles P.Hannon Joshua J.Jacobs 著

高爱国 林 华 译

关键词

骨质疏松症，髋部骨折，股骨颈骨折，股骨转子间骨折，滑动髋关节螺钉，髓内钉，半髋关节置换术，全髋关节置换术

概述

随着人口老龄化和骨质疏松症患病率持续上升，骨质疏松性髋部骨折（此处定义为股骨颈和近端股骨转子间骨折）愈发常见。预计到 2032 年，每年将有超过 500 000 例髋部骨折发生[1]。老年群体的髋部骨折会影响患者生活方式，以及大大增加其死亡率，可谓是毁灭性的伤害。据报道，髋部骨折 1 年死亡率高达 30%。死亡率的增加归因于损伤所致的功能活动减少，以及术后多种并发症的发生，包括疾病并发症（如肺栓塞和肺炎）和手术并发症（如固定失败和感染）。此外，跌倒导致的髋部骨折可能是神经功能衰退（如各种神经退行性疾病导致的平衡能力丧失）、进行性心脑血管疾病（如心律失常、直立性低血压）和其他具有较高死亡风险的疾病的信号。

髋部骨折的治疗是根据患者的生理年龄、损伤前活动水平、并发症、骨折类型、既往关节炎病史和骨密度来决定的。保守治疗的老年髋部骨折患者，1 年死亡率高达 84.4%[2]。除非有明显的手术禁忌证，患者均需手术治疗。手术的目标是让患者早日康复并尽量减少术后并发症。

一、骨质疏松性髋部骨折患者的评估和检查

患有骨质疏松症的老年患者通常在低能量损伤（如平地跌倒）后出现髋部骨折。患者最常于急诊就诊。急诊科的初步检查应与创伤患者一样。应评估患者气道、呼吸状态（如呼吸频率）、血液循环（如脉搏）。之后进一步检查包括脊柱在内的整个肌肉骨骼系统，对上肢、颈椎、胸椎、腰椎、骨盆和下肢进行触诊，看是否有压痛，对所有关节进行运动范围测试，对每个肢体进行神经血管检查。任何部位如有压痛或畸形，应进行 X 线检查。此外，对跌倒的骨质疏松患者应进行骨盆正位片（AP）以排除隐匿性骨折，尤其是有分散注意力的损伤（如肱骨近端骨折）的情况。分散注意力的损伤会带来更多的疼痛，患者常忽略其他可能的损伤。如果在骨盆平片上检测到髋部骨折，则应拍摄髋关节特殊位片，包括髋关节前后位和髋关节穿桌侧位，以及前后位和侧位的全长股骨片。

对患者进行详细的病史询问应包括关于急性损伤的病史：起病、诱发因素、疼痛性质、放射痛、疼痛的严重程度和疼痛的持续时间。应特别询问患者在受伤前腹股沟是否有任何疼痛，是否存在有症状的关节炎。除了重点关注受伤的病史外，还需要详细了解患者的功能状态以确定最佳治疗方案。重要的是，要了解患者在受伤前与谁

一起生活、日常生活中需要什么形式的帮助、受伤前行走所需的辅助设备的特点、在社区中的活动水平。此外，还应阐明既往跌倒史，因为跌倒史可能是进行性神经或心血管疾病的预兆。同样85 岁的女性患者，独立生活、正常行走、定期锻炼、开车者，与陪伴生活、辅助步行、不开车且有严重并发症者所接受的治疗区别巨大。完整的病史还包括既往病史、手术史、用药史、过敏史、社会史和家族史。应特别询问患者是否有骨质疏松症病史，或是否曾通过双能 X 线吸收仪扫描评估骨质疏松症。如果患者正在积极接受骨质疏松症治疗，则应记录药物名称、开始时间、剂量和频率。

尽管传统上髋部骨折患者都是收住骨科治疗的，但最近的文献表明，收住老年骨折患者会带来更好的临床效果。这些多学科团队通常由老年病学家、风湿病学家或专门研究骨质疏松症的内分泌学家、骨科医生、高级技师、治疗师、护士、营养学家和药剂师组成，共同为患有骨质疏松症的老年髋部骨折患者提供整体治疗[3]。在手术前，老年科医生致力于对患者进行术前医学优化，以纠正任何实验室检查异常或发生急性并发症。Fisher 等将 951 名接受共同管理骨折服务的髋部骨折患者与历史对照组进行比较，发现术后并发症减少了 21%，死亡率降低了 3%[4, 5]。Friedman 等回顾了他们的老年骨折治疗情况，发现接受该治疗的髋部骨折患者的入院至手术时间缩短了 13h，住院时间缩短了 4 天，医疗并发症减少了 15%[5]。在某些特殊情况下，手术会因为急性并发症而推迟，但同时会将患者处于无法控制的手术风险中。医生应该认识到手术延迟超过 24h 可能会增加 90 天内死亡率，但这应与未解决的并发症的手术风险进行权衡[6]。一旦患者进行了医学优化并详细评估了并发症的风险，则应进行手术。

二、股骨颈骨折的外科治疗

股骨颈骨折可根据骨折在股骨颈的位置和移位程度进行分类。Garden 最初对股骨颈骨折的分类定义了四种类型的股骨颈骨折：Ⅰ 型、Ⅱ 型、Ⅲ 型和Ⅳ 型[7]。Ⅰ 型骨折为外展嵌插型的不完全骨折，外侧密质骨受损而内侧密质骨完整。Ⅱ 型骨折为完全骨折，但没有移位。Ⅲ 型骨折为完全骨折伴部分移位。Ⅳ 型骨折为完全骨折伴完全移位。在确定治疗方案时，除了生理年龄、骨密度、损伤前活动功能状态和损伤关节是否存在关节炎外，还应考虑股骨颈骨折的 Garden 分类[8, 9]。

对于受伤髋关节没有明显关节炎且为非移位或外展嵌插型股骨颈骨折的老年患者，可以考虑使用空心螺钉固定。在这种治疗中，将患者放置于骨折台上，使用传统的 3 个以倒三角形排列的空心螺钉来稳定骨折（图 35-1）。通常不进行复位，并将骨折固定在原位。手术后，患者能够负重。然而，人们仍然担心这些非锁定螺钉是否能在骨质疏松的骨骼中提供足够的稳定性，尤其是当螺钉未处于最佳位置时。Booth 等的一项尸体研究发现，与放置更多的中心螺钉相比，位于中线后方且邻近股骨距的倒三角形模式下部螺钉具有更好的稳定性、承载能力和刚度[10]。Gurusamy 等发现，在接受股骨颈螺钉固定的 395 名患者中，侧位螺钉散布不充分是骨不连的风险因素[11]。

有移位的老年股骨颈骨折对骨科医生来说是一个挑战。这些骨折有多种治疗方式，包括滑动髋螺钉、空心螺钉固定、髓内钉固定或关节置换术[12]。在滑动髋螺钉技术中，使用透 X 线骨折台，尝试闭合复位。如果无法实现解剖复位，则进行切开复位。骨折复位后，放置滑动髋螺钉。所选植入物的角度应与对侧的股骨颈 / 股骨干角度相匹配。滑动髋螺钉应足够长，以使在前后位和侧位上测量的钉尖到股骨头中心顶点的距离小于 25mm[9, 13]。顶尖距大于 25mm 的滑动髋螺钉会增加切口失败的风险。通常使用放置在滑动髋螺钉附近的防旋螺钉来防止旋转失败。一些低证据水平研究表明，髓内钉可用于治疗基底股骨颈骨折（如股骨颈基底部骨折），但生物力学研究表明滑

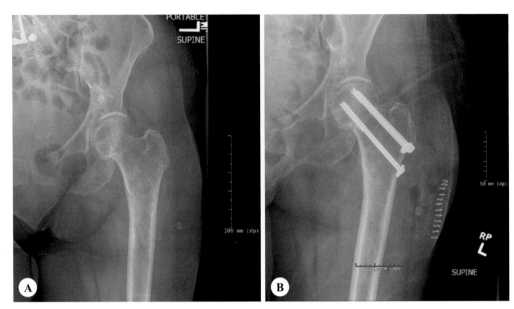

▲ 图 35-1　A. 74 岁女性有骨质疏松史，发生完全外展嵌插型股骨颈骨折；B. 术后即时 X 线显示以经典倒三角形模式使用 3 个空心螺钉固定

动髋螺钉可能具有最低的切口风险[14-16]。

移位股骨颈骨折可采用全髋关节置换术或半髋关节置换术治疗。对于非移位骨折，最近的文献也表明，与固定相比，半髋关节置换术和 THA 可能具有更好的疗效。Dolatowski 等对 111 名 70 岁及以上无移位或外展嵌插型股骨颈骨折患者进行前瞻性随机对照试验，发现与螺钉固定相比，半髋关节置换术在患者报告的功能评分中差异不明显，但与螺钉固定相比，可提高术后灵活性，并减少再手术发生率[17]。在他们的系列研究中，20% 的螺钉固定患者接受了再次手术，而半髋关节置换术的患者仅有 5% 接受了再次手术。半髋关节置换术的 2 年死亡率为 26%，空心螺钉固定的 2 年死亡率为 36%。虽然螺钉固定可能只适用于部分患者，但半髋关节置换术或 THA 有更好的手术效果，应该考虑用于所有股骨颈骨折患者。

关于股骨颈骨折的关节置换术存在一些争议。进行半髋关节置换术还是 THA 的决定仍有争议。通常根据患者的并发症、X 线和活动水平进行个体化选择 THA 与半髋关节置换术。在我们的医院，半髋关节置换术仅适用于非常不活跃的患者或因病情严重易推迟手术的患者（图 35-2）。对

于所有其他患者，包括已患有骨关节炎的患者，THA 是移位股骨颈骨折的首选治疗方法。THA 有更好的功能结局和显著降低的再手术率[18]。一项包含 986 名患者的 8 项随机对照试验的 Meta 分析发现，THA 具有更好的功能结局评分，可更好地控制疼痛，但与半髋关节置换术相比，脱位率更高[19]。THA 术后的脱位率是 10%，为半髋关节置换术的 5 倍[20]。为了减轻与 THA 相关的不稳定性，一些人认为股骨颈骨折可能是应用 THA 中双动髋臼假体的适应证。Jobory 等的研究发现，在研究中的 9040 例股骨颈骨折患者中，与传统的髋臼假体相比，双动髋臼假体导致的再手术和脱位更少[21]。在半髋关节置换术中，可以使用骨水泥和非骨水泥组件，以及双极和单极组件。虽然研究表明骨水泥型和非骨水泥型半髋关节置换术术后疼痛缓解相似，但植入物相关并发症发生率仍存在显著差异。在一些试验中，与非骨水泥型相比，骨水泥型导致植入物相关并发症（包括骨折）较少[22, 23]。双极关节置换术在我们的团队中受到青睐，因为髋臼磨损的发生率较低，并且如果需要，双极假体将来可以更容易地转换为 THA[24]。

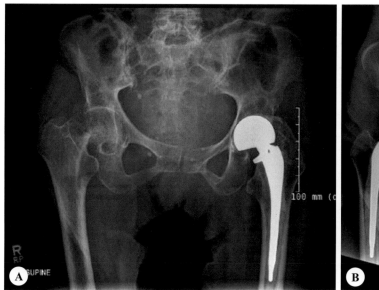
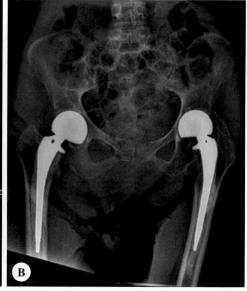

▲ 图 35-2　A. 87 岁女性有骨质疏松史，发生股骨颈骨折完全移位，对侧股骨颈骨折采用骨水泥半髋关节置换术治疗；B. 术后 X 线显示了右侧良好的骨水泥半髋关节置换术

三、股骨转子间骨折的手术治疗

股骨转子间骨折的治疗取决于骨折的稳定性。稳定型股骨转子间骨折定义为股骨距完整（如后内侧密质骨），一旦复位就能够抵抗内侧压缩负荷（图 35-3）。不稳定型股骨转子间骨折定义为外侧壁功能不全、股骨距破坏、转子下延伸或反向倾斜的模式。对于稳定型股骨转子间骨折，可以使用滑动髋螺钉或髓内钉。不稳定型股骨转子间骨折应使用短或长髓内钉治疗（图 35-4）。

滑动髋螺钉的技术与上述用于股骨颈骨折的技术相同。髓内钉是在可透射线、有牵引架的手术台上进行的。最初的复位尝试包括使用牵引、旋转和外展或内收。如果闭合复位无法令人满意，可以使用球钉推进器、骨钩、槌或拐杖等工具来辅助复位。一旦骨折复位，放置髓内钉的过程就开始了。过程中最关键的一部分是髓内钉的起点，从侧面看，CMN 应位于大转子的中间 1/3 处。髓内钉的长短选择取决于骨折类型，以及骨质疏松症的程度。在骨质疏松骨中，可能需要使用长钉，因为它可以防止短钉尖端的应力增加，并且还可以在峡部远端提供更好的固定以提供支撑[25, 26]。除了起点之外，在髓内钉中拉力螺钉的位置也很

重要。理想情况下，拉力螺钉应位于前后位和侧位股骨颈的中心。然而，在骨质疏松骨中，可能更适合稍微下方和后方的位置，因为这里骨骼最强，将提供最好的稳定性。与滑动髋螺钉类似，顶尖距 < 25mm 是首选。

四、术后护理

髋部骨折手术后，目标是尽可能快速、安全地让患者活动，以最大限度地减少与老年人卧床相关的并发症。物理和专业治疗对于帮助患者活动至关重要，通常需要助行器或手杖等辅助工具。手术后，一些患者可能需要留在康复机构，以进一步接受步态训练和强化活动能力。除治疗外，所有患者在术后 3～4 周内应接受一种深静脉血栓抗凝治疗。对于镇痛，我们建议采用多模式疼痛管理方案，包括对乙酰氨基酚、肌肉松弛药和适量的阿片类药物。

建议在髋部骨折后进行骨质疏松症筛查。美国矫形外科医师学会有一个合适的建议，支持在髋部骨折后对患者进行骨质疏松症评估和治疗[27]。我们支持这一建议，我们机构的骨折联络服务评估所有髋部骨折患者是否患有骨质疏松症。如

果发现骨质疏松症，应开始治疗，包括处方药和（或）饮食调整，以及补充维生素 D 和钙。

结论

骨质疏松性髋部骨折正愈发普遍，并且与高发病率和死亡率相关。根据骨折类型、骨密度和患者特征（如活动水平、并发症）对每位患者进行个体化治疗。所有治疗的目标是允许早期活动和负重，并尽量减少术后并发症。美国骨科医师学会建议所有患者在髋部骨折后接受骨质疏松症的评估和治疗。

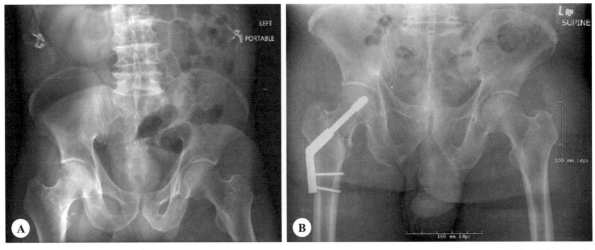

▲ 图 35-3　A. 84 岁男性有骨质疏松史，发生完全非移位股骨转子间骨折；B. 术后 X 线显示了良好的右侧动态髋螺钉

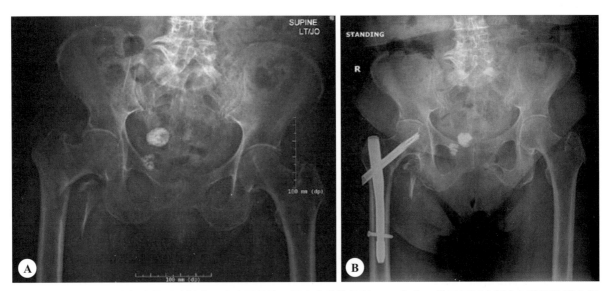

▲ 图 35-4　A. 98 岁女性有骨质疏松史，发生股骨转子间完全移位骨折；B. 术后 X 线显示了右侧良好的短头髓内钉

参 考 文 献

[1] Cooper C, Campion G, Melton L. Hip fractures in the elderly: a world-wide projection. Osteoporos Int. 1992;2(6):285–9. https://doi. org/10.1007/bf01623184.

[2] Chlebeck JD, Birch CE, Blankstein M, Kristiansen T, Bartlett CS, Schottel PC. Nonoperative geriatric hip fracture treatment is associated with increased mortality: a matched cohort study. J Orthop Trauma. 2019;33(7):346–50. https://doi.org/10.1097/bot.0000000000001460.

[3] Patel JN, Klein DS, Sreekumar S, Liporace FA, Yoon RS. Outcomes in multidisciplinary team-based approach in geriatric hip fracture care: a systematic review. J Am Acad Orthop Surg. 2019;28(3):128–33. https:// doi.org/10.5435/jaaos-d- 18–00425.

[4] Fisher A, Davis M, Rubenach S, Sivakumaran S, Smith P, Budge M. Outcomes for older patients with hip fractures: the impact of orthopedic and geriatric medicine cocare. J Orthop Trauma. 2006;20(3):172–80. https://doi.org/10.1097/01.bot.0000202220.88855.16.

[5] Friedman SM, Mendelson DA, Bingham KW, Kates SL. Impact of a comanaged geriatric fracture center on short-term hip fracture outcomes. Arch Intern Med. 2009;169(18):1712–7. https://doi.org/10.1001/archinternmed.2009.321.

[6] Nyholm A, Gromov K, Palm H, et al. Time to surgery is associated with thirty-day and ninety-day mortality after proximal femoral fracture. J Bone Joint Surg Am. 2015;97(16):1333–9. https://doi.org/10.2106/jbjs.o.00029.

[7] Garden R. Stability and union in subcapital fractures of the femur. J Bone Joint Surg Br. 1964;46–B(4):630–47. https://doi.org/10.1302/0301–620x. 46b4.630.

[8] Grant KD, Busse EC, Park DK, Baker KC. Internal fixation of osteoporotic bone. J Am Acad Orthop Surg. 2018;26(5):166–74. https://doi.org/10.5435/jaaos-d- 16–00142.

[9] Cannada LK, Hill BW. Osteoporotic hip and spine fractures. Geriatric Orthop Surg Rehabil. 2014;5(4):207–12. https://doi.org/10.1177/2151458514548579.

[10] Booth K, Donaldson T, Dai Q. Femoral neck fracture fixation: a biomechanical study of two cannulated screw placement techniques. Orthopedics. 1998;21(11):1173–6.

[11] Gurusamy K, Parker M, Rowlands T. The complications of displaced intracapsular fractures of the hip. Bone Joint J. 2005;87–B(5):632–4. https://doi.org/10.1302/0301–620x. 87b5.15237.

[12] Imren Y, Gurkan V, Bilsel K, et al. Biomechanical comparison of dynamic hip screw, proximal femoral nail, cannulated screw, and monoaxial external fixation in the treatment of basicervical femoral neck fractures. Acta Chir Orthop Traumatol Cech. 2015;82(2):140–4.

[13] Baumgaertner M, Curtin S, Lindskog D, Keggi J. The value of the tip-apex distance in predicting failure of fixation of peritrochanteric fractures of the hip. J Bone Joint Surg Am. 1995;77(7):1058–64. https://doi.org/10.2106/00004623-199507000–00012.

[14] Johnson J, Deren M, Chambers A, Cassidy D, Koruprolu S, Born C. Biomechanical analysis of fixation devices for basicervical femoral neck fractures. J Am Acad Orthop Surg. 2019;27(1):e41–8. https://doi.org/10.5435/jaaos-d- 17–00155.

[15] Hu S, Yu G, Zhang S. Surgical treatment of basicervical intertroc-hanteric fractures of the proximal femur with cephalomeduallary hip nails. Orthop Surg. 2013;5(2):124–9. https://doi. org/10.1111/os.12038.

[16] Saarenpää I, Partanen J, Jalovaara P. Basicervical fracture—a rare type of hip fracture. Arch Orthop Trauma Surg. 2002;122(2):69–72. https://doi.org/10.1007/s004020100306.

[17] Dolatowski FC, Frihagen F, Bartels S, et al. Screw fixation versus hemiarthroplasty for nondisplaced femoral neck fractures in elderly patients: a multicenter randomized controlled trial. J Bone Joint Surg Am. 2019;101(2):136–44. https://doi.org/10.2106/jbjs.18.00316.

[18] Yu L, Wang Y, Chen J. Total hip arthroplasty versus hemiarthroplasty for displaced femoral neck fractures: meta-analysis of randomized trials. Clin Orthop Relat Res. 2012;470(8):2235–43. https://doi.org/10.1007/s11999–012– 2293–8.

[19] Burgers PT, Geene AR, den Bekerom MP, et al. Total hip arthroplasty versus hemiarthroplasty for displaced femoral neck fractures in the healthy elderly: a meta-analysis and systematic review of randomized trials. Int Orthop. 2012;36(8):1549–60. https://doi.org/10.1007/s00264–012– 1569–7.

[20] Iorio R, Healy WL, Lemos DW, Appleby D, Lucchesi CA, Saleh KJ. Displaced femoral neck fractures in the elderly. Clin Orthop Relat Res. 2001;383:229–42. https://doi. org/10.1097/00003086–200102000–00027.

[21] Jobory A, Kärrholm J, Overgaard S, et al. Reduced revision risk for dual-mobility cup in total hip replacement due to hip fracture: a matched-pair analysis of 9,040 cases from the Nordic Arthroplasty Register Association (NARA). J Bone Joint Surg Am. 2019;101(14): 1278–85. https://doi.org/10.2106/jbjs.18.00614.

[22] Taylor F, Wright M, Zhu M. Hemiarthroplasty of the hip with and without cement. J Bone Joint Surg Am. 2012;94(7):577–83. https://doi.org/10.2106/jbjs.k.00006.

[23] Langslet E, Frihagen F, Opland V, Madsen J, Nordsletten L, Figved W. Cemented versus uncemented hemiarthroplasty for displaced femoral neck fractures: 5–year followup of a randomized trial. Clin Orthop Relat Res. 2014;472(4):1291–9. https://doi.org/10.1007/ s11999–013– 3308–9.

[24] Hedbeck C, Blomfeldt R, Lapidus G, Törnkvist H, Ponzer S, Tidermark J. Unipolar hemiarthroplasty versus bipolar hemiarthroplasty in the most elderly patients with displaced femoral neck fractures: a randomised, controlled trial. Int Orthop. 2011;35(11):1703–11. https://doi. org/10.1007/s00264–011– 1213– y.

[25] Goldhahn J, Suhm N, Goldhahn S, Blauth M, Hanson B. Influence of osteoporosis on fracture fixation—a systematic literature review. Osteoporos Int. 2008;19(6):761–72. https://doi. org/10.1007/s00198–007– 0515–9.

[26] Kuzyk PR, Bhandari M, McKee MD, Russell TA, Schemitsch EH. Intramedullary versus extramedullary fixation for subtrochanteric femur fractures. J Orthop Trauma. 2009;23(6):465–70. https://doi.org/10.1097/bot.0b013e3181acfdfd.

[27] Quinn RH, Mooar PA, Murray JN, Pezold R, Sevarino KS. Treatment of hip fractures in the elderly. J Am Acad Orthop Surg. 2017;25(5):e102–4. https://doi.org/10.5435/jaaos-d- 16– 00431.

第36章 骨质疏松性脊柱的手术治疗：骨质疏松性椎体塌陷的手术管理

Operative Treatment of Osteoporotic Spine: Surgical Management of Osteoporotic Vertebral Collapse (OVC)

Akiyoshi Yamazaki 著

邓雄伟 林 华 译

关键词

骨质疏松症，胸腰椎，椎体骨折，椎体成形术，后凸成形术，前路融合术，后路融合术，截骨术

椎体骨折是最常见的骨质疏松性骨折。通常，这些有症状的骨折最初时会采用保守治疗。然而这些保守治疗尚未标准化，因此缺乏充分的临床证据。如果骨折进一步发展出现骨质疏松性椎体塌陷，并且伴有骨不连或延迟愈合、严重腰背痛和（或）迟发性瘫痪时，则需手术治疗。即使骨折未导致神经损伤，但当严重的后凸畸形导致胃食管反流病（gastroesophageal reflux disease，GERD）、下腰痛及步态异常时也可采取类似于成人脊柱矫形手术的积极治疗方案。然而，在对OVC患者进行手术治疗之前，关注内脏器官和肌肉骨骼组织的情况是非常重要的。

近年来，椎体成形术主要用于治疗延迟愈合引起的严重背痛。随之，球囊后凸成形术（balloon kyphoplasty，BKP）开始普及，目前这两种治疗方法已成为了标准治疗方案。相反，在20世纪90年代，对迟发性瘫痪患者经常行前路减压和前路脊柱融合术（anterior spinal fusion，AFS）。随后行

后路短缩截骨术（shortening osteotomy，SO）、全椎体截骨术（vertebral column resection，VCR）、前后路脊柱融合术（anterior and posterior spinal fusion，A+PSF）、椎体成形术联合后路脊柱融合术（vertebroplasty with posterior spinal fusion，VP+PSF）。此外，对于局部明显不稳定甚至瘫痪的患者，单纯融合而不进行减压的手术策略也于近年来开始流行。

一、前路脊柱融合术（图36-1和图36-2）

前路重建可引起神经减压，并能保留完整的脊柱后部结构。然而，前路手术的出血量和并发症发生率均高于后路手术。此外，对于骨质疏松和多节段椎体重建的患者而言，单纯前路手术是不够的，应增加后路重建。据报道，约20%接受ASF的患者需要后路手术[1, 2]。

二、后路短缩截骨术（图36-3至图36-6）和全椎体截骨术

这两种手术均可在术后立即矫正脊柱后凸畸形，但是在所有可行方案中创伤是最大的。而且，术后矫形丢失更为严重，植入物移位和新发椎体骨折的发生率也更高，这些都会加重后凸畸形，引起神经性麻痹[3, 6]。

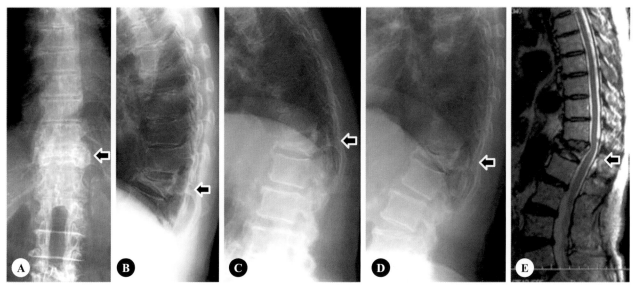

▲ 图 36-1　78 岁女性，曾行 $L_{2/3/4}$ 节段椎板切除术，跌倒后出现 T_{12} 骨折伴延迟愈合

A. 胸腰椎正位 X 线；B. 胸腰椎侧位 X 线；C. 胸腰椎侧位 X 线（过屈位）；D. 胸腰椎侧位 X 线（伸展位）；E. 胸腰椎矢状位磁共振图像（T_2 加权）

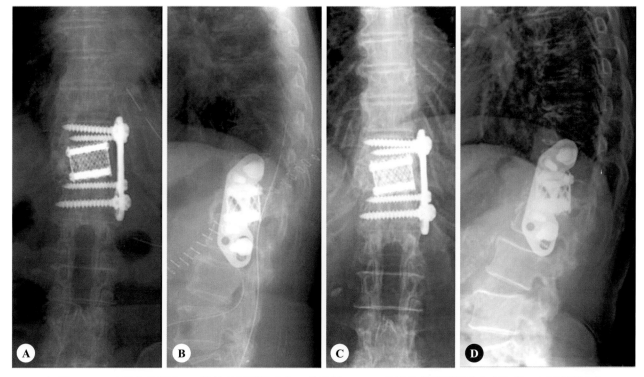

▲ 图 36-2　78 岁女性伴有 T_{12} 椎体骨折延迟愈合，接受了 T_{11}～L_1 节段的前路脊柱融合术治疗，实现高效融合

A. 胸腰椎脊柱正位 X 线（术后即刻）；B. 胸腰椎侧位 X 线（术后即刻）；C. 胸腰椎脊柱正位 X 线（术后 3 年 7 个月）；D. 腰椎脊柱侧位 X 线（术后 3 年 7 个月）

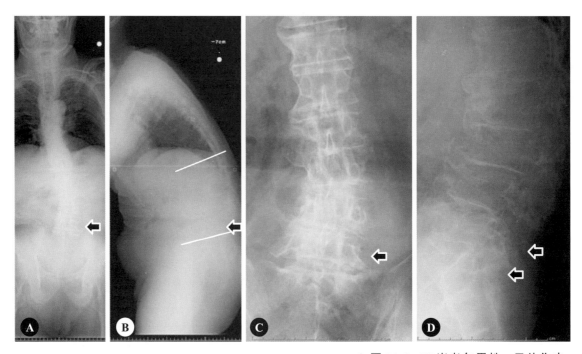

▲ 图 36-3 77 岁老年男性，无外伤史，L_5 椎体骨折延迟愈合，并伴有 12°的严重腰椎后凸

A. 全脊柱站立位正位 X 线；B. 全脊柱站立位侧位 X 线；C. 腰椎正位 X 线；D. 腰椎侧位 X 线

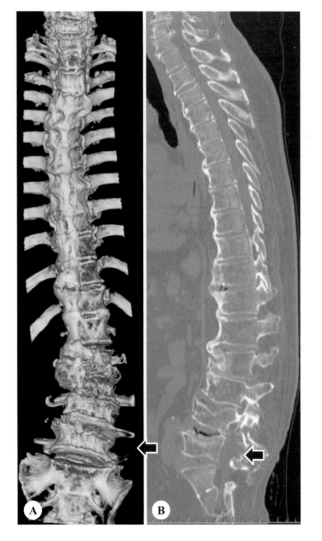

◀ 图 36-4 77 岁老年男性，无外伤史，L_5 椎体骨折延迟愈合，伴有强直性脊柱炎和 L_4 陈旧性压缩骨折

A. 胸腰椎冠状位三维重建图像；B. 胸腰椎矢状位多平面重建图像

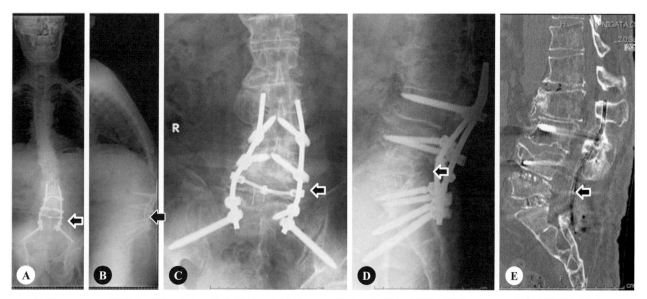

▲ 图 36-5　77 岁老年男性，因 L_5 椎体骨折延迟愈合，接受了 L_5 经椎弓根椎体截骨 +$L_{4/5}$/S_1 后路腰椎椎间融合及 $L_{3/4}$ 后路脊柱融合

A. 全脊柱站立位正位 X 线；B. 全脊柱站立位侧位 X 线；C. 腰椎正位 X 线；D. 腰椎侧位 X 线；E. 腰椎矢状位多平面重建图像

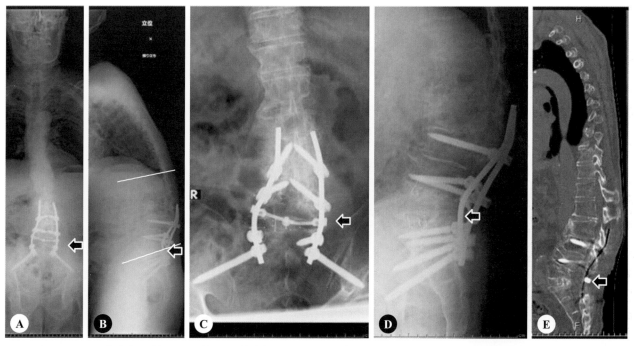

▲ 图 36-6　77 岁老年男性，L_5 经椎弓根椎体截骨 +$L_{4/5}$/S_1 后路腰椎椎间融合及 $L_{3/4}$ 后路脊柱融合，术后 1 年实现高度融合，腰椎前凸角度 14°，增加了 26°

A. 全脊柱站立位正位 X 线；B. 全脊柱站立位侧位 X 线；C. 腰椎正位 X 线；D. 腰椎侧位 X 线；E. 胸腰椎矢状位多平面重建图像

三、椎体成形术联合后路脊柱融合术（图 36-7 至图 36-14）

据报道，迟发性瘫痪的病理机制主要包括骨折块对脊髓的压迫、后凸畸形的进展和延迟愈合所致的脊柱不稳。基于脊柱不稳是主要原因的假设下，在不减压的情况下行矫正后凸畸形的椎体成形术联合后路脊柱融合术。Ataka 等报道，原则上使用椎弓根螺钉内固定受伤椎骨以上三个节段

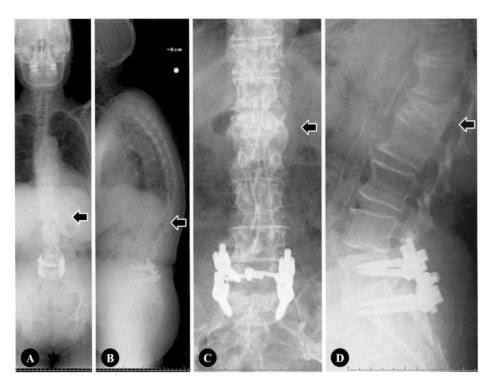

◀ 图 36-7 77 岁老年女性，伴有强直性脊柱炎，既往行 L_5/S_1 后路腰椎椎间融合，6 个月前跌倒后 L_1 椎体骨折延迟愈合

A. 全脊柱站立位正位 X 线；
B. 全脊柱站立位侧位 X 线；
C. 腰椎正位 X 线；D. 腰椎侧位 X 线

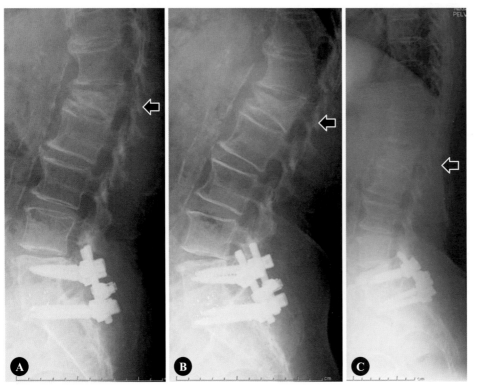

◀ 图 36-8 77 岁老年女性，伴有强直性脊柱炎，既往行 L_5/S_1 后路腰椎椎间融合，6 个月前跌倒后 L_1 椎体骨折延迟愈合

A. 腰椎侧位 X 线（屈曲位）；
B. 腰椎侧位 X 线（伸展位）；
C. 胸腰椎侧位 X 线（支点弯曲）

和以下两个节段，在无植入物移位或再次手术的情况下，神经减压效果极好[7]。既往一些对矫正后凸畸形的手术方法的研究中，发现许多病例由于植入物失效导致后凸畸形加重，引起神经损伤或者剧烈的腰痛，从而需要翻修手术。应该认识到，在严重不稳定的骨质疏松性脊柱中，很难通过脊柱内固定来维持后凸畸形的矫正。为了避免这些植入物所致的并发症或翻修手术，许多研究中推荐轻度矫正后凸畸形。这种矫形策略允许术中自

然俯卧位后出现一定程度的后凸和术后矫形丢失，使得最终的后凸角度与术前相仿。Kashii 等报道，ASF、SO 和 VP+PSF 的术后后凸角与术前没有差异，并且不影响患者的瘫痪恢复和日常活动能力[3]。Katsumi 等报道短节段的 VP+PSF（伤椎行 VP，对伤椎上面两个节段及下面一个节段行 PSF）可在创伤更小的前提下提高塌陷椎体愈合率并显著改善背痛和神经状态，但是当后凸矫正超过 16° 时，更容易出现矫形丢失和继发骨折[8]。

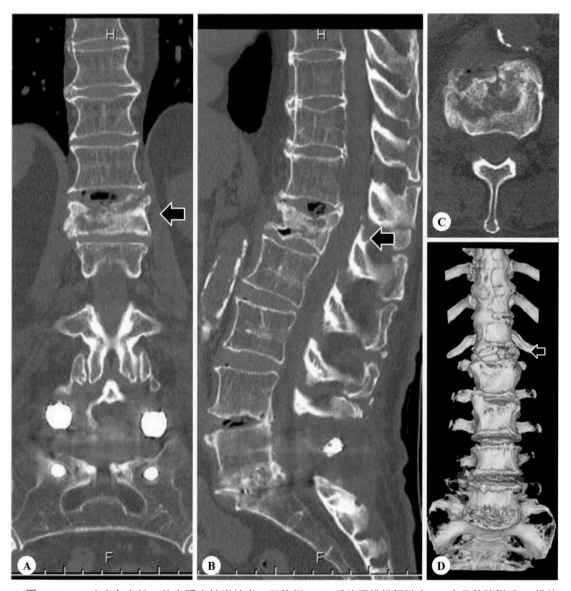

▲ 图 36-9　77 岁老年女性，伴有强直性脊柱炎，既往行 L₅/S₁ 后路腰椎椎间融合，6 个月前跌倒后 L₁ 椎体骨折延迟愈合

A. 胸腰椎冠状位多平面重建图像；B. 胸腰椎矢状位多平面重建图像；C. L₁ 轴位多平面重建图像；D. 胸腰椎冠状位三维重建图像

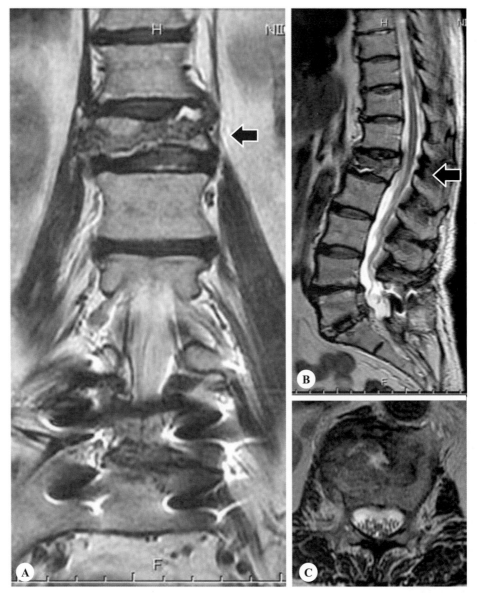

▲ 图 36-10 77 岁老年女性，伴有强直性脊柱炎，既往行 L_5/S_1 后路腰椎椎间融合，6 个月前跌倒后 L_1 椎体骨折延迟愈合

A. 胸腰椎冠状位磁共振图像（T_2 加权）；B. 胸腰椎矢状位磁共振图像（T_2 加权）；C. L_1 轴位磁共振图像（T_2 加权）

四、骨水泥强化椎弓根螺钉固定术

Sawakami 等报道，聚甲基丙烯酸甲酯强化椎弓根螺钉增强了骨质疏松患者脊柱的初始固定，使椎弓根螺钉松动的发生率显著降低，从而显著提高了脊柱融合率，减少矫形丢失，并且无 PMMA 骨水泥相关的围术期并发症。在骨质疏松性脊柱上使用椎弓根螺钉固定系统的手术都应考虑使用这种方法[9]。

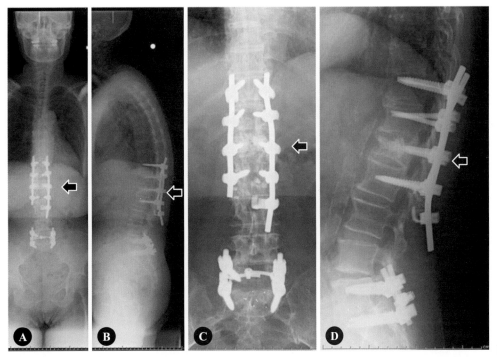

▲ 图 36-11　77 岁老年女性，因 L_1 延迟愈合行 L_1 椎体成形术 +T_{11}～L_2 后路脊柱融合术

A. 全脊柱站立位正位 X 线；B. 全脊柱站立位侧位 X 线；C. 胸腰椎正位 X 线；D. 胸腰椎侧位 X 线

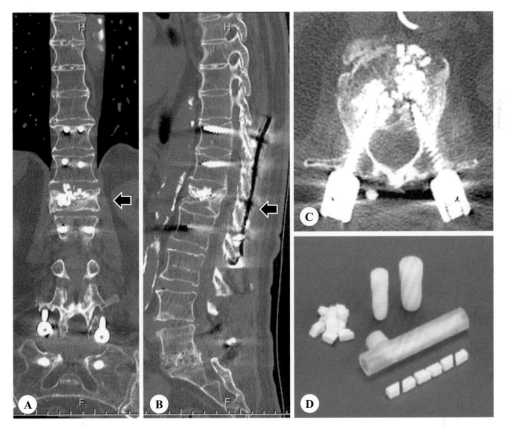

▲ 图 36-12　77 岁老年女性，因 L_1 延迟愈合行 L_1 椎体成形术 +T_{11}～L_2 后路脊柱融合术

A. 胸腰椎冠状位多平面重建图像；B. 胸腰椎矢状位多平面重建图像；C. L_1 轴位多平面重建图像；
D. HA Block® （HOYA Corporation，Tokyo，Japan ）用于椎体成形术

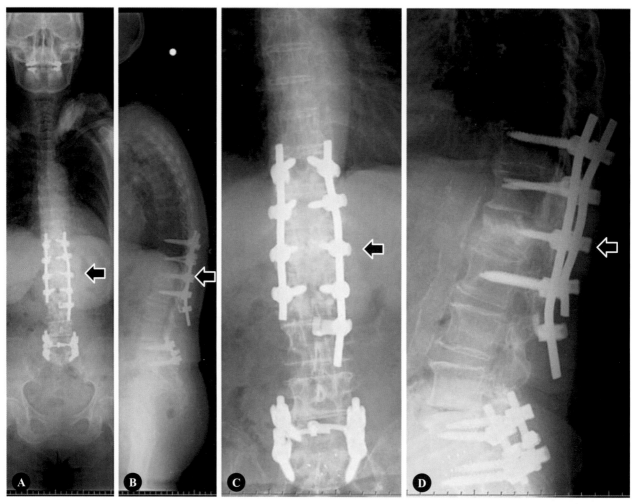

▲ 图 36-13　77 岁老年女性，因 L_1 延迟愈合行 L_1 椎体成形术 +T_{11}～L_2 后路脊柱融合术，术后 9 个月实现高效融合
A. 全脊柱站立位正位 X 线；B. 全脊柱站立位侧位 X 线；C. 胸腰椎正位 X 线；D. 胸腰椎侧位 X 线

五、球囊后凸成形术（图 36-15 至图 36-20）

在所有手术中，BKP 是创伤最小的。但是对于椎体后壁破坏及显著神经系统受压的患者，BKP 属于禁忌。在骨质疏松椎体的爆裂性骨折中，BKP 与 VP+PSF 相比具有融合节段少、手术时间短和出血量低等优点。此外，两者的新发椎体骨折率、融合率及局部脊柱后凸纠正效果相当[10]。Li 等也报道了相同的结果[11]。我们报道通过在 BKP 术后使用严格限制移动的硬质支具，强直性脊柱炎（ankylosing spinal hyperostosis，ASH）患者在邻近椎体获得的骨融合效果可与未患有强直性脊柱炎的患者相当[12]。此外，即使在 ASH 患者的骨质疏松性爆裂骨折的治疗中，BKP 对相邻椎体骨融合的作用也与 VP+PSF 相当[13]。Lamy 等回顾了 BKP 或 VP 与保守治疗相比的风险和获益，BKP 和 VP 均相对较安全，同时具有显著的短期镇痛效果，然而其长期镇痛效果及功能获益很少被关注。BKP 和 VP 都会增加临近节段继发骨折的风险[14]。

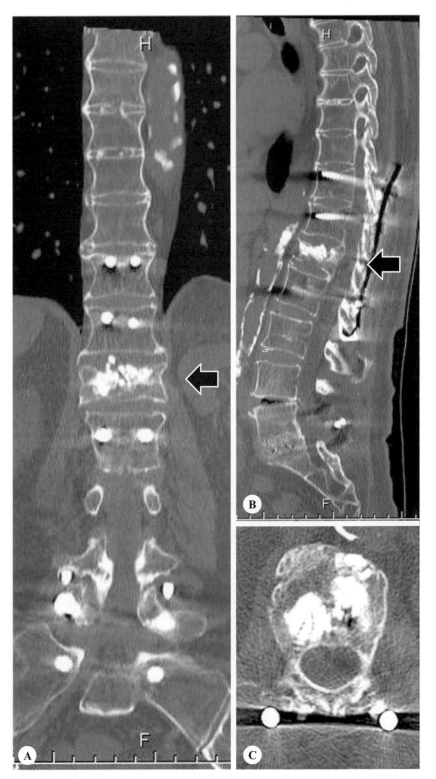

◀ 图 36-14　77 岁老年女性，因 L_1 延迟愈合行 L_1 椎体成形术 +T_{11}～L_2 后路脊柱融合术，术后 9 个月实现高效融合

A. 胸腰椎冠状位多平面重建图像；B. 胸腰椎矢状位多平面重建图像；C. L_1 轴位多平面重建图像

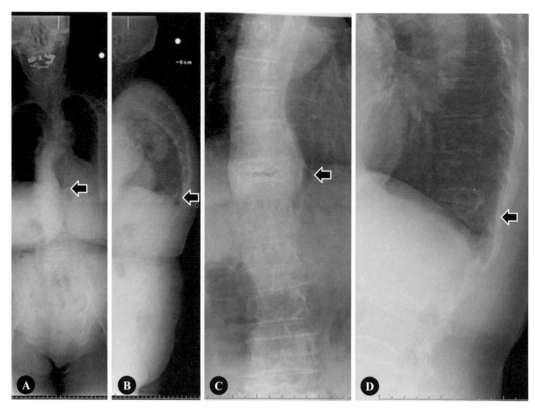

▲ 图 36-15　77 岁老年女性无外伤史，合并 L_4 退行性滑脱，3 个月时 T_{12} 椎体出现延迟愈合

A. 全脊柱站立位正位 X 线；B. 全脊柱站立位侧位 X 线；C. 胸腰椎正位 X 线；D. 胸腰椎侧位 X 线

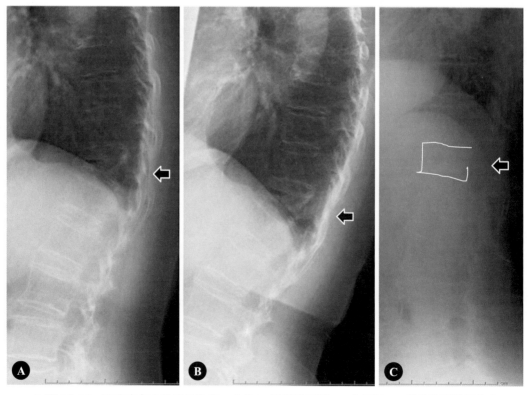

▲ 图 36-16　77 岁老年女性无外伤史，合并 L_4 退行性滑脱，3 个月时 T_{12} 椎体出现延迟愈合

A. 胸腰椎侧位 X 线（屈曲位）；B. 胸腰椎侧位 X 线（伸展位）；C. 胸腰椎侧位 X 线（支点弯曲）

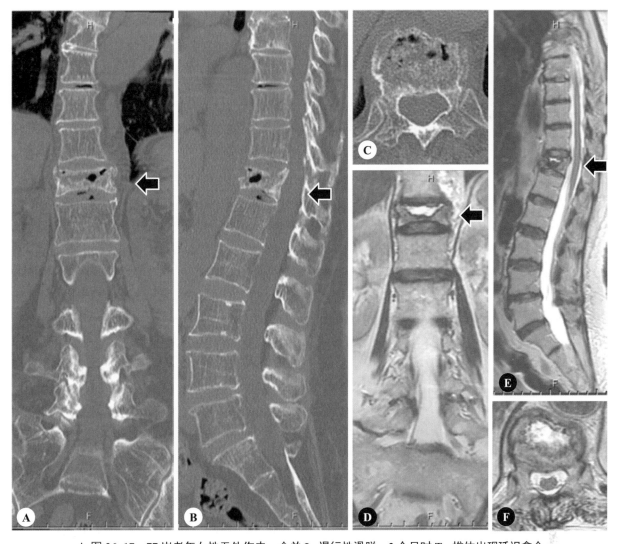

▲ 图 36-17　77 岁老年女性无外伤史，合并 L_4 退行性滑脱，3 个月时 T_{12} 椎体出现延迟愈合
A. 胸腰椎冠状位多平面重建图像；B. 胸腰椎矢状位多平面重建图像；C. T_{12} 轴位多平面重建图像；D. 胸腰椎冠状位磁共振图像（T_2 加权）；E. 胸腰椎矢状位磁共振图像（T_2 加权）；F. T_{12} 轴位磁共振图像（T_2 加权）

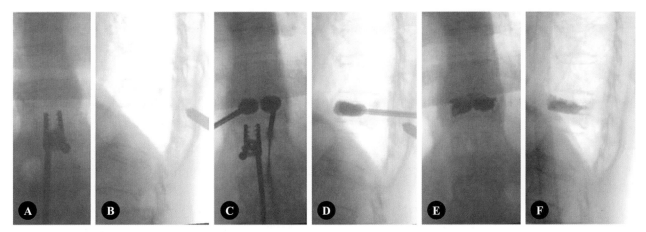

▲ 图 36-18　77 岁老年女性，通过导航系统行 T_{12} 球囊后凸成形术
A. 正位透视图像；B. 侧位透视图像；C. 正位透视图像（球囊双侧扩张）；D. 侧位透视图像（球囊双侧扩张）；E. 正位透视图像（骨水泥双侧注入）；F. 侧位透视图像（骨水泥双侧注入）

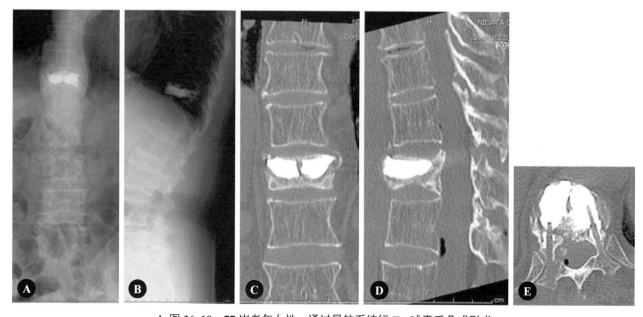

▲ 图 36-19　77 岁老年女性，通过导航系统行 T_{12} 球囊后凸成形术

A. 胸腰椎正位 X 线；B. 胸腰椎侧位 X 线；C. 胸腰椎冠状位多平面重建图像；D. 胸腰椎矢状位多平面重建图像；E.T_{12} 轴位多平面重建图像

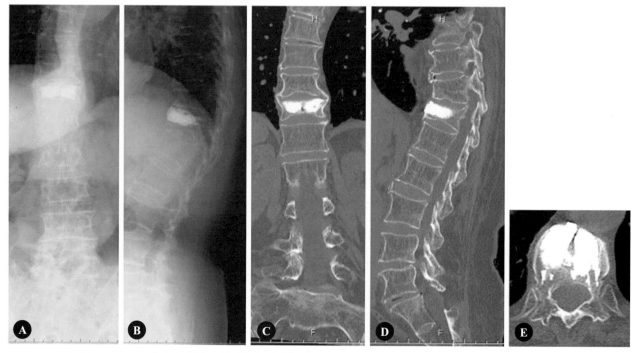

▲ 图 36-20　77 岁老年女性，通过导航系统行 T_{12} 球囊后凸成形术，术后 1 年 T_{12} 椎体实现高效融合

A. 胸腰椎正位 X 线；B. 胸腰椎侧位 X 线；C. 胸腰椎冠状位多平面重建图像；D. 胸腰椎矢状位多平面重建图像；E.T_{12} 轴位多平面重建图像

最近，部分骨科医生倾向于将成人脊柱畸形的概念引入骨质疏松性椎体骨折的外科治疗中，强调脊柱整体矢状位平衡的重要性。然而，骨质疏松性椎体塌陷的高龄患者往往同时患有其他严重影响患者生活质量的疾病。因此，当我们为患者选择手术时，需考虑患者能否耐受手术，避免术后矫形丢失及继发骨折[6, 15]。

从根本上说，尽早开始抗骨质疏松症治疗（理想情况下，使用促成骨药物），不仅可以治疗骨折，还可降低新发骨折的风险。新的抗骨质疏松药、早期诊断、最佳保守治疗、改善饮食条件（尤其是补充蛋白质，而不仅仅是补钙），以及避免后凸姿势（如田间劳作或除草），有望减少未来对手术的需求。

参考文献

[1] Sudo H, Ito M, Kaneda K, Abumi K, Kotani Y, Nagahama K, et al. Anterior decompression and strut graft versus posterior decompression and pedicle screw fixation with vertebroplasty for osteoporotic thoracolumbar vertebral collapse with neurologic deficits. Spine J. 2013;13:1726–32. https://doi.org/10.1016/j.spinee.2013.05.041.

[2] Ito M, Takahata M, Sudo H, Kaneda K, Sato S, Iwasaki N. Surgical treatment for late neurological deficits in patients with osteoporotic vertebral collapse: comparison between anterior surgery and posterior surgery. J Jpn Orthop Assoc. 2016;90:577–83. (in Japanese)

[3] Kashii M, Yamazaki R, Yamashita T, Okuda S, Fujimori T, Nagamoto Y, et al. Surgical treatment for osteoporotic vertebral collapse with neurological deficits: retrospective comparative study of three procedures- anterior surgery versus posterior spinal shortening osteotomy versus posterior spinal fusion using vertebroplasty. Eur Spine J. 2013;22:1633–42. https://doi.org/10.1007/s00586–013–2759–8.

[4] Okuda S, Oda T, Yamasaki R, Haku T, Maeno T, Iwasaki M. Surgical outcomes of osteoporotic vertebral collapse: a retrospective study of anterior spinal fusion and pedicle subtraction osteotomy. Global Spine J. 2012;2:221–6. https://doi.org/10.1055/s0032–1331461.

[5] Dreimann M, Hempfing A, Stangenberg M, Viezens L, Weiser L, Czorlich P, et al. Posterior vertebral column resection with 360–degree osteosynthesis in osteoporotic kyphotic deformity and spinal cord compression. Neurosurg Rev. 2018;41:221–8. https://doi.org/10.1007/s10143–017–0840–1.

[6] Suk SI, Chung ER, Kim JH, Kim SS, Lee JS, Choi WK. Posterior vertebral column resection for severe rigid scoliosis. Spine. 2005;30:1682–7.

[7] Ataka H, Tanno T, Yamazaki M. Posterior instrumented fusion without neural decompression for incomplete neurological deficits following vertebral collapse in the osteoporotic thoracolumbar spine. Eur Spine J. 2009;18:69–76. https://doi.org/10.1007/s00586–008–0821–8.

[8] Katsumi K, Hirano T, Watanabe K, Ohashi M, Yamazaki A, Ito T, et al. Surgical treatment for osteoporotic thoracolumbar vertebral collapse using vertebroplasty with posterior spinal fusion: a prospective multicenter study. Int Orthop (SICOT). 2016;40:2309–15. https://doi.org/10.1007/s00264–016–3222–3.

[9] Sawakami K, Yamazaki A, Ishikawa S, Ito T, Watanabe K, Endo N. Polymethylmethacrylate augmentation of pedicle screws increases the initial fixation in osteoporotic spine patients. J Spinal Disord Tech. 2012;25:E28–35. https://doi.org/10.1097/BSD.0b013e318228bbed.

[10] Yamazaki A, Izumi T, Shoji H, Sato Y, Mizouchi T. Clinical results of Balloon Kyphoplasty (BKP) for delayed union after osteoporotic thoraco-lumbar burst fracture—a comparison with vertebroplasty + posterior spinal fusion (VP + PSF). J Spine Res. 2014;5:976–80. (in Japanese)

[11] Li HK, Hao DJ, Yang JS, Huang DG, Yu CC, Zhang JN, et al. Percutaneous kyphoplasty versus posterior spinal fixation with vertebroplasty for treatment of Kümmell disease. A casecontrol study with minimal 2–year follow-up. Medicine (Baltimore). 2017;96:e9287. https:// doi.org/10.1097/MD.0000000000009287.

[12] Yamazaki A, Izumi T, Mizouchi T, Tashi H. Balloon Kyphoplasty (BKP) is useful for delayed union after osteoporotic burst fracture at the lower most ankylosing or infra-adjacent vertebra with ankylosing spinal hyperostosis (ASH). J Spine Res. 2015;6:1051–5. (in Japanese)

[13] Yamazaki A, Izumi T, Mizouchi T, Tashi H. Efficacy of Balloon Kyphoplasty (BKP) for delayed union after osteoporotic burst fracture with ankylosing spinal hyperostosis (ASH)—a comparison with vertebroplasty + posterior spinal fusion (VP + PSF). J Spine Res. 2016;7:1043–7. (in Japanese)

[14] Lamy O, Uebelhart B, Aubry-Rozier B. Risks and benefits of percutaneous vertebroplasty or kyphoplasty in the management of osteoporotic vertebral fractures. Osteoporos Int. 2014;25:807–19. https://doi.org/10.1007/s00198–013–2574–4.

[15] Watanabe K, Lenke LG, Bridwell KH, Kim YJ, Koester L, Hensley M. Proximal junctional vertebral fracture in adults after spinal deformity surgery using pedicle screw constructs. Analysis of morphological features. Spine. 2010;35:138–45.

第37章　股骨近端骨折的术后康复和死亡率
Post-surgical Rehabilitation and Mortality After Proximal Hip Fracture Surgery

Shinji Kimura　著

郝跃峰　林　华　译

关键词

股骨近端骨折，手术干预，康复，死亡率，预期寿命，日常生活能力，联络关键路径

概述

骨质疏松症引发的脆性骨折是一个世界范围内的严重公共卫生问题，伴随着高发病率、高死亡率和生活质量下降[1]。随着日本老年人口比例的增加，股骨近端骨折（proximal hip fracture，PHF）的发病率迅速增加[2]。尽管2017年日本髋部骨折的总发病率基本稳定，但80岁及以上人群髋部骨折的发生率仍在持续增加[3]。在日本新潟县240万人口中，1985年患有PHF的人数有677人，2010年有3218人，2015年有3214人，这表明从2010年开始呈下降趋势[4]。相比之下，一些研究还报道了美国[5]、加拿大[6]和欧洲[7, 8]PHF的发病率呈现长期下降趋势。

在本章中，我将讨论PHF的术后康复，重点讨论这些康复计划和死亡率（包括预期寿命）之间的关系。

一、日本与西方国家PHF死亡率的差异

在日本，股骨颈骨折和股骨转子骨折的临床实践诊治指南报道了PHF术后1年死亡率如下：10.8%（Kawamoto，1993，日本），11%[9]，13.8%（Ohta，1998，日本），18.6%（Imura，1999，日本），10.7%（Takeyama，2001，日本），9.1%（Tatsuki，2001，日本），10.1%[10]，15.9%（Ohno，2010，日本）和9.6%（Kakoi，2010，日本）。然而，在西方国家，PHF术后1年死亡率为：英国28.5%[11]，英国32.6%～36.9%[12]，澳大利亚24.9%[13]，英国31.5%[14]，美国28%[15]，荷兰27.3%[16]，巴西22%[17]。综合考虑，西方国家PHF术后1年的死亡率是日本的2～3倍。

二、术后康复和维持日常生活能力对死亡率的影响

导致死亡率上升的因素包括高龄、男性、骨折前低水平的日常生活能力（activities of daily living，ADL），以及与癌症、肾脏、心脏病相关的并发症。Kyo等[18]报道，影响预期寿命的最重要因素是骨折前的ADL、心电图和脑电图检查结果，以及认知功能评分。在日本，PHF患者在接受手术治疗的急诊医院住院2周后，允许其每天在康复医院进行2h的康复治疗，包括物理疗法和作业疗法，为期60～90天。在英国，21世纪初PHF患者的平均住院总时间为26.7天，其中包括从入院到出院住在骨科急诊病房的18.4天[14]。这些数据可能表明，与日本相比，西方国家PHF患者术后的总康复时间不足。

Hagsten等报道，术后早期个体化作业疗法能够加速ADL恢复，进而恢复独立生活，这减少了术后家庭护理的需要[19]。此外，Lahtinen等[20]报道，接受物理康复的患者（死亡率：8.6%）在

12 个月时的死亡率明显低于对照组（死亡率：19.4%）。这表明长期的物理康复可以降低 PHF 术后的死亡率。为期 4 个月的物理康复治疗显著改善了老年患者的独立生活能力，尤其在 PHF 术后患者中，但随后 12 个月的康复治疗没有再观察到这种效果。Lahtinen 等[20] 推断，他们的结果反映了个体化物理康复所需的高昂花费。在他们的研究中，地方政府只支付有限的个人康复费用，一般是为期 2～3 周的费用，但可以根据需要申请延长康复时间。这种限制并不适用于老年康复和标准康复，这些康复费用由公共资金支付。另外，在日本，公共保险通常被用于支付长期住院费用，以及足够康复时间的费用。这些研究表明，国家保险制度影响康复时间和死亡率。

三、日本临床路径对术后康复的影响

在 2006 年，日本推出了 PHF 临床治疗的区域性临床路径，以便于急诊医院和康复医院共享患者信息。该路径是为联盟内的区域医疗机构建立的，在这里患者可以得到系统的治疗。该路径的目的包括：①降低住院费用和医疗成本；②改善多专科医务人员之间的沟通，提高治疗效率；③有助于术后患者生活质量尽早恢复至术前水平；④将临床治疗与患者的意愿统一起来。此前的一项调查显示，平均住院时间减少了 3.5 天，这可能有助于降低医疗成本[3]。与骨折前的基线相比，老年髋部骨折患者的护理路径可以缩短住院时间，而不会影响骨折后的死亡率及 1 年内骨折患者居住地点的改变[21]。

关于髋部再次骨折，Yoshii 等[22] 发现骨质疏松性髋部再骨折是一个严重问题，预后非常差。大多数再次骨折可能发生在初次骨折后 1 年内。痴呆症的严重程度与 1 年内的再骨折发生次数相关[22]。骨质疏松性髋部再次骨折可能会增加 PHF 术后 1 年的死亡率。

总之，在日本，根据临床路径进行有效的住院康复治疗可以帮助 PHF 术后患者 ADL 尽早恢复至术前水平，因此与西方国家相比死亡率更低。

结论

在西方国家，PHF 术后 1 年的死亡率是日本的 2～3 倍，其中一个重要的影响因素是术后康复及术前 ADL 水平的早期恢复。在日本，社会保险支付了在急诊医院和康复医院长达 3～4 个月的住院费用和康复费用。这些研究表明，日本 PHF 术后患者的低死亡率得益于康复锻炼时间的延长。

参考文献

[1] Johnell O, Kanis JA. An estimate of the worldwide prevalence, mortality and disability associated with hip fracture. Osteoporos Int. 2004;15:897–902. https://doi.org/10.1007/ s00198-004-1627-0.

[2] Hagino H, Sakamoto K, Harada A, Nakamura T, Mutoh Y, Mori S, Endo N, Nakano T, Itoi E, Kita K, Yamamoto N, Aoyagi K, Yamazaki K. Nationwide one-decade survey of hip fractures in Japan. J Orthop Sci. 2010;15:737–45. https://doi.org/10.1007/s00776-010-1543-4.

[3] Hagino H, Endo N, Harada A, Iwamoto J, Mashiba T, Mori S, Ohtori S, Akinori S, Takada J, Yamamoto T. Survey of hip fractures in Japan: recent trends in prevalence and treatment. J Orthop Sci. 2017;22:909–14. https://doi.org/10.1016/j.jos.2017.06.003.

[4] Imai N, Endo N, Shobugawa Y, Ibuchi S, Suzuki H, Miyasaka D, Sakuma M. A decrease in the number and incidence of osteoporotic hip fractures among elderly individuals in Niigata, Japan, from 2010 to 2015. J Bone Miner Metab. 2018;36:573–9. https://doi.org/10.1007/s00774-017-0863-2.

[5] Stevens JA, Rudd RA. Declining hip fracture rates in the United States. Age Ageing. 2010;39:500–3. https://doi.org/10.1093/ageing/afq044.

[6] Leslie WD, O'Donnell S, Jean S, Legace C, Walsh P, Bancej C, Morin S, Hanley DA, Papaioannou A. Osteoporosis surveillance expert working group trends in hip fracture rates in Canada. JAMA. 2009;302:883–9. https://doi.org/10.1093/ageing/afq044.

[7] Icks A, Arend W, Becker C, Rapp K, Jungbluth P, Haastert B. Incidence of hip fractures in Germany, 1995–2010. Arch Osteoporos. 2013;8:140. https://doi.org/10.1007/s11657-013-0140-5.

[8] Piscitelli P, Feola M, Rao C, Celi M, Gasbarra E, Neglia C, Quarta G, Liuni FM, Parri S, Iolascon G, Brandi ML, Distante A, Tarantino U. Ten years of hip fractures in Italy: for the first time a decreasing trend in elderly women. World J Orthop. 2014;5:386–91. https://doi.org/10.5312/wjo.v5.i3.386.

[9] Kitamura S, Hasegawa Y, Suzuki S, Sasaki R, Iwata H, Wingstrand H, Thorngren KG. Functional outcome after hip fracture in Japan. Clin Orthop Relat Res. 1998;348:29–36.

[10] Sakamoto K, Nakamura T, Hagino H, Endo N, Mori S, Muto Y, Harada A, Nakano T, Yamamoto S, Kushida K, Tomita K, Yoshimura M, Yamamoto H. Report on the Japanese Orthopaedic Association's 3-year project observing hip fractures at fixed-point hospitals. J Orthop Sci. 2006;11:127–34. https://doi.org/10.1007/s00776-005-

0998–1.

[11] Hubble M, Little C, Prothero D, Bannister G. Predicting the prognosis after proximal femoral fracture. Ann R Coll Surg Engl. 1995;77:355–7.

[12] Sutcliffe AJ, Parker M. Mortality after spinal and general anaesthesia for surgical fixation of hip fractures. Anaesthesia. 1994;49:237–40. https://doi.org/10.1111/j.1365–2044.1994. tb03430.x.

[13] McLeod K, Brodie MP, Fahey PP, Gray RA. Long-term survival of surgically treated hip fracture in an Australian regional hospital. Anaesth Intensive Care. 2005;33:749–55. https://doi. org/10.1177/0310057X0503300608.

[14] Chirodian N, Arch B, Parker MJ. Sliding hip screw fixation of trochanteric hip fractures: outcome of 1024 procedures. Injury. 2005; 36:793–800. https://doi.org/10.1016/j. injury.2005.01.017.

[15] Radcliff TA, Regan E, Ripley C, Hutt E. Increased use of intramedullary nails for intertrochanteric proximal femoral fractures in Veterans Affairs hospitals. A comparative effectiveness study. J Bone Joint Surg Am. 2012;94:833–40. https://insights.ovid.com/ crossref? an=00004623–201205020– 00009

[16] Aarden JJ, van der Esch M, Engelbert RHH, van der Schaaf M, de Rooij SE, Buurman BM. Hip fractures in older patients: trajectories of disability after surgery. J Nutr Health Aging. 2017;21:837–42. https:// doi.org/10.1007/s12603–016– 0830– y.

[17] Guerra MTE, Giglio L, Morais JMM, Labatut G, Feijó MC, Kayser CEP. The relationship between the lee score and postoperative mortality in patients with proximal femur fractures. Rev Bras Ortop. 2019;54:387–91. https://www.thieme-connect. com/products/ejournals/html/10.1055/s-0039– 1694020? articleLanguage=en

[18] Kyo T, Takaoka K, Ono K. Femoral neck fracture. Factors related to ambulation and prognosis. Clin Orthop Relat Res. 1993;292:215–22.

[19] Hagsten B, Svensson O, Gardulf A. Early individualized postoperative occupational therapy training in 100 patients improves ADL after hip fracture: a randomized trial. Acta Orthop Scand. 2004;75:177–83. https://doi.org/10.1080/00016470412331294435.

[20] Lahtinen A, Leppilahti J, Harmainen S, Sipilä J, Antikainen R, Seppänen ML, Willig R, Vähänikkilä H, Ristiniemi J, Rissanen P, Jalovaara P. Geriatric and physically oriented rehabilitation improves the ability of independent living and physical rehabilitation reduces mortality: a randomised comparison of 538 patients. Clin Rehabil. 2015;29:892–906.https://doi. org/10.1177/0269215514559423.

[21] Suhm N, Kaelin R, Studer P, Wang Q, Kressig RW, Rikli D, Jakob M, Pretto M. Orthogeriatric care pathway: a prospective survey of impact on length of stay, mortality and institutionalization. Arch Orthop Trauma Surg. 2014;134:1261–9. https://doi.org/10.1007/s00402–014–2057– x.

[22] Yoshii I, Kitaoka K, Hashimoto K. Clinical characteristics of osteoporotic second hip fracture: from the data of Clinical Pathway with Regional Alliance in rural region in Japan. J Orthop Sci. 2019; 24:836–41. https://doi.org/10.1016/j.jos.2018.12.029.

第38章　基于英国老年医疗护理体系概述髋部骨折治疗

National System and Comments on the Holistic Elements of Care of the Elderly with Overview of Hip Fracture Research and Service

Ján Dixon　Mark Baxter　William Eardley　著

徐又佳　林　华　译

关键词

髋部骨折，主要创伤网络，老年骨科学，共管治疗，激励措施，人口老龄化，治疗路径，临床审计，全国髋部骨折数据库

一、英国髋部骨折治疗现状

股骨近端骨折的治疗已经成为人们日益关注的医疗保健问题。年老体弱的人群和处于发育期的孩子都可能发生此类损伤。髋部骨折好发于老年人群，是老年人急诊手术和外伤后死亡的首要原因，已经成为人们日益关注的医疗问题。随着全球人口老龄化加剧，越来越多的老年人将面临脆性骨折的威胁，因此，建立有效的髋部骨折临床治疗路径格外重要[1]。

然而，髋部骨折治疗只是创伤治疗中的一部分，年老体弱骨折患者往往会与年轻严重创伤患者竞争有限的医疗资源。在英国，创伤治疗是由"重大创伤网络"（Major Trauma Networks，MTN）协调的一项重要工作，MTN 是配有前沿技术和专职人员的医院联系网络中心，旨在组织创伤患者救治。MTN 可以协调各个"重大创伤中心"（Major Trauma Centers，MTC），MTC 是具体实施重大创伤患者救治的治疗中心，MTC 都满足以下标准：拥有一台全天候 24h 工作的创伤 CT，拥有创伤外科医生及创伤团队（包括创伤专科护理），可以随时接收创伤患者，提供功能重建和康复锻炼。在 MTC 周边，还设有"创伤单元"（Trauma Units，TU）辅助系统，提供 MCT 的后续服务。总之，这一体系是为了保证创伤患者能被送往最适合（而非最近）的医疗机构接受治疗[2]。

有证据表明，有些创伤单元接收了大量老年骨折患者，使得重大创伤系统承担的服务出现了不均衡负担。不过，越来越多人还是认为髋部骨折患者不应该被视为创伤服务的负担，重大创伤网络系统本身就包含着髋部骨折治疗，适宜的髋部骨折治疗系统与重大创伤网络系统本质相同。在英国人口老龄化的背景下，不论从个体层面还是组织层面，创伤学科的发展在髋部骨折、重大创伤协同救治中共同获得了至关重要的经验；例如，在老年创伤管理中，老年骨科医生的专业作用日益突出就是创伤学科发展的一个证据。

作为典型的骨科创伤，髋部骨折分型简单、特征明确、并发症和易患人群可预测。可是，首先，绝大多数老年髋部骨折本质是一种病理性骨折，特点是髋部骨骼微结构破坏导致骨脆性增加、易发生骨折；其次，跌倒是除骨骼肌肉系统因素以外最常见的另一个骨折原因；再次，老年髋部骨折患者的身体功能、生理储备和认知能力普遍下降，所以，以上老年髋部骨折特点的处理与骨折治疗同等重要，是治疗成功的基础。

在英国，老年髋部骨折的治疗越来越多采用

多学科团队协作（multidisciplinary team，MDT）模式，即由临床骨科医生及专职医疗人员组成团队开展诊疗。

- 外科专业：骨科医生。
- 内科专业：急诊医生、老年专科（care of the elderly，COTE）医生、老年骨科医生。
- 护理专业：科护士和高级执业护士（advanced nurse practitioners，NAP）。
- 物理治疗师。
- 职业治疗师。
- 药剂师。
- 社会工作者。

一般而言，治疗模式可根据所涉及专科、住院设施及诊疗路径进行分类。在英国，各类医院住院路径已趋于统一化、规范化，不过，重大创伤中心、创伤单元和小规模急救医院之间的医疗资源和规模仍存在着差异。目前，重大创伤中心已逐渐建立起专门的髋部骨折病房，便于整合髋部骨折患者特需的医疗资源，如采用骨科与老年科共管治疗模式。

关于髋部骨折治疗模式，在英国，根据骨科、老年科参与程度可分为"五个层次"。

- 骨科病房中老年科医生按需求提供会诊："传统骨科模式"。
- 骨科治疗后转诊到老年科接受康复治疗："老年康复模式"。
- 骨科病房中老年科医生常驻持续提供会诊："老年骨科模式"。
- 老年科病房中骨科医生日常随诊参与治疗："骨科随诊模式"。
- 骨科病房中骨科医生和老年骨科医生共同负责治疗："共管治疗模式"[3,4]。

英国公立医疗系统越来越多地推荐共管治疗模式，将其作为"黄金标准"。髋部骨折专科病房是由骨科医生和老年科医生共同承担治疗责任，骨科医生担任领导角色，定期会诊/查房。研究证实，与传统模式相比，采用共管治疗模式可缩短住院时间、平均手术时间，最重要的是可降低 30 天死亡率。英国的 30 天死亡率下降与"全国髋部骨折数据库"引入明显有关，该数据库的 30 天死亡率下降与骨科 – 老年科共管治疗模式的采用明显有关[5]。

在人力和医疗资源都无法满足共管治疗模式的小型医疗中心，可根据髋部骨折患者的医疗需求，采用以上 1～4 模式管理相应患者；对于整体状况不稳患者，如合并有肺炎者，更适合在老年科病房接受治疗；相反，整体状况稳定患者可适合在有老年科医生参与的骨科病房接受治疗。这也说明小型医疗中心没有一种髋部骨折治疗模式可以完全适合所有患者，主要是依据不同患者状况协调医疗资源满足不同需求。

系统性因素也会影响髋部骨折患者的治疗和预后（包括死亡率）。关于这个问题，英国医疗卫生系统是最早研究、解释和解决影响髋部骨折治疗系统性因素的国家之一，研究认为医院规模小、人员短缺、外科医生和护士经验缺乏、手术延迟和住院时间延长都是增加死亡率的因素。

这些系统性因素和患者个体因素之间的相互作用是相当复杂的，系统性因素增加患者死亡率主要与患者炎症出现、高凝状态时间延长相关；当并发症、认知障碍和充血性心力衰竭等患者个体因素加重时，系统性因素中多学科协作的保障模式就成为影响治疗和预后的重要因素。

（一）髋部骨折临床管理和激励措施

英国卫生部（Department of Health，DOH）通常对疾病临床管理都制定一个"准则"，通过准则，NHS 可以按照标准负责临床医疗、专科护理各项保障。英国在改善髋部骨折治疗方面处于领先地位，三个管理方法在临床中发挥了关键作用。

- 英国国家成人髋部骨折指南制订。
- 英国国家审计和髋部骨折数据库（National Hip Fracture Database，NHFD），2007 年推出。
- 最佳补助政策（Best Practice Tariffs，BPT），2010 年推出。

第 38 章　基于英国老年医疗护理体系概述髋部骨折治疗

National System and Comments on the Holistic Elements of Care of the Elderly with Overview of Hip Fracture Research and Service

目前，英国髋部骨折指南由英国国家卫生与临床优化研究所发布，该指南是英国骨科协会（British Orthopedic Association，BOA）和皇家内科医师学院等多学科专家制定；另外，2007 年 BOA 与英国老年病学会（British Geriatrics Society，BGS）合作制定了脆性骨折护理和二级预防最佳方案蓝皮书，总结了当前最佳实践。最佳方案蓝皮书旨在与 NHFD 促进的护理标准化和结局反馈一起使用；因此，NICE 指南对医院骨科及老年科诊疗的关键内容和专业路径提出了建议。还提供了手术管理指南[6]。

NHFD 是评估 NHS 对老年髋部骨折患者服务质量和结局的实际数据。如果髋部骨折治疗达到理想指标，那么 NHFD 会有一个理想的评估数据。NHFD 是 2007 年英国老年病学会和英国骨科协会开发的英国国家数据库，由皇家内科医师学院（Royal College of Physicians，RCP）管理。

NHFD 主要收集医院日常记录的髋部骨折治疗多方面质控数据，包括术前、术中、术后和预后指标。部分指标还记录老年科医生、老年骨科医生共管治疗数据，其中有患者认知改善、跌倒风险和营养评估、麻醉和镇痛优化（包括增加神经阻滞镇痛等内容）。

在实际工作中，NHFD 既是医院多领域实力的比较参数，还是最佳补助政策对所有患者治疗效果、特殊患者营养和谵妄状况评估依据。NHFD 是一个数据网站，主要含有医院整体治疗数据和患者个体治疗数据（如镇痛药物使用），网站图表可开放访问，数据可更新到上一季度。此外，NHFD 每年发布英国髋部骨折治疗状况年度报告，提出目标完成情况、人口变化和管理统计数据分析。例如，2018 年 NHFD 报告数据（截止 2017 年 12 月）显示，髋部骨折死亡率从 2016 年 6.7% 小幅上升至 6.9%，该报告强调这年数据准确性得益于上报数据完整性的提高和不相关数据的减少，还强调了与以往数据相比这一年英国的 4AT（谵妄评分）评估率有较好的提高[1]。

英国国家髋部骨折数据库特点是参数多、质量高。牛津大学依托 NHFD 数据平台，对髋部骨折治疗过程（医疗质量、治疗效果和治疗费用）进行全面系统分析，同时控制手术延迟等对预后可能产生影响的选择偏倚，研发了世界髋部创伤评估模型（WHiTE），完成了许多有意义的队列研究[7]。

依靠 NHFD 数据的研究还得到以下几个发现。

- 与其他医疗卫生专业人员相比，物理治疗师在髋部骨折术后早期功能训练中的积极作用缺乏证据[8]。
- 服用 DOAC 患者，延迟手术不会减少围术期出血风险或死亡率[9]。
- 与未参与 BPT 相比，参加髋部骨折 BPT 患者 1 年内死亡的相对风险降低 10.3%[10]。

BPT 的引入进一步鼓励了髋部骨折高质量数据收集，为最佳实践指南遵循提供了财政激励。BPT 是 2010 年提出 2011 年推广的一项资金激励政策，主要是根据 NHFD 审计的系列质量指标，为管理合格医院的每位髋部骨折患者提供 1335 英镑补助（图 38-1）。质量指标包括入院后 36h 内手术、入院后 72h 内的老年骨科医师查房、急性期多学科协作诊疗相关数据，还有再骨折预防管理数据（如跌倒评估和骨质疏松症防治）。

需要说明的是，按照 BPT 政策，会为每名接受治疗的髋部骨折患者提供一定补助（费用支付给医院），但只有完成了所有质量指标才可获得全额补助（1335 英镑）；若只完成部分指标而非全部指标，则会减少支付金额或仅给予"基本补助"。

髋部骨折 BPT 的目的是确保医院根据当前最佳实践指南提供治疗，并通过质量指标进行评估。在英国，BPT 并不局限于髋部骨折，在其他常见疾病范围也有运用，如心力衰竭、慢性阻塞性肺疾病、血液透析、脑卒中和内镜手术。引入髋部骨折 BPT 对髋部骨折治疗的影响是当代研究的一个重要领域。

BPT 对髋部骨折治疗的影响是比较成功的激励措施，完整的 BPT 须要满足 7 个定期审查的髋

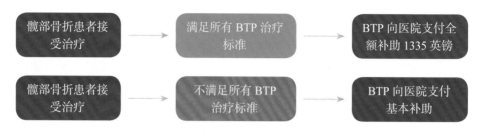

▲ 图 38-1　髋部骨折最佳补助政策（BTP）

部骨折治疗关键指标。

- 到达急诊科 36h 内进行手术，36h 指患者入院后从诊断到开始麻醉的时间。
- 在围术期（入院后 72h 内）有老年科医生进行评估。
- 骨折原因评估（跌倒和骨骼健康）。
- 术前心理测验（Abbreviated Mental Test，AMT），评分记录在英国国家髋部骨折数据库中。
- 入院时营养状况评估。
- 入院时使用 4AT 评估谵妄。
- 手术当天或术后有物理治疗师评估。

考虑 BPT 中七个治疗标准每一个都可以改善患者的预后，那么 BPT 作为整体引入后是否可以更好改善骨折患者预后？

2017 年，Oakley 等研究认为，BPT 并没有改善单中心所有髋部骨折患者 30 天死亡率，但完成所有 BPT 标准的 30 天死亡率和 1 年死亡率都有明显改善[11]。

2019 年，Whitaker 等依据 NHFD 数据分析了是否完成所有 BPT 标准与髋部骨折患者 1 年后预后的影响，当控制混杂因素（年龄、性别、ASA 等级、发病前活动能力和居住状况），结果提示完成所有 BPT 标准与患者 1 年生存率提高显著相关，研究还发现完成所有 BPT 标准与术后患者身体活动能力改善显著有关，并在 1 年时可恢复到骨折前水平，但对 1 年后的独立居住能力没有显著提升。

越来越多的研究结果认为，完成所有 BPT 标准对髋部骨折患者治疗非常有益，目前重要的工作是探索这一措施的落实和执行。一个直观的反

应可能是建议简单地在髋部骨折人群中实现更大比例的完整 BPT，但是更多的髋部骨折患者完成所有 BPT 标准还是受到医疗资源限制和各地卫生系统差异影响，亟待解决。

尽管存在各类困难，髋部骨折的 BPT 仍得到许多医院推行，越来越多的研究证实了这一点，这些研究显示，达到 BPT 规定的所有标准的患者，结局得到了明确和显著改善。因此，2020 年 4 月英国将所有 65 岁以上股骨骨折纳入髋部骨折 BPT。

（二）全天候 24h 服务

医疗机构有工作日和周末日，有关患者工作日入院、周末入院是否会导致不同医疗结果，各地区、各医疗机构研究观点仍有很大差异。英国实行全民覆盖的医疗体系，研究显示，与在工作日相比，周末入院的髋部骨折患者相对较少，但周末入院髋部骨折患者年龄及并发症等没有显著差异[12]。

不过，在 NHS 制度下还是观察到有的学科存在"周末效应"，如急诊医学科的患者，周六和周日入院患者死亡风险较高，这个现象与周末社区服务较少、周末就诊患者病情更严重显著相关[13]。

在髋部骨折领域，Sayers 等（2017）依据 NHFD 数据调查了 2011 年 1 月—2014 年 12 月 24 100 例髋部骨折患者情况[14]。没有发现入院日期与 30 天内死亡率存在相关性。但作者观察到了与 30 天死亡率增加相关的 4 个因素。

- 周日手术（增加 9.4%）。
- 周日出院（增加 51.5%）。
- 正常工作时间（08：00—17：00）以外办理出院（增加 17.4%）。

第 38 章　基于英国老年医疗护理体系概述髋部骨折治疗

National System and Comments on the Holistic Elements of Care of the Elderly with Overview of Hip Fracture Research and Service

• 手术延误超过 24h（增加 9.4%）。

Neuberger 等（2018）[12] 依据 NHFD 数据分析了 162 家医院超过 52 000 名髋部患者情况，比较周末与工作日入院治疗后 30 天死亡率差异性。结果同样发现，在重大创伤中心或综合医院，周末和工作日入院患者治疗后 30 天死亡率没有差异。但研究结果提示，周末入院患者的术前评估水平显著降低；另外，整体研究结果认为，医疗机构对老年患者投入医疗资源越多，30 天死亡率越低。

综上，虽然英国的髋部骨折入院时间与治疗效果没有明显的周末效应，但有许多证据表明，因周末和工作日医疗资源使用的差异，周日手术或出院还是对 30 天死亡率有潜在影响。当然，针对周末出院和围术期治疗的评估标准应更细致考虑实际因素，因为对一个已经满负荷的医疗结构而言，工作日和周末入院患者的评估应兼顾医疗机构人力资源调配的差异[12]。

（三）老年骨科医生

髋部骨折是老年人的主要骨折之一，针对老年髋部骨折带来的公共卫生挑战，Gilchrist 等 1988 年在《英国医学杂志》发表了著名的髋部骨折涉及老年病学的骨科治疗随机对照试验，结果认为，老年髋部骨折患者实施骨科医生和老年骨科医生共同负责的"共管治疗模式"可以获得显著疗效；由此，基于老年医学角度出现的老年骨科医生开始逐步发展和成长起来[15]。

老年骨科医生主要在髋部骨折患者入院后，与传统概念的骨科医生一起管理患者，重点开展老年医学评估，包括完成老年骨折各类指标体系评估、相关临床诊疗、骨折后管理服务，在这一共管治疗模式中承担领导作用。工作主要内容：老年髋部骨折围术期评估和治疗、骨折专科管理和康复、跌倒评估和骨骼保护、压疮和感染并发症处理等。许多研究说明，关节骨科－老年骨科医生共管治疗模式有利降低骨折后 30 天死亡率，患者治疗获益显著；在英国，许多医院已经推行这一模式。

在髋部骨折患者早期恢复到最后康复的实际管理中，老年骨科医生是共管治疗模式团队的核心成员，尤其涉及髋部骨折患者治疗优化，包括老年患者住院时并发症的预防及管理，复杂医疗状况的临床处理，这些状况往往对最初的跌倒有重要影响。

另外，老年骨科医师承担着实施髋部骨折 BPT 相关的跌倒评估、骨骼保护等核心工作（图 38-2）。

大数据分析显示，在整体患者层面，共管治疗模式虽然还在不断改进，但总体结果对患者获益非常显著；在个体患者层面，老年骨科医生工作时间增加 2.5h，患者 30 天死亡率就可降低 3.4%，24h 内手术机会就可增加 1.3%；对于老年髋部骨折患者，远期和短期死亡率降低都与老年骨科医生工作时间增加显著有关[16]。

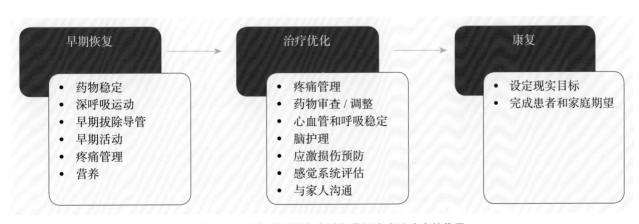

▲ 图 38-2　老年骨科医生在髋部骨折患者治疗中的作用

及时手术本身意味着 30 天死亡率降低 12%。一项研究认为，接受共管治疗患者出院时有更好的功能状态、日常活动能力。进一步分析发现，这些指标获益与老年骨科医生投入时间增加显著相关。另外，髋部骨折患者住院时间（length of stay，LOS）增加可导致相关感染、谵妄风险增加和出院时活动能力较差，LOS 增加是骨折死亡率增加的独立危险因素；也有研究认为，老年骨科共管治疗可显著减少髋部骨折患者 LOS[3, 10]。

在髋部骨折护理中，老年骨科共管治疗的重要意义体现在死亡率和 ADL 显著改善。骨科共管治疗是否可改善谵妄发生率和认知评分等指标引起了讨论。2014 年一项 RCT 研究（Oslo 老年骨科临床试验）旨在了解骨科共管治疗对髋部骨折术前和术后认知功能影响，结果认为，骨科共管治疗对谵妄发生率和认知障碍发生率没有显著影响[17]。

此外，老年患者独立能力差、病前功能恢复率低、可转移能力弱，这些都是老年髋部骨折治疗面临的新挑战，需要对共管治疗环节内容进行深度分析，在患者入院、出院等相关领域，由骨科和老年骨科医生共同做出更精确治疗方案。

老年骨科医生，从广泛的意义上说，是照顾年长受伤患者的医生，也是一个被设定为比髋部骨折共同管理更重要的角色，是一个从领导的角度增加的角色。综上，随着发达国家人口老龄化，65 岁以上创伤患者正在持续增长；英国 65 岁以上创伤患者中脆性骨折（从站立高度跌倒的低能量骨折）已占主导地位，约为所有创伤患者 39%（ISS＞15）；另外，髋部骨折是典型脆性骨折，还有其他部位也存在脆性骨折（桡骨远端、椎体骨折和肋骨骨折），在未来，医疗卫生系统应对此引起高度重视[18]。

在英国，髋部骨折治疗模式只是老年脆性创伤治疗新策略的一部分，其他部位脆性骨折的管理方式可以参考髋部骨折治疗模式，根据不同部位骨折治疗需要，调整 NHFD 与 BPT 中的数据指标，使其适用范围从髋部骨折扩展为所有脆性骨折。

（四）髋部骨折治疗和康复路径

在英国，患者从受伤地点（通常是从站立高度或更低处跌倒）到手术室的治疗路径已相对规范统一。患者由救护车送往急诊室（emergency department，ED），经髋部 X 线检查后诊断为髋部骨折，并在 ED 复苏单元中接受标准的镇痛措施，包括股骨或髂筋膜神经阻滞，生命体征平稳的患者将被直接转至骨科病房等待手术。

然而，治疗路径在出院时开始出现明显差异；由于多数髋部骨折患者术后肢体功能下降，无法恢复骨折前生活能力，所以出院路径差异与骨折治疗效果存在很大相关性。加拿大有一项相关研究认为，髋部骨折患者出院有 15 种护理路径，大约 80% 进入其中一种，就是未接受住院康复（in-patient rehabilitation，IPR）直接出院，进入社区行社区康复（community-based rehabilitation，CBR）；然而，该研究统计认为，接受住院康复和早期活动可显著降低患者 30 天死亡率，与进入社区行 CBR 患者相比，接受 IPR 后再行 CBR 患者的 6 个月、12 个月死亡率均显著降低[19]。

西方医疗体系迫切需要将出院和康复服务联合起来，虽然这需要整合医疗卫生和社会系统多方资源，但髋部骨折患者护理路径不能止步于从骨科病房出院，重点是要让患者能够尽可能恢复独立生活能力或骨折前功能水平，因此，IRP 和早期活动后进行结构化的 CBR 作为英国的医疗标准需要被遵循。

二、21 世纪下半叶髋部骨折治疗面临挑战

（一）人口老龄化

虽然英国髋部骨折治疗质量非常高，但是临床医生和管理人员还是会遇到新的挑战。

对临床医生而言，最明显的挑战是英国的人口老龄化及人口结构的重大变化；据世界卫生组织预测，未来 25 年内全球≥65 岁老年人将增加

第 38 章　基于英国老年医疗护理体系概述髋部骨折治疗

National System and Comments on the Holistic Elements of Care of the Elderly with Overview of Hip Fracture Research and Service

88%，预计到 2021 年英国每年髋部骨折患者数将超过 101 000 例[20]。

髋部骨折发生率受社会因素（经济因素、资源因素）影响，英国一些医疗中心观察到近年来男性髋部骨折患者人数增加了 30%，这可能与收入水平下降、医疗资源不足等社会因素密切相关。为了降低髋部骨折发生率，需要从社会角度，改善整体经济水平，配置合理医疗资源，这也是一个巨大的挑战[21]。

这些变化带来的挑战是多方面且复杂的。随着 65 岁以上人口增加，80 岁以上的高龄老年人也在快速增加，入院患者中需要辅助日常基本活动的比例越来越高；在英国，许多中心收治的髋部骨折患者合并心血管疾病、肾脏或代谢疾病（糖尿病）比例增加了 2～4 倍。这些数据表明老弱患者群体显著增加，这些群体的共同特点是机体功能较差（至少在一定程度上），并发症多。

最新数据显示，越来越多患者是从自己家中入院，骨科创伤医生面临的挑战是如何使这些患者能够恢复到独立生活能力。令人鼓舞的是自从引入骨折联络服务（fracture liaison services，FLS）和老年骨科医生共管治疗后，患者死亡率有所下降；但是，令人遗憾的是，再发骨折比率依然没有改变；这些数据表明，英国还需要在康复工作上付出更大努力，使髋部骨折患者尽可能恢复骨折前机体功能，恢复独立生活能力，减少再骨折风险。毫无疑问，这些目标都需要社会和医疗卫生部门共同努力，尽可能保证患者骨折后快速从家庭到医院、治疗后从医院回家庭各个过程的安全过渡。

根据 NHFD 和髋部骨折 BPT 获得数据的实践经验分析，这些政策有可能改变个别医生和医疗机构的工作重点，从以患者为本的治疗目标转变为以上报指标为导向目标，进而方便获得短期利益。鉴于在英国各医院存在髋部骨折共管治疗模式目标差异性，非常需要对老年骨科 - 骨科共管治疗模式的有效性进行一致性评估，这同样也是一个挑战。

（二）医疗需求与认知障碍

由于髋部骨折患者医疗需求的复杂性增加，迫切需要全新的医疗管理模式建设，建立以骨科医生和内科医生（尤其老年科医生）为双核心的共管治疗模式。除此之外，髋部骨折治疗另一个严峻挑战是老年患者认知障碍发生率高，41.8% 的患者有不同程度认知障碍，19.2% 的患者被诊断为痴呆症；这将直接导致这类患者无法在治疗的各个阶段进行有效反馈与沟通，大量治疗信息难以获得，如疼痛评估、营养补充、伤口管理和术后护理[22, 23]。

疼痛最常使用数字或视觉（NRS 或 VRS）评级评分来测量，这两种方法都无法在认知障碍的患者中获得可靠结果。骨折患者总体舒适度很大程度依赖对疼痛、口渴和饥饿的有效管理，目前仍缺少适用于认知障碍患者的标准化、全面性的舒适度测量手段，这提示我们需要对患者入院的舒适度引起更大重视。虽然"患者报告结果"（patient-reported outcomes，PROM）可提供一些解决方案，但是目前还没有发现一种 PROM 能评估所有类型患者的健康状态。

事实上，维护上述髋部骨折患者群体的医疗和康复，需要越来越多的资源分配和新的多学科治疗系统来保障，但是在英国卫生和社会服务资金不足的情况下，如何实现这一目标成为全新的挑战。

（三）小结

在英国，整合创伤服务和日益增长的患者医疗需求是髋部骨折治疗成功的关键。以骨科医生和老年骨科医生共同为中心，进一步完善英国国家评估和激励政策是目前和未来发展重点。在英国国家层面上，以 NHFD 和 NICE 指南作为治疗核心，依靠绩效评估推动了髋部骨折医疗变革；当患者在一个多学科、统筹良好的医疗机构接受治疗，将会得到最优化的治疗服务。但是，随着人口因素的不断变化，如何保持和发展这一模式将成为一个新的挑战。

参 考 文 献

[1] Royal College of Physicians, National Hip Fracture Database. Annual report 2018. 2018. Available at: https://www.nhfd.co.uk/files/ 2018ReportFiles/ NHFD-2018– Annual- Report- v101. pdf. Accessed 04/09/2019.

[2] NHS England. NHS standard contract for major trauma services. 2013. Available at: https:// www.england.nhs.uk/wp-content/ uploads/2014/04/ d15–major- trauma-0414. pdf. Accessed 04/09/19.

[3] Middleton M. Orthogeriatrics and hip fracture care in the UK: factors driving change to more integrated models of care. Geriatrics. 2018; 3(3):55.

[4] Grigoryan KV, Javedan H, Rudolph JL. Ortho-geriatric care models and outcomes in hip fracture patients: a systematic review and meta-analysis. J Orthop Trauma. 2014;28(3):e49.

[5] Middleton M, Wan B, da Assunção R. Improving hip fracture outcomes with integrated orthogeriatric care: a comparison between two accepted orthogeriatric models. Age Ageing. 2017;46(3):465–70.

[6] The National Hip Fracture Database. BOA-BGS blue book 2007. Executive summary, 2007. Available at: https://www.nhfd.co.uk/20/ hipfractureR.nsf/4e9601565a8ebbaa802579 ea0035b25d/74ae78030 e6ffa3a8025779f0041fbcc/$FILE/Blue%20Book%20Executive%20 Summary.pdf. Accessed 04/09/2019.

[7] Costa ML, Griffin XL, Achten J, Metcalfe D, Judge A, Pinedo-Villanueva R, Parsons N. World Hip Trauma Evaluation (WHiTE): framework for embedded comprehensive cohort studies. BMJ Open. 2016;6(10):e011679.

[8] Su B, Newson R, Soljak H, Soljak M. Associations between post-operative rehabilitation of hip fracture and outcomes: national database analysis (90 characters). BMC Musculoskelet Disord. 2018;19(1):211.

[9] Mullins B, Akehurst H, Slattery D, Chesser T. Should surgery be delayed in patients taking direct oral anticoagulants who suffer a hip fracture? A retrospective, case-controlled observational study at a UK major trauma centre. BMJ Open. 2018;8(4):e020625.

[10] Whitaker SR, Nisar S, Scally AJ, Radcliffe GS. Does achieving the 'Best Practice Tariff' criteria for fractured neck of femur patients improve one year outcomes? Injury. 2019;50(7):1358–63.

[11] Oakley B, Nightingale J, Moran CG, Moppett IK. Does achieving the best practice tariff improve outcomes in hip fracture patients? An observational cohort study. BMJ open. 2017;7(2):e014190.

[12] Neuburger J, Currie C, Wakeman R, Georghiou T, Boulton C, Johansen A, Tsang C, Wilson H, Cromwell DA, van der Meulen J. Safe working in a 7–day service. Experience of hip fracture care as documented by the UK National Hip Fracture Database. Age Ageing. 2018;47(5):741–5.

[13] Sun J, Girling AJ, Aldridge C, Evison F, Beet C, Boyal A, Rudge G, Lilford RJ, Bion J. Sicker patients account for the weekend mortality effect among adult emergency admissions to a large hospital trust. BMJ Qual Saf. 2019;28(3):223–30.

[14] Sayers A, Whitehouse MR, Berstock JR, Harding KA, Kelly MB, Chesser TJ. The association between the day of the week of milestones in the care pathway of patients with hip fracture and 30–day mortality: findings from a prospective national registry—the National Hip Fracture Database of England and Wales. BMC Med. 2017;15(1):62.

[15] Gilchrist WJ, Newman RJ, Hamblen DL, Williams BO. Prospective randomised study of an orthopaedic geriatric inpatient service. BMJ. 1988;297(6656):1116–8.

[16] Hawley S, Javaid MK, Prieto-Alhambra D, Lippett J, Sheard S, Arden NK, Cooper C, Judge A. Clinical effectiveness of orthogeriatric and fracture liaison service models of care for hip fracture patients: population-based longitudinal study. Age Ageing. 2016;45(2):236–42.

[17] Torbergsen AC, Watne LO, Frihagen F, Wyller TB, Mowè M. Effects of nutritional intervention upon bone turnover in elderly hip fracture patients. Randomized controlled trial. Clin Nutr ESPEN. 2019;29:52–8.

[18] TARN. Major trauma in older people report 2017. 2017. Available at: https://www.tarn.ac.uk/ Content.aspx?c=3793.Accessed 04/09/19.

[19] Beaupre L, Sobolev B, Guy P, Kim JD, Kuramoto L, Sheehan KJ, Sutherland JM, Harvey E, Morin SN. Discharge destination following hip fracture in Canada among previously community-dwelling older adults, 2004–2012: database study. Osteoporos Int. 2019;30:1–2.

[20] Yeung M, Bhandari M. Uneven global distribution of randomized trials in hip fracture surgery. Acta Orthop. 2012;83(4):328–33.

[21] Thorne K, Johansen A, Akbari A, Williams JG, Roberts SE. The impact of social deprivation on mortality following hip fracture in England and Wales: a record linkage study. Osteoporos Int. 2016;27(9):2727–37.

[22] Bingham KS, Iaboni A, Flint AJ. The complex, multifaceted relationship between cognitive impairment and hip fracture. Am J Geriatr Psychiatry. 2018;26(11):1128–30.

[23] Seitz DP, et al. Prevalence of dementia and cognitive impairment among older adults with hip fractures. J Am Med Dir Assoc. 2011; 12(8):556–64.

相 关 图 书 推 荐

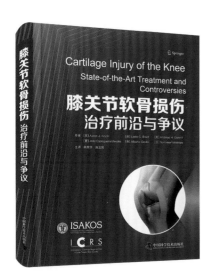

原著 [美] Aaron J. Krych 等

主译 陈疾忤 庞金辉

定价 198.00 元

本书引进自 Springer 出版社，由全球软骨损伤领域内专家共同编写，是一部全面介绍膝关节软骨损伤领域前沿知识的专业著作。全书共 28 章，从基础知识、影像学、诊断、治疗及康复等方面全方位阐述膝关节软骨损伤，涉及了许多常见的相关损伤，如半月板损伤和膝关节不稳等，涵盖了膝关节软骨损伤目前常见的保守治疗和手术处理，并展开了相应的讨论分析。近年来，膝关节软骨损伤领域发展十分迅速，书中向读者介绍了该领域的新进展和前沿治疗手段，旨在为膝关节外科医生提供全面、新鲜的专业知识。

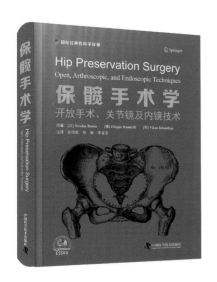

原著 [法] Nicolas Bonin 等

主译 欧阳侃 徐 雁 李春宝

定价 198.00 元

本书引进自 Springer 出版社，是一部全面介绍保髋手术的经典著作。全书共六篇，从不同解剖部位入手，系统描述了开放手术、关节镜手术和内镜手术的各项保髋操作，阐明了众多重要概念和技巧。书中所述内容均基于真实病例及术者经验，同时配有多张手术前后高清照片，使得手术步骤阐释简明易懂。本书以先进的现代技术和健全的临床研究为基础，为临床医生提供了丰富的资源，每章章末均附有"要点与技巧"，这是著者在大量实践和创新基础上的理论总结，对国内从事骨科临床工作的医生大有裨益。

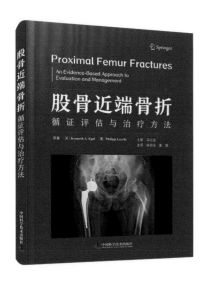

原著 [美] Kenneth A. Egol

主译 张银光 董强

定价 128.00 元

本书引进自 Springer 出版社，由来自美国纽约大学的 Kenneth A. Egol 博士和 Philipp Leucht 博士联合编写，是一部有关股骨近端骨折治疗的实用指南。本书共 13 章，每章都包括循证评估部分，以及首选的治疗方法及适用情况。书中所述不仅对最新证据进行了快速回顾，而且对髋关节周围有特定骨折类型的相关细节进行了深入阐述。本书内容系统、阐述清晰、图文并茂，可为骨科及创伤外科医生提供指导，也可为临床医师开展股骨近端骨折手术时提供参考。

相 关 图 书 推 荐

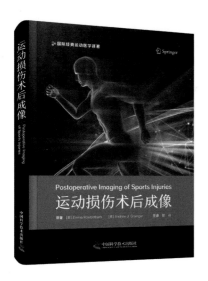

原著　[英] Emma Rowbotham
主译　郭　林
定价　228.00 元

本书引进自 Springer 出版社，由来自英国放射学会的 Emma Rowbotham 博士和 Andrew J. Grainger 博士领衔，联合国际骨骼学会、骨骼放射学会和欧洲肌骨放射学会的众多专家共同编写，是一部新颖实用的关节运动损伤术后影像学专著。全书共 9 章，不仅对各关节运动损伤的术后正常表现进行了详细描述，而且与常见的术后异常表现进行了对照比较，此外，还对一些少见的运动损伤治疗技术，如半月板移植和骨软骨移植的术后改变进行了详尽介绍。本书内容实用、图文并茂，非常适合从事运动损伤诊疗的临床医师及影像科医师阅读参考。

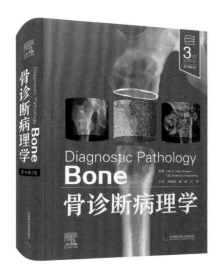

原著　[美] G. Petur Nielsen 等
主译　刘绮颖　喻　林　王　坚
定价　458.00 元

本书引进自 ELSEVIER 出版集团，由麻省总医院的 G. Petur Nielsen 教授和迈阿密大学米勒医学院的 Andrew E. Rosenberg 教授联合编写，为全新第 3 版。著者在前一版的基础上做了较多更新，基本上涵盖了第 5 版 WHO 软组织和骨肿瘤病理学分类（2020）中所介绍的骨肿瘤类型。此外，还增设了一些非肿瘤性骨病章节，并增加了骨肿瘤影像学，使得骨病理内容更加丰富和全面。本书内容全面，图片丰富，条目明晰，非常适合从事骨科疾病诊治的临床医生、放射科医生和病理医生在日常工作中参考实用，有助于提高骨疾病的诊治水平。

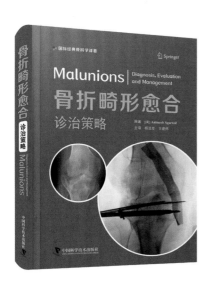

原著　[美] Animesh Agarwal
主译　杨运发　王建炜
定价　298.00 元

出版社官方微店

本书引进自 Springer 出版社，由骨折畸形愈合诊治经验丰富的专家领衔编写，是一部有关骨折畸形愈合方面的经典著作。本书全面介绍了畸形愈合的诊断、评估和管理；详细介绍了当前的治疗原则、手术技术和应对具有挑战性临床情况的方法；针对不同骨折畸形愈合给出了不同的治疗方案，为有效解决此类问题提供了参考。本书配图丰富，阐释简洁，专业性强，有助于国内相关专业医师开阔视野、拓展思路，全面掌握骨折畸形愈合的诊治理念和关键技术，适合创伤骨科、矫形外科各级医师阅读参考。